"十三五"国家重点图书出版规划项目

上海高校服务国家重大战略出版工程

毕业后医学教育出版工程

U0654388

Stomatology

CASE STUDY

名誉总主编　王振义　汤钊猷

总　主　编　黄　红　李宏为

执行总主编　张　勘

住院医师规范化培训示范案例丛书

住院医师规范化培训
口腔科示范案例

本册主编：朱亚琴

主审：周曾同

组织编写：上海市卫生与计划生育委员会
上海市医药卫生发展基金会
上海市住院医师规范化培训事务中心

上海交通大学出版社
SHANGHAI JIAO TONG UNIVERSITY PRESS

内容提要

　　本书以口腔医学专业住院医师规范化培训要求为纲,以口腔医学临床实践过程中遇到的实际病例为切入点,详细介绍了口腔医学常见病和多发病的常规诊疗过程和处理规范。本书旨在通过107例典型病例讨论,培养读者"密切联系临床,举一反三"的临床思维能力。本书的读者对象主要是口腔医学专业住院医师规范化培训学员,也可供口腔医学专业本科生、研究生、从事口腔临床工作的医师、治疗师以及其他专业的医师使用。

图书在版编目(CIP)数据

住院医师规范化培训口腔科示范案例/朱亚琴主编.—上海:
上海交通大学出版社,2016(2021重印)
(住院医师规范化培训示范案例丛书)
ISBN 978-7-313-15047-9

Ⅰ.①住…　Ⅱ.①朱…　Ⅲ.①口腔科学-岗位培训-自学参考资料
Ⅳ.①R78

中国版本图书馆CIP数据核字(2016)第122481号

住院医师规范化培训口腔科示范案例

主　　编:朱亚琴			
出版发行:上海交通大学出版社		地　　址:上海市番禺路951号
邮政编码:200030		电　　话:021-64071208
印　　制:苏州市越洋印刷有限公司		经　　销:全国新华书店
开　　本:889mm×1194mm　1/16		印　　张:31.5
字　　数:918千字		
版　　次:2016年6月第1版		印　　次:2021年12月第2次印刷
书　　号:ISBN 978-7-313-15047-9		
定　　价:148.00元		

"住院医师规范化培训示范案例"
丛书编委会名单

名誉总主编　王振义　汤钊猷

顾　　问　戴尅戎　王一飞　李宣海　彭　靖

总 主 编　黄　红　李宏为

执行总主编　张　勘

副总主编　王吉耀　沈柏用

编 委 名 单（按汉语拼音顺序）

陈生弟　陈云芳　迟放鲁　顾琴龙　胡　兵　华克勤

黄　钢　黄国英　黄　红　李宏为　李明华　陆惠华

陆一鸣　倪黎冬　邵　洁　沈柏用　沈立松　施　榕

孙兴怀　田　红　万兴旺　王华祖　王吉耀　吴　毅

谢　斌　徐金华　许　淼　于布为　袁　明　张　勘

郑　珊　郑玉英　周　蓉　朱虹光　朱亚琴　祝墡珠

本书编委会名单

（以姓氏笔划为序）

王丽珍（上海交通大学医学院附属第九人民医院口腔病理科）

王国民（上海交通大学医学院附属第九人民医院口腔颅颌面外科）

冯希平（上海交通大学医学院附属第九人民医院口腔预防科）

朱　凌（上海交通大学医学院附属第九人民医院放射科）

朱亚琴（上海交通大学医学院附属第九人民医院口腔综合科）

朱梓圆（上海交通大学医学院附属第九人民医院口腔修复科）

杜　嵘（上海交通大学医学院附属第九人民医院口腔综合科）

李　江（上海交通大学医学院附属第九人民医院口腔病理科）

束陈斌（上海交通大学医学院附属第九人民医院口腔预防科）

陈　晖（上海交通大学医学院附属第九人民医院儿童口腔科）

吴　军（上海交通大学医学院附属第九人民医院口腔正畸科）

汪　俊（上海交通大学医学院附属第九人民医院儿童口腔科）

沈　刚（上海交通大学医学院附属第九人民医院口腔正畸科）

宋忠臣（上海交通大学医学院附属第九人民医院牙周病科）

周海文（上海交通大学医学院附属第九人民医院口腔黏膜科）

周曾同（上海交通大学医学院附属第九人民医院口腔黏膜科）

夏文薇（上海交通大学医学院附属第九人民医院牙体牙髓科）

董敏俊（上海交通大学医学院附属第九人民医院放射科）

葛琳华（上海交通大学医学院附属第九人民医院牙周病科）

蒋欣泉（上海交通大学医学院附属第九人民医院口腔修复科）

褚　敏（上海交通大学医学院附属第九人民医院牙体牙髓科）

蔡　鸣（上海交通大学医学院附属第九人民医院口腔颅颌面外科）

书稿秘书：杜　嵘

住院医师规范化培训是毕业后医学教育的第一阶段，是医生成长的必由之路，是提高医疗技术和服务水平的需要，也是提升基层医疗机构服务能力，为基层培养好医生，有效缓解"看病难"的重要措施之一，是深化医药卫生体制改革的重要基础性工作。

自 2010 年以来，在市政府和国家卫计委的大力支持和指导下，上海根据国家新一轮医改精神，坚持顶层设计，探索创新，率先实施与国际接轨的住院医师规范化培训制度，并把住院医师规范化培训合格证书作为全市各级公立医院临床岗位聘任和晋升临床专业技术职称的必备条件之一。经过 6 年多的探索实践，上海市已构建了比较完善的组织管理、政策法规、质控考核、支撑保障等四大体系，在培养同质化、高水平医师队伍方面积累了一定的经验，也取得了初步成效。

因一直立足于临床一线，对医生的培养特别是住院医师规范化培训工作有切身体验，我曾希望编写一套关于"住院医师规范化培训"的教材。如今，由上海市卫生计生委牵头组织编写的这套"住院医师规范化培训示范案例"丛书书稿已出炉，不觉欣然。丛书以住培期间临床真实案例为载体，按照诊疗流程展开，强调临床思维能力的培养，病种全、诊疗方案科学严谨、图文并茂，是不可多得的临床诊疗参考读物，相信会对住院医师临床思维能力和技能培训有很大帮助。这套图书是上海医疗界相关专家带教经验的传承，也是上海 6 年来住院医师培养成果的集中展示。我想这是上海住院医师规范化培训工作向国家交出的一份阶段性答卷，也是我们与其他兄弟省市交流的载体；它是对我们过去医学教育工作的一种记录和总结，更是对未来工作的启迪和激励。

借此机会，谨向所有为住院医师规范化培训工作做出卓越贡献的工作人员和单位，表示衷心的感谢，同时也真诚希望这套丛书能够得到学界的认可和读者的喜爱。我期待并相信，随着时间的流逝，住院医师规范化培训的成果将以更加丰富多彩的形式呈现给社会各界，也将愈发彰显出医学教育功在当代、利在千秋的重大意义。

是为序。

2016 年 3 月

前言

Preface

2013 年 7 月 5 日,国务院 7 部委发布《关于建立住院医师规范化培训制度的指导意见》,要求全国各省市规范培训实施与管理工作,加快培养合格临床医师。到 2020 年,在全国范围内基本建立住院医师规范化培训制度,形成较为完善的政策体系和培训体系,所有新进医疗岗位的本科及以上学历临床医师均接受住院医师规范化培训,使全国各地新一代医师的临床诊疗水平和综合能力得到切实提高与保障,造福亿万人民群众。

上海自 2010 年起在全市层面统一开展住院医师规范化培训工作,在全国先试先行,政府牵头、行业主导、高校联动,进行了积极的探索,积累了大量的经验,夯实了上海市医药卫生体制改革的基础,并积极探索上海住院医师规范化培训为全国服务的途径,推动了全国住院医师规范化培训工作的开展。同时,上海还探索住院医师规范化培训与临床医学硕士专业学位研究生教育相衔接,推动了国家医药卫生体制和医学教育体制的联动改革。上海的住院医师规范化培训制度在 2010 年高票入选年度中国十大最具影响力医改新举措,引起社会广泛关注。

医疗水平是关系国人身家性命的大事,而住院医师规范化培训是医学生成长为合格医生的必由阶段,这一阶段培训水平的高低直接决定了医生今后行医执业的水平,因此其重要性不言而喻,它肩负着为我国卫生医疗事业培养大批临床一线、具有良好职业素养的医务人员的历史重任。要完成这一历史重任,除了构建合理的培养体系外,还需要与之相配套的文本载体——教材,才能保证目标的实现。目前国内关于住院医师规范化培训方面的图书尚不多见,成系统的、以临床能力培养为导向的图书基本没有。为此,我们在充分调研的基础上,及时总结上海住院医师规范化培训的经验,编写一套有别于传统理论为主的教材,以适应住院医师规范化培训工作的需要。

本套图书主要围绕国家和上海市出台的《住院医师规范化培训细则》规定的培训目标和核心能力要求,结合培训考核标准,以《细则》规定的相关病种为载体,强调住院医师临床思维能力的构建。

本套图书具有以下特点:

(1) 体系科学完整。本套图书合计 23 册,不仅包括内、外、妇、儿等 19 个学科(影像分为超声、放射、核医学 3 本),还包括《住院医师法律职业道德》和《住院医师科研能力培养》这两本素质教育读本,体现了临床、科研与医德培养紧密结合的顶层设计思路。

（2）编写阵容强大。本套图书的编者队伍集聚了全上海的优势临床医学资源和医学教育资源，包括瑞金医院、中山医院等国家卫生计生委认定的"住院医师规范化培训示范基地"，复旦大学"内科学"等15个国家临床重点学科，以及以一批从医30年以上的医学专家为首的、包含1000多名临床医学专家的编写队伍，可以说是上海各大医院临床教学科研成果的集中体现。

（3）质量保障严密。本套图书编写由上海市医师协会提供专家支持，上海市住院医师规范化培训专家委员会负责审核把关，构成了严密的质量保障体系。

（4）内容严谨生动，可读性强。每本图书都以病例讨论形式呈现，涵盖病历资料、诊治经过、病例分析、处理方案和基本原则、要点与讨论、思考题以及推荐阅读文献，采取发散性、启发式的思维方式，以《住院医师规范化培训细则》规定的典型临床病例为切入点，详细介绍了临床实践中常见病和多发病的标准诊疗过程和处理规范，致力于培养住院医师"密切联系临床，举一反三"的临床思维推理和演练能力；图书彩色印刷，图文并茂，颇具阅读性。

本套图书的所有案例都来自参编各单位日常所积累的真实病例，相关诊疗方案都经过专家的反复推敲，丛书的出版将为广大住院医师提供实践学习的范本，以临床实例为核心，临床诊疗规范为基础，临床思维训练为导向，培养年轻医生分析问题、解决问题的能力，培养良好的临床思维方法，养成人文关怀情操，必将促进上海乃至国内住院医师临床综合能力的提升，从而为我国医疗水平的整体提升打下坚实的基础。

本套图书的编写得到了国家卫生与计划生育委员会刘谦副主任、上海市浦东新区党委书记沈晓明教授的大力支持，也得到了原上海第二医科大学校长王一飞教授，王振义院士，汤钊猷院士，戴尅戎院士的悉心指导，上海市医药卫生发展基金会彭靖理事长和李宣海书记为丛书的出版给予了大力支持，此外，上海市卫生与计划生育委员会科教处、上海市住院医师规范化培训事务中心以及各住院医师规范化培训基地的同事都为本套图书的出版做出了卓越贡献，在此一并表示感谢！

本套图书是上海医疗卫生界全体同仁共同努力的成果，是集体智慧的结晶，也是上海多年住院医师规范化培训成效的体现。在住院医师规范化培训已全国开展并日渐广为接受的今天，相信这套图书的出版会在培养优秀的临床应用型人才中发挥应有的作用，为我国卫生事业发展做出积极的贡献。

"住院医师规范化培训示范案例"编委会

编写说明

Instructions

口腔医学是一门实践性很强的应用科学,需要加强实践教学环节,强化基本技能训练,提高分析问题和解决问题的能力。现有的口腔医学教学以理论为主,临床实践时间短,实战经验少,导致许多口腔医学生无法尽快转变为胜任的口腔医师。2010年上海地区启动住院医师规范化培训工程,口腔医学位列19个临床类培训专业之中,标志着上海地区的口腔医学住院医师培养工作进入了一个新的层次。在口腔医学住院医师规范化培训模式下,学员进入到口腔医学培训基地统一接受培训,加强口腔医学基础知识和临床技能的学习,经过统一考核合格后再就业。为提高口腔医学住院医师规范化培训质量,解决专门的培训教材缺乏之困,急需有效、标准、专业的培训教材来配套规范化培训工程。

本书依据口腔全科住院医师规范化培训标准细则编写,围绕口腔科常见疾病的典型病例展开讨论,以病例分析这一形式为载体,将疾病诊疗的动态过程逐一展现,旨在帮助住院医师形成理论联系实践的临床逻辑思维能力,尽快实现其由医学生向医生的转变。作为口腔医学住院医师规范化培训配套教材,具有以下特点:一是参编作者具有丰富的临床工作经验和教学经验。二是全书以病例讨论形式呈现,选自临床上典型的口腔病例,涵盖口腔医学常见病和多发病种,临床思维成熟,诊疗思路清晰,处理规范;三是编写方式上与现有的教学工具书不同。本书采取发散性、启发式的思维方式,以典型临床病例为切入点,详细介绍了口腔医学临床实践中常见病和多发病的标准诊疗过程和处理规范。全书内容涵盖牙体牙髓病学、牙周病学、儿童口腔医学、口腔黏膜病学、口腔颌面外科学、口腔修复学、口腔正畸学、口腔急诊学、口腔预防医学、口腔颌面影像学、口腔病理学等亚专业。在各示范案例中,首先阐述了病历资料以形成初步诊断,然后展开细致深入的分析,引导住院医师一步步获取有效信息进行诊断与鉴别诊断,加深其对各类疾病诊疗原则的认知从而达到提高其根据实际情况灵活运用治疗方法的技能。要点讨论中的小贴士有利于启发住院医师的思路,而思考题及推荐阅读的文献将有助于住院医师拓宽或加深对一类问题的认知。

上海市口腔医学专业住院医师规范化培训的大纲要求培训学员能掌握口腔医学常见病和多发病的临床诊疗思维和技能操作。考核采用客观结构式临床考核的方式,分为临床思维考核和临床操作技能考核两部分,包括综合知识、基本辅助检查、病史采集、体格检查、病例分析、临床操作六个考站。对临床基础知识和临床思维的考核贯穿各站考试中。本书的编写初衷是希望培养读者掌握正确的口腔医学临床诊疗和思维方法，以顺利完成住院医师规范化培训。读者阅读时应从临床推演的视角去思考，而不能用习惯性的定式思维方式来阅读。

本书紧扣口腔全科住院医师规范化培训要求，结合各学科最新版教材，较全面且与时俱进地体现了口腔科常见疾病的基本临床诊疗原则，既可作为住院医师培训的指导教材，也可供长期服务于基层医院的口腔科医生继续教育之用，当然亦可供相关专业研究生、进修医生和医学院校生参考。

希望本书的出版能够给广大热爱口腔医学事业的医务人员带来一定的帮助，为上海地区乃至全国其他地区口腔医学专业住院医师规范化培训工程提供规范化培训教材，为我国蓬勃发展的口腔事业的人才培养尽一份力，从而造福于千千万万的口腔疾病患者。

由于时间仓促，错漏和不当之处难免，如能由此引起学术争鸣，让更多的热心人士来参与口腔临床教学工作，此乃本书出版之幸事！敬请读者不吝指教！

本书的出版得到了上海市住院医师规范化培训工作联席会议办公室和上海交通大学出版社的资助，特此致谢！

朱亚琴　教授，主任医师，博士生导师

上海交通大学口腔医学院

上海交通大学医学院附属第九人民医院口腔综合科

2016 年 4 月

目 录
Contents

深 龋

一、病历资料

1. 主诉

右下后牙咀嚼疼痛 3 个月。

2. 现病史

患者,女性,21 岁,近 3 个月来,右下后牙咀嚼时经常出现疼痛,有时疼痛较重,换到左侧咀嚼疼痛就会缓解。平时吃冷热食物时,右下后牙也会感到疼痛。否认牙齿有自发痛病史,否认牙齿有夜间痛病史。

3. 既往史

否认牙病诊疗史,否认系统性疾病史,否认药物过敏史。

4. 临床检查

46(殆)面远中窝可见大而深的龋洞,内有食物残渣,去除食物残渣后可见大量的灰黑和黄褐色的龋坏组织(见图 1-1),质软,轻用力可挑起部分龋坏组织,有轻度探痛。(殆)面近中窝可见小而浅的龋洞,色黑,探诊质地硬。颊面点隙可见黑色的点状龋洞,较浅,质硬,无探痛。颊颈部龈缘可见条带状浅黄色的菌斑,附着龈呈粉红色,边缘龈呈暗红色,无肿胀,探诊深度约 2 mm,无探诊出血。叩诊无疼痛,咀嚼棉卷无疼痛。冰条冷试验中度疼痛,无延迟痛。44、45、47 未及明显龋损,牙周情况可。

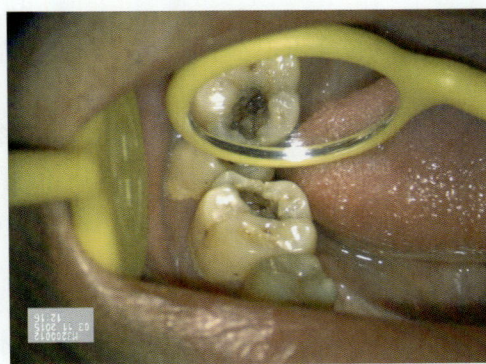

图 1-1 46(殆)面龋

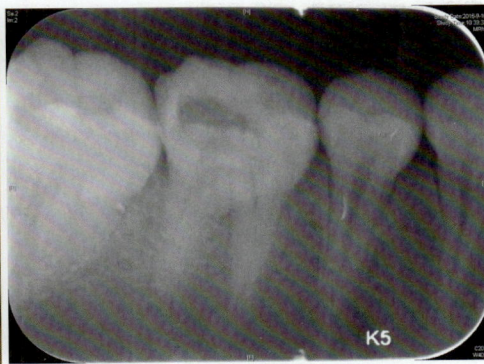

图 1-2 牙片

5. 辅助检查

牙片检查发现 46(殆)面远中可见透射影像近髓,根尖未见低密度影(见图 1-2)。

二、诊治经过

1. 围绕主诉有的放矢地询问病史

（1）疼痛有无诱因：咀嚼时经常出现疼痛感，平时吃冷热食物时右下后牙也会感到疼痛。

（2）疼痛持续时间：换到左侧咀嚼疼痛即可缓解。

（3）有无自发痛：无自发痛，无夜间痛。

（4）是否经过治疗：否认牙病治疗史。

（5）全身状况：否认系统性疾病史。

（6）有无药物过敏：否认药物过敏史。

2. 在了解病史的情况下进行相关临床检查

（1）全面了解右下后牙情况，初步确定可疑牙：46（𬌗）面有深龋洞，44、45、47 未及明显龋损，牙周情况可。

（2）仔细检查 46 牙体、牙周情况：46（𬌗）面远中窝可见大而深的龋洞，及大量的灰黑和黄褐色的龋坏组织，质软，有轻度探痛；颊颈部龈缘可见条带状浅黄色的菌斑，附着龈呈粉红色，边缘龈呈暗红色，无肿胀，探诊深度约 2 mm，无探诊出血。无叩痛。

（3）特殊检查：冷诊——中度疼痛，但无延迟痛；咬诊——咀嚼棉卷无疼痛。

3. 形成初步诊断

结合主诉、现病史及临床检查可形成初步诊断为：46 深龋。

4. 实验室检查

牙片：46（𬌗）面远中可见透射影像近髓，根尖未见低密度影。

5. 根据患者深龋的症状选择治疗方案

46 牙深龋未穿髓，冷热刺激痛不剧烈，建议患者试行深龋垫底充填。右下第一磨牙去龋净，未穿髓，备洞，玻璃离子水门汀垫底，涂布黏结剂，光固化复合树脂充填，调（𬌗）抛光。

在治疗之前要告知患者由于龋洞深至近髓，如在去龋备洞的过程中出现露髓的情况，则需要行根管治疗。术后应嘱咐患者，如出现疼痛，尤其是自发痛、夜间痛等症状需及时就诊，行根管治疗。

三、病例分析

1. 病史特点或术前小结

患者 3 个月来进食咀嚼时右下后牙疼痛，平时吃冷热食物也会出现右下后牙疼痛，换到左侧咀嚼时就无疼痛，没有自发痛和夜间痛。

检查时发现 46（𬌗）面有深龋洞，轻探痛，冷诊中度疼痛，但无延迟痛，右侧牙齿均未见隐裂纹，46 咬诊无疼痛，龈缘呈暗红色，无肿胀，龈沟探诊深度约 2 mm，无探诊出血。冷诊无延迟痛，且平时无自发痛，可排除牙髓炎可能。检查未见牙隐裂纹且咬诊无疼痛，可排除牙隐裂。牙龈无明显红肿，未探到牙周袋，则基本可排除牙周疾病引起的疼痛。

根据患者的症状和检查结果，初步可以诊断为 46 深龋，再进一步做 X 线检查，发现 46（𬌗）面远中可见深龋洞，龋洞近髓腔，没有穿髓，牙槽骨未见吸收，根尖未见低密度影。可以进一步排除牙周疾病和根尖周炎，确定诊断为 46 深龋。

2. 诊断与诊断依据

（1）诊断：46 深龋。

（2）诊断依据：46 殆面可见深龋洞，无自发痛，平时有冷热刺激痛，进食咀嚼痛可能是因为食物掉入龋洞，咀嚼时食物压迫龋洞底并传导到牙髓，造成疼痛。检查冷诊中度疼痛，无延迟痛，牙片检查发现龋洞近髓但未穿髓。

3. 鉴别诊断

（1）牙隐裂。

（2）可复性牙髓炎。

（3）慢性牙髓炎。

四、处理方案及基本原则

处理方案：患者 46 深龋，冷刺激疼痛不剧烈，去除冷刺激后无延迟痛，无自发痛，若备洞时龋坏组织能去尽，则行直接垫底充填；若备洞时龋坏组织不能去尽，则可先保留部分软龋组织，行间接盖髓，暂封，3 个月后复诊，如果无症状，牙髓活力正常，则可进一步行永久充填。

基本原则：备洞时要尽可能去尽龋坏组织，尽可能保存活髓，尽量保留健康的牙体组织。

五、要点与讨论

此病例的主诉是咀嚼痛，因此极易把医生的注意力引向有咀嚼痛的一些牙病，如牙隐裂、牙周炎、牙龈炎、根尖周炎等，而忽略了深龋的食物嵌塞痛。这是本病例比较容易引起诊断困惑的地方。另外深龋有冷热刺激痛，但无延迟痛，无自发痛等信息也很重要，这可以和牙髓炎相鉴别。咬诊检查可与食物嵌塞引起的疼痛相鉴别。牙片检查可以进一步确定深龋洞是否穿髓，根尖有无阴影，对最终确诊及治疗方案的确定起着重要作用。

六、思考题

（1）深龋与可复性牙髓炎、慢性牙髓炎的鉴别诊断有哪些？

（2）请详细介绍深龋的治疗方法。

（3）请阐述深龋治疗与活髓保存的关系。

（4）请介绍目前关于活髓保存的研究进展。

（5）请介绍几种临床常用的盖髓剂及其性能特点。

七、推荐阅读文献

［1］樊明文，周学东. 牙体牙髓病学［M］. 4 版. 北京：人民卫生出版社，2012：49 - 66.

［2］岳松龄. 现代龋病学［M］. 北京：科学技术文献出版社，2009：205 - 211.

［3］Schwendicke F，Jäger AM，Paris S，et al. Treating pit-and-fissure caries：a systematic review and network meta-analysis［J］. J Dent Res，2015，94(4)：522 - 533.

［4］Opal S，Garg S，Dhindsa A，et al. Minimally invasive clinical approach in indirect pulp therapy and healing of deep carious lesions［J］. J Clin Pediatr Dent，2014，38(3)：185 - 192.

（唐子圣）

案例 2

楔状缺损

一、病历资料

1. 主诉

左上后牙冷热刺激疼痛 3 周。

2. 现病史

患者,男性,26 岁,于 3 周前感觉左上后牙多个牙齿遇冷热刺激疼痛,逐渐加重,尤其在刷牙时,牙刷接触牙面时酸痛明显。1 天前感觉相同部位牙齿进甜食时疼痛,遂来就诊。患者否认有自发痛、夜间痛及咬合痛。

3. 既往史

半年前患者右上后牙多个牙齿有相同症状,经"补牙"治疗后症状缓解。患者平时一天刷牙 2 次,刷牙喜好用硬毛牙刷,刷牙时用力较大,刷牙方式为竖刷与横刷交替。患者否认有高血压、脑梗死、心脏病、肝病及糖尿病等全身系统性疾病。否认有特殊用药史。否认有药物过敏史。否认有烟酒嗜好。否认喜好酸性饮食。

4. 临床检查

患者神清气平,对答切题。BP 140 mmHg/92 mmHg,P 72 次/min。面部左右对称,无红肿。张口度约 4 指,张口型呈直线型,双侧颞下颌关节活动度对称。口腔内牙列上颌 17～27,下颌 37～47。23、24、25 及 26 颊颈部牙体组织呈楔形缺损,冷诊敏感,有探酸,无叩痛,无松动,牙龈无红肿,无退缩。正中咬合及侧方咬合时 23、24、25 及 26 颊侧未扪及震颤。14、15 及 16 颊颈部见白色充填物。口腔内黏膜未见充血、糜烂、溃疡、白斑、疱疹等。口腔卫生状况一般。

二、诊治经过

1. 初步判断患者一般情况

(1) 面色、神态、体态、步态:患者自主走入诊室。

(2) 神智、沟通能力:患者神清,对答切题。

(3) R、P:患者气平,P72 次/min。

(4) BP:140 mmHg/92 mmHg。

2. 围绕主诉有的放矢地询问病史

(1) 疼痛有无诱因:遇冷热刺激及进甜食时有疼痛,刷牙时牙刷接触牙面时酸痛明显。

(2) 是否有自发痛和夜间痛:否认有自发痛和夜间痛。

（3）是否有咬合痛：否认有咬合痛。

（4）其他牙齿有无相同症状，如何处理：半年前右上后牙多个牙齿有相同症状，经"补牙"治疗后症状缓解。

（5）平时刷牙习惯如何：平时一天刷牙 2 次，刷牙喜好用硬毛牙刷，刷牙时用力较大，刷牙方式为竖刷与横刷交替。

（6）全身状况，有无高血压、脑梗死、心脏病、肝病、糖尿病等疾病史：否认有高血压、脑梗死、心脏病、肝病及糖尿病等全身系统性疾病。

（7）用药情况及药物过敏史：否认有特殊用药史。否认有药物过敏史。

（8）饮食习惯，烟酒嗜好，家族史等：否认有烟酒嗜好，否认喜好酸性饮食。

3. 在了解病史的情况下进行相关临床检查

（1）口外常规检查：面部左右对称、无红肿，张口度约 4 指，张口型呈直线型，双侧颞下颌关节活动度对称。

（2）口内常规检查：检查口腔内牙列上颌 17→27、下颌 37→47；口腔内黏膜未见充血、糜烂、溃疡、白斑、疱疹等。口腔卫生状况一般。

（3）主诉部位检查：23、24、25 及 26 颊颈部牙体组织呈楔形缺损，冷诊敏感，有探酸，无叩痛，无松动，牙龈无红肿，无退缩。正中咬合及侧方咬合时 23、24、25 及 26 颊侧未扪及震颤。

（4）非主诉部位检查：14、15 及 16 颊颈部见白色充填物。

4. 形成初步诊断

结合主诉、现病史以及临床检查可形成初步诊断为：

（1）23、24、25、26 楔状缺损。

（2）14、15、16 充填后。

5. 处理建议

（1）23、24、25、26 建议试行充填治疗。

（2）建议正确地选用牙膏牙刷，采用正确的刷牙方式。

三、病例分析

1. 病史特点

（1）以牙齿遇冷热刺激疼痛为主诉，一般以局部因素为主。常见的病因有龋齿、牙慢性损伤、牙隐裂和牙本质敏感症等。因此接诊此类疾病患者时，询问病史及临床检查应该以局部为主，兼顾全身因素。既要能够解决主诉症状，又要找出根本病因，指导患者进行必要的预防，以免其他牙齿出现相同的症状。

（2）个体状况：患者为年轻男性，全身及口腔健康状况良好。

（3）病史与检查：患者口腔内主诉部位检查 23、24、25 及 26 颊颈部牙体组织呈楔形缺损、冷诊敏感、有探酸、无叩痛、无松动、牙龈无红肿、无退缩；正中咬合及侧方咬合时 23、24、25 及 26 牙颊侧未扪及震颤。追问病史患者平时一天刷牙 2 次，刷牙喜好用硬毛牙刷，刷牙时用力较大，刷牙方式为竖刷与横刷交替。非主诉部位检查 14、15 及 16 牙颊颈部见白色充填物。追问病史半年前患者右上后牙多个牙齿有相同症状，经"补牙"治疗后症状缓解。

2. 诊断与诊断依据

1）诊断：

（1）23、24、25、26 楔状缺损。

（2）14、15、16 充填后。

2）诊断依据

（1）主诉：左上后牙冷热刺激疼痛 3 周。

（2）追问病史：患者平时一天刷牙 2 次，刷牙喜好用硬毛牙刷，刷牙时用力较大，刷牙方式为竖刷与横刷交替。

（3）主诉部位检查：23、24、25 及 26 颊颈部牙体组织呈楔形缺损、冷诊敏感、有探酸、无叩痛、无松动、牙龈无红肿、无退缩；正中咬合及侧方咬合时 23、24、25 及 26 颊侧未扪及震颤。

3. 鉴别诊断

（1）牙颈部龋齿。

（2）牙本质敏感症。

（3）酸蚀症。

四、处理方案及基本原则

23、24、25 及 26 颊颈部牙体组织呈楔形缺损，可根据缺损近髓程度选择是否护髓，然后进行充填治疗。

五、要点与讨论

1. 楔状缺损概念

楔状缺损是口腔科常见的疾病，发生于牙齿唇颊面颈部，往往累及多个牙齿，上颌牙重于下颌牙，口角区附近的牙多于其他区域的牙，以冷热刺激痛为主要症状。常见的病因为不良刷牙习惯，此外还有龈沟液中的酸和非正中咬合力等。

2. 楔状缺损的预防

（1）调整咬合。

（2）正确刷牙。

（3）注意饮食。

（4）戒除不良习惯。

3. 楔状缺损的治疗

（1）缺损不深且无症状者建议可不做处理。

（2）缺损不深但有过敏症状者可做脱敏治疗。

（3）缺损较深者试行充填治疗。

（4）出现牙髓炎或根尖周炎时可试行根管治疗。

六、思考题

（1）楔状缺损病因？

（2）楔状缺损的防治原则是什么？

七、推荐阅读文献

樊明文. 牙体牙髓病学［M］. 4 版. 北京：人民卫生出版社，2012：150 - 152.

（曹　东）

牙隐裂

一、病历资料

1. 主诉

左上后牙自发痛 3 天。

2. 现病史

患者,女性,42 岁,近半年来左上后牙遇冷热刺激有酸痛症状,并伴有咀嚼不适,在咬到特定部位时会出现短暂的撕裂样疼痛。近 3 天该牙出现自发痛,疼痛在夜间加剧,遂至我院牙体牙髓科就诊。

3. 既往史

喜食坚果等硬物。否认高血压、心脏病、糖尿病史,否认其他系统性疾病史。否认药物过敏史。

4. 临床检查

患者神清气平,对答切题。BP 120 mmHg/80 mmHg,P 76 次/min。左右面部基本对称,无红肿。张口度正常。24、25、26、27 无松动,未探及明显龋损。26 轻叩痛,冷诊激发痛,刺激去除后疼痛仍持续一段时间。碘酊浸染 26 拾面发现近中腭沟底部有隐裂线,将棉卷置于 26 近中腭沟咬合时出现明显的疼痛。26 牙龈色泽正常,未及深牙周袋。

5. 影像学检查

X 线检查显示:26 根尖未见明显异常。

6. 辅助检查

显微镜下观察发现 26 近中腭沟底部有隐裂线。

二、诊治经过

1. 初步判断患者一般情况

(1) 面色、神态、体态、步态:患者自主走入诊室。

(2) 意识、沟通能力:患者神清,对答切题。

(3) R、P:患者气平,P 76 次/min。

(4) 血压:120 mmHg/80 mmHg。

2. 围绕主诉有的放矢地询问病史

(1) 疼痛有无诱因:自发痛,冷热刺激可使疼痛加剧。

(2) 有无夜间痛:有,夜间疼痛较白天剧烈,会从睡眠中痛醒。

（3）是否有定点咀嚼痛：有，咬到特定部位会出现撕裂样疼痛；以致近期不敢用左侧牙齿咀嚼。

（4）饮食习惯：喜食坚果等硬物。

（5）全身状况，有无高血压、脑梗死、心脏病、肝病、糖尿病等疾病史：否认高血压、心脏病、糖尿病史，否认其他系统性疾病史。

（6）用药情况：未服用消炎药、止痛药。

（7）有无药物过敏史：否认药物过敏史。

3. 在了解病史的情况下进行相关临床检查

（1）面型，有无肿胀，张口度等：左右面部基本对称，无红肿，张口度正常。

（2）利用叩诊、温度测试、咬合诊迅速确定患牙部位，明确患牙牙髓状况：26 无松动，未探及明显龋损，轻叩痛，冷诊激发痛，刺激去除后疼痛仍持续一段时间。碘酊浸染 26 𬌗面发现近中腭沟底部有隐裂线，将棉卷置于 26 近中腭沟咬合时出现明显的疼痛。26 牙龈色泽正常，未及深牙周袋。

（3）检查邻牙情况，排除邻牙发病可能：24、25、27 无松动，未探及明显龋损，无叩痛，冷诊反应与对照牙相同。

4. 相关影像学检查

X 线检查显示：26 根尖未见明显异常。

5. 形成初步诊断

结合主诉、现病史及临床检查可形成初步诊断为：

（1）26 牙隐裂。

（2）26 慢性牙髓炎急性发作。

6. 术前谈话

告知患者 26 是由于隐裂导致的慢性牙髓炎急性发作，治疗方案为根管治疗后全冠修复。根管治疗无法一次完成，需复诊 2～3 次，整个治疗时间需 2～3 周。因为 26 是隐裂牙，可能在根管治疗过程中出现牙齿劈裂而导致拔牙，另外在根管治疗完成后需尽快进行全冠修复。全部治疗结束后应随访。如果咬合痛不能控制，牙周反复肿胀，甚至出现窦道，应考虑拔除。

7. 患牙的治疗

用阿替卡因肾上腺素注射液对 26 进行局部浸润麻醉，降低 26 咬合高度，开髓，拔髓，根管预备，超声荡洗，根管内置氢氧化钙糊剂，暂封。叮嘱患者勿用患侧咀嚼，1 周后复诊。

1 周后复诊，患者主诉无明显自觉症状，检查患牙无叩痛，根管内无明显渗出，遂进行根管充填。

根管充填 2 周后，患牙无疼痛即行全冠修复。

三、病例分析

1. 病史特点

（1）根据患牙疼痛的性质，如冷热刺激痛、自发痛、夜间疼痛加剧等，可初步判定该牙患有牙髓炎。而引起牙髓炎的病因有很多，深的龋洞、深的牙周袋、楔状缺损、牙折等均可导致牙髓炎。所以在确诊患牙是牙髓炎的同时，还要明确病因。

（2）病史与检查：本案例中患者主诉左上后牙自发痛，疼痛夜间加剧，并伴有定点咀嚼痛，患者有喜食坚果等硬物的习惯。临床检查 24、25、26、27 无松动，未探及明显龋损。26 轻叩痛，冷诊激发痛，刺激去除后疼痛仍持续一段时间。碘酊浸染 26 𬌗面发现近中腭沟底部有隐裂线，将棉卷置于 26 近中腭沟咬合时出现明显的疼痛。26 牙龈色泽正常，未及深牙周袋。

2. 诊断与诊断依据

（1）26 牙隐裂（依据如上述分析）。

（2）26 慢性牙髓炎急性发作（依据如上述分析）。

3. 鉴别诊断

（1）三叉神经痛。

（2）龈乳头炎。

（3）上颌窦炎。

（4）牙周牙髓综合征。

四、处理方案及基本原则

（1）进行术前谈话。告知患者治疗方案，治疗中可能出现的情况及处理方法。

（2）用"必兰"（阿替卡因肾上腺素注射液）对 26 进行局部浸润麻醉。

（3）降低 26 咬合高度，以避免 26 在根管治疗过程中出现牙齿劈裂。

（4）26 根管治疗。

（5）26 根管治疗完成后及时冠修复。

五、要点与讨论

　　牙隐裂又称不全牙裂或牙微裂。指牙冠表面的非生理性细小裂纹，常不易发现。

　　隐裂位置皆与𬌗面某些窝沟的位置重叠并向一侧或两侧边缘嵴伸延。上颌磨牙隐裂常与𬌗面近中舌沟重叠，下颌磨牙隐裂线常与𬌗面近远中发育沟重叠，并越过边缘嵴到达邻面。但也有与𬌗面颊舌沟重叠的颊舌向隐裂，前磨牙隐裂常呈近远中向。

　　表浅的隐裂常无明显症状，较深时则遇冷热刺激敏感，或有咬合时不适感。深的隐裂因已达牙本质深层，多有慢性牙髓炎症状，有时也可急性发作，并出现定点性咀嚼剧痛。凡出现上述症状而未能发现患牙有深的龋洞或深的牙周袋，牙面上探不到过敏点时，应考虑牙隐裂存在的可能性。

　　一般可用尖锐的探针检查，如隐裂不明显，可涂以碘酊，使渗入隐裂染色而将其显示清楚。有时将探针置于裂隙处加压或用力撬动，可有疼痛感。也可以将棉花签置于可疑牙齿的牙尖上，嘱患者咬合，如出现短暂的撕裂样疼痛，则可能该牙已有隐裂。

六、思考题

（1）造成牙隐裂的病因有哪些？

（2）牙隐裂的诊断要点是什么？

七、推荐阅读文献

［1］樊明文.牙体牙髓病学［M］.北京：人民卫生出版社，2012：152-154.

［2］陈宇.牙隐裂的临床研究［J］.国际口腔医学杂志，2009，36(3)：355-358.

（王　蓓）

案例 4
牙外伤

一、病历资料

1. 主诉
左下前牙折断半小时。

2. 现病史
患者，男性，13岁，在体育课上发生了冲撞，唇部受到了撞击，否认身体其他部位出血或疼痛等状况。

3. 既往史
否认自发性出血史。否认心脏病、糖尿病史，否认其他系统性疾病史。否认药物过敏史。

4. 临床检查
患者意识清醒，对答切题。无头晕、呕吐等症状。BP 110 mmHg/70 mmHg，P 72 次/min。左右面部基本对称，无红肿，未及开放性伤口。

口腔检查：开口度正常，咬合关系无异常。下唇红肿，左下中切牙切端 1/3 折断，见粉红色穿髓点，有探痛，有叩痛。右下中切牙牙冠无折断，Ⅰ度松动，有叩痛。牙龈龈沟无出血，牙齿对应唇舌侧黏膜无触痛（见图 4-1、图 4-2）。

X线摄片显示：左下中切牙和右下中切牙牙根根周膜完整，未见明显根折线（见图 4-3）。

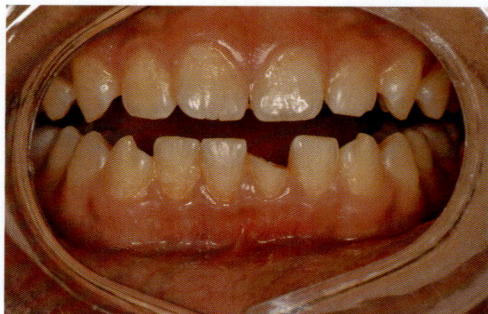

图 4-1　左下中切牙切端 1/3 折断

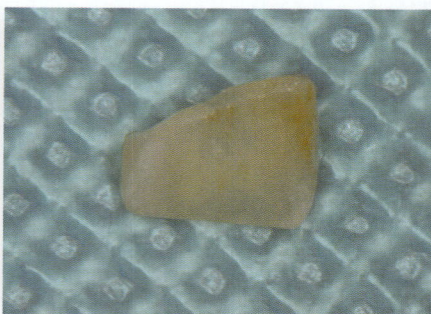

图 4-2　左下中切牙折断牙冠

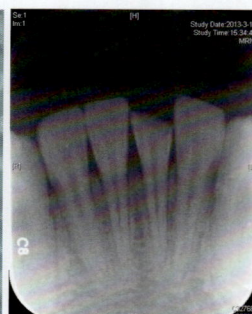

图 4-3　根尖片

二、诊治经过

经以上检查诊断明确为左下中切牙冠折露髓,右下中切牙牙震荡。当天医生为其左下中切牙实行了局部麻醉,并行牙髓摘除术,并嘱1周后复诊,并将右下中切牙进行咬合调整。

1周后复诊,患者诉回去后第1天和第2天牙根觉得有轻微胀痛感觉,现在已无明显症状,医生进行了根管充填及牙体修复(见图4-4~图4-6),2周后,患者再次来医院复诊。医生检查发现左下中切牙充填物完整,无叩痛,牙龈无红肿。右下中切牙叩痛消失。医生建议可以行左下中切牙冠修复。右下中切牙继续观察随诊。

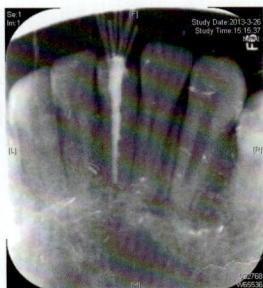

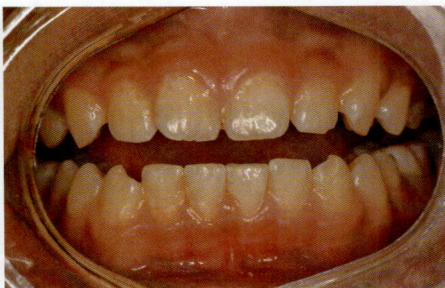

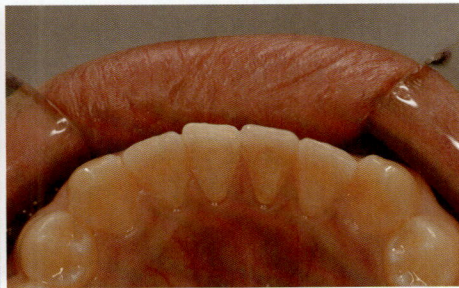

图4-4 根管充填　图4-5 左下中切牙牙体修复后(唇面观)　图4-6 左下中切牙牙体修复后(切面观)

1. 迅速判断患者整体情况,在确认无紧急全身状况的前提下进行后继病史询问、临床检查等程序

(1)面色、神态、体态、步态:患者自主走入诊室。

(2)意识、沟通能力:神清,对答切题。

(3)R、P:气平,P 72次/min。

(4)BP:110 mmHg/70 mmHg。

2. 围绕主诉有的放矢地询问病史

(1)检查和诊断要点:患者自述病史,临床检查所见和放射学影像结果是评估牙外伤的主要依据。快速恰当地进行上述检查,及正确掌握牙外伤对牙齿、牙周膜和牙髓损害的规律特点,对做出正确的牙外伤诊断是非常重要的。

(2)病史:从患者或其他知情者处尽可能获取所有与牙外伤相关的信息。例如,外伤发生时间、发生地点及是如何发生的。在处置外伤牙齿时,正确记录其损伤发生时间和初次治疗时间,这些信息可能会影响外伤牙治疗的预后。确定外伤涉及的口腔组织种类和范围。如果患者或知情者通过电话求治,医师需要嘱咐患者将牙折裂片或脱位牙齿合理保存并一起带来。牛奶是理想的脱位牙储运保存媒介之一。如果患者受伤后有过意识丧失病史,则需要首先进行神经系统疾病检查。一份详细的病史记录有助于医师正确区分牙齿新鲜外伤与陈旧性外伤的体征和临床检查所见。

(3)临床检查:口内检查包括视诊、触诊。首先,检查患者软组织伤口情况和出血程度。如果有活动性出血或伤口污染,应清洗完损伤区域后做再次检查;其次,确认并记录牙齿折裂、牙齿错位、缺失牙齿和牙髓暴露情况。记录当时的牙齿变色情况对于术后观察是一个重要的资料。触诊中,检查牙齿有无活动度和叩击痛,同时也留意牙齿有无自发痛。牙齿动度是衡量牙齿脱位程度的一个重要指征。记录其他临床检查情况和拍摄口内照片以获得完整的诊疗记录。

(4)放射学检查:放射学检查对于检查和确定牙齿折裂、错位及骨折极其重要。对于诊断有无牙根折裂,发现牙齿半脱位和牙移位,确认牙齿吸收和牙槽骨骨折等牙外伤,X线片是最重要的临床资料之一。在进行放射学检查时,对于牙齿错位(例如唇向脱位)和折裂(例如牙根折裂)等,有时需要从多个射线投透射角度获取影像学资料才能获得更为准确的检查结果。牙根折裂也可能需要外伤发生后数个月才能通过放射学检查发现。同样,对于深藏在颌骨内部的牙碎片和软组织异物也需要进行放射学检查才能发现。外伤牙的牙髓治疗计划的制订受牙根发育情况影响,而牙根是否发育成熟也需要通过放射学检查确认。在术后观察中,如果患牙出现牙髓腔消失和牙根的再吸收,医师需要格外注意。鉴于放射学检查在外伤牙的检查和诊断中的重要作用,医师需要高质量的 X 线片。

(5)其他检查要点:对于脱位牙,特别要注意牙齿在口外保存时间长短及曾使用何种媒介保存患牙。牛奶比清水更有利于保留牙根表面细胞的活力,这是影响牙再植成功与否的一个重要因素。总之,只有通过完整的临床检查医师才能获得正确的诊断并制订出适当的治疗方案。

(6)应急处理方法,需排除全身状况紧急状况:排除颅脑外伤的可能(神智清晰度,是否自动体位,脉搏、呼吸,血压等)。必要时,请神经外科会诊。

3. 在了解病史的情况下进行相关临床检查

(1)面型,有无肿胀,有无外伤等:左右面部基本对称,无红肿,未及开放性伤口。

(2)迅速查找外伤部位,重点检查外伤附近牙齿、牙龈、黏膜状况:开口度正常,咬合关系无异常。下唇红肿,左下中切牙切端 1/3 折断,见粉红色穿髓点,有探痛、叩痛。右下中切牙牙冠无折断,Ⅰ 度松动,有叩痛。牙龈龈沟无出血,牙齿对应唇舌侧黏膜无触痛。

(3)X 线摄片检查显示:左下中切牙和右下中切牙牙根根周膜完整,未见明显根折线。

(4)口内非出血部位的牙齿、牙龈、黏膜情况:口内其余牙龈及黏膜未见明显出血点。

(5)必要时查看身体其他部位有无创伤、出血。

4. 形成初步诊断

结合主诉、现病史以及临床检查形成初步诊断为:

(1)31 冠折露髓。

(2)右下中切牙牙震荡。

5. 初步处理局部情况

初步冲洗清理局部创口,进行必要的 X 线检查。

6. 相关 X 线检查

X 线检查显示:左下中切牙和右下中切牙牙根根周膜完整,未见明显根折线。

7. 进行应急处理,注意告知以及术后医嘱

左下中切牙实行了局部麻醉,并行牙髓摘除术,并嘱 1 周后复诊,并将右下中切牙进行咬合调整。1 周后复诊,若无明显症状,则可行根管充填。

三、病例分析

1. 病史特点

(1)以牙齿外伤为主诉,因此接诊此类疾病患者时,询问病史及临床检查详细、仔细,及时对症处理,减少出现再次伤害可能。

(2)个体情况:患者为 13 岁男性,需要考虑牙齿的发育状况,因此在诊疗过程中要时刻关注其局部治疗对生长发育的影响,迅速对局部做出行之有效的初步处理,细心解释,稳定患者情绪。

(3)病史与检查:本案例中患者口腔内检查显示卫生状况良好,开口度正常,咬合关系无异常。下唇红肿,左下中切牙切端 1/3 折断,见粉红色穿髓点,有探痛,有叩痛。右下中切牙牙冠无折断,Ⅰ 度松动,有叩痛。牙龈龈沟无出血,牙齿对应唇舌侧黏膜无触痛。X 线摄片检查,X 线检查显示:左下中切牙和右下中切牙牙根根周膜完整,未见明显根折线。

2. 诊断与诊断依据

(1)31 冠折露髓(依据如上述分析)。

（2）41 牙震荡。

3. 鉴别诊断

（1）根折。

（2）冠根折。

（3）牙脱位。

（4）牙槽骨骨折

四、处理方案及基本原则

（1）初步冲洗清理局部创口，进行必要的 X 线检查，以排除根折及牙槽骨骨折。

（2）对左下中切牙实行局部浸润麻醉后，进行牙髓摘除术，并嘱 1 周后复诊，并将右下中切牙进行咬合调整。

（3）1 周后复诊，若患牙已无明显症状，则进行根管充填，并行牙体修复。

（4）2 周后，再次复诊。再次检查左下中切牙充填物的完整性，有无叩痛，牙龈有无红肿。右下中切牙有无叩痛。

（5）右下中切牙需要继续观察随诊。

五、要点与讨论

牙外伤是常见的口腔急症之一，可能涉及多种组织和结构，询问病史、临床检查、实验室检查过程中均应予以全面考虑，避免疏漏；正确评估牙外伤损伤程度，对制订正确治疗方案，预估未来治疗结果非常重要。

1. 询问受伤牙病史

（1）脱离口腔时间：（_____ min）

（2）保存情况：□干燥　　□自来水中　　□唾液中　　□牛奶中

2. 临床检查

1）一般检查

头痛：□是　　□否　　清醒：□是　　□否　　晕吐：□是　　□否

2）口内检查

（1）外伤牙：□乳牙　　□恒牙

（2）自发痛：□是　　□否

（3）叩击痛：□是　　□否　　牙髓暴露：□是　　□否

（4）牙冠变色：□是　　□否　　牙齿松动度：□无　　□1 度　　□2 度　　□3 度

（5）损伤范围：□口腔黏膜　　□嘴唇损伤　　□其他

3. X 线片检查

（1）牙根发育程度：□成熟　　□不成熟（根尖孔宽度 mm）

（2）牙根折裂：□是　　□否　　根尖损伤：□是　　□否

（3）根管治疗：□是　　□否　　牙根吸收：□是　　□否

（4）牙根吸收类别：　　□表面　　□炎症　　□替代

（5）牙周膜增宽（脱位）：□是　　□否

（6）牙槽骨骨折：□是　　□否

4. 诊断

（1）□冠折　　□冠根折　　□根折

（2）□牙震荡　　□半脱位　　□牙移位
（3）□嵌入性牙脱位　　　□牙齿完全脱位

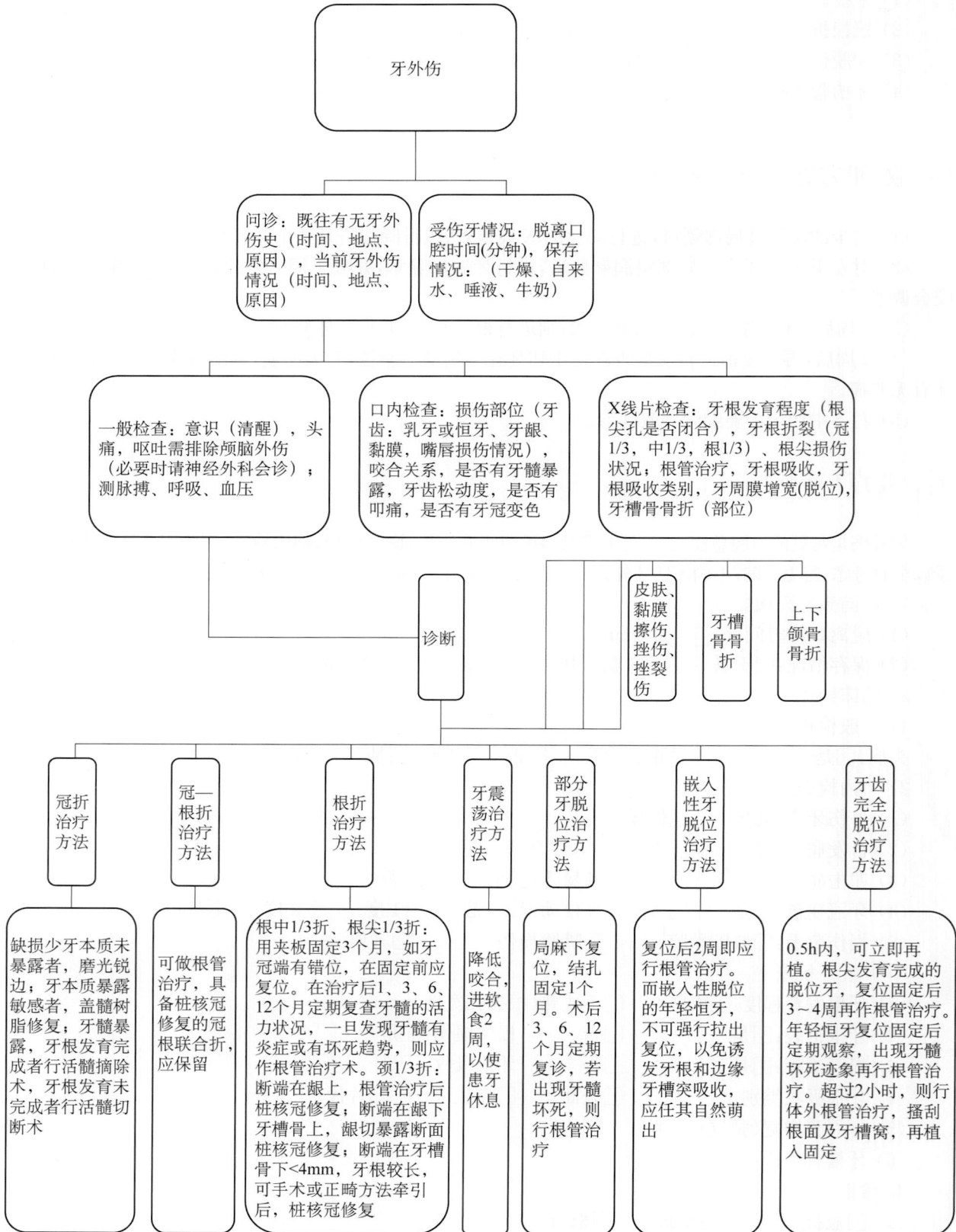

```
┌──────────┐
│   牙外伤   │
└──────────┘
```

问诊： 既往有无牙外伤史（时间、地点、原因），当前牙外伤情况（时间、地点、原因）

受伤牙情况： 脱离口腔时间(分钟)，保存情况：（干燥、自来水、唾液、牛奶）

一般检查： 意识（清醒），头痛，呕吐需排除颅脑外伤（必要时请神经外科会诊）；测脉搏、呼吸、血压

口内检查： 损伤部位（牙齿：乳牙或恒牙、牙龈、黏膜，嘴唇损伤情况），咬合关系，是否有牙髓暴露，牙齿松动度，是否有叩痛，是否有牙冠变色

X线片检查： 牙根发育程度（根尖孔是否闭合），牙根折裂（冠1/3、中1/3，根1/3）、根尖损伤状况；根管治疗，牙根吸收，牙根吸收类别，牙周膜增宽(脱位)，牙槽骨骨折（部位）

诊断

- 皮肤、黏膜擦伤、挫伤、挫裂伤
- 牙槽骨骨折
- 上下颌骨骨折

冠折治疗方法

缺损少牙本质未暴露者，磨光锐边；牙本质暴露敏感者，盖髓树脂修复；牙髓暴露，牙根发育完成者行活髓摘除术，牙根发育未完成者行活髓切断术

冠—根折治疗方法

可做根管治疗，具备桩核冠修复的冠根联合折，应保留

根折治疗方法

根中1/3折、根尖1/3折：用夹板固定3个月，如牙冠端有错位，在固定前应复位。在治疗后1、3、6、12个月定期复查牙髓的活力状况，一旦发现牙髓有炎症或有坏死趋势，则应作根管治疗术。颈1/3折：断端在龈上，根管治疗后桩核冠修复；断端在龈下牙槽骨上，龈切暴露断面桩核冠修复；断端在牙槽骨下<4mm，牙根较长，可手术或正畸方法牵引后，桩核冠修复

牙震荡治疗方法

降低咬合，进软食2周，以使患牙休息

部分牙脱位治疗方法

局麻下复位，结扎固定1个月。术后3、6、12个月定期复诊，若出现牙髓坏死，则行根管治疗

嵌入性牙脱位治疗方法

复位后2周即应行根管治疗。而嵌入性脱位的年轻恒牙，不可强行拉出复位，以免诱发牙根和边缘牙槽突吸收，应任其自然萌出

牙齿完全脱位治疗方法

0.5h内，可立即再植。根尖发育完成的脱位牙，复位固定后3~4周再作根管治疗。年轻恒牙复位固定后定期观察，出现牙髓坏死迹象再行根管治疗。超过2小时，则行体外根管治疗，搔刮根面及牙槽窝，再植入固定

（3）良好的医患沟通与全面告知。

（4）局部麻醉下轻柔操作，避免进一步创伤。

（4）清除感染病灶，降低组织压力，减轻疼痛。

（5）术后医嘱。

五、要点与讨论

牙髓炎所致疼痛是常见的口腔颌面部疼痛的病因之一，但由于牙髓炎感染的特征，导致此类疼痛患者无法明确具体牙位，且疼痛多为牵涉痛，可向颜面部放射；因此临床医师在询问病史、临床检查、实验室检查过程中均应予以全面考虑，避免疏漏，而针对牙齿的任何治疗都必须在对发病原因与患牙部位明确诊断后才可执行，以免误诊误治。

在牙髓炎的临床诊疗过程中核心的内容和程序应该是：首先仔细聆听和询问病史，以获得疾病类型的初步印象；再结合临床检查，查找引起牙髓病变的病因所在；最后通过牙髓温度测试，验证可疑患牙。经过分步骤循序渐进地从初步印象到准确判断，排除其他可能性，验证判断的准确性，综合分析后就可确认主要问题并找到问题的根源。因此牙髓炎的诊断过程应按以下步骤进行：

第 1 步，了解患者的主诉，通过完整的病史回顾，获取诊断印象。根据疼痛的性质、相关病史、症状与体征判断疼痛是否为牙源性的疼痛。

第 2 步，应了解疼痛的性质、时间、部位、受激情况、疼痛缓解的因素等，初步推断是否为牙髓炎引起的疼痛。

第 3 步，根据临床检查，确认患牙。对于已怀疑患有牙髓炎，后续的工作应仔细检查疼痛侧的牙齿有无引起牙髓感染的途径。同时还需要通过冷热诊及（或）X 线辅助检查的手段，明确患牙，应该说这是牙髓炎诊断过程中最重要的步骤。

一般情况下，通过询问病史、对牙齿的仔细检查及牙髓温度测试对牙髓炎做出正确的诊断并确定患牙并不难。而对于诊断十分困难的极少数病例，不要急于开髓，可先采取诊断性的保守治疗措施，通过一段时间的观察，再行判断。在没有明确患牙时，绝对不可轻易对只是怀疑为牙髓炎的牙齿进行牙髓治疗，若判断错误，不但不能及时解除患者痛苦，还会造成对患者不必要的损害和增加更多的痛苦。

在医疗过程中，也需要与患者保持良好的术前术后沟通，让患者了解病情，病历文书书写过程中相关的诊断依据必须写明，而开髓过程中牙髓的感染情况也必须在病历中写明。

六、思考题

（1）通过本案例你对牙髓炎所致疼痛的性质特征有何体会？

（2）当牙髓炎明确后，如何向患者解释牙髓的感染途径及转归？

七、推荐阅读文献

［1］樊明文. 牙体牙髓病学［M］. 4 版. 北京：人民卫生出版社，2012.

［2］彭彬. 牙髓病学［M］. 北京：人民卫生出版社，2011.

［3］Hargreaves KM, Cohen S, Berman LH et al. Cohen's pathways of the pulp［M］. 10th edi. St. Louis：Elsevier，2011：2-39.

［4］Ingle JI. PDQ Endodontics［M］. Shelton：People's Medical Publishing House，2009：1-40.

（黄正蔚）

案例 6

慢性牙髓炎

一、病历资料

1. 主诉

左下后牙遇冷热刺激痛 1 个月。

2. 现病史

患者，男性，18 岁，该患 2 年前左下后牙偶有冷热刺激敏感，未经治疗及服用药物，2 年间症状逐渐加重，而且经常伴有食物嵌塞痛，近 1 个月来冷热刺激痛加重，无自发痛病史，来诊要求治疗。

3. 既往史

既往健康，否认心脏病、高血压、糖尿病史，否认其他系统性疾病史。否认药物过敏史。

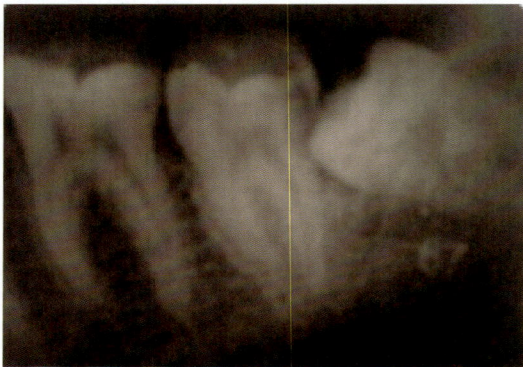

图 6-1　37X 线片(初诊)

4. 临床检查

患者神清气平，对答切题。BP 110 mmHg/85 mmHg，P 82 次/min。左右面部基本对称，无红肿，未及开放性伤口。口腔内检查：37 远中颈部龋损，深达牙本质深层，腐质较硬，呈黑褐色，探痛（＋），冷测敏感，叩诊不适。牙齿无松动，无牙周袋，牙龈组织正常，口腔黏膜无异常改变。38 近中低位阻生，口内及远中颊尖萌出。

X 线片所见 37 远中低密度影像，深达牙本质深层，近髓腔。38 近中低位阻生，近中阻生至 37 远中颈部，X 线如图 6-1 所示。

二、诊治经过

1. 判断患者全身一般情况

（1）面色，神态，体态、步态：自主走入诊室。

（2）意识，沟通能力：神清，对答切题。

（3）R，P：气平，P 82 次/min。

（4）BP：110 mmHg/85 mmHg。

2. 围绕主诉有的放矢地询问病史

(1) 疼痛的部位:能明确指出疼痛的部位,即左下后牙。

(2) 疼痛有无诱因:有明确的诱因,即冷热刺激痛,食物嵌塞痛。

(3) 疼痛的性质和程度:无自发痛病史,冷热刺激钝痛。

3. 在了解病史的情况下进行相关临床检查

(1) 面型,有无肿胀,有无外伤等:左右面部基本对称,无红肿,未及开放性伤口。

(2) 找出患牙:口内检查:37 远中颈部龋损,深达牙本质深层,腐质较硬,呈黑褐色,探痛(+),冷测敏感,叩诊不适。牙齿无松动,无牙周袋,牙龈组织正常,口腔黏膜无异常改变。

(3) 找出致病因素:38 近中低位阻生,导致 37 远中自洁作用差,菌斑堆积致龋。

(4) 辅助检查:X 线片所见 37 远中低密度影像,深达牙本质深层,近髓腔。38 近中低位阻生,近中阻生至 37 远中颈部。

4. 形成初步诊断

结合主诉、现病史及临床检查可形成初步诊断为:

(1) 37 深龋或 37 可复性牙髓炎或 37 慢性牙髓炎。

(2) 38 近中低位阻生。

5. 治疗计划

38 拔出后行 37 诊断性治疗、观察。

6. 治疗经过

1) 38 牙拔出后初次处置

(1) 向患者介绍病情,告知其可能为深龋或可复性牙髓炎或慢性牙髓炎,需要在治疗中确定下一步治疗方案。

(2) 在局麻下 37 牙去净腐质,制备Ⅱ类洞形,未见露髓点,棉卷隔湿,干燥、置少许氢氧化钙于近髓处,氧化锌丁香油酚黏固剂安抚,2 周复诊,疼痛加重随诊。嘱其勿用该侧咀嚼。

2) 复诊

患者 10 d 后就诊,自述 10 d 内仍有冷热刺激痛,且昨天晚饭喝热汤引发剧烈疼痛,且疼痛持续一段时间,今天前来就诊。

(1) 检查:37 牙暂封物完好,探诊(−),冷水反应敏感,叩痛(+),牙齿松动度,牙龈充血,口腔黏膜无异常改变。

(2) 诊断:37 牙慢性牙髓炎。

(3) 治疗计划:行 37 牙根管治疗术。

(4) 处置:

a. 向患者介绍病情,告知其诊断修改为:慢性牙髓炎;需行根管治疗术,签写根管治疗知情同意书。

b. 37 在局部麻醉下,去除暂封物,远中玻璃离子做假壁,常规橡皮障隔湿,牙面开髓,揭全髓顶,显微镜下用 P5 超声去除根管口处牙本质领,观察根管口分布呈 C 型,DG16 根管探针探及 3 个根管口,分别为 ML、MB、D。

c. 拔髓,10♯、15♯C 锉疏通根管,机用 Pro Taper 敞开根管中上段,根尖定位仪测定工作长度,$MB=20$ mm,$ML=20$ mm,$D=20$ mm,插初尖锉拍 X 片。

d. Glyde 润滑下使用机用 ProTaper 预备根管,MB、ML 预备至 F2,D 预备至 F4。每次换锉均用 2.5%NaClO 冲洗根管。

e. 2.5%NaClO 超声荡洗各个根管 1 min,纸尖拭干根管,AH-Plus 根管糊剂和大锥度牙胶尖热牙胶垂直加压充填根管。Cavition 暂封窝洞。术后 X 线片显示根充良好,X 线摄片如图 6-2 所示。

f. 1 周后复诊,患者无明显不适,CAD/CAM 玻璃陶瓷嵌体修复。

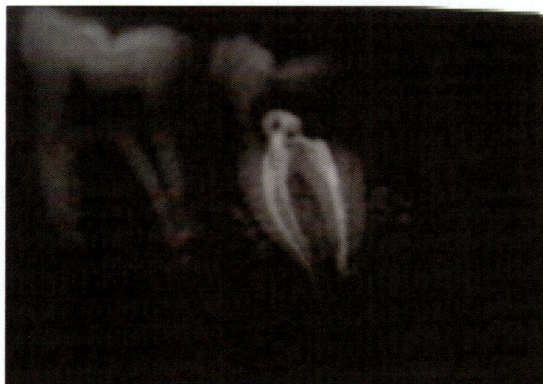

图6-2 37X线片(根充)

三、病例分析

1. 病史特点

（1）该病例的主诉为牙齿冷热刺激痛，在临床上有多种原因可导致牙齿冷热刺激痛，其中以牙体硬组织缺损为主，其中又以龋坏居多，当牙齿出现冷热刺激痛时，首先应从最常见的疾病即龋坏入手，探查是否有可导致产生症状的病因；在该病例中，患牙远中有明显的深龋洞，且左下智齿阻生导致菌斑堆积，致龋原因明确，患牙定位准确。

（2）病史和检查：该患者病史为长期冷热刺激痛，且无自发痛，临床检查为冷热敏感，叩诊不适。从病史和检查来看，不典型的症状和体征成为该病例诊断的难点。首先需要与深龋加以鉴别，患有深龋的牙齿对温度刺激也敏感，但往往是当冷热刺激入龋洞内才出现疼痛反应，而用冰棒冷测深龋患牙的正常牙面，其反应与对照牙是相同的。该病例冷测正常牙面即出现冷测敏感，因此可排除深龋的诊断。再次就是要区别可复性牙髓炎和慢性牙髓炎，可复性牙髓炎和慢性牙髓炎的区别关键在于前者无自发性牙痛病史，后者一般有自发性牙痛病史；对温度测试的反应：可复性牙髓炎患牙有一过性敏感，而不可复性患牙由温度刺激引起的疼痛反应程度重，持续时间较长久，有时还可出现轻度叩痛。而在该病例中，无自发痛性牙病史，温度刺激敏感，有轻微的叩诊不适。通过病史和临床检查，无法明确区分可复性牙髓炎和慢性牙髓炎的诊断，因此采用诊断性治疗的方法，即用氧化锌丁香油黏固剂安抚治疗，在观察期内视其是否出现症状加重再进一步明确诊断。该病例经安抚治疗后冷热刺激症状无缓解，且热刺激后症状加重，说明牙髓已经出现不可逆的炎症。因此，该病例最终诊断应为慢性牙髓炎。

2. 诊断与诊断依据

（1）主诉对温度刺激敏感。

（2）37 远中颈部龋损，深达牙本质深层，腐质较硬，呈黑褐色，探痛（＋），冷测敏感，叩诊不适。

（3）安抚治疗后症状加重。

（4）38 近中低位阻生。

3. 鉴别诊断

（1）深龋。

（2）牙本质过敏症。

（3）干槽症。

四、处理方案及基本原则

(1) 去净腐质,观察病变深度。

(2) 若可见露髓点,则行根管治疗术。

(3) 若无露髓点,即用氧化锌丁香油黏固剂进行安抚治疗,观察。

(4) 若观察期内症状缓解,则进行窝洞充填。

(5) 若观察期内症状不缓解或加重,则行根管治疗术。

(6) 建议拔除阻生智齿。

五、要点与讨论

因龋病而导致的牙髓感染是牙髓病最常见的病因。在牙髓病的临床诊断中,重点是诊断牙髓炎类型,牙髓感染程度不同,治疗的方案也有所区别。在本案例中,由于患者症状和体征不典型,导致诊断的不确定性,其中,需要明确深龋、可复性牙髓炎和无自发痛病史的慢性牙髓炎的区别。

(1) 患有深龋的牙齿对温度刺激也敏感,但往往是当冷热刺激入龋洞内才出现疼痛反应,且疼痛短暂,刺激去除后,疼痛立即消失。而用冰棒冷测深龋患牙的正常牙面,其反应与对照牙是相同的。

(2) 可复性牙髓炎的患牙在温度刺激时,不仅冷热刺激入龋洞内时出现疼痛反应,冷测患牙正常牙面时也会出现一过性敏感。

(3) 无自发性牙痛病史的慢性牙髓炎由温度刺激引起的疼痛反应程度重,持续时间较长久,有时还可出现轻度叩痛。

(4) 有时无法明确区分可复性牙髓炎和慢性牙髓炎的诊断,因此采用诊断性治疗的方法,即用氧化锌丁香油黏固剂安抚治疗,在观察期内视其是否出现症状加重再明确诊断。

六、思考题

(1) 通过本案例你对慢性牙髓炎的诊疗过程有何体会?

(2) 简述牙髓炎的诊断难点及解决策略。

七、推荐阅读文献

[1] 岳林.牙髓炎临床诊断中的问题[J].中华口腔医学杂志.2009,44(9):565-569.

[2] 樊明文.牙体牙髓病学.4版[M].北京:人民卫生出版社,2012:203-214.

[3] 岳林.国家职业医师资格考试实践技能应试指南(口腔职业医师)[M].北京:人民卫生出版社,2009:53-55,93-79-123-125.

[4] 医师资格考试指导用书专家编写组.国家医师资格考试医学综合笔试应试指南[M].北京:人民卫生出版社,2009:640-652,1129-1132.

(朱来宽)

案例 7

逆行性牙髓炎

一、病历资料

1. 主诉

左下后牙冷热疼痛 1 周,加重 1 日。

2. 现病史

患者,男性,50 岁,1 周前患者自觉左下后牙出现冷热刺激痛,去除刺激物后疼痛持续 10 s 左右消失,1 日前症状加重,出现自发痛,疼痛性质剧烈,影响夜间睡眠,并放射至左侧头面部。否认咬物痛,有咬合无力感。自服"阿莫西林"无效。之前无类似发作。

3. 既往史

有"牙周炎"史 3 年,曾行"牙周洁治"和"牙周手术",后每年接受 1 次"牙周洁治",最近一次治疗为 1 月前。否认"心脏病、高血压、糖尿病"史。否认其他系统病史。有吸烟史,日均 7~8 支烟;不嗜酒;曾有咀嚼硬物习惯,现已纠正。

4. 临床检查

患者神志清醒,对答切题。面容痛苦。BP 130 mmHg/75 mmHg。左右面颊部对称,无肿胀,无压痛。张口度正常,张口型略偏右。全口牙列完整,口腔卫生状况较好,牙石少,龈缘无明显红肿,全口牙龈退缩。前牙深覆合Ⅰ°,深覆盖Ⅰ°,后牙区正中及侧方咬合未及明显早接触。36 咬𬌗面见银汞充填物,无继发龋,无隐裂,根分叉Ⅳ°,冷诊激发痛,去除刺激后疼痛仍持续十余秒,轻叩痛,Ⅰ°松动,近远中探诊深度(probing depth, PD)<3 mm,根分叉 PD>6 mm。16 远中颊根牙龈退缩至根尖 1/3,根分叉Ⅳ°,冷诊敏感,去除刺激症状即消失,无叩痛,远中 PD>7 mm。47 咬𬌗面见银汞充填物,均完整,边缘无继发龋,无叩痛,无松动。

5. 特殊检查

(1)牙髓电活力测试:与对照牙相比较,16 牙髓活力读数略有下降,36 牙髓活力读数明显下降。

(2)影像学检查,如图 7-1、图 7-2 所示。

二、诊治过程

1. 接诊

接诊时初步判断患者整体情况,包括身体和精神状况,以帮助判断病情及安排应急处理。

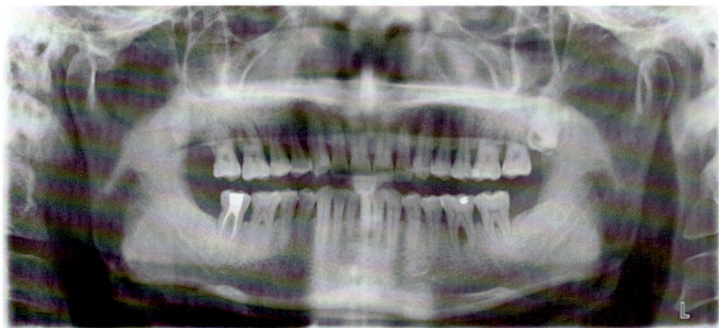

图 7-1 全景片显示"全口牙牙槽骨水平性吸收至根中 1/2；36 根分叉区牙槽骨吸收至根尖 1/3；16 远中颊根牙槽骨吸收至根尖 1/3；47 根管内高密度影，根尖无低密度透射影"

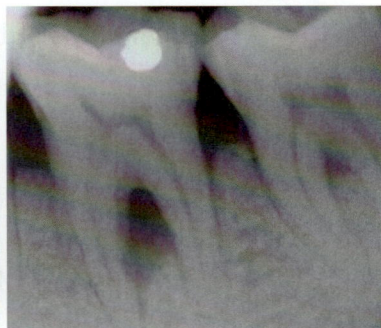

图 7-2 牙片显示"36 充填体未近髓，未见根尖低密度影，根分叉区牙槽骨吸收至根尖 1/3，牙槽嵴吸收至根中 1/3"

（1）判断患者精神状态和语言沟通能力，以帮助医师了解患者口述的病史是否可信。患者神志清醒，对答切题，说明患者能准确告知医师病史。

（2）体态，面色是否异常：患者捂住左侧面颊，面色痛苦，可帮助后续诊断（符合牙髓炎急性发作的疼痛性质和发病部位）。

2. 病史

询问病史应当紧密围绕患者主诉展开。

（1）疼痛发作时间：1 周前初次发作，1 日前加重。

（2）疼痛有无诱因：患者主诉无明显诱因，但结合既往史，可发现 1 月前曾行牙周洁治。

（3）疼痛性质：1 周前为冷热刺激痛，并伴有一定时间的延续；1 日前出现自发性牙痛，夜间痛，放射性疼痛，无咬物痛。这些症状都指向典型的牙髓炎疼痛。

（4）针对此次发作是否有医疗行为的介入，效果如何：自行服用抗生素，疗效不佳。

（5）有无相关牙科病史及治疗史：通过追问病史得知，患者有牙周病史 3 年，在治疗期曾行牙周洁治和手术，并保持 1 次/年的牙周维护治疗，最近 1 次治疗发生于疼痛出现前 3 周左右，这些线索提示医师本次疼痛发作可能与牙周病有关。

（6）全身状况：否认心脏病、高血压、糖尿病及其他系统性疾病史，说明患者能够耐受后续可能需要的治疗。

（7）药敏史：否认药物过敏，帮助医师开具处方。

（8）饮食习惯，不良嗜好：有吸烟史，日均 7～8 支烟，提示难以控制的牙周病；不嗜酒；曾有咀嚼硬物习惯，提示可能存在咬合创伤。

3. 有针对性地进行临床检查

（1）口外检查：面型对称，无肿胀，无压痛。张口度正常，张口型略偏右。

（2）牙列检查：牙列完整，无缺损。

（3）牙周及口腔卫生情况的检查：口腔卫生状况良好，龈缘无明显红肿，全口牙龈退缩。

（4）主要是针对左侧牙的检查：除 36，其余牙均未见牙体龋坏和缺损，未及深牙周袋，冷诊显示牙髓活力均正常，促使医师将检查重点放在 36。经检查，36 未及龋坏及隐裂，根分叉病变Ⅳ°，探及深牙周袋，Ⅰ°松动，冷诊激发痛及持续痛，出现疼痛后放射至上颌牙，轻度叩痛。其余牙无明显异常。

（5）主诉对侧牙的检查：16 远中颊根牙龈退缩至根尖 1/3，根分叉Ⅳ°，冷诊敏感，去除刺激症状即消失，无叩痛，远中 PD＞5 mm；47 咬𬌗面见银汞充填物。

4. 初步诊断

结合主诉,病史及临床检查可得出初步诊断为:

(1) 36 牙髓炎。

(2) 慢性牙周炎。

5. 辅助特殊检查

(1) 牙髓电活力测试:与对照牙相比较,36 牙髓活力读数明显下降,提示其牙髓处于激惹状态,牙髓炎可能性大。

(2) 影像学检查:全景片显示 36 根分叉牙槽骨吸收至根尖 1/3,全口牙槽骨水平普遍下降至根中 1/2,提示有牙周疾病,且 36 牙处更严重。

6. 最终诊断

(1) 36 逆行性牙髓炎。

(2) 慢性牙周炎。

7. 制订相应治疗方案

(1) 治疗方案:36 行根管治疗＋牙周基础治疗＋分牙术＋冠修复,予以保留。

(2) 术前谈话:与患者沟通,并告知术中、术后注意事项及预后情况,确认治疗方案并签字。

8. 治疗

即刻予以局部麻醉,36 牙开髓引流处理。

(1) 局部浸润麻醉。

(2) 36 牙调殆,去除原有充填体,开髓,见大量血性液体溢出,修整髓腔,拔髓,寻及 5 根管口,镍钛器械 Protaper Sx 开扩根管冠 1/3,15♯K 锉疏通根管,初步清理,生理盐水冲洗,置松散的干棉球于髓腔内,开放。

(3) 嘱患者保持口腔卫生,忌用患侧咀嚼。

(4) 预约下次复诊治疗。

三、病例分析

1. 病史特点

(1) 症状:牙痛是一个口腔科门诊十分常见的就诊主诉,最常见为牙髓炎引起的。在病史询问上,往往可以看出端倪,因牙髓炎的疼痛很有特征:典型的牙髓炎常有冷热刺激痛、自发性疼痛,且疼痛往往累及同侧上下牙及头面部,夜间发作更剧烈可致入睡难或痛醒。当然,龋病和根尖周病也会导致牙痛,但它们的疼痛性质在病史上又有差别。在本病例中,患者描述的疼痛显然更符合牙髓炎的特点。

(2) 患者个体情况:患者中老年男性,有牙周病史 3 年,已经过系统治疗并保持口腔维护,说明牙周炎是确诊的,在有吸烟史的情况下,牙周病的控制可能比较困难。患者无其他全身系统性疾病,使医师在后续治疗的选择上不必畏首畏尾。

(3) 临床检查:在病史提示牙髓炎的前提下,重点排查疼痛侧的上下牙情况。尤其要注意检查的是:龋坏、大面积的牙体缺损、发育畸形、隐裂、深牙周袋、牙龈情况及咬合创伤。牙髓炎主要是由到达或接近牙髓的龋损造成的,是一种自上而下的感染,但在一些存在深牙周袋的病例中,细菌也会通过牙周袋进入暴露的根尖孔或者侧副根管,逆行性地造成牙髓感染。在本案例中,36 未查到龋损,但根分叉暴露,冷诊激发痛明显,综合 X 线的影像可初步判定为逆行性牙髓炎。

2. 诊断与诊断依据

(1) 36 逆行性牙髓炎:左侧牙冷热刺激痛,自发性牙痛,夜间痛,放射痛提示为左侧的牙髓炎;临床检查其余牙无异常,而 36 牙未发现龋损,但在临床和影像学检查上均有明显的牙周支持组织的破坏,并且冷诊激发痛明显。

（2）成人牙周炎：一是病史支持，二是全口牙龈退缩，且影像学检查显示牙槽骨吸收。

3. 鉴别诊断

（1）可复性牙髓炎。

（2）龈乳头炎。

（3）三叉神经痛。

（4）隐裂牙。

四、处理方案及基本原则

（1）制订方案：

① 36 根管治疗：去除感染牙髓，缓解疼痛。

② 分牙术：改善根分叉形态，帮助控制菌斑。

③ 全冠修复：恢复牙齿外形并通过减径等手段减少患牙不当受力。

（2）告知术中、术后可能出现并发症及预后情况，签署知情同意书。

（3）即刻予以急处理以缓解患者疼痛：局麻下 36 调𬌗开髓引流，拔髓，寻找根管口，镍钛器械畅通根管冠 1/3，15♯K 锉疏通根管，生理盐水冲洗，开放，嘱咐忌咬硬物。预约复诊。

五、要点与讨论

（1）牙痛是口腔门诊最常见的就诊主诉，龋病、牙髓炎、根尖周炎均会引起这一症状，一些非牙源性的疾病也有可能会造成牙痛。准确地采集病史和仔细地临床检查是确定病因的唯一手段。

（2）逆行性牙髓炎与一般的牙髓炎相反，遵循"牙槽骨的吸收，牙周袋形成——暴露根尖孔和侧副根管——牙髓感染"这一感染途径。

（3）最佳治疗方案：根管治疗——牙周炎症控制（当有个别牙根或根分叉骨吸收量大时可选择牙周手术）——冠修复。

（4）具体治疗方案和顺序，可根据患牙症状和牙周情况进行调整。

六、思考题

（1）逆行性牙髓炎的病因，诊断和治疗有何特点？

（2）临床工作中如遇到不典型牙痛的牙周-牙髓联合病变的患者，该如何应对和处理？

七、推荐阅读文献

[1] 史俊南.现代口腔内科学[M].2 版.北京：高等教育出版社，2004.

[2] 樊明文.口腔临床医学导论.[M].北京：高等教育出版社，2003.

[3] 樊明文.牙体牙髓病学[M].4 版.北京：人民卫生出版社，2012.

（顾申生）

案例 8

牙髓牙周联合病变

一、病历资料

1. 主诉

右下后牙反复肿胀1年余。

2. 现病史

患者，男性，35岁，右侧下颌后牙反复肿胀1年余。多年前因龋坏曾于外院接受牙体修复治疗，1年前开始出现劳累或睡眠不足时右下后牙咬合疼痛，伴局部牙龈肿，反复发作。口服头孢拉定等抗生素效果不佳（剂量不详）。现来诊要求治疗。

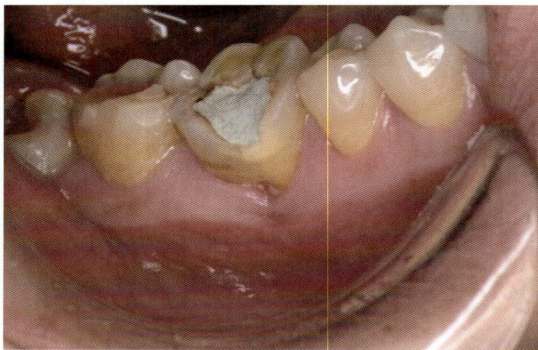

图 8-1　46 临床检查

3. 既往史

否认高血压、心脏病、糖尿病史，否认过敏史。

4. 临床检查

46无叩痛，冷诊无反应，牙龈无充血水肿，颊侧牙龈退缩，根分叉区凹陷，按压局部根分叉区龈沟少量溢脓（见图8-1），牙周探诊根分叉牙周袋深达9 mm。

5. 实验室及影像学检查或特殊检查

治疗前X线片及根管治疗术后3月，CBCT检查显示46根分叉及近远中根尖区骨密度减低影（见图8-2、图8-3）。

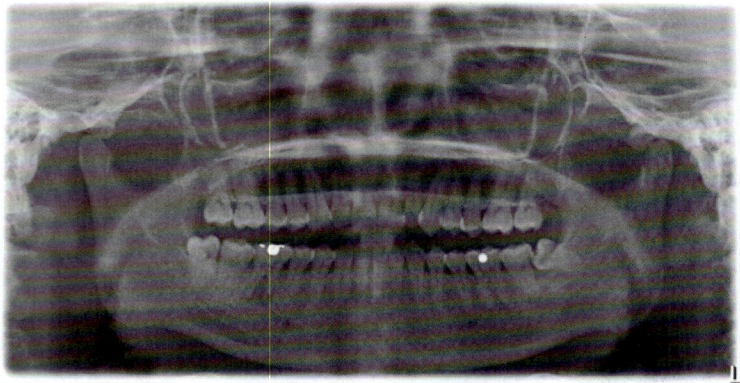

图 8-2　全景片示 46 牙槽骨大面积吸收

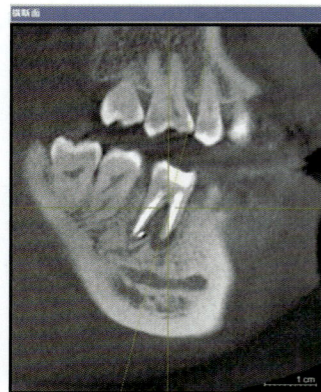

图 8-3　根管治疗后，翻瓣术前 CT 检查示 46 牙槽骨吸收

二、诊治经过

根据患者病史及临床检查,初步诊断为"46牙髓牙周联合病变"。术前谈话告知患牙须行根管治疗术＋牙周基础治疗,必要时须行牙周翻瓣术＋植骨术。经过牙髓治疗及局部牙周刮治治疗后,牙齿疼痛消失,牙龈肿胀消退。观察3个月症状未复发,但CBCT检查显示局部牙槽骨无明显修复,遂决定进行46牙翻瓣＋植骨术。局部牙龈翻瓣清创,根分叉及根尖区骨缺损区植入Bio-Oss Collagen,严密缝合创口。术后牙龈愈合迅速,软组织形态位置稳定,3月后行全瓷冠修复,6个月后复查CBCT影像检查显示(见图8-4),植骨区密度增高,根尖及牙周未见异常。

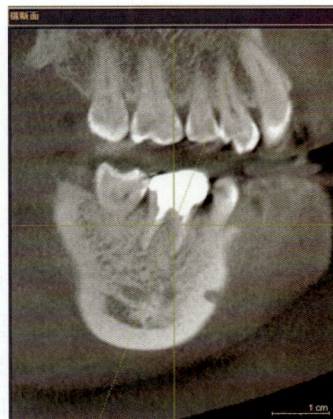

图8-4 翻瓣术后6个月CT检查示骨修复良好

三、病例分析

1. 病史特点或术前小结

患者病程较长,约一年,未及时治疗,导致46牙槽骨大量破坏,单纯行根管治疗已无法完全控制感染,因此又行牙周基础治疗和翻瓣术和人工骨植入术。

2. 诊断与诊断依据

(1)患牙牙髓无活力。
(2)探及深牙周袋。
(3)牙周袋和根分叉区病变局限于个别牙或患牙的局限部位。
(4)与根尖病变相连的牙周骨质破坏呈烧瓶形,邻牙的牙周基本正常或病变轻微。

3. 鉴别诊断

(1)牙周炎引起的牙髓联合病变。
(2)牙周-牙髓病变共存。

四、处理方案及基本原则

(1)尽早进行牙髓治疗,尽快消除感染源。
(2)如病程较长,牙周袋已存在多时,则应在拔髓和根管内封药后,同时或尽快开始常规牙周治疗。
(3)如数月后骨质仍不能修复,可行翻瓣术等。

五、要点与讨论

要点	牙髓-牙周联合病变	牙周-牙髓联合病变	两者并存
诊断	牙体有龋坏或其他影响活力的病损 牙髓无活力 牙周病变局限	牙髓呈炎症状态或无活力 患牙多无龋坏 牙周病变广泛	牙髓呈有或无活力状态 牙周破坏不局限于个别牙

（续表）

要点	牙髓-牙周联合病变	牙周-牙髓联合病变	两者并存
治疗	以治疗牙髓病变为主,如病程长则需行牙周治疗	以治疗牙周病变为主,如牙髓有明显病变结合牙髓治疗	牙髓治疗和牙周治疗共同进行
预后	好	较差	差

　　牙髓牙周联合病变为临床上常见的复杂病例,往往表现为睡眠不足或疲劳紧张等机体免疫功能低下时牙齿肿胀浮起,咬合不适疼痛,或长期局部牙龈红肿溢脓。临床检查牙髓部分变性或坏死伴有复杂的牙周深袋。X线检查显示牙槽骨垂直吸收伴有根尖密度减低影,后牙往往根分叉密度减低。治疗牙髓牙周联合病变患牙需要判断疾病主要来源,考虑首先行牙髓治疗还是牙周治疗以解决患牙主诉症状。如果患牙由牙髓病变引起牙周破坏需先行根管治疗;反之,如果由牙周病变引发的逆行性牙髓病变则需要先控制牙周炎症。

　　本病例患牙多年前龋坏疼痛接受过牙体修复治疗,两年前出现咬合不适疼痛,局部肿胀溢脓症状,反复发作。临床检查牙髓坏死,根尖及根分叉密度减低影,颊侧根分叉深牙周袋。临床症状、临床及影像学检查均支持牙髓牙周联合病变诊断,龋病牙髓病慢性感染导致逆牙周组织破坏。前期进行完善的根管治疗及基础牙周治疗控制炎症,后期牙周手术进行根分叉及根尖区域进一步清创及牙周再生治疗。

六、思考题

　　(1) 对"感染的生活牙髓对牙周组织的影响"的两种临床及治疗观点,各自的根据是什么?

　　(2) 如何进行牙周牙髓联合病变分型及如何制订治疗方案?

七、推荐阅读文献

[1] 曹采方.临床牙周病学[M].北京:北京大学医学出版社,2006.

[2] 樊明文.牙体牙髓病学[M].4版.人民卫生出版社,2012.

[3] John 1. Ingle. Iugle's Eudodontics 6th edition[M]. PmphVSA. 2007.

（李昊妍）

牙根纵裂

一、病历资料

1. 主诉

右下后牙咀嚼不适伴牙龈反复红肿 3 月余。

2. 现病史

患者,女性,48 岁,3 月前右下后牙发生阵发性自发痛、夜间痛、冷热刺激痛。于外院行"抽神经"治疗,治疗后原疼痛有好转,继而出现咀嚼无力、不适伴牙龈反复红肿。追问病史,3 月前患牙疼痛可明确定位。有夜磨牙习惯。否认龋病史、外伤史。

3. 既往史

否认高血压、糖尿病、心脏病及其他系统性疾病,否认药物过敏史。

4. 临床检查

患者一般情况可,生命体征平稳,神清气平,对答切题,面部基本对称,无红肿。上下牙列完整,46 牙体组织未见龋损,𬌗面轻度磨耗,见大面积充填物,充填物无松动边缘无继发龋,46 牙叩诊不适,冷热刺激无反应、无松动、牙龈红肿、探诊出血(bleeding on probing,BOP)(+),近中根牙周探诊深度为 4.0~5.0 mm。口腔内其余牙牙体未见明显异常。黏膜未见异常。

5. 辅助检查

X 线片检查提示:46 髓腔内高密度影,近远中根根管欠充欠密,近中根根尖 1/3 根管有增宽影像,近中牙槽骨斜形吸收,未见明显根尖阴影。去除充填物,疏通根管,根管长度测定仪显示近中颊根管长度明显短于远中根管;遂插针摄 X 线片,提示:46 近中根管根尖 1/3 同远中根比较有增宽影像,在根尖处变宽,根尖孔呈喇叭口,透射影增宽与根管长轴一致,如图 9-1 所示。

二、诊治经过

1. 迅速判断患者整体情况

在确认无急症全身状况的前提下进行后继病史询问、临床检查等程序。

(1) 意识,沟通能力:神清,对答切题。

(2) 面色、神态、体态、步态:自主走入诊室。

2. 围绕主诉询问病史

(1) 主诉症状:右下后牙咀嚼不适、无力,牙龈反复红肿 3 月余。

（2）出现主诉症状诱因：有夜磨牙史。患者在外院治疗前患牙有冷热刺激痛及自发痛病史且可定位，于外院行"抽神经"治疗；无龋病及外伤史。

（3）全身状况、用药情况、有无药物过敏史、烟酒嗜好、家族史等。

3. 在了解病史的情况下进行相关临床检查

（1）意识、体位、面貌：正常

（2）口内患牙情况：可定位患牙为46，46 𬌗面轻度磨耗，见大面积充填物，未见龋损，充填物无松动，边缘无继发龋，46 叩诊不适、冷热刺激无反应、无松动、牙龈红肿、BOP（＋）、近中根牙周探诊深度为4.0～5.0 mm。

（3）辅助检查：X线片检查提示：46 髓腔内高密度影，近远中根根管欠充欠密，近中根根尖 1/3 根管有增宽影像，近中牙槽骨斜形吸收，未见明显根尖阴影。去除充填物，疏通根管，根管长度测定仪显示近中颊根管长度明显短于远中根管；遂插针摄 X线片，提示：46 牙近中根管根尖 1/3 同远中根比较有增宽影像，在根尖处变宽，根尖孔呈喇叭口，透射影增宽与根管长轴一致（见图 9-1）。

4. 形成初步诊断

结合主诉、现病史、临床检查及辅助检查可形成初步诊断为：46 近中根纵裂。

5. 治疗计划及术前谈话

（1）治疗方案：①拔除 46 牙，待牙槽骨吸收稳定后（约 3 个月）行牙列缺损修复治疗，如种植或 45×47 固定桥。利：免去根管治疗，可快速消除现有症状；弊：造成牙列缺损，种植及固定桥修复均有风险且种植治疗周期更长。②因 46 牙牙根纵裂，牙槽骨破坏不严重，牙周情况尚可，考虑试行根管治疗（root canal treatment，RCT）后，对 46 近中根行翻瓣术＋半切术，术后观察症状好转后行 46 半牙与 45 牙行固定桥修复。利：保留了尽量多的牙体组织；弊：患者需重新行根管治疗，术中即有失败可能，则仍需拔牙，固定修复有风险。

（2）术前谈话：告知患者治疗方案，患者表示理解，选择方案 2。告知患者：若根管治疗失败，则只得拔牙，取得患者理解后操作。

6. 治疗过程

（1）RCT：46 试行 RCT 过程中，探及近中根有 2 根管，根管预备过程中有较多的血性液渗出；根充片提示：46 近中根近根尖 1/3 处糊剂溢出，进一步提示 46 近中根纵裂（见图 9-1）。

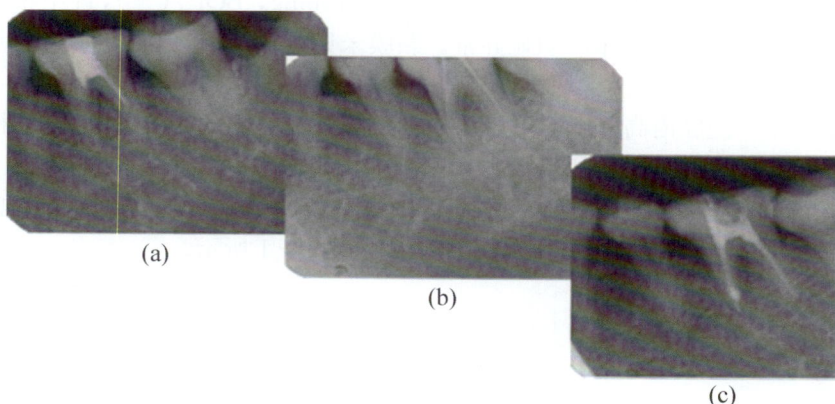

(a)

(b)

(c)

图 9-1 X线片

（2）翻瓣术＋半切术：46 颊侧翻瓣，行牙半切术，切除 46 近中根及牙冠近中部分；可见拔除后 46 的近中根纵裂，贯通颊舌侧，从根尖直达根颈 1/3（见图 9-2、图 9-3）。

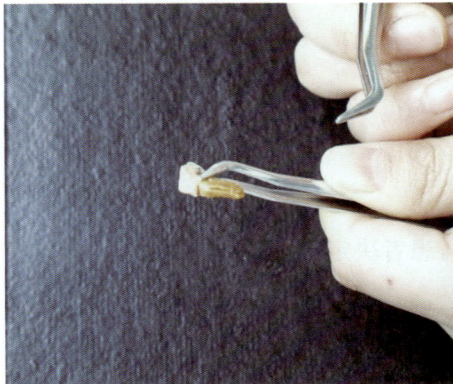

图 9-2　46 牙近中根纵折　　　　　图 9-3　翻瓣,牙半切术

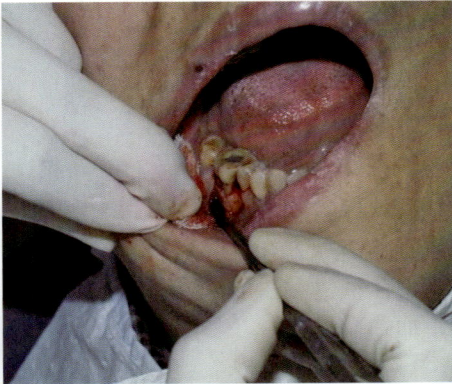

（3）固定桥修复：46 半牙同 45 牙备、制作固定桥；随访观察。

7. 术后医嘱

因患者有夜磨牙,建议制作咬合垫保护牙体及牙周组织。嘱患者勿咬硬物、保护牙周健康。如日后所治疗牙齿出现咀嚼不适、咀嚼痛、松动、牙龈红肿、出现瘘管等症状,及时就医,定期随访(见图 9-4、图 9-5,为随访第 8 年)。

三、病例分析

1. 病史特点

患者,3 个月前右下后牙发生可定位的自发痛、冷热刺激痛、夜间痛症状,经外院治疗后,疼痛减轻,转为咀嚼无力且伴随牙周反复肿胀。患者有夜磨牙史,无龋病及外伤史。

2. 诊断与诊断依据

诊断：46 近中根纵裂

（1）病史特点：如上。

（2）临床检查：46 𬌗面轻度磨耗、叩诊不适、牙龈红肿、BOP（＋）、近中根牙周探诊深度为 4.0～5.0 mm。

（3）辅助检查：X 线片检查提示：46 髓腔内高密度影,近远中根根管欠充欠密,近中根根尖 1/3 根管有增宽影像,近中牙槽骨斜形吸收。去除充填物,疏通根管,根管长度测定仪显示近中颊根管长度明显短于远中根管；插针摄 X 线片,提示：46 牙近中根管根尖 1/3 同远中根比较有增宽影像,在根尖处变宽,根尖孔呈喇叭口,透射影增宽与根管长轴一致(见图 9-1)。

（4）试行 RCT 过程中：根管预备过程中有较多的血性液渗出；根充片提示：46 牙近中根近根尖 1/3 处糊剂溢出(见图 9-1)。

（5）翻瓣术＋半切术：可见拔除后 46 的近中根纵折,贯通颊舌侧,从根尖直达根颈 1/3(见图 9-2、图 9-3)。

3. 鉴别诊断

（1）根管侧穿。

（2）牙髓炎、根尖周炎。

（3）牙周炎、牙周脓肿。

四、处理方案及基本原则

（1）询问病史、临床及影像学检查。

（2）初步诊断、判断病因。

（3）根据口内牙体及牙周情况，制订治疗方案。

（4）告知患者各治疗方案利弊，信息对等情况下，患者决定治疗方案。

（5）根据术中体征进一步明确诊断。

（6）坚持定期随访。

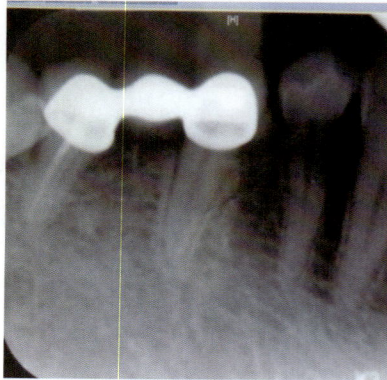

图 9-4   X 线片示固定桥修复后 8 年

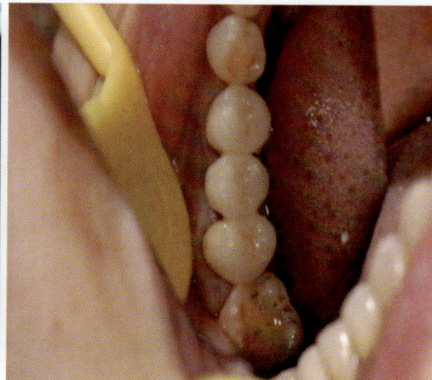

图 9-5   固定桥修复后 8 年

五、要点与讨论

1. 牙根纵裂的定义

牙根纵裂是指发生于牙根的从根管延伸到牙周膜的纵向折裂，是一种病因复杂的非龋性牙体病。

2. 牙根纵裂的原因

牙根纵裂的原因如图 9-6 所示。

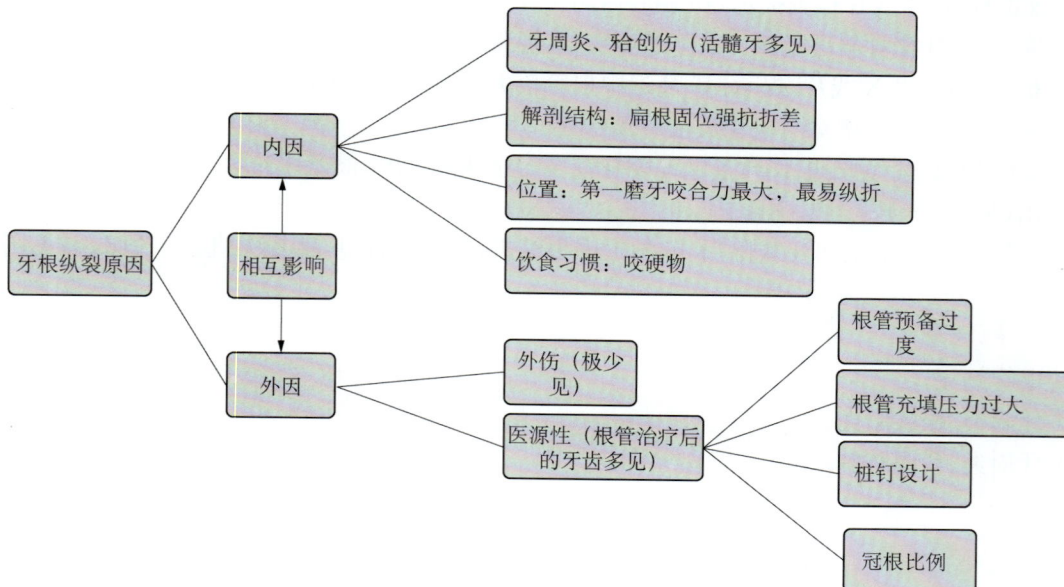

图 9-6   牙根纵裂的原因

3. 牙根纵裂的临床表现

早期大多只表现为轻微的咬合不适和咀嚼痛症状；晚期可表现为牙髓炎、牙周炎和根尖周炎的症状。另外，活髓牙病例患者主观症状较为严重，有时有急性牙髓炎和急性牙周脓肿表现（见图 9-7）。

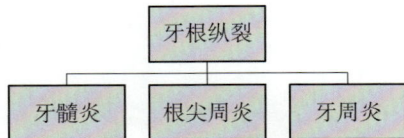

图 9-7　牙根纵裂的临床表现

4. 牙根纵裂的诊断

（1）临床表现：临床表现多样，有牙髓炎、牙周炎、根尖周炎等症状。

（2）最初的 X 线检查：牙根纵裂在牙片上可无明显变化，随着时间推移，出现根管的根尖段、根中段甚至全长增宽；这种根管腔影像的变化，不论其长度如何，均通过根尖孔，且在根尖处变宽，纵裂方向与根管长轴一致。一般情况下 X 线检查有助诊断，但并非绝对可靠，CT 检查可提高确诊率，翻瓣术能确诊。

（3）牙根纵裂的患牙在根管治疗或二次根管治疗术中有较多血性液渗出。

（4）对于活髓牙牙根纵裂的诊断必须谨慎，在查看患牙 X 线片，有时可见根管自根中或根尖 1/3 处管腔异常变宽，根尖孔呈喇叭口状，如果进行根管充填后 X 线摄片，可见糊剂从纵折处溢出，此时诊断为牙根纵裂把握较大。

5. 牙根纵裂的治疗和预防

对于牙根纵裂的治疗，大多是拔除患牙；在多根牙，可行截根术或半牙切除术，保存未发生纵裂的牙根，应选择根干较短的牙齿。如：下颌第一磨牙，成功率较大（见病例报告）。另外，有建议采用其他方法保留牙根，如放置氢氧化钙、结扎断片，黏结断片或拔牙修补根裂后再植，但这些方法的远期疗效尚不明确。

鉴于牙根纵裂预后不良，故认为应强调预防。重要的是临床医生在治疗患牙时，要时刻牢记避免去除过多牙体组织，充填器件合适，控制好充填压力，桩核的设计合理；注意患牙的牙周情况，及时改善口腔牙周状况，调𬌗等，也是非常重要的预防措施。

六、思考题

（1）通过本案例你对牙根纵裂的诊疗过程有何体会？你认为病例中患者牙根纵裂的原因有哪几种情况？

（2）保留牙根纵裂牙齿的方法？

七、推荐阅读文献

[1] 樊明文.牙体牙髓病学[M].4 版.北京：人民卫生出版社，2012：154-156.

[2] 夏文薇，洪瑾，王晓仪.23 例牙根纵裂的分析[J].牙体牙髓牙周病学杂志，2013，13(9)：509-511.

[3] 陈全，张晓.锥形束 CT 诊断后牙牙根纵裂的临床价值探讨[J].中华口腔医学杂志，2014(9)：513-517.

（夏文薇）

案例 10
急性根尖周炎

一、病历资料

1. 主诉

右上后牙疼痛1周,加重2天。

2. 现病史

患者,女,41岁。患者右上后牙充填体数年,无不适感,1周前咀嚼食物时疼痛不适,能明确指出患牙,近2天疼痛渐加重,疼痛为持续性、自发性、局限性,无冷热刺激痛,右上后牙不敢触碰,来我科就诊。否认咀嚼硬物。

3. 既往史

否认系统性疾病史、传染病史;否认药物过敏史;无烟酒嗜好。

4. 临床检查

(1) 体格检查:神清,对答切题,痛苦面容。R 19次/min, P 79次/min, BP 142 mmHg/85 mmHg, T 38.1℃;双侧面部对称,皮肤无红肿,右侧上颌窦区无压痛,右侧下颌下淋巴结、颏下淋巴结肿大,有触痛。

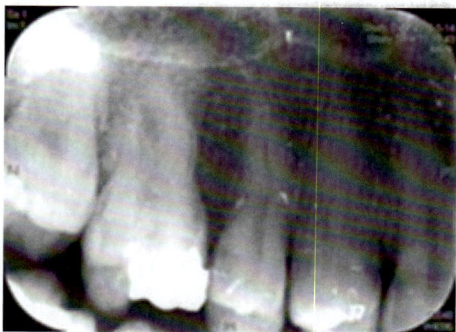

图10-1 急性根尖周炎

(2) 专科检查:口腔卫生可,16牙近中邻𬌗面可见大块牙色充填体,探诊充填体边缘密合,牙齿无探痛,垂直叩诊(+++),侧向叩诊(+),扪诊根尖部(+),无波动感,松动Ⅰ度,冷诊无反应,电活力测试无反应;牙龈略红肿,触诊不痛;根尖部颊黏膜红肿;余牙检查无特殊情况。

5. 辅助检查

X线片检查示:16冠部充填物影像,牙周膜间隙增宽,髓室及近中颊根管影像不清,根尖未见明显异常(见图10-1)。

二、诊治经过

1. 判断患者整体情况

自主走入诊室,痛苦面容。神清,对答切题。生命体征:R 19次/min、P 79次/min、BP 142 mmHg/85 mmHg, T 38.1℃。

2. 围绕主诉询问病史

患者牙疼痛无明显诱因,持续性、自发性、局限性,无冷热刺激痛,咬合剧痛。否认咀嚼硬物、外伤史。发病以来未采取治疗措施。否认身体其他部位有明显症状。否认既往高血压、脑梗死、心脏病、肝病、糖尿病等疾病史。否认药物过敏史。无烟酒嗜好。

3. 相关临床检查

左右面部基本对称,无红肿。16 近中邻牙殆面可见大块牙色充填体,根尖部颊黏膜红肿,探诊充填体边缘密合,牙齿无探痛,垂直叩诊(+++),扣诊根尖部(+),无波动感,松动Ⅰ度,冷诊无反应,电活力测试无反应。余牙检查无明显异常。

4. 相关辅助检查

X 线摄片示:16 冠部充填物影像,牙周膜间隙增宽,髓室及近中颊根管影像不清,根尖未见明显异常。

5. 形成初步诊断

结合主诉、现病史以及临床检查可形成初步诊断为:16 急性浆液性根尖周炎。

6. 处理措施

安抚患者情绪,确定患牙牙位,在局部麻醉下行患牙开髓引流术,过氧化氢(双氧水)、氯胺 T 钠(氯亚明)冲洗,15#K 锉疏通根管,封无菌棉球,调殆,嘱 2～3 d 后行根管治疗。

三、病例分析

1. 病史特点

患者因"右上后牙疼痛 1 周,加重 2 天"就诊。患者 1 周前咀嚼食物时疼痛不适,能明确指出患牙,近 2 天疼痛渐加重,疼痛为持续性、自发性、局限性,无冷热刺激痛,右上后牙不敢触碰,否认咀嚼硬物。体格检查:R 19 次/min, P 79 次/min, BP 142 mmHg/85 mmHg, T 38.1℃。患者神清,精神可,检体合作。右侧下颌下淋巴结、颏下淋巴结肿大,有触痛。16 近中邻殆面可见大块牙色充填体,垂直叩诊(+++),侧向叩诊(+),扣诊根尖部(+),无波动感,松动Ⅰ度,冷诊无反应,电活力测试无反应;根尖部颊黏膜红肿;余牙检查无特殊情况。X 线摄片示:16 冠部充填物影像,牙周膜间隙增宽,髓室及近中颊根管影像不清,根尖未见明显异常。

2. 诊断与诊断依据

(1) 诊断:16 牙急性浆液性根尖周炎。

(2) 依据:①持续性、自发性、局限性疼痛,咬合痛,患者可指出疼痛牙位;②16 充填体;③叩痛(+++),扣诊(+);④牙髓活力检测无反应;⑤牙周膜间隙增宽,根尖未见明显异常。

3. 鉴别诊断

(1) 急性牙髓炎。

(2) 急性牙周脓肿。

(3) 三叉神经痛。

(4) 龈乳头炎。

(5) 急性上颌窦炎。

四、处理方案及基本原则

在局部麻醉下行开髓引流术,以疏通根管,封无菌棉球,调殆,择期行根管治疗,必要时抗炎治疗。

五、要点与讨论

　　急性浆液性根尖周炎的病程通常很短,此时根尖部牙骨质及其周围的牙槽骨尚无明显变化,若机体抵抗力差,细菌毒力强,局部引流不畅,会很快发展成化脓性炎症,所以早期开放引流是非常重要的。

六、思考题

　　(1) 急性根尖周炎是口腔急诊的常见急症,本案例诊疗过程对你处理这一急症有何启发?

　　(2) 急性牙齿疼痛症状的常见疾病都有哪些,应如何行鉴别诊断,临床诊治中应注意哪些方面?

七、推荐阅读文献

　　[1] 樊明文.牙体牙髓病学[M].4 版.北京:人民卫生出版社,2012:220-227.

　　[2] 凌均棨.根尖周病治疗学[M].北京:人民卫生出版社,2005:68-161.

　　[3] Beer R A,Baumann M A. [M].潘亚萍,译.牙髓病治疗技术图解.沈阳:辽宁科学技术出版社,2006:38-78.

(马　瑞)

慢性根尖周脓肿

一、病历资料

1. 主诉

左上前牙变色2~3年。

2. 现病史

患者,男性,32岁,左上前牙变色逐渐加重2~3年,影响美观。平日劳累后有左上前牙区不适感,偶有牙龈肿胀溢脓,服用抗生素后可自行缓解,无治疗史。追问病史,3年前曾因摔倒致前牙区略有松动,因工作繁忙未就诊检查。

3. 既往史

否认系统性疾病史及药物过敏史。

4. 临床检查

左右面部基本对称,无红肿。

上前牙区轻度拥挤,11与21唇倾。21牙冠完整,灰黑色无光泽,无松动,叩诊有不适感,唇侧根尖区牙龈轻微红肿,扪诊有酸胀感,见瘘管口,挤压瘘管可见少量溢脓。11牙冠完整,牙无变色,无松动、无叩痛、牙龈无异常。口腔卫生情况佳,牙龈及黏膜未见异常。

5. 影像学检查

根尖片(见图11-1)显示:21牙根未见根折线,根管影像清晰,根尖少量外吸收,根尖区骨质透射影边界不清楚,形状不规则。

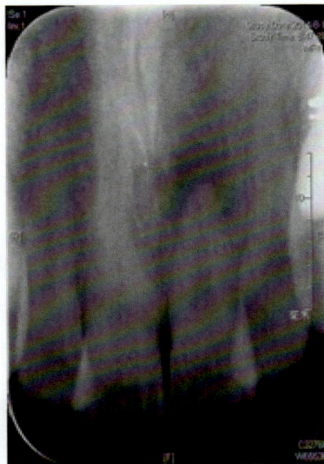

图11-1 术前诊断片

二、诊治经过

1. 仔细询问病史

(1) 主要症状:左上前牙变色,伴有劳累后牙龈肿胀溢脓及不适感。

(2) 既往发病情况及治疗史:曾有外伤史,无治疗史,服用抗生素可缓解不适症状。

(3) 系统性疾病及药敏史:无。

2. 基本临床检查

(1) 牙体情况:21牙冠完整,变色,无松动,叩诊不适。

(2) 牙龈情况:21唇侧根尖区瘘管少量溢脓。

3. 选择性临床检查

影像学检查：根尖片显示：21 根尖少量外吸收，根尖区骨质透射影。

4. 形成初步诊断

结合主诉、现病史及临床检查可形成初步诊断为：21 慢性根尖周脓肿（有瘘型）。

三、病例分析

1. 病史特点

（1）患者右上前牙牙冠完整，但明显变色。寻找病因时需仔细排查磨损、创伤、医源性因素等其他可能导致牙髓感染坏死的因素。通过追问病史，发现患者曾有前牙区外伤致牙松动，未及时检查治疗。

（2）X 线检查：应作为每一位牙髓病和根尖周病患者必须的检查手段，根据根尖周骨质变化特点可以推断慢性根尖周炎的类型。考虑到本例患者曾有外伤史，读片时还须注意有无陈旧性根折、根管内钙化和牙内及牙外吸收等情况，这些对于制订治疗计划及判断预后非常重要。本病例的 X 线片上根尖区骨质透射影边界不清楚，形状不规则，符合根尖周脓肿特征。同时发现炎症导致的根尖少量外吸收，应建议尽早治疗以停止吸收。

（3）瘘管的位置：有助于判断病变位置。根尖周炎者瘘管口大多位于患牙根尖部的唇、颊侧牙龈表面，如本病例；牙周脓肿形成的瘘管口则更接近龈缘。偶有开口位于远离病灶部位的情况，临床上可自瘘管口插入诊断丝拍摄 X 线片以确定瘘管的来源，避免误诊。

2. 诊断

诊断：21 慢性根尖周脓肿。

3. 鉴别诊断

（1）牙周脓肿。

（2）非牙源性颌骨内囊肿。

四、处理方案及基本原则

（1）术前谈话：告知患者病情现状和治疗方案。特别是整个治疗过程需多次复诊，需要患者配合。此外，患牙已有根尖吸收，能否在治疗后停止吸收也有待随访观察。

（2）21 牙根管治疗（见图 11-2），随访观察疗效（见图 11-3）。

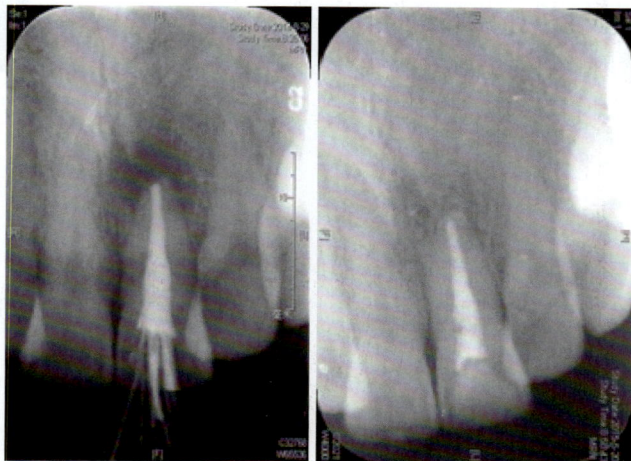

图 11-2　术中根充片　　图 11-3　术后半年复查片

（3）21 牙择期烤瓷冠或全瓷冠修复。

五、要点与讨论

（1）有瘘型慢性根尖周脓肿是慢性根尖周炎常见的类型之一，临床确诊并不难。尤其是瘘管的位置可以为临床诊断提供重要线索。需要注意的是少数患者瘘管口开于远离病灶处，容易误诊。特别提醒：如果瘘管开口于皮肤表面，形成皮瘘，常常首诊于皮肤科或口腔外科，需要考虑根尖周病可能，以免误诊。

（2）该病种治疗重点在于明确病因和彻底控制感染。尤其是一些非龋性患牙，不能消除病因，治疗效果往往事倍功半，而且治疗后容易复发。

六、思考题

（1）通过本案例你对瘘管在口腔疾病诊断中的作用有没有新的认识？
（2）牙髓病和根尖周病的感染途径有哪些？

七、推荐阅读文献

［1］樊明文.牙体牙髓病学.4 版［M］.北京：人民卫生出版社，2012.
［2］周学东，岳松龄.实用牙体牙髓病治疗学［M］.北京：人民卫生出版社，2004.

（褚　敏）

案例 12

根尖周囊肿

一、病历资料

1. 主诉

右下前牙牙冠变色 3 年余。

2. 现病史

患者，女性，24 岁，3 年余前出现右下前牙牙冠失去光泽并逐渐变色，自觉影响美观，故来我院，要求治疗。否认曾有明显冷热刺激痛、自发痛和夜间痛史。

3. 既往史

右下前牙 5 年前曾有外伤撞击史，否认右下前牙治疗史。患者既往健康，否认心脏病、高血压、糖尿病史，否认其他系统性疾病史，否认药物过敏史。

4. 临床检查

神清气平，对答切题。BP 110 mmHg/80 mmHg，P 85 次/min。左右面颊基本对称，未见明显红肿，未见开放性伤口。开口型"↓"，张口度约为 3 指。口腔内见 41 牙冠变色，牙体完整，未见充填物，未探及明显龋坏及折裂，无明显松动和叩痛，冷诊及电活力测试均无反应。31、42 未及明显龋坏，无明显叩痛和松动。27 远中邻𬌗面龋，龋深达牙本质深层，探诊轻微酸感，冷水入洞敏感，14 烤瓷冠修复，15 近中邻𬌗面，16、46、47 𬌗面见树脂充填，17 𬌗面远中见银汞充填，充填物均完整，未见明显继发龋，未探及明显充填物边缘裂隙，14、15、16、27、46、47 均无明显叩痛和松动。牙龈均未见明显红肿、窦道形成或溢脓。

5. 辅助检查

全景片(见图 12-1)显示 41 根尖部有一直径约 1.5 cm 的透射影，边界清楚，透射影外围未见明显

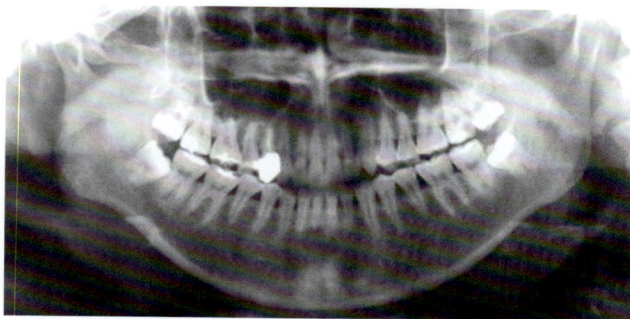

图 12-1 全景片示 41 根尖部有一直径约 1.5 cm 的透射影透射影外围未见明显白色阻射线围绕。

白色阻射线围绕,41 根尖在透射影内。14 已行根管治疗,根充尚可,27 远中邻𬌗面深龋近远中髓角,14、27 均未见根尖区明显的牙槽骨破坏影像。

二、诊治经过

1. 初步判断患者一般情况

(1) 面色、神态、体态、步态:自主走入诊室。

(2) 意识、沟通能力:神清,对答切题。

(3) R、P:气平,P 85 次/min。

(4) BP:110 mmHg/80 mmHg。

2. 围绕主诉询问病史

(1) 牙冠变色发现多久,是否曾接受过治疗:牙冠变色发现 3 年余,否认治疗史。

(2) 下前牙有无疼痛史:否认下前牙有明显疼痛史。

(3) 下前牙有无外伤史:5 年前曾有撞击史。

(4) 全身情况,有无心血管疾病、糖尿病史:否认心血管疾病、糖尿病和其他系统性疾病史。

(5) 有无药物过敏史:否认药物过敏史。

3. 在了解病史的基础上以主诉牙为重点展开临床检查

(1) 面型、有无肿胀、有无外伤等:左右面部基本对称,无红肿,未见开放性伤口。

(2) 口内主诉牙区域牙齿、牙龈情况:口腔内见 41 牙冠变色,牙体完整,未见充填物,未探及明显龋坏,无明显松动和叩痛,冷诊及电活力测试均无反应。31、42 未及明显龋坏,无明显叩痛和松动。局部牙龈未见明显红肿或溢脓。未及明显的颌骨膨隆。

(3) 口内非主诉牙区域牙齿、牙龈情况:27 远中邻𬌗面龋,龋深达牙本质深层,探诊轻微酸感,冷水入洞敏感,14 烤瓷冠修复,15 近中邻𬌗面,16、46、47 𬌗面见树脂充填,17 𬌗面远中见银汞充填,充填物均完整,未明显继发龋,未探及明显充填物边缘裂隙,均无明显叩痛和松动。牙龈未见明显红肿、溢脓。

4. 进行必要的辅助检查

全景片显示 41 根尖部有一直径约 1.5 cm 的透射影,边界清楚,透射影外围未见明显白色阻射线围绕。14 已行根管治疗和冠修复,根充尚可,27 远中邻𬌗面深龋近远中髓角,14、27 均未见根尖区有明显的牙槽骨破坏影像。

5. 形成初步诊断

(1) 41 根尖周囊肿。

(2) 27 深龋。

(3) 14 根充后。

(4) 15、16、46、47 充填治疗后。

6. 结合主诉给出治疗建议

(1) 41 根管治疗。

(2) 41 根管治疗后观察随访 6 个月,若根管治疗效果不佳则行 41 根尖手术治疗。术后定期复查,择期冠修复。

(3) 27 试行盖髓术+复合树脂充填术,必要时行牙髓摘除术。

7. 行 41 根管治疗

术前谈话,向患者介绍病情,告知患者根管治疗术中、术后可能发生的问题,患者签署根管治疗知情同意书。常规开髓、拔残髓,测量根管工作长度,根管预备,0.5%氯胺 T 钠(氯亚明)+3%过氧化氢(双氧水)交替冲洗,超声荡洗,吸干,根管内封 $Ca(OH)_2$,暂封。1 周后复诊,无不适主诉,检查患牙无明显叩痛,拆除暂封,根管清理,超声荡洗,吸干,AHplus＋热牙胶充填,摄片确认根充到位密合,锌基,复合树脂充填,调合,抛光,告医嘱,建议随访观察 6 个月。

8. 行 41 根尖囊肿摘除术

术前谈话,向患者介绍病情,告知患者手术及麻醉相关情况,患者签署手术知情同意书。常规消毒铺巾,4％阿替卡因＋1：10 万肾上腺素局部浸润麻醉,切开牙龈骨膜,翻瓣暴露 41 根尖区骨缺损,牙槽骨修整,囊肿摘除,切除约 3 mm 根尖,刮净囊壁,超声去除约 3 mm 牙胶尖并行根尖倒预备,MTA 充填,生理盐水冲洗骨腔,放置骨粉,瓣复位缝合,给予抗生素,嘱 7 d 后拆线。拆线后定期复查。术中摘除的囊肿样物质送病理检验。

三、病例分析

1. 病史特点

(1)该病例主诉为牙冠变色。临床上牙髓坏死和接受过根管治疗的无髓牙均可发生牙冠变色和失去光泽。变色原因是牙髓组织坏死或根管治疗过程中红细胞破裂致使血红蛋白分解产物进入牙本质小管。若进一步追问病史,经常可以问出自发痛史、外伤史、正畸治疗史、充填治疗史、根管治疗史或修复治疗史。

(2)结合病史进行临床检查:患者左下前牙牙冠变色,自述 5 年前曾有外伤史,否认有主诉牙疼痛史和治疗史,提示患牙牙髓可能坏死。临床检查发现,主诉牙牙冠完整,冷、热诊和牙髓电活力测试均无反应,证实患牙牙髓已经坏死。进一步的辅助检查,全景片显示主诉牙根尖区有一透射影,单房,与主诉牙根尖相连,直径约为 1.5 cm,边界清晰。首先,结合病史,透射影大小和边界清晰及牙龈无肿胀溢脓史,可以初步排除根尖周脓肿和根尖周肉芽肿。其次,根据透射影发生的牙位和临床检查中未发现明显的颌骨膨隆,可排除牙源性颌骨囊肿,如牙源性角化囊肿和成釉细胞瘤。前者好发于下颌第 3 磨牙、下颌支部或上颌结节处,可多发,可单发,以多发居多。囊肿沿颌骨长轴生长并可有舌侧膨隆。后者多发生于下颌角和下颌升支,X 线检查多为多房性囊肿样阴影,囊壁边缘呈半月形切迹并可见骨白线,常可见累及牙根锯齿状吸收。也可以排除非牙源性颌骨囊肿,如根侧牙周脓肿和球状上颌囊肿。前者常发生于下颌尖牙和双尖牙区,X 线检查可见牙根侧一单发、边界完整呈泪滴状的透射影,牙髓活力为正常。后者发生于上颌侧切牙与尖牙之间,牙髓活力正常。因此,患牙初步诊断为根尖周囊肿,明确诊断需手术摘除囊肿并进一步行病理学检验。

2. 诊断与诊断依据

(1)41 根尖周囊肿(依据如上述分析)。

(2)27 深龋。

(3)14 根充后。

(4)15、16、46、47 充填治疗后。

3. 鉴别诊断

1)根尖周肉芽肿

2)慢性根尖周脓肿

3)牙源性囊肿和肿瘤

(1)牙源性角化囊肿。

(2)成釉细胞瘤。

4)非牙源性颌骨囊肿

(1)根侧牙周囊肿。

(2)血外渗性囊肿。

四、处理方案及基本原则

（1）患牙进行完善的根管治疗。

（2）根管治疗术后观察随访 6 个月，若患牙牙根出现外吸收、根尖阴影范围扩大或未见明显缩小则建议行根尖手术治疗。

（3）根尖手术后 1、3、6、12、24 个月定期复查，复查内容包括临床检查和 X 线片检查。

（4）建议深龋试行保髓和充填治疗，保髓失败则行牙髓摘除术。

① 去腐后未穿髓且无明显症状者，直接充填。

② 去腐后敏感症状明显者，氧化锌丁香油安抚暂封，观察 2 周，症状缓解者直接充填治疗，症状不能缓解者改行牙髓摘除术。

③ 去腐时穿髓者，改行牙髓摘除术。

五、要点与讨论

慢性根尖周炎是指因根管内长期存在感染及病原刺激物而导致的根尖周围组织慢性炎症反应，表现为炎症性肉芽组织的形成和牙槽骨的破坏。根尖周囊肿、根尖周肉芽肿、慢性根尖周脓肿和根尖周致密性骨炎是慢性根尖周炎的 4 种不同的类型，在病史、临床表现和 X 线表现上有着相似之处，在一定的条件下可以相互转化，因此单纯依靠临床表现有时很难鉴别，有时还需与其他牙源性和非牙源性根尖区病损相鉴别。慢性根尖周囊肿一般具有以下特点：

（1）患牙一般可查及深龋洞、充填体或其他牙体硬组织疾患。

（2）患牙深洞内探诊、冷热诊及电活力测试无反应，可有牙冠变色。

（3）患牙一般不松动，叩诊无明显反应或仅有不适感。

（4）囊肿较小时，在牙龈表面多无异常表现，囊肿发展较大时，可见患牙根尖部的牙龈处呈半球状隆起，不红，扪诊时可有乒乓球的弹性手感。

（5）X 线片可见根尖区骨质破坏透射影像，形状比较规则、边界比较清楚，周围可有白色阻射线围绕。

（6）根尖囊肿可继发感染，并发化脓性炎症而转为根尖周脓肿。

六、思考题

（1）通过本案例你对根尖周囊肿的诊疗过程有何体会？

（2）简述根尖周囊肿与其他常见牙源性囊肿和非牙源性囊肿的鉴别以及诊疗策略的差异？

七、推荐阅读文献

［1］岳林. 根尖周炎临床诊断和预后与组织病理学表现的相关性（一）［J］. 中华口腔医学杂志，2010，45（3）：177－181.

［2］岳林. 根尖周炎临床诊断和预后与组织病理学表现的相关性（二）［J］. 中华口腔医学杂志，2010，45（4）：245－248.

［3］王嘉德. X 线片上需与根尖周病鉴别的其他侵犯骨组织的疾病［J］. 中华口腔医学杂志，2009，44（11）：697－701.

［4］ 樊明文. 牙体牙髓病学. 4 版［M］. 北京：人民卫生出版社，2012：227 - 231.

［5］ Torabinejad M，Walton R. Endodontics principles and practice，4th edi［M］. St. louis：CV Saunders，2009：357 - 376.

［6］ Kim S，Kratchman S. Modern endodontic surgery concepts and practice：a review［J］. Journal of Endodontics，2006，32(7)：601 - 623.

［7］ 岳林. 国家医师资格考试实践技能应试指南［M］//口腔执业医师. 北京：人民卫生出版社，2009：79 - 85.

（刘　斌）

理指标的适度改变应属正常)。

(2) 意识,沟通能力:神志清醒,对答切题。

(3) R 20 次/min,P 88 次/min。

(4) BP 128 mmHg/90 mmHg。

2. 根据主诉有针对性地询问病史

(1) 症状诱因:怀孕后牙龈部位就经常刷牙出血,偶有自发性出血。

(2) 症状情况:怀孕后牙龈部位就经常刷牙出血,偶有自发性出血。近 1 个月牙龈肿胀明显。

(3) 针对症状的处理措施及效果:一直没有使用药物,也没有去看牙医。平时每天早晨刷牙一次,发现刷牙出血后不敢用力刷了。没有使用过其他口腔清洁工具,没有定期口腔检查的习惯。

(4) 全身类似症状情况:否认身体其他部位出血或紫癜等状况。

(5) 既往类似情况及处置结果:怀孕前牙龈也曾经发生过出血和肿胀的情况,当时使用漱口水和甲硝唑(灭滴灵)口服后即很快恢复正常。

(6) 全身状况,可能引发临床症状的各类疾病史:目前怀孕 28 周,孕检无异常。否认其他全身系统性疾病,否认家族遗传性疾病,否认药物过敏史。

(7) 医源性因素:否认使用抗凝药物。

(8) 药物过敏史:否认药物过敏史。

(9) 生活习惯、家族史等:否认家族遗传性疾病,无烟酒嗜好。

3. 询问病史后进行较全面的口腔检查

(1) 头面部整体及皮肤外观:左右面部对称无肿胀,皮肤完整无充血。

(2) 主诉部位检查结果:16～26,及 35～45 唇颊侧牙龈缘充血肿胀,龈乳头表面光亮并轻微隆起,个别位点龈乳头边缘呈现分叶状,探诊即见出血,牙周探诊数据详见记录表。

(3) 主诉症状相关因素检查结果:口腔卫生差,全部牙齿表面附着大量软垢,牙近舌侧面还可见连续覆盖牙面的牙结石,并延伸至龈下。未检出松动牙。

(4) 非主诉部位情况:口内牙列不完整,36、46 缺失,14 为金属烤瓷固定义齿,4 个智齿均未见。37 牙𬌗面金属充填物完整无松动。36、46 缺牙区对𬌗牙无伸长。咬合稳定,下颌前牙中线偏左 2 mm。

(5) 主诉相关的影像学检查结果:全口牙槽嵴顶显影清晰、高度未见降低,骨小梁密度纹理无异常。

(6) 其他影像学检查结果:全颌曲面断层片显示:髁状突、喙突、下颌骨升支、体部、上颌窦等解剖结构未见异常,18 发育不良埋伏阻生,28、38、48、36、46 缺失,14 牙为高密度桩核影像,37 𬌗面见高密度充填物影像。

4. 形成初步诊断

(1) 综合分析主诉、现病史以及临床检查,初步诊断:妊娠期龈炎。

(2) 36、46 缺失,14 桩冠修复体,37 𬌗面充填物,18 埋伏牙。

5. 相关实验室检查

(1) WBC 7.9×10⁹/L[正常值:(4～10)×10⁹/L]。

(2) PLT 211×10⁹/L[正常值:(100～300)×10⁹/L]。

(3) RBC 3.89×10¹²/L[正常值:(3.8～5.1)×10¹²/L]。

(4) PT 14.1 s(正常值:9.8～12.7 s)。

(5) APTT 29.1 s(正常值:22～36 s)。

6. 治疗方案拟定及术前谈话

(1) 口腔卫生宣教。

(2) 术前知情同意,龈上洁治。

(3) 术后医嘱:定期随访,复查复治。

（4）术后医嘱：建议产后义齿修复。

三、病例分析

1. 病史特点及术前小结

（1）牙龈出血的病因较复杂，虽然发生概率不高，但首先要排除全身因素，因此在询问此类疾病患者的病史时不可忽略询问全身出血情况，药物使用情况，在排除高血压、白血病、血友病、长期使用抗凝药物等情况后，再寻找口腔局部因素。

（2）本患者特殊情况是目前怀孕 28 周，虽然妊娠不是牙龈出血和牙龈炎的直接原因，但妇女在妊娠期间由于女性激素水平的升高，原有的牙龈慢性炎症加重，可能以牙龈出血为主的临床症状。

（3）体检：BP 128 mmHg/90 mmHg、P 88 次/min 属于妊娠期正常数据，实验室检查白细胞、血小板计数、PT、APTT 在正常值范围内，基本排除白血病、血小板减少性紫癜、严重肝功能异常等全身疾病的可能性。

（4）口腔专科检查结果：口腔卫生差，全部牙齿表面附着大量软垢，牙近舌侧面还可见连续覆盖牙面的牙结石，并延伸至龈下。16～26，及 35～45 唇颊侧牙龈缘充血肿胀，龈乳头表面光亮并轻微隆起，个别位点龈乳头边缘呈现分叶状，探诊即见出血，牙周探诊数据排除多位点牙周附着丧失，支持龈炎而排除牙周炎。

2. 诊断与诊断依据

（1）妊娠期龈炎。依据：病史牙龈出血，病史和检查排除全身疾病引发，口腔检查支持牙龈炎，探诊和 X 片排除牙周炎，正处于妊娠期。

（2）牙列缺损：36、46 缺失；14 牙体缺损；37 牙体缺损；18 埋伏牙。依据：口腔检查和全颌曲面断层片。

3. 鉴别诊断

（1）慢性龈炎。

（2）青春期龈炎。

（3）慢性牙周炎。

（4）白血病的牙龈病损。

（5）急性坏死性溃疡性龈炎。

四、处理方案及基本原则

（1）口腔卫生宣教，解释致病因素。

（2）完善血液检查后进行龈上洁治，复诊检查必要时行局部龈下刮治。

（3）定期随访，妊娠期预防产生影响咀嚼的妊娠期龈瘤，产后预防龈炎加重为牙周炎。

（4）建议产后义齿修复缺失牙。

五、要点与讨论

（1）牙龈出血非常常见，并不一定被患者重视，就诊者可能有较严重或较长期的症状，应注重病因分析。首先排除白血病、血友病、血小板减少性紫癜可能危及生命的严重疾病，再详细检查，判断出血部位、寻找病因，牙龈外伤、黏膜病损、肿瘤等也可能出现类似牙龈出血的症状，临床患者中牙周病导致的牙龈出血最常见,需要根据附着丧失判断区分牙周炎和龈炎,再考虑具体是哪一类型牙周炎或牙龈炎。

（2）妊娠期由于女性激素水平的变化,导致患者口腔中原有的牙龈炎加重,可造成牙龈出血、肿胀甚至形成瘤样改变,分娩后临床病损减轻。妊娠期情绪或行为的改变可能有损口腔卫生,也是牙龈炎症产生或加重的原因。育龄期妇女发生牙龈炎需要询问是否妊娠,若已经怀孕即可明确诊断。当然,不能排除全身系统性疾病牙龈表征的患者发生妊娠的特殊情况。

（3）治疗原则与慢性牙龈炎类似,首先完成牙周基础治疗,对于妊娠期龈瘤的处理需要安排在妊娠第 4～6 个月内进行。手术过程以微创为原则,避免流产或早产。术后预防复发也不可忽视。

六、思考题

（1）简述妊娠期龈炎的发病机理。

（2）妊娠期龈瘤好发部位、发病转归、形态特征、病理结构及其与其他牙龈增生为表征的疾病有何区别?

（3）简述妊娠期口腔健康的预防保健方法。

七、推荐阅读文献

［1］孟焕新.牙周病学［M］.4 版.北京:人民卫生出版社,2012:150－167.

［2］Newman MG,Takei HH,Kolkkevold PR, et al. Carranza's Clinical Periodontology ［M］. 11th ed. St Louis Mo:Saunders Elsevier,2011:412－421.

［3］Harpenau LA,Kao RT,Lundergan WP, et al. Hall's Critical Decisions in Periodontology and Dental Implantology ［M］. 5th ed. Shelton, Connecticut:People's Medical Publishing House,2013.

（李超伦）

案例 14
慢性牙周炎

一、病历资料

1. 主诉

牙龈退缩 2 年。

2. 现病史

患者，女性，38 岁，近 2 年来，觉得牙缝越来越大，很容易食物嵌塞，照镜子时发现牙龈好像越来越少。后出现牙齿遇冷酸痛，连用冷水刷牙都很难受。平时刷牙牙龈出血，牙齿出现松动，咬合无力。平时每天早晨刷牙一次，没有使用过其他口腔清洁工具，没有定期口腔检查的习惯。

3. 既往史

两年前曾在外院"洗牙"，"洗牙"过程中出血较多，"洗牙"后牙齿出现冷热敏感。20 年前有正畸治疗史。否认其他全身系统性疾病，否认家族遗传性疾病，否认药物过敏史，否认使用抗凝药物，无烟酒嗜好。

4. 临床检查

神志清醒，对答切题。BP 130 mmHg/85 mmHg，P 78 次/min。左右面部对称无肿胀，皮肤完整无充血。口内牙列不完整，14、24、37、44、47 缺失，37、47 缺牙区对颌牙伸长。口腔卫生差，下颌舌侧牙面可见覆盖牙面的牙结石，并延伸至龈下。牙龈退缩，龈缘充血肿胀，龈乳头表面光亮，质地松软，探诊出血（见图 14-1～图 14-3），牙周探诊数据详见记录表（见图 14-4、图 14-5）。15、16、25、26、27、31、41 松动 Ⅱ°。15、25、34、35、45 探及楔状缺损，探酸。口内其余黏膜未见异常。

全颌曲面断层全景片显示：髁状突、喙突、下颌骨升支、体部、上颌窦等解剖结构未见异常，14、24、37、44、47 缺失，23 近远中、36 近中牙槽骨角形吸收达根长 1/2，余牙牙槽骨水平吸收达根长 1/2，36 根周膜增宽，根分叉区小范围低密度影，骨小梁密度纹理无异常。46 牙冠𬌗面见高密度充填物影像（见图 14-6）。

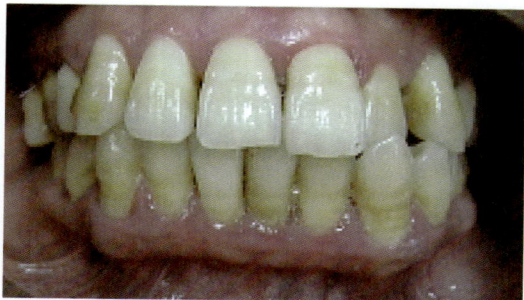

图 14-1 患者口腔牙齿及牙龈正面照片

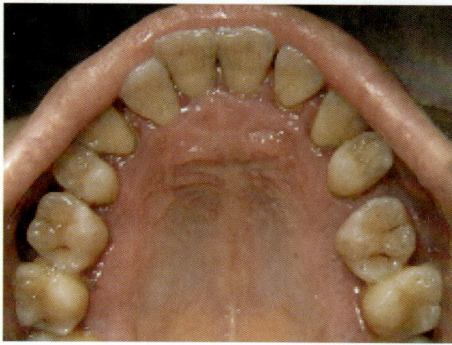

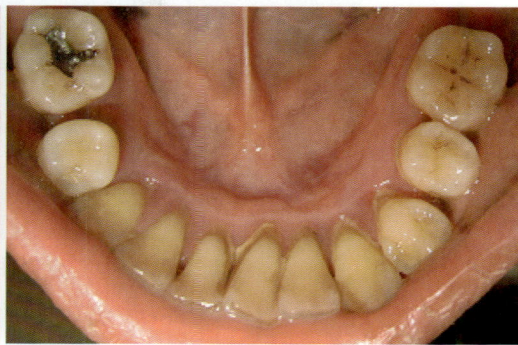

图 14-2　患者口腔上颌牙齿及牙龈腭侧照片

图 14-3　患者口腔下颌牙齿及牙龈舌侧照片

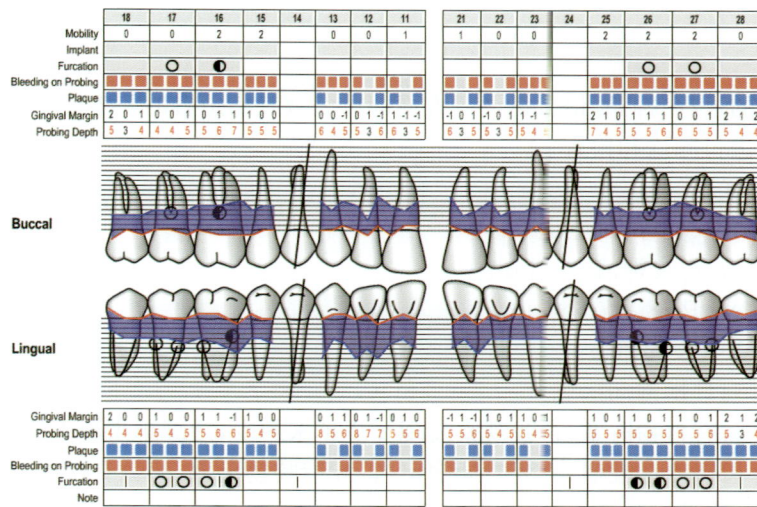

图 14-4　牙周检查表(上颌)

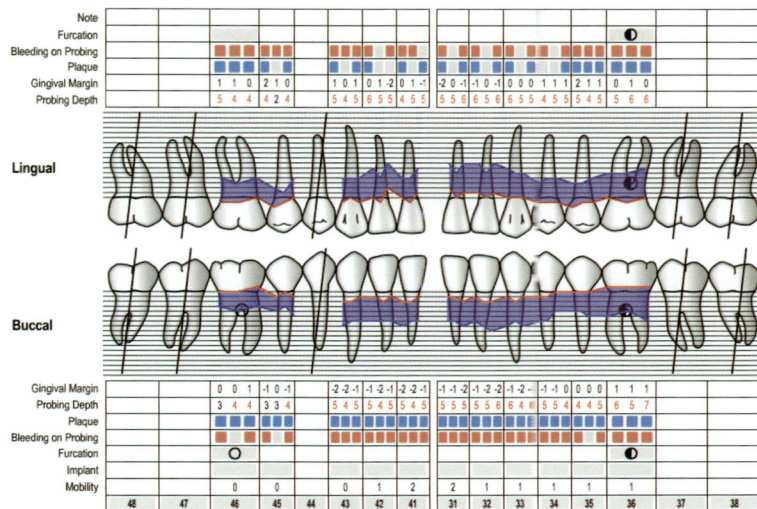

图 14-5　牙周检查表(下颌)

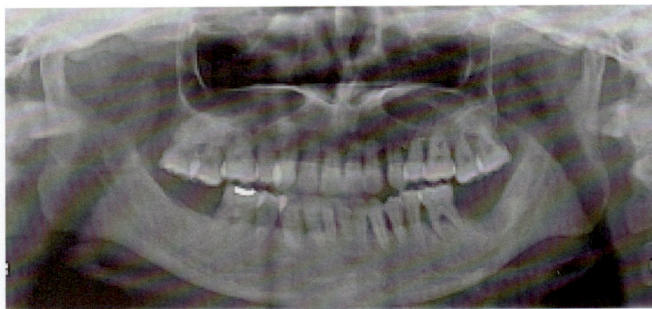

图 14-6 全颌曲面断层片

5. 实验室检查

PLT $2.42×10^{11}/L$，RBC $4.18×10^{12}/L$，WBC $6.5×10^{9}/L$，PT 13.1 s，APTT 27.3 s。

二、诊治经过

从患者进入诊室的过程、神态、语音语调等方面即可大致判断患者的整体情况，排除严重急症后，以门诊常规方案按顺序进行问诊和检查。

1. 判断患者整体状况

（1）面色、神态、体态、步态：自主走入诊室。

（2）意识，沟通能力：患者神清，对答切题。

（3）R，P：患者气平，P 78 次/min。

（4）BP：130 mmHg/85 mmHg。

2. 围绕主诉有针对性地询问病史

（1）症状有无诱因：有食物嵌塞，自我观察发现牙龈越来越少，牙缝越来越大。

（2）症状情况：牙齿遇冷会酸痛，刷牙时牙龈出血，牙齿咬物无力，感觉有松动。

（3）针对症状的处理措施及效果：食物嵌塞后漱口，发现牙龈变少，牙缝越来越大，但认为所以症状都是两年前的"洗牙"造成的，心理上对口腔治疗有恐惧感。没有进一步进行专业的口腔治疗。每天早晨刷牙一次，没有使用过其他口腔清洁工具，没有定期口腔检查的习惯。

（4）全身类似症状情况：否认身体其他部位出血或紫癜等状况。

（5）既往有无类似状况及处置过程：两年前曾在外院"洗牙"，"洗牙"过程中出血较多，"洗牙"后牙龈刷牙出血好转，但牙齿出现冷热敏感。半年后牙龈又出现刷牙出血状况。

（6）全身状况：无高血压、心脏病、肝病、糖尿病等全身系统疾病史。工作压力较大，精神紧张。

（7）有无药物过敏史：否认药物过敏史。

（8）饮食习惯，烟酒嗜好、家族史等：喜甜食，不嗜烟酒。

3. 在询问病史后进行相关临床检查

（1）口外检查：左右面部对称无肿胀，皮肤完整无充血。双侧颞颌关节未及弹响、压痛，未及殆面部肿大淋巴结。

（2）口内主诉症状检查结果：牙龈退缩、肿胀，充血，探诊出血，探及附着丧失，牙周袋探诊深度 3～7 mm（具体数据见牙周大表），15、16、25、26、27、31、41 牙Ⅱ°松动。双侧上后牙食物嵌塞。15、25、34、35、45 牙颈部楔状缺损，探酸。

（3）其他口内检查结果：口腔卫生差，下颌舌侧牙面可见覆盖牙面的牙结石，并延伸至龈下。牙列 11～13、15～18、21～23、25～28、31～36、41～43、45～46，17、27 伸长，22、33 反殆，下颌前牙中线左偏约 2 mm。22、23、25 咬合扪及震颤。17、27、46 殆面银汞充填无松动。

（4）影像学检查结果：髁状突、喙突、下颌骨升支、体部、上颌窦等解剖结构未见异常。23 近远中、36

近中牙槽骨角形吸收达根长 1/2,余牙牙槽骨水平吸收达根长 1/2,36 根周膜增宽,根分叉区小范围低密度影,骨小梁密度纹理无异常。46 牙冠𬌗面见高密度充填物影像。

(5) 血常规检查示:PLT $2.42×10^{11}$/L, RBC $4.18×10^{12}$/L, WBC $6.5×10^9$/L, PT 13.1 s, APTT 27.3 s。

4. 形成初步诊断

结合主诉、病史以及临床检查,辅助检查,可形成初步诊断为:

(1) 广泛型重度慢性牙周炎。

(2) 15、25、24、35、45 锲状缺损。

(3) 牙列缺损(14、24、37、44、47 缺失)。

5. 相关实验室检查

(1) WBC $6.5×10^9$/L[正常值:(4～10)$×10^9$/L];

(2) PLT $242×10^9$/L[正常值:(100～300)$×10^9$/L];

(3) RBC $4.18×10^{12}$/L[正常值:3.8～5.1$×10^{12}$/L];

(4) PT 13.1 s(正常值:9.8～12.7 s);

(5) APTT 27.3 s(正常值:22～36 s)。

6. 治疗方案拟订

建议牙周序列治疗。

(1) 牙周基础治疗:口腔卫生宣教,龈上洁治,龈下刮治,22 牙、23 牙、25 牙调𬌗。

(2) 15、25、24、35、45 楔状缺损修复。建议使用脱敏牙膏。

(3) 基础治疗后再评估,根据复查结果,评估是否需要合适的牙周手术。

(4) 正畸治疗,修复治疗。

(5) 定期复查复治。

三、病例分析

1. 病史与检查

(1) 患者主诉是牙龈退缩,牙齿冷热敏感。牙龈退缩的病因有牙周炎、刷牙不当、咬合力及解剖因素。冷热敏感是一过性的还是阵发性的,是否已造成牙髓病变;是牙龈退缩等牙周因素引起的,还是存在龋齿、隐裂等牙体问题。根据主诉从这些方面检查并初步判断患者存在的主要口腔问题。

(2) 如初步判断患者为牙周问题,则围绕相关的牙周症状进一步询问病史,获得牙龈出血、牙齿松动、咬合无力等病史信息,追问既往口腔治疗史,此患者有正畸治疗史,及牙周基础治疗史,正是由于以往的治疗经历,使患者对牙周治疗有抗拒,这其中包含了患者对病因及病程的误解及牙周相关知识的缺乏,这提示医生在治疗的同时,必须进行有针对性的宣教,合理的解释,才能提高患者的依从性,达到更好的治疗效果。

(3) 体格检查:血压 130 mmHg/85 mmHg,P 78 次/min 属于正常范围,实验室检查 WBC、PLT、PT、APTT 在正常值范围内,基本排除白血病、血小板减少性紫癜、严重肝功能异常等全身疾病的可能性。也保证了后续治疗的可行性。

(4) 牙周专科检查结果:口腔卫生差,下颌近舌侧牙面可见覆盖牙面的牙结石,并延伸至龈下,双侧上后牙食物嵌塞。牙列不完整,14 牙、24、37、44、47 缺失,17、27 伸长,22、33 反合,下颌前牙中线左偏约2 mm。牙龈退缩、肿胀、充血,探诊出血,探及附着丧失,牙周袋探诊深度大约 3～7 mm,15、16、25、26、27、31、41Ⅱ°松动,22、23、25 咬合扪及震颤。15、25、24、35、45 颈部楔状缺损,探酸。17、27、46 𬌗面银汞充填无松动。

(5) 影像学检查结果:23 近远中、36 近中牙槽骨角形吸收达根长 1/2,余牙牙槽骨水平吸收达根长 1/2,36 根周膜增宽,根分叉区小范围低密度影。

2. 诊断与诊断依据

（1）广泛性重度慢性牙周炎。诊断依据：牙龈红肿、探诊出血，附着丧失≥5 mm，牙周袋≥6 mm，牙齿松动、牙槽骨吸收达根长 1/2～2/3。

（2）15、25、24、35、45 楔状缺损。诊断依据：15、25、24、35、45 颊颈部探及锲状缺损，探酸。

（3）牙列缺损。诊断依据：14、24、37、44、47 缺失。

3. 鉴别诊断

（1）慢性牙龈炎。

（2）侵袭性牙周炎。

四、处理方案及基本原则

（1）解释病因及治疗的预期效果。

（2）口腔卫生宣教。

（3）龈上洁治、龈下刮治，去除牙石、菌斑等局部刺激因素。

（4）调𬌗，解除创伤因素，缓解食物嵌塞。

（5）楔状缺损修复。

（6）复查，评估基础治疗效果，决定下一步牙周手术治疗方案，强调术前谈话，再一次评估预后。

（7）正畸治疗、修复失牙，重建咬合关系。

（8）定期随访。

五、要点与讨论

（1）本病例中，患者因两年前的"洁牙"经历对牙周治疗有误解，认为其牙龈退缩、出血、牙齿敏感、牙齿松动都是"洁牙"造成的，对牙周治疗心存怀疑及恐惧。这种观点代表了临床上较多患者对牙周治疗的误解，从而延误了治疗时机。在治疗过程中应注意对患者进行宣教，使患者对牙周病的病因，各种相关症状的成因，治疗的过程，治疗中、治疗后的可能不适，如何缓解，治疗效果的预期都有所了解及理解。提高患者的依从性，从而提高治疗的效果。

（2）慢性牙周炎的发生、发展的过程（见图 14 - 8），有助于加深医师及患者对慢性牙周炎的理解，更好地制订预防及治疗计划。

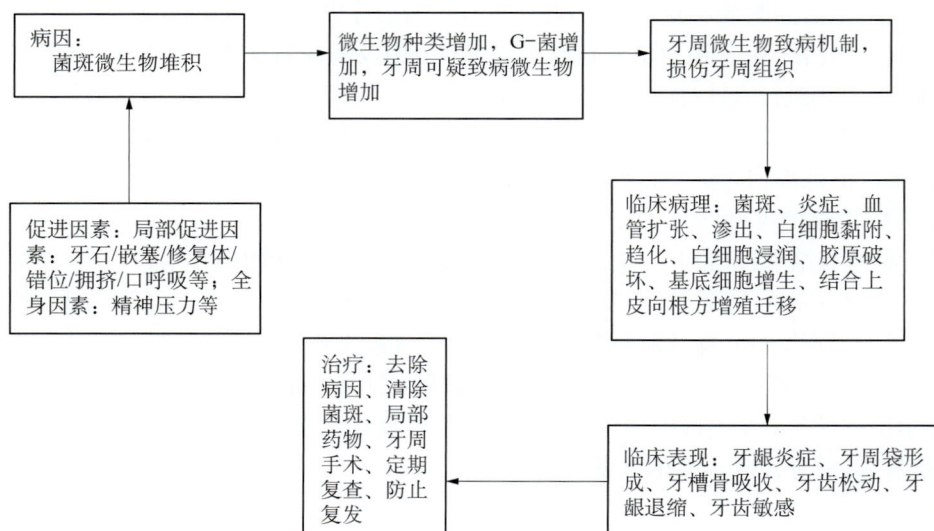

图 14 - 8　慢性牙周炎机制图

六、思考题

(1) 牙龈退缩的可能原因？

(2) 慢性牙周炎的预后判断。

七、推荐阅读文献

[1] 孟焕新.牙周病学[M].4 版.北京：人民卫生出版社,2012.

[2] Newman MG. Carranza's Clinical Periodontology [M]. 10th ed. St Louis Mo：Saunders Elsevier，2006.

[3] Ioannou AL，Kotsakis GA，Hinrichs JE. Prognostic factors in periodontal therapy and their association with treatment outcomes [J]. World J Clin Cases. 2014,16:2(12):822-827

[4] Drisko CL. Periodontal self-care：evidence-based support. Periodontol 2000 [J]. 2013 Jun，62(1):243-255.

（葛琳华）

案例 15

慢性牙周炎(牙周患者的修复治疗)

一、病历资料

1. 主诉

牙列缺损 10 余年。

2. 现病史

患者,女性,39 岁,10 余年前,左下后牙因大面积龋坏无法治疗拔除,未行修复治疗,未觉明显不适。现希望修复该缺失牙。

3. 既往史

近 5 年来,牙龈时常肿胀,伴刷牙及咬硬物出血,无自发性出血。上前牙出现松动并逐渐加重 1 年余,伴咀嚼不适。1 年前,行口腔检查,诊断为"牙周炎""牙列缺损"。医生建议行"洗牙"等治疗,但未接受。此次就诊希望修复缺失牙。否认夜磨牙、咬紧牙、吐舌、口呼吸等不良习惯史。否认吸烟史。每日刷牙 2 次,每次约 2～3 min,无使用漱口水、牙线等习惯。3 个月全身体格检查,曾行临床及血液学检查,结论正常。否认全身性疾病史。否认药物过敏史。否认家族性疾病史。已婚,育有一子。

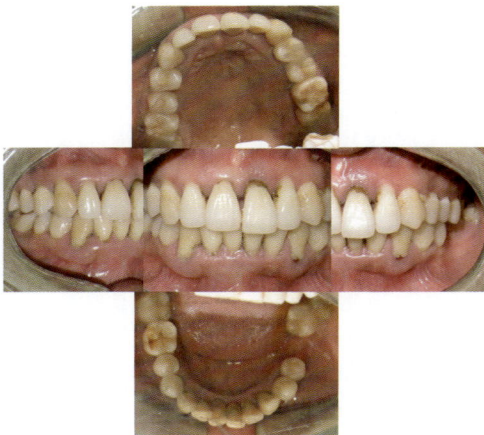

图 15-1 临床照片

4. 临床检查

精神状态良好,意识语言清晰。面部对称,张口度 3 指,张口型↓。牙列 11～17,21～28,31～35,37,38,41～48;18、48 低位阻生。前牙覆盖,覆𬌗正常,磨牙中性关系。全口牙面菌斑堆积,下前牙舌侧龈上牙石覆盖牙面 1/3,全口散在龈下牙石。全口牙龈广泛退缩约 1 mm,龈缘充血,龈乳头圆钝(见图 15-1)。全口牙龈探诊出血,探诊深度检查如表 15-1 所示,21 牙周袋内溢脓。11、21、22 牙松动 2 度,16、15、12、24、25、31、32、33、41 松动 1 度。部分后牙根分叉可探及或探入。31 牙体变色,未见牙体缺损及龋坏,无叩痛,电活力测试无反应。口腔黏膜未见溃疡,斑纹等改变。

表 15-1　临床牙周检查记录

项目	8	7	6	5	4	3	2	1	1	2	3	4	5	6	7	8
菌斑(B)	2	2	2	2	1	1	2	2	1	1	1	2	2	2	2	
菌斑(L)	1	1	1	1	1	1	1	2	2	1	1	1	1	1	1	
牙齿松动度	—	—	1	1	—	1	2	2	2	—	1	1	—	—	—	
溢脓	—	—	—	—	—	—	+	+	—	—	—	—	—	—	—	
根分叉病变	1	1												1	1	
	2	1												1	1	
	1	1												1	2	
GI(牙龈指数)	2	2	2	2	2	2	2	2	2	2	2	2	2	2	2	
	2	2	2	2	2	2	2	2	2	2	2	2	2	2	2	
龈缘-CEJ(退缩)	1	0	0	0	0	0	1	2	2	1	1	0	0	0	0	
	1	1	1	0	0	0	1	2	2	3	0	0	1	0	0	
	0	1	1	0	0	1	1	2	1	1	1	0	1	0	0	
	0	0	0	0	0	0	0	1	1	1	0	0	0	0	0	
	0	1	1	1	1	0	0	1	1	1	1	0	0	0	0	
	0	0	0	0	1	0	0	1	1	1	0	0	0	0	0	
PD(探诊深度)	7	6	5	5	5	6	6	6	7	5	5	5	4	4	3	
	5	4	4	4	3	3	4	4	5	3	3	3	5	5	2	
	4	4	5	5	6	6	6	8	8	5	5	5	4	5	4	
	6	5	5	5	3	6	6	5	6	6	4	5	5	3	4	
	4	3	3	3	3	3	3	5	5	4	5	4	3	3	4	
	4	4	3	3	5	5	3	5	6	4	5	4	3	5	4	
牙位	**8**	**7**	**6**	**5**	**4**	**3**	**2**	**1**	**1**	**2**	**3**	**4**	**5**	**6**	**7**	**8**
PD(探诊深度)	3	3	3	5	5	5					5	3	4		5	5
	3	3	4	3	5	5					5	4	4		4	3
	3	2	5	5	5	5					5	5	4		6	3
	2	2	4	5	6	6	5	5	5	5	5	4	3		5	3
	3	4	4	4	3	3	4	4	4	5	5	4	3		4	3
	3	4	4	5	5	6	5	5	5	4	5	4	3		5	3
龈缘-CEJ(退缩)	1	1	0	0	1	1	0	2	2	2	1	2	1		1	1
	1	1	1	0	1	1	2	2	2	3	1	2	2		1	1
	0	0	1	0	1	1	2	2	2	1	2	2	2		1	1
	0	0	0	0	0	1	0	0	0	0	0	0	0		0	0
	0	0	0	0	1	2	1	1	1	1	1	1	0		0	0
	0	0	0	0	0	1	0	0	0	0	0	0	0		0	0
GI(牙龈指数)	2	2	2	2	2	2	2	2	2	2	2	2	2		2	2
	2	1	2	2	2	2	2	2	2	2	2	2	2		2	2
根分叉病变	1	1													1	
	1	1													1	
溢脓	—	—													—	—
牙齿松动度	—	—					1	1	1	1					—	—
菌斑(L)	2	2	2	2	2	2	2	2	2	2	2	2	2		2	2
菌斑(B)	1	1	1	1	3	3	3	3	3	3	3	1	1		1	1

5. 放射学检查

全颌曲面体层片示(见图15-2),上下颌骨未见明显异常,牙列11~17,21~28,31~35,37,38,41~48;18、48低位阻生,上下颌切牙牙槽骨水平型牙槽骨吸收达根长2/3,上颌尖牙及双尖牙水平牙槽骨吸收达根长1/3。28牙根尖阴影。

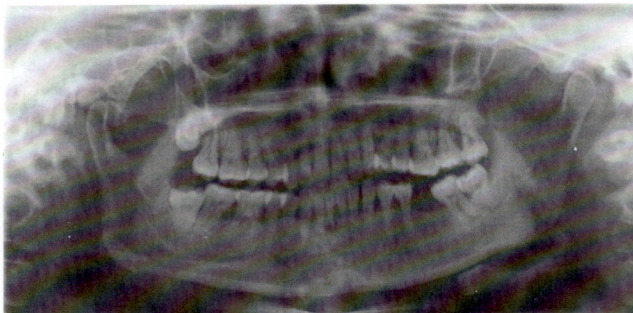

图15-2　全颌曲面体层片

6. 实验室检查

血常规检查示:红细胞平均血红蛋白浓度321 g/L(正常值范围322~362 g/L),淋巴细胞百分比11.5%(正常值范围20%~40%),中性粒细胞81.8%(正常值范围50%~70%),嗜酸性粒细胞0.2%(正常值范围0.5%~5%),其余指标均在正常值范围。

二、诊治经过

1. 迅速判断患者整体情况,确认无急症全身状况

(1)面色,神态,体态,步态:无明显异常。

(2)神智,沟通能力:无明显异常。

2. 围绕主诉有的放矢地询问病史

(1)主诉要求:修复缺失牙。

(2)牙齿缺失原因:大面积龋坏拔牙。

(3)牙龈时常肿胀伴出血持续时间:5年。

(4)牙龈出血情况:刷牙或咬硬物等机械刺激下出血,非自发性出血。

(5)牙齿情况:上前牙区,进行性,1年,伴咀嚼不适。

(6)是否经过诊疗:1年前,行口腔检查,诊断为"牙周炎","牙列缺损"。医生建议行"洗牙"等治疗,但未接受。

(7)既往行为习惯:否认夜磨牙、咬紧牙、吐舌、口呼吸等不良习惯史。否认吸烟史。

(8)既往口腔卫生习惯:每日刷牙2次,每次约2~3 min,无使用漱口水,牙线等习惯。

(9)有无全身性疾病史:无。

(10)有无药物过敏史:无。

(11)有无家族性疾病史:无。

(12)生育史:已婚,育有一子。

3. 了解病史及相关临床检查

在了解病史的情况下,思考检查重点,并进行相关临床检查。患者有牙龈出血和肿胀,伴部分牙松动等症状,这些症状提示牙周组织存在异常状态,因而临床检查的重点以牙周组织状态及对可能存在的病因因素进行排查。

（1）口腔外状况及开口状况：面部对称，张口度 3 指，张口型↓。

（2）观察牙列及咬合状态：牙列 11～17、21～28、31～35、37、38、41～48；18、48 低位阻生。前牙覆盖，覆𬌗正常，磨牙中性关系。

（3）观察牙周局部刺激物的分布情况：全口牙面菌斑堆积，下前牙舌侧龈上牙石覆盖牙面 1/3，全口散在龈下牙石。

（4）观察牙周组织状态：全口牙龈广泛退缩约 1 mm，龈缘充血，龈乳头圆钝。

（5）探诊检查：全口牙龈探诊出血，探诊深度检查如表 21 牙周袋内溢脓。

（6）松动度检查：11、21、22 牙松动Ⅱ度，16、15、12、24、25、31、32、33、41 松动 1 度。部分后牙根分叉可探及或探入。

（7）牙体检查：31 牙体变色，未见牙体缺损及龋坏，无叩痛，电活力测试无反应。

（8）口腔黏膜检查：口腔黏膜未见溃疡，斑纹等改变。

上述检查结果提示，牙周组织破坏明确存在，且存在牙菌斑、牙石等局部刺激物。

4. 相关辅助检查

（1）全颌曲面体层片：上下颌骨未见明显异常，牙列 11～17、21～28、31～35、37、38、41～48；18、48 低位阻生，上下颌切牙牙槽骨水平型牙槽骨吸收达根长 2/3，上颌尖牙及双尖牙水平牙槽骨吸收达根长 1/3。16 牙根尖阴影。

（2）血液学检查

红细胞平均血红蛋白浓度 321 g/L（正常值范围 322～362 g/L），淋巴细胞百分比 11.5%（正常值范围 20%～40%），中性粒细胞 81.8%（正常值范围 50%～70%），嗜酸性粒细胞 0.2%（正常值范围 0.5%～5%），其余指标均在正常值范围。

5. 形成初步诊断

结合主诉、病史、临床检查及辅助检查，其诊断为：

（1）牙列缺损 36。

（2）广泛型慢性牙周炎（重度）。

（3）18、48 低位阻生。

（4）31 根尖周炎。

6. 处理方案

（1）患者主诉诊断为牙列缺损，并要求修复治疗，但患者余留牙牙周破坏严重，应先行余留牙的牙周治疗，再考虑修复治疗。

（2）牙周基础治疗阶段：评估余留牙牙周状况，建议患者拔除重症牙 21；行口腔卫生指导，教会患者控制菌斑并达到菌斑百分比 20% 以下的目标；行牙周非手术清刮，即龈上洁治，龈下刮治与根面平整；评估松动牙，适时行松动牙固定；择期拔除 1 和 32；行 24 根尖周病治疗。

（3）牙周基础治疗后评估，视病情判断是否有牙周手术治疗需要。

（4）牙周炎症控制后，行修复治疗修复缺失牙。

（5）牙周维护治疗，应伴随患者一生。

三、病例分析

1. 病史特点

（1）患者要求修复治疗，但患者余留牙牙周破坏严重。而患者对牙周状况并不理解，此前虽经"牙周炎"诊断，但未接受治疗。

（2）患者有牙龈肿胀出血，牙齿松动咀嚼不适等症状。询问病史应详细了解上述症状的进展情况及诊疗经过;同时了解患者全身状况以及家族史。

（3）临床检查应重点对余留牙进行病情程度判断,应行牙周专科检查。

（4）进一步行全颌曲面体层片检查,判断患者的牙槽骨破坏情况。

（5）本例患者应行血液学检查,排除牙周治疗的禁忌情况。

2. 诊断与诊断依据

（1）牙列缺损（19）（病史和临床检查）。

（2）广泛型慢性牙周炎（重度）（牙周专科检查示附着丧失超过30%,多位点附着丧失超过4 mm）。

（3）18、48低位阻生（临床检查及放射学检查）。

（4）31根尖周炎（临床检查及放射学检查）。

3. 鉴别诊断

（1）慢性龈炎。

（2）侵袭性牙周炎。

四、处理原则

（1）修复治疗应在余留牙牙周炎症控制的基础上进行。

（2）牙周治疗前应全面评估患者的牙周状况,使患者充分理解病情和牙周治疗需要,并主动配合治疗。

（3）牙周治疗应全面考虑余留牙的情况,制订整体的治疗方案。

（4）牙周维护治疗应贯穿终身。

五、要点与讨论

患有牙周病者的修复治疗时机:应在牙周炎症得到控制、牙周支持组织的破坏得以停止、口腔卫生良好、牙周组织愈合稳定的情况下,才能进行牙列修复治疗。一般来说,修复治疗在牙周基础治疗结束后6~8周开始,牙周手术后则应更长些,即牙周组织经过充分的愈合阶段后,龈缘位置和牙的位置稳定的情况下进行。

六、思考题

（1）通过本案例你对修复治疗前的牙周评估与准备有何体会?

（2）怎样根据牙周状况制订牙周治疗方案?

七、推荐阅读文献

［1］孟焕新.牙周病学［M］.4版.北京:人民卫生出版社,2012:111-323.

［2］Camargo P M,Carranza F A,Takei H H. Carranza's Clinical Periodontology［M］. 10th. Missouri:Saunders Elevier,2007:490-499.

［3］赵铱民.口腔修复学［M］.7版.北京:人民卫生出版社,2013:18-21.

（刘大力）

侵袭性牙周炎

一、病历资料

1. 主诉

下前牙牙齿松动两年余

2. 现病史

患者,女性,24岁,大学刚毕业,患者两年前发现下前牙出现松动,曾于诊所接受药物治疗(具体不详),症状未见明显好转。此后下前牙松动症状加重,一年前一下前牙因过度松动而拔除。后牙也出现松动,伴刷牙时牙龈出血,牙龈出现退缩,牙齿有冷刺激酸痛感,遂于我院牙周科就诊。患者无夜磨牙、紧咬牙、口呼吸习惯,每天刷牙2次,采用横刷法,每次刷牙2~3 min,未使用牙线、牙间隙刷。否认家族遗传史。

3. 既往史

否认既往其他口腔疾病治疗史,发病以来否认长期服用药物,无药物过敏史。否认全身系统病史。否认吸烟酗酒习惯。否认生理期异常。

4. 临床检查

(1)口外检查:患者神清气平。左右殆面部基本对称,张口型↓,张口度约3指,未扪及关节压痛及弹响,未扪及肿大淋巴结。

(2)口内检查:口内牙列11~17、21~28、31~38、42~48,浅覆殆浅覆盖。PLI:1,GI:2,下前牙舌侧牙结石覆盖牙面约1/3,牙龈缘及龈乳头水肿,色暗红,质软,下前牙及双侧上、下颌前磨牙唇、颊侧牙龈退缩1~2 mm。下前牙探诊深度3~8 mm(见表16-1),全口探诊出血率约90%;16、26、36、46根分叉病变Ⅱ度,探及少量龈下牙石;13、17、21~25、27、32、33、37、43、45、47Ⅰ度松动,14、16、31、42、46Ⅱ度松动,26、36Ⅲ度松动,21近中略向唇侧扭转,扪及26、36正中及侧向殆震颤;14、24、34、44颊侧颈部牙体部分缺损,探诊敏感,37、47殆面窝沟龋,无探酸,16、26、27、36、46无叩痛,黏膜及系带附着未见明显异常(见图16-1~图16-3)。

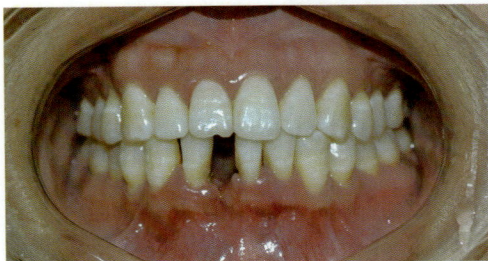

图16-1 患者口内正面照

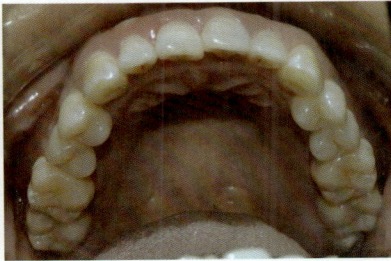

图16-2 患者口内上颌腭侧照

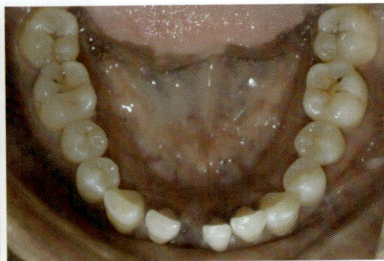

图16-3 患者口内下颌舌面照

表 16-1 患者全口牙周大表记录

	7	6	5	4	3	2	1	1	2	3	4	5	6	7
TM	1	2	0	2	1	0	0	1	1	1	1	1	3	1
PLI	1	2	1	2	0	1	1	1	0	0	1	2	1	1
GI	2	2	2	2	1	2	2	2	2	1	1	2	2	2
BOP	+	+	+	+	−	+	+	+	+	−	−	+	+	+
AL(B)	24	88	56	79	32	23	22	43	44	12	45	56	96	65
	4	7	5	5	1	2	5	6	3	4	8	8	9	5
PD(B)	23	46	45	88	31	22	32	53	53	22	54	45	74	74
	3	4	4	4	2	3	6	5	3	5	6	6	7	5
AL(L)	34	47	24	66	22	21	22	32	33	22	33	44	67	64
	3	5	3	3	2	1	4	2	2	3	4	5	7	3
PD(L)	33	55	33	77	43	32	32	53	44	21	43	53	75	73
	2	4	3	5	3	2	5	3	3	4	5	4	6	3
牙位	**7**	**6**	**5**	**4**	**3**	**2**	**1**	**1**	**2**	**3**	**4**	**5**	**6**	**7**
PD(L)	43	64	32	32	32	44		46	54	32	22	22	75	33
	4	5	3	3	4	5		6	4	3	5	5	8	2
AL(L)	24	56	33	21	42	55		67	65	21	11	23	66	22
	3	6	2	2	3	7		8	4	3	2	4	7	1
PD(B)	45	54	32	21	22	53		34	54	32	21	32	55	33
	4	4	1	1	3	3		5	3	3	2	3	4	2
AL(B)	22	45	22	33	21	44		56	44	22	12	21	46	22
	2	5	1	2	2	6		6	2	2	1	2	5	1
BOP	+	+	+	−	+	+		+	+	−	−	+	+	+
GI	2	2	2	2	2	2		2	1	1	2	2	2	2
PLI	1	1	1	1	2	3		3	3	2	1	1	1	1
TM	1	2	1	0	1	2		2	1	1	0	1	3	1

注:TM:牙齿松动度;PLI:菌斑指数;GI:牙龈指数;BOP:探诊出血;AL:附着丧失;PD:探诊深度。

5. 影像学检查

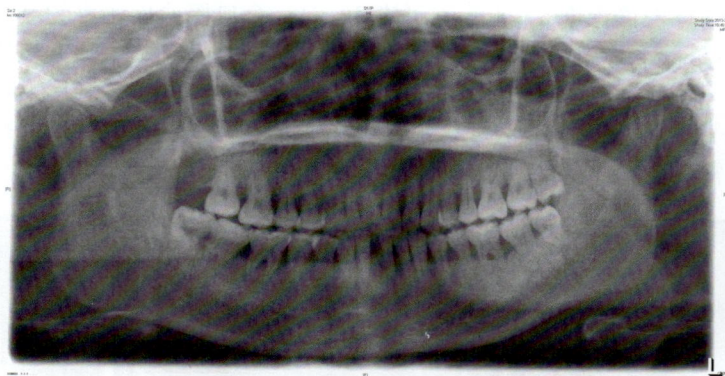

图 16-4 全颌曲面断层片示:全口牙槽骨骨嵴顶线模糊,牙周膜增宽,广泛水平型吸收达根长 1/2～2/3,16、36、46 近远中、26、27 近中牙槽骨垂直型吸收达根尖,16、26、36、46 根分叉处骨密度降低影像,根尖未见明显低密度影

6. 实验室检查

血常规：WBC 8.3×10^9/L；PLT 224×10^9/L；

出凝血功能：PT 10.2 s，

APTT 26 s。

二、诊治经过

迅速判断患者整体状况，在确认无全身紧急状况后进行病史询问、临床检查。

1. 判断患者整体状况

（1）面色、神态、体态：患者自主走入诊室，营养状况良好。

（2）意识、沟通能力：患者神清、对答切题。

2. 围绕主诉询问病史

（1）牙齿松动有无诱因：逐渐加重，否认咬硬物及外伤史，否认夜磨牙等习惯。

（2）咬合无力感：下前牙及后牙松动逐渐加重，不敢咬坚果，偶有左侧后牙牙龈肿胀史伴牙齿松动加剧，2 年来女性生理期无异常。

（3）牙龈出血诱因：否认患有血液疾病、心脑血管疾病，否认肝病史及长期服用抗凝剂等药物。

（4）牙龈出血情况：2 年以来刷牙出血，偶有咬物时出血，能自行止血。

（5）牙齿敏感情况：下前牙及上下颌后牙冷水刷牙及食用冰激凌时会有一过性的酸痛感。

（6）全身健康状况、家族遗传史、药物过敏史：否认全身系统疾病史，否认家族遗传病史，否认药物过敏史，否认既往其他口腔疾病治疗史。

（7）生活习惯：工作精神压力大，每天刷牙 2 次，采用横刷法，每次刷牙 2～3 min，未使用牙线、牙间隙刷，否认吸烟酗酒习惯。

（8）2 年间未接受正规牙周治疗原因：误信牙炎治疗也没用，还是会掉牙的，"洗牙"会把牙齿洗松，并且"洗牙"会出血，故未去正规医院治疗。

3. 了解相关病史后进行全面的检查

（1）口腔殆面部、关节、淋巴结检查：左右殆面部基本对称，张口型↓，未扪及关节压痛及弹响，未扪及肿大淋巴结。

（2）牙列、咬合情况检查：口内牙列 11～17、21～28、31～38、42～48，浅覆殆浅覆盖，9 牙近中略向唇侧扭转。

（3）牙周情况检查，如图 16-1～图 16-3 所示：

① 口腔卫生情况：PLI 1，GI 2，下前牙舌侧牙结石覆盖牙面约 1/3。

② 牙龈组织情况：牙龈缘及龈乳头轻微水肿，色暗红，质软，下前牙及双侧上、下颌前磨牙唇、颊侧牙龈退缩约 1～2 mm，根面探敏感。

③ 牙周袋探诊。

④ 牙齿松动与移位如表 16-1 所示。

⑤ 合与咬合创伤：扪及 26、36 正中及侧向殆震颤。

⑥ 口内其他情况：14、24、34、44 颊侧颈部牙体部分缺损，探敏感 37、47 牙殆面窝沟龋，无探酸，16、26、27、36、46 无叩痛，冷诊与同名牙对比无异常，黏膜及系带附着未见明显异常。

（4）辅助检查：

① 全颌曲面断层片（见图 16-4）示：全口牙槽骨骨嵴顶线模糊，牙周膜增宽，广泛水平型吸收达根长 1/2～2/3，16、36、46 近远中，26、27 近中牙槽骨垂直型吸收达根尖，16、26、36、46 根分叉处骨密度降低影像，根尖未见明显低密度影。

② 血液检查。血常规：WBC 8.3×10^9/L；PLT 224×10^9/L。出凝血功能：PT 10.2 s，APTT 26 s。

4. 初步诊断

结合主诉、现病史及临床、辅助检查可得出以下诊断：

（1）广泛型侵袭性牙周炎。

（2）14、24、34、44 颊侧颈部楔状缺损。

（3）37、47 殆面窝沟龋。

（4）下颌牙列缺损（41 缺失）。

5. 危险因素评估和预后评估

（1）危险因素评估：刷牙习惯横刷法，口腔卫生措施欠缺，左侧后牙存在咬合创伤。心理压力大，对于牙周序列治疗存在认知误区，依从性较差。

（2）预后评估

整体：预后较差中、重度骨吸收，后牙伴Ⅱ度根分叉病变，大部分牙齿出现Ⅰ～Ⅱ度松动，26、36Ⅲ度松动，患者依从性较差。

6. 26、36 牙齿

预后无望，Ⅲ度松动，影像学检查显示牙槽骨吸收达根尖。

7. 制订治疗计划

（1）牙周基础治疗：口腔健康教育，调整生活作息，减轻精神压力，去除局部刺激因素（全口龈上洁治、龈下刮治、根面平整术），牙体牙髓治疗 14、24、34、44 颊侧颈部楔状缺损和 37、47 殆面窝沟龋，拔除预后无望患牙（26、36）。

（2）牙周手术治疗：基础治疗完成后 4～6 周评估，若仍存在较多位点探诊深度在 5 mm 以上，且探诊出血，或有骨下袋形成等情况需做牙周翻瓣清创术。

（3）修复治疗：牙周手术后 2～3 个月，检查评估是否行可摘局部义齿修复或行种植修复。

（4）牙周维护期治疗：应检查患者口腔卫生，牙龈炎症状态和牙齿松动度变化，及时发现问题，进行口腔卫生指导。

8. 医患沟通、告知病情

（1）安抚患者紧张情绪：针对生活中出现的不适，可通过治疗及纠正生活习惯改善：牙齿松动很难有很大的好转；牙齿敏感可少食用冷食、同时使用抗敏感牙膏刷牙，更正横刷法，每次刷牙需 3 min 以上，使用牙间隙刷辅助清洁口腔；牙周基础治疗后刷牙出血会有好转。

（2）纠正患者牙周治疗认知误区：

① 牙周炎是以菌斑为始动因子，局部和全身多因素促进而发生发展的慢性炎症性疾病，广泛型侵袭性牙周炎是其中症状较重、进展较快的一种，多发生于年轻人，造成牙周组织严重的破坏。必须"早发现，早治疗，早控制"。

② 治疗措施包括：牙周基础治疗：口腔健康教育（改变生活习惯，调整生活作息，减轻精神压力），去除局部刺激因素，拔除预后无望患牙，调整咬合关系和全身状态，控制局部炎症进展；牙周手术治疗：纠正牙周破坏导致的不利于口腔卫生维持的骨形态和软组织形态，改善影响美观的软组织形态等；修复治疗：修复缺失牙；维护期治疗：定期复查，终身维护。

（3）治疗前谈话：

① 告知患者病情：广泛型侵袭性牙周炎破坏比较严重，进展迅速，必须及时治疗，否则病变进展后会出现更加严重症状。

② 告知治疗流程：治疗需约半年时间，必须双方配合、坚持治疗；期间需依从医生意见定期复诊；告知大致费用。

③ 告知治疗并发症：治疗时伴随出血、疼痛问题，炎症控制后出现牙龈退缩、牙缝变大、根面敏感的问题。

9. 患者同意接受治疗

签署牙周治疗知情同意书，按照治疗计划实施治疗。

三、病例分析

1. 病史特点

（1）主诉：以牙齿松动、牙龈退缩、刷牙出血为主诉是牙周炎患者的常见主诉，需要仔细询问病史寻找出现对应症状的原因；引起牙齿松动的原因较多，针对该患者主要是牙槽骨中、重度吸收导致；牙龈退缩的原因有牙周炎、刷牙不当、不良修复体、解剖因素、正畸力与殆力，针对该患者主要是刷牙不当和牙周炎症引起；引起刷牙出血原因有牙龈炎症，高血压、心血管疾病、血液病及严重肝病或者长期服用抗凝药等，针对该患者主要是牙龈的炎症引起。

（2）患者依从性：患者思想上对"洗牙"存在认识误区是常见临床情境，由于认识的欠缺，患者2年来未接受系统的牙周治疗，导致牙周组织破坏不断加重，表现出较差的依从性。症状不断加重和对牙周治疗的怀疑性，患者有一种恐惧和紧张的心理，因此需要向其详细介绍牙周病的病因、发展和治疗原则，消除其紧张和怀疑心理。

（3）病史与检查：针对主诉的三大症状须详细询问，找出病因。牙齿冷刺激敏感问题需辨别是否存在牙体疾病，结合楔缺的存在追问刷牙方法是否为横刷法；两年来病情迅速加重、口腔卫生稍欠佳、年龄为24岁、广泛的邻面附着丧失、除双侧第一磨牙和切牙外累及的恒牙大于3颗、排除了其他局部全身促进因素等特点，可通过排除法考虑该患者为广泛型侵袭性牙周炎。

（4）治疗计划和预后评估：考虑患者为广泛型侵袭性牙周炎，应告知其病情和治疗计划、预后评估，请患者决定是否能有良好的依从性、接受牙周序列治疗。因该患者病情进展较快，需要牙周治疗及时控制病情，然而其前提是患者必须遵从医嘱、积极配合。

2. 诊断与诊断依据

（1）广泛型侵袭性牙周炎（如上"病史与检查"分析）。

（2）14、24、34、44 颊侧颈部楔状缺损（依据临床检查）。

（3）37、47 殆面窝沟龋（依据临床检查）。

（4）下颌牙列缺损（41 缺失）。

3. 鉴别诊断

（1）重度慢性牙周炎。

表 16－2　侵袭性牙周炎与慢性牙周炎的鉴别诊断

鉴别项目	侵袭性牙周炎	慢性牙周炎
优势菌	Aa、Pg	Pg、Pi、Bf
发病年龄	青春期至 35 岁	成人多见
口腔卫生状况	较好，菌斑牙石少	较差，菌斑牙石较多
破坏速度	快	慢
牙齿松动、移位	早期就可发生	中晚期发生
X 线检查表现	水平吸收为主，典型呈对称性的弧形吸收，可分为局限型和弥漫型	牙槽嵴顶吸收，水平或垂直吸收
家族史	多有遗传背景	无明显相关

（2）局限型侵袭性牙周炎。

（3）反映全身疾病的牙周炎。

侵袭性牙周炎与慢性牙周炎的鉴别诊断如表 16－2 所示。

四、处理方案及基本原则

（1）安抚患者情绪，准确了解患者主诉和急需解决的问题。

（2）追问病史，了解患者疾病发展过程、对疾病的认识程度和依从性；了解该患者的病因、局部和全身促进因素。

（3）仔细检查患者的𬌗面部及口腔状况，借助必要的影像学、实验室检查等掌握患者病情严重程度，结合病史和全身状态准确而全面地诊断，并结合循证医学和实际情况对患者预后做出评估，根据患者病史、检查、诊断、预后给予合理的治疗计划。

（4）耐心、通俗地向病人解释病情，积极地沟通宣教，告知治疗流程、治疗并发症并请患者决定是否能有良好的依从性、接受牙周序列治疗。

（5）建议患者至牙体牙髓科接受 14、24、34、44 颊侧颈部楔状缺损和 37、47 𬌗面窝沟龋治疗。

（6）建议患者直系亲属至牙周科进行检查，排除家族遗传史。

五、要点及讨论

本案例是有关牙周病中牙齿松动的案例。系一位 24 岁的女性患者，因为发现牙齿松动，近 1 年来牙龈退缩，来到口腔医院牙周科就诊。经医生解释病情、告知预后后，患者理解并接受了牙周综合治疗，病情得到控制。

牙齿松动是牙周病的常见主诉，伴随牙龈退缩和牙龈出血。许多病因可导致牙齿松动、牙龈出血和退缩的症状，需通过仔细追问病史，找出导致这些症状的病因。经临床检查，诊断为"广泛型侵袭性牙周炎"，是症状严重、进展较快的一类牙周病，若不加以明确诊断和综合预后评估、及时干预治疗，患者的病情将会迅速进展，预后堪忧。因此，对于年轻患者短时期内出现广泛的牙齿松动，应高度怀疑侵袭性牙周炎的可能性，并结合病史检查，全面准确的诊断、评估预后。此外，积极有效地与患者沟通、纠正其认知误区也是病情得以控制的大前提。图 16-5 列出了在本案例中侵袭性牙周炎的发生发展过程，有助于其诊断、制订治疗计划。

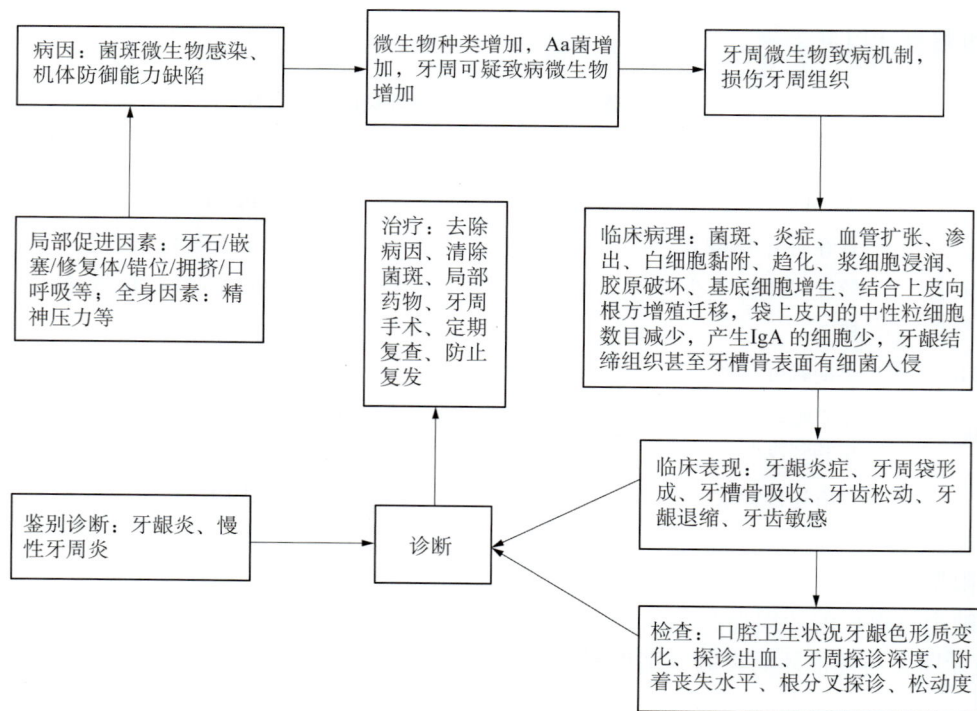

图 16-5　侵袭性牙周炎的发病机制、临床表现、诊断过程

六、思考题

（1）通过本案例你对常规的牙周病诊疗过程有何体会？

（2）侵袭性牙周炎的诊断过程与中、重度慢性牙周炎有何区别和注意点？

（3）如何制定牙周治疗计划？

七、推荐阅读文献

［1］孟焕新．牙周病学［M］. 4 版. 北京：人民卫生出版社，2012：173 – 180.

［2］Newman MG，Takei HH，Klokkevold PR. Carranza's Clinical Periodontology［M］. 11ᵗʰ ed. St. louis：ElsevierSauders，2012：339 – 624.

（宋忠臣）

案例 17

牙周脓肿

一、病历资料

1. 主诉

左上后牙牙龈肿胀伴进食时轻微疼痛2周。

2. 现病史

患者，女性，41岁，患者2周前晨起刷牙时意外发现左上牙龈鼓出一个包，进食时轻微疼痛。否认曾咬到硬物，否认咀嚼疼痛，自觉牙齿无异常。因工作繁忙、身体疲劳未及时去医院就诊治疗，自己口服阿莫西林抗生素3天，牙龈肿胀略有好转。

3. 既往史

既往没有类似牙龈脓包病史，但偶有刷牙出血史。前阶段工作压力大，睡眠不佳，否认失眠。工作紧张时会紧咬牙，偶有夜磨牙。2年前曾接受一次牙周洁治。否认糖尿病、高血压等疾病；否认其他系统性疾病史。否认传染病史。否认药物过敏史。否认吸烟、酗酒。父母及哥哥牙齿情况一般。

4. 临床检查

患者发育正常，营养良好，神清气平。𬌗面部对称，表情自然；开口型"↓"，开口度正常，双侧颞下颌关节无弹响、无压痛。𬌗面部浅表淋巴结未扪及肿大。牙列18～28，37～47。37远中可见大面积银汞充填，远中探及悬突。咬合关系为安氏Ⅰ类。口腔卫生差，菌斑、牙石Ⅱ°，牙面散在色素。26和27间有食物嵌塞。全口牙龈充血肿胀，龈缘广泛退缩约1～3 mm。附着龈宽度正常。18、28伸长约2 mm。

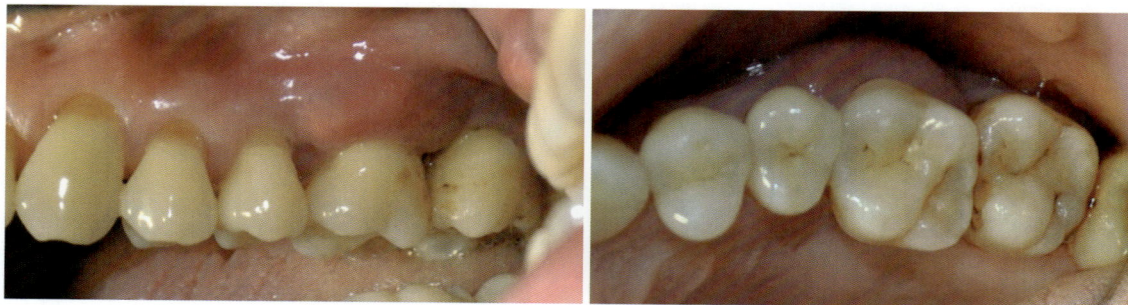

（a）   （b）

图 17-1 左上第一磨牙颊侧牙龈充血肿胀

（a）颊面观；（b）牙𬌗面观

26 颊侧牙龈充血肿胀明显，范围自龈缘至膜龈联合（见图 17-1），可扪及波动感，有压痛，少量溢脓，探诊出血，牙周探诊深度普遍大于 6 mm（见表 17-1）。正中咬合时 26 有轻微早接触；25、26、27 冷诊有反应，与对侧牙基本一致，牙体未见异常。13、14、15、22、23、24、25、34、35、44、45 可见颊颈部楔状缺损；左上后牙区牙周检查如表 17-1 所示。

表 17-1 左上后牙区牙周检查表

FI				3				2	
PLI	0			0				1	
TM	0			2				1	
GI	2			3				3	
BOP	+			+				+	
CAL	4	3	6	7	6	12	9	6	6
PD	4	1	6	7	6	11	7	6	6
Tooth		25			26			27	
PD	3	3	6	7	3	10	6	2	5
CAL	2	2	6	6	2	11	7	1	5
BOP	+			+				+	
GI	2			3				3	
TM	0			2				1	
PLI	0			1				1	
FI									

注：FI: furcation involvement；PLI: plaque index；TM: tooth Mobility；GI: gingival index；BOP: bleeding on probing；CAL: clinical attachment loss；PD: probing depth.

5. 实验室及影像学检查

（1）血常规检查示：WBC $5.6 \times 10^9/L$（见表 17-2）。

表 17-2 实验室血常规检查结果

检验项目	检验结果	正常值范围
白细胞计数	5.6	3.7～9.2
红细胞计数	4.29	3.68～5.13
血红蛋白	104	113～151
血细胞比容	0.34	0.335～0.45
红细胞平均体积	79.3	82.6～99.1
红细胞平均血红蛋白含量	24.2	26.9～33.3
红细胞平均血红蛋白浓度	306	322～362
红细胞分布宽度-CV 值	15.6	11～16
血小板计数	170	101～320
血小板平均体积	11.1	8～12.5

（续表）

检验项目	检验结果	正常值范围
血小板体积分布宽度	11.6	9～17
大血小板比率	31.6	13～43
淋巴细胞	28	20～40
单核细胞	5.2	3～10
中性粒细胞	65.4	50～70
嗜酸性粒细胞	1.4	0.5～5
淋巴细胞（绝对值）	1.6	0.7～3.7
单核细胞（绝对值）	0.29	0.11～0.92
中性粒细胞（绝对值）	3.7	1.9～6.4
嗜酸性粒细胞（绝对值）	0.08	0～0.5

（2）放射学检查：根尖片示左上第一磨牙近远中牙槽骨角形吸收分别达根长 1/2 和 2/3。牙体及根尖骨质未见异常（见图 17 - 2）。全颌曲面断层片：26 牙槽骨弧形吸收达根长 1/2～2/3，36 远中垂直骨吸收达根尖 1/3，36、47 近中，以及 17、16、15、27、37、31～43 牙槽骨吸收达根长 1/2，余牙牙槽骨吸收近根长 1/3。26、36、46 根分叉处可见低密度影。44 根尖处间圆形高密度影像（见图 17 - 3）。

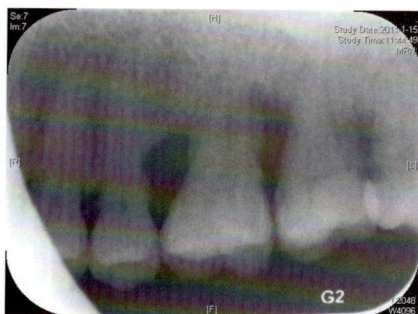

图 17 - 2　左上后牙区根尖片

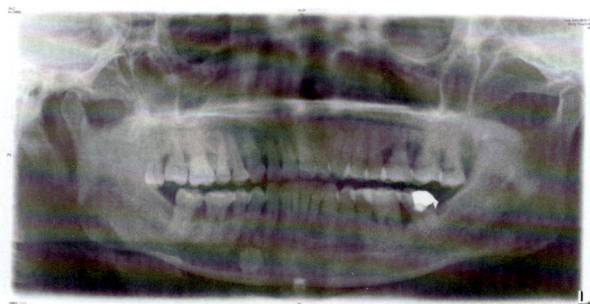

图 17 - 3　全颌曲面断层片

二、诊治经过

1. 围绕患者主诉仔细询问相关病史

（1）进食中是否曾咬到硬物：否认咀嚼硬物。

（2）进食中的轻微疼痛是否包括牙齿疼痛还是仅为牙龈疼痛：仅为牙龈疼痛。

（3）工作压力及睡眠情况：前段时间因为年底会计工作压力大，晚上睡眠不好，但否认有失眠情况发生。

（4）吸烟酗酒史、夜磨牙史：否认吸烟、酗酒，工作紧张时会紧咬牙，偶有夜磨牙史。

（5）相关用药史及牙周治疗史：自己口服阿莫西林抗生素 3 d，自觉牙龈肿胀有好转；2 年前做过一次牙周洁治。

（6）全身情况：否认糖尿病、高血压等慢性系统性疾病史；否认传染病史。

（7）有无药物过敏：否认药物过敏史。

（8）家族史：父母及哥哥牙齿情况一般。

2. 在询问病史的同时，了解患者对疾病的认识以及依从性评估

患者现来医院要求医生开抗生素解决左上后牙牙龈肿胀，认为"发炎吃抗生素就会好"，希望自己拟定治疗计划，主导医生进行牙周治疗，依从性不好。

3. 在了解病史的情况下进行相关临床及实验室检查

（1）面型，有无肿胀：左右面部基本对称，无红肿，未扪及殆面部浅表淋巴结肿大。

（2）观察牙龈肿胀的部位是偏根方还是冠方：偏冠方。

（3）肿胀是否与牙周袋相通、是否有溢脓及波动感：肿胀与牙周袋相通，袋深为 6～11 mm，袋内少量溢脓，可及波动感，有压痛。

（4）牙龈肿胀部位所对应的患牙是否有折裂或隐裂线、是否有龋齿或不良修复体：患牙无牙体疾患，无不良修复体。

（5）患牙是否有早接触、牙髓活力是否正常，有无牙体或牙髓病治疗史：患牙咬合时有轻微早接触，冷诊反应同对照牙，无牙体及牙髓病治疗史。

（6）拍摄相关牙位根尖片及全景片，进行血常规检查。

4. 形成初步诊断

结合主诉、现病史以及临床检查可形成初步诊断：

（1）26 牙周脓肿，慢性牙周炎。

（2）37 干尸术后；37 不良修复体；18、28 废用牙；13、14、15、22、23、24、25、34、35、44、45 楔状缺损；44 牙骨质瘤。

5. 向患者简单说明疾病形成原因

首先向患者简单说明疾病形成原因：是因牙周可疑致病菌＋咬合创伤所致，结合全身状况其治疗最佳方法并非是口服抗生素，而是局部牙周治疗消除炎症；告知该牙的预后情况，以得到患者的理解和配合。

6. 初步处理牙周脓肿情况及术后医嘱

在局麻下脓肿切排，清除肉芽，牙周冲洗，牙周袋内局部用药。注意口腔卫生，同时建议患者多休息。

7. 告知患者后续治疗程序

建议患者 1 周后复查，若仍有肿胀溢脓情况，再次进行牙周冲洗及牙周袋内局部用药，待脓肿消除后进行牙周序列治疗（包括其余牙齿）。

牙周病序列治疗主要包括：

（1）基础治疗：口腔卫生指导，牙周洁刮治，调殆等。

（2）手术治疗：翻瓣清创，引导组织再生术。

（3）维护期治疗：定期复查、复治。

三、病例分析

1. 病史特点

（1）以牙龈脓包为主诉，患者在春节前刷牙时意外发现牙龈肿胀，这种病例在临床上较多见，尤其是在元旦、春节前后，大家忙于聚会、应酬，身体相对疲劳，饭局较多，吃饭时容易引起牙齿折裂，也可因进食时咬合创伤或食物嵌塞加重之前的牙龈炎症，继发形成牙周脓肿。接诊此类患者首先要明确其疾病的来源究竟是牙周还是牙体，如此才能进行相应的处理。一般我们可以通过询问病史、临床检查及影像学检查得出诊断结果。同时，需对患者进行必要的病情解释，并指导其进一步配合后续治疗，减少疾病复发的可能。

（2）病史与检查：首先通过患者叙述获得疾病诊断与鉴别诊断的信息，患者回忆吃饭时并未咬到硬物，当时无咀嚼痛，疼痛部位为牙龈；前段时间工作压力较大，身体疲劳。而后在临床检查中进一步明确牙龈肿胀的部位、牙周袋的深度及是否与肿胀部位相通、牙体是否完整，牙髓活力是否正常，是否有不良修复体，同时结合影像学检查能更便于判断肿胀的来源是牙周还是牙体，或为牙周牙髓联合病变。

（3）在此病例的问诊过程中可发现，患者由于先前口服抗生素症状得到减轻，且其平日工作繁忙，就诊时就提出要医生开抗生素解决其牙龈肿胀的问题，此举在临床上较为多见。由于长期的误解，患者普遍认为有炎症吃抗生素就能解决问题，但牙周脓肿的治疗方案并非如此，此时需要临床医生耐心讲解，唯有取得患者的理解支持才能到达最佳的治疗效果。

2. 诊断与诊断依据

（1）主要诊断：26 牙周脓肿，慢性牙周炎。

（2）次要诊断：37 干尸术后；37 不良修复体；18、28 废用牙；13、14、15、22、23、24、25、34、35、44、45 楔状缺损；44 牙骨质瘤。

（3）主要诊断依据：吃饭时未咬到硬物，当时无咀嚼疼痛；前段时间会计工作压力大，身体疲劳；否认糖尿病等系统性疾病史；临床可见肿胀部位局限于龈缘，牙龈肿胀部位扪诊有波动感，累及患牙有轻度早接触。牙周袋深度达到脓肿部位；牙体完整，无折裂，无隐裂线，无龋齿，无牙体或髓病治疗史；冷诊有反应，与对照牙一致；X 线片检查显示：主诉牙近远中牙槽骨角形吸收达根长 1/2 和 2/3；血常规检查示白细胞计数正常。

3. 鉴别诊断

（1）牙槽脓肿。

（2）牙龈脓肿。

四、处理方案及基本原则

（1）首先要和患者沟通她的牙周脓肿形成的原因：是因牙周可疑致病菌＋咬合创伤所致；对抗菌最好的方法不一定是口服抗生素，同时提醒患者耐药性等不良反应；引导患者在对疾病有科学认识的基础上制订合理的治疗方案，而不是"一发炎就吃抗生素"。

（2）主诉牙在局麻下行脓肿切排术，清除肉芽，牙周冲洗，牙周袋内局部用药（如米诺环素软膏）；根据血常规白细胞计数，且患者并无糖尿病及免疫抑制相关疾病，不必口服抗生素消除炎症。建议患者术后多休息，注意口腔卫生。

（3）待脓肿消除后进行全口牙周序列治疗。

五、要点与讨论

牙周脓肿是慢性牙周炎发展到晚期较为常见的一项伴发症状，它是位于牙周袋壁或深部牙周结缔组织中的局限性化脓性炎症，一般为急性过程，若未经治疗或接受不完全治疗后可转为慢性牙周脓肿，其反复发作将造成牙周组织的严重破坏，给患者带来牙龈肿胀、咬合疼痛，甚至出现全身不适的症状。在临床诊治过程中，首先要掌握牙周脓肿的发病因素，达到与牙槽脓肿相鉴别，以及对因治疗的目的：

（1）深牙周袋内壁的化脓性炎症向深部。

（2）复杂性深牙周袋，脓性渗出物不能顺利引流。

（3）洁刮治时将牙石碎片推入牙周袋深部组织，或损伤牙龈组织。

（4）深牙周袋刮治术不彻底，袋口虽紧缩，但袋底处的炎症仍然存在，且得不到引流。

（5）有牙周炎的患牙遭受创伤，或牙髓治疗时根管及髓室底侧穿、牙根纵裂等，也可引起牙周脓肿。

（6）机体抵抗力下降或有严重全身疾患，如糖尿病等，易发生牙周脓肿。

六、思考题

（1）通过本案例是否能够掌握牙周脓肿的诊断及其治疗原则？

（2）对于主诉牙及其他牙的预后应该如何判断，怎样与患者沟通牙周病的序列治疗原则？

七、推荐阅读文献

[1] 孟焕新. 牙周病学[M]. 4 版. 北京：人民卫生出版社，2012：198 - 200.

[2] 束蓉. 临床牙周病治疗学[M]. 上海：上海世界图书出版公司，2011：95 - 100.

[3] Herrera D，Alonso B，de Arriba L，et al. Acute periodontal lesions [J]. Periodontol 2000，2014，65(1)：149 - 177.

[4] Knevel RJ，Kuijkens A. Is your knowledge up-to-date? Periodontal abscess [J]. Int J Dent Hyg，2004，2(1)：50 - 51.

[5] Minsk L. Diagnosis and treatment of acute periodontal conditions [J]. Compend Contin Educ Dent，2006，27(1)：8 - 11.

[6] Corbet EF. Diagnosis of acute periodontal lesions [J]. Periodontol 2000，2004，34：204 - 216.

[7] Preshaw PM. Antibiotics in the treatment of periodontitis [J]. Dent Update，2004，31(8)：448 - 450，453 - 454，456.

[8] Herrera D，Roldán S，O'Connor A，et al. The periodontal abscess (Ⅱ). Short-term clinical and microbiological efficacy of 2 systemic antibiotic regimes [J]. J Clin Periodontol，2000，27(6)：395 - 404.

（谢玉峰）

案例 18

种植体周围炎

一、病历资料

1. 主诉

牙龈刷牙出血 3 个月。

2. 现病史

患者，女性，43 岁，3 个月前出现牙龈刷牙出血，无自发性出血。牙齿遇冷热偶有敏感，咬合无明显不适。平时每天早晚刷牙，食物嵌塞时会使用牙线。

3. 既往史

3 年前接受牙周系统治疗，牙周状况稳定后，2 年前右下缺失后牙种植修复。修复后每隔 3 个月进行了 2 次牙周维护，自我感觉情况很稳定，此次就诊距离上次复查约 1 年半。否认其他全身系统性疾病，否认家族遗传性疾病，否认药物过敏史，否认使用抗凝药物，无烟酒嗜好。

4. 临床检查

神志清醒，对答切题。BP 125 mmHg/75 mmHg，P 72 次/min。左右殆面部基本对称，张口型"↓"，张口度约 3 指，未扪及关节压痛及弹响，未扪及肿大淋巴结。口内牙列 11～18、21～28、31～37、41～45、47、48，44 缺失，种植牙修复。口腔卫生不佳，牙结石覆盖牙面 1/3 以下，探及散在龈下牙石，软垢，食物嵌塞。牙龈退缩，龈缘充血肿胀，探诊出血，31、32、41、42 松动Ⅰ°。44 颊侧牙龈红肿，牙周探诊深度 8 mm，探诊深袋溢脓，无叩痛，无松动，14/44 扪及震颤。口内其余黏膜未见异常（见图 18-1、图 18-2、图 18-6、图 18-7）。

全颌曲面断层片（种植修复后，2013.3）显示：髁状突、喙突、下颌骨升支、体部、上颌窦等解剖结构未见异常，38 阻生，11、21、31、32 牙槽骨水平吸收大于根长 1/2，小于根长 2/3，12、22、41、42、43 牙槽骨水平吸收达根长 1/2。36、46 根分叉区小范围低密度影，骨小梁密度纹理无异常。44 种植体周牙槽骨无吸收（见图 18-3）。

根尖片（种植修复后，2013.3）显示：44 种植体周围牙槽骨无吸收，骨小梁密度纹理无异常（见图 18-4）。

根尖片（种植修复后 2 年，2015.4）显示：44 种植体周围近、远中牙槽骨角形吸收，4～5 个螺纹暴露（见图 18-5）。

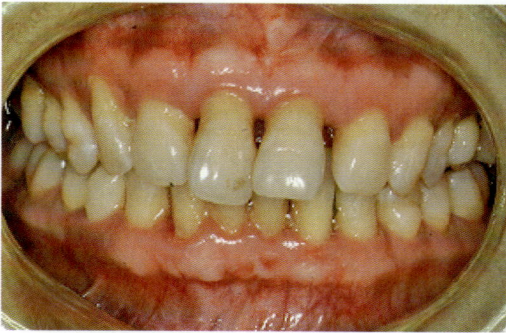

图 18‑1　患者口腔牙齿及牙龈正面照片

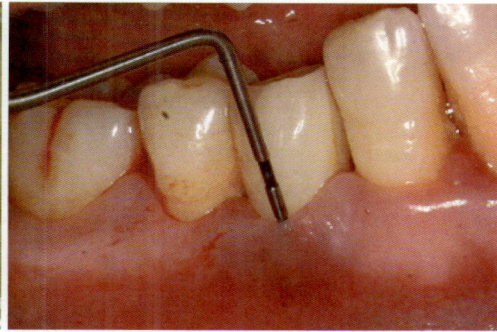

图 18‑2　患者口腔 44 种植牙照片

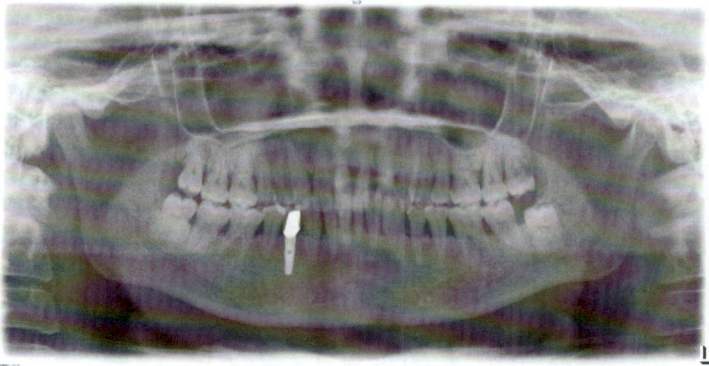

图 18‑3　患者全颌曲面断层片(种植修复后,2013.3)

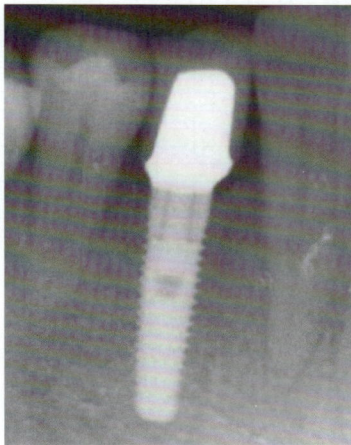

图 18‑4　患者 44 种植牙根尖片(种植修复后,2013.3)

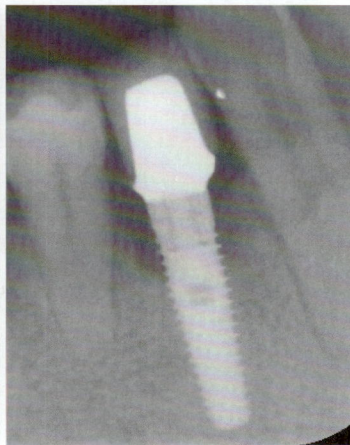

图 18‑5　患者 44 种植牙根尖片(种植修复后 2 年,2015.4)

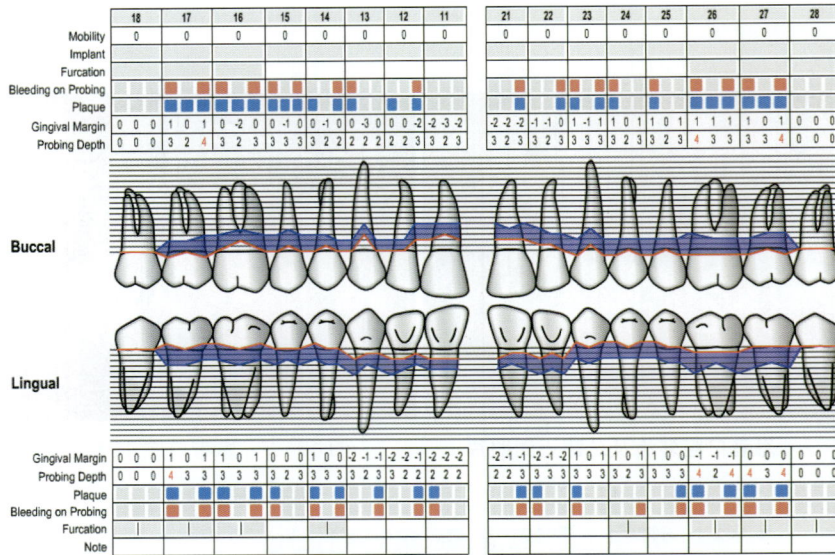

图 18-6　牙周检查表(上颌)

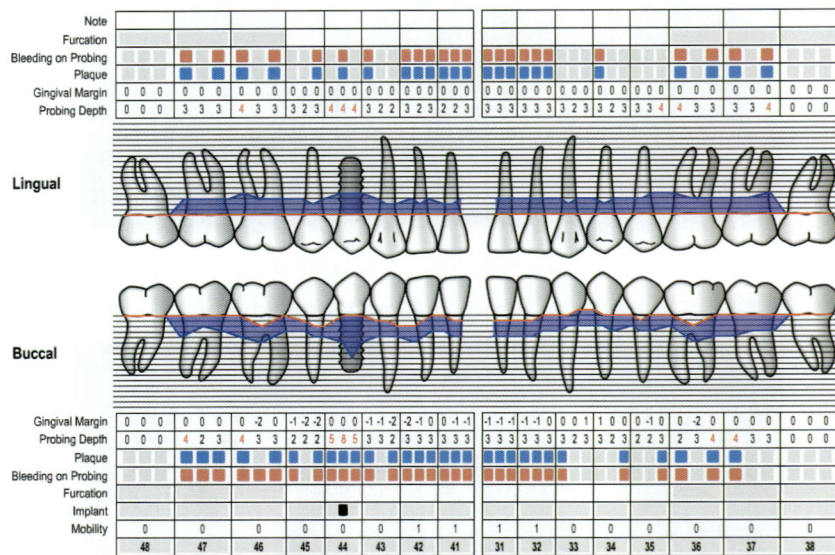

（图中牙周检查表，上颌，牙位 18 17 16 15 14 13 12 11 | 21 22 23 24 25 26 27 28，含 Mobility、Implant、Furcation、Bleeding on Probing、Plaque、Gingival Margin、Probing Depth 等检查项目，分 Buccal、Lingual 面记录。）

图 18-7　牙周检查表(下颌)

（图中牙周检查表，下颌，牙位 48 47 46 45 44 43 42 41 | 31 32 33 34 35 36 37 38，含 Note、Furcation、Bleeding on Probing、Plaque、Gingival Margin、Probing Depth、Implant、Mobility 等检查项目，分 Lingual、Buccal 面记录。）

5. 实验室检查

PLT $2.12×10^{11}$/L，RBC $4.78×10^{12}$/L，WBC $5.5×10^9$/L；PT 13.5 s，APTT 26.3 s。

二、诊治经过

从患者进入诊室的过程、神态、语音语调等方面即可大致判断患者的整体情况,排除严重急症后,以门诊常规方案按顺序进行问诊和检查。

1. 判断患者的整体状况

（1）面色、神态、体态、步态:患者自主走入诊室。

（2）意识、沟通能力:神清,对答切题。

（3）R、P：气平，P 72 次/min。

（4）BP 125 mmHg/75 mmHg。

2. 围绕主诉有针对性地询问病史

（1）症状有无诱因：刷牙时牙龈出血；食物嵌塞，使用牙线时牙龈出血。

（2）症状情况：牙齿遇冷会酸痛，没有牙齿咬物无力感，没有感觉牙齿松动度增加。

（3）针对症状的处理措施及效果：食物嵌塞后漱口，使用牙线，刷牙，使用牙线时牙龈有出血，但较种植修复前有很大改善，种植牙也没有感觉咬合异常，因此没有进行特殊处理。每天早晚刷牙一次，偶有使用牙线。

（4）全身类似症状情况：否认身体其他部位出血或紫癜等状况。

（5）既往有无类似状况及处置过程：3 年前牙龈刷牙出血，牙齿松动，曾接受牙周序列治疗，症状控制，后种植修复右下后牙，每 3 个月进行牙周复查 2 次，情况良好。自觉没有特殊症状，此次就诊距上次牙周复查已经一年半。

（6）全身状况：否认高血压、心脏病、肝病、糖尿病等全身系统疾病史。

（7）有无药物过敏史：否认药物过敏史。

（8）饮食习惯，烟酒嗜好，家族史等：喜甜食，不嗜烟酒。

3. 在询问病史后进行相关临床检查

（1）口外检查：面部左右对称，张口度、张口型无异常，双侧颞颌关节未及弹响、压痛，未及颌面部肿大淋巴结。

（2）口内主诉症状检查结果：牙龈退缩，龈缘充血肿胀，探诊出血，31、32、41、42 松动Ⅰ°。44 种植牙颊侧牙龈红肿，种植体周探诊深度 8 mm，探诊深袋溢脓，无叩痛，无松动，14/44 扪及震颤。

（3）其他口内检查结果：口内牙列 11～18、21～28、31～37、41～45、47、48。口腔卫生不佳，牙结石覆盖牙面 1/3 以下，探及散在龈下牙石，软垢，食物嵌塞。口内其余黏膜未见异常。

（4）影像学检查结果：全颌曲面断层全景片（种植修复后，2013.3）显示：髁状突、喙突、下颌骨升支、体部、上颌窦等解剖结构未见异常，38 阻生，11、21、31、32 牙槽骨水平吸收大于根长 1/2，小于根长 2/3，12、22、41、42、43 牙槽骨水平吸收达根长 1/2。36、46 根分叉区小范围低密度影，骨小梁密度纹理无异常。44 种植体周牙槽骨无吸收。根尖片（种植修复后 2 年，2015.4）显示：44 种植体周近、远中牙槽骨角形吸收，4～5 个螺纹暴露。

（5）血常规检查示：

PLT 2.12×10^{11}/L，RBC 4.78×10^{12}/L，WBC 5.5×10^9/L；PT 13.5 s，APTT 26.3 s。

4. 形成初步诊断

结合主诉、病史及临床检查，辅助检查，可形成初步诊断为：

（1）44 种植体周围炎。

（2）广泛型中度慢性牙周炎。

（3）38 阻生牙。

5. 相关实验室检查

WBC 5.5×10^9/L[正常值：(4～10)×10^9/L]

PLT 212×10^9/L[正常值：(100～300)×10^9/L]

RBC 4.78×10^{12}/L[正常值：(3.8～5.1)×10^{12}/L]

PT 13.5 s（正常值：9.8～12.7 s）

APTT 26.3 s（正常值：22～36 s）

6. 治疗方案拟定

建议牙周序列治疗

（1）牙周基础治疗：口腔卫生宣教，龈上洁治，44 种植牙龈下刮治，14/44 调合，食物嵌塞调合，拔28、38，建议使用脱敏牙膏。

（2）基础治疗后再评估，根据复查结果，评估 44 种植牙，44 种植体周手术治疗。

（3）定期复查复治。

三、病例分析

1. 病史与检查

（1）患者主诉是牙龈刷牙出血，牙齿冷热敏感。牙龈出血的病因有牙龈炎症、心血管疾病、血液病及严重肝病或者长期服用抗凝药，针对该患者有牙周系统治疗史，否认自发性出血及血常规检查异常结果，初步判断其牙龈出血主要是牙龈炎症引起。冷热敏感是一过性的还是阵发性的，是否已造成牙髓病变，通过仔细询问病史获得初步判断；再进一步进行口腔检查，该患者主要是牙龈退缩造成的牙本质敏感。

（2）根据患者主诉、既往的牙周治疗史，进行牙周临床检查，口内牙列 11～18、21～28、31～37、41～45、47、48。口腔卫生不佳，牙结石覆盖牙面 1/3 以下，探及散在龈下牙石，软垢，食物嵌塞。口内其余黏膜未见异常。

（3）本病例的特殊之处在于临床检查中发现的 44 种植牙的种植体周围组织问题，44 种植牙颊侧牙龈红肿，种植体周探诊深度 8 mm，探诊深袋溢脓，无叩痛，无松动。种植体周围炎病因主要是炎症和创伤，因此不能忽略咬合的检查，检查发现 14/44 扪及震颤。影像学检查发现 44 种植体周近、远中牙槽骨角形吸收，4～5 个螺纹暴露。进一步追问病史，患者对种植牙没有任何自觉症状，自我感觉牙周及种植牙维护较好。

（4）实验室检查：无异常。

WBC 5.5×10^9/L, PLT 212×10^9/L, PT 13.5 s, APTT 26.3 s。

2. 诊断与诊断依据

（1）44 种植体周围炎。诊断依据：颊侧牙龈红肿，种植体周围组织探诊深度 8 mm，探诊深袋溢脓。影像学检查发现 44 种植体周近、远中牙槽骨角形吸收，4～5 个螺纹暴露。

（2）广泛型中度慢性牙周炎。诊断依据：牙龈退缩、探诊出血，附着丧失 3～4 mm，牙周袋≤6 mm，牙齿松动、牙槽骨吸收小于根长 1/2。

（3）38 阻生牙。

3. 鉴别诊断

（1）种植体周围黏膜炎。

（2）侵袭性牙周炎。

（3）慢性牙龈炎。

四、处理方案及基本原则

（1）解释种植体周围炎的病情及治疗的预期效果。

（2）口腔卫生宣教，强调定期复查的重要性。

（3）龈上洁治、44 种植体龈下刮治，去除牙石、菌斑等局部刺激因素。

（4）44 调𬌗，解除创伤因素。

（5）复查，评估基础治疗效果，决定下一步 44 种植体周围组织手术治疗方案，强调术前谈话，再一次评估预后。

（6）定期随访。

五、要点与讨论

（1）本病例的主诉是牙周病常见的牙龈刷牙出血，偶有遇冷敏感。此外，患者并无其他不适症状，而且其对之前的牙周治疗效果很满意，因此对常规的牙周维护有疏忽。在临床检查中发现患者的种植牙已经发展为种植体周围炎，需要及时治疗并控制病情。对于这个病例种植体周围炎发展快，患者主观感受迟钝的特点，与种植体周组织的生物学特点密切相关。种植体周围组织没有牙周膜的缓冲，过大的殆力容易对其产生破坏作用，而且种植体周组织血管少，炎症反应弱，防御能力低下，一旦细菌入侵，即可直达骨面。因此，种植体周组织破坏进展快。

（2）在与患者的交流中应强调种植后维护的重要性，保持良好的口腔卫生，定期复查，及时发现问题，这对种植体周围组织健康非常重要。种植体周围组织疾病的早发现、早治疗，对提高口腔种植成功率有非常重要的意义。

六、思考题

（1）试叙种植体周围组织疾病的病因。

（2）种植体周围炎的治疗特点有哪些？

七、推荐阅读文献

［1］孟焕新.牙周病学［M］.4版.北京：人民卫生出版社，2012.

［2］（英）哈吉斯，西摩尔，特纳，等.牙周与种植临床问题解决方案［M］.束蓉，译.沈阳：辽宁科学技术出版社，2013.

［3］Muthukuru M，Zainvi A，Esplugues EO，et al. Nonsurgical therapy for the management of peri-implantitis：a systematic review［J］. Clin Oral Implants Res. 23(Suppl 6)，2012，77 - 83.

［4］Figuero E，Graziani F，Sanz I，et al. Management of peri-implant mucositis and peri-implantitis［J］. Periodontol 2000，2014 Oct；66(1)：255 - 73.

（葛琳华）

案例 19

药物性牙龈增生

一、病历资料

1. 主诉

全口牙龈增生 2 年余。

2. 现病史

患者,女性,40 岁,近 1 年来全口牙龈增生,否认有自发痛史。平日有刷牙出血症状,随着牙龈的增生,刷牙出血越来越严重。否认夜磨牙、紧咬牙及口呼吸等不良习惯。

3. 既往史

有高血压病史 3 年余,服用硝苯地平控制良好。否认肝炎、心脏病、糖尿病等疾病;否认其他系统性疾病。否认药物过敏史。否认吸烟及酗酒史。否认有家族遗传史。

4. 临床检查

(1) 口外检查:患者面部对称,无畸形,开口度、开口型均正常,未触及肿大的淋巴结。

(2) 口内检查:牙列完整,18、28 伸长,48 近中斜位阻生。口腔卫生不佳,牙石Ⅲ°,软垢Ⅲ°,菌斑Ⅲ°。全口牙龈增生明显,覆盖 1/3 牙面,同时伴有充血水肿,牙龈质地较韧。牙龈增生区域未及明显压痛。全口 BOP(+),全口 PD 普遍 5~6 mm,AL 普遍 3~4 mm,探及大量龈下牙石,全口牙齿无松动。前牙深覆𬌗(见图 19 - 1)。

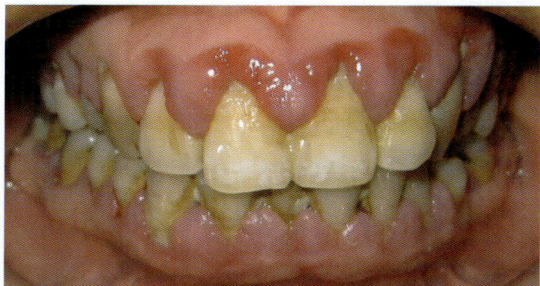

图 19 - 1 患者临床照片

5. 影像学检查

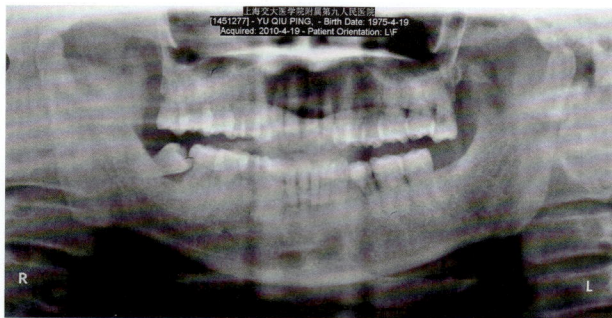

图 19 - 2 全景片示:18、28 伸长,48 近中斜位阻生。全口牙槽骨水平性吸收至根中 1/2。

6. 实验室检查

（1）血常规检查示：PLT 236×10⁹/L，WBC 8×10⁹/L。

（2）凝血功能：PT 11.3 s，APTT 32.4 s。

二、诊治经过

1. 围绕主诉有的放矢地询问病史

（1）询问牙龈增生发展进程：1 年内缓慢发展。

（2）询问牙龈增生的范围，局部还是全口：全口发生。

（3）询问牙龈增生发展过程中有无明显的疼痛等自觉症状：否认自发牙痛史。

（4）询问是否存在伴随症状：平日有刷牙出血症状，随着牙龈的增生，刷牙出血越来越严重。

（5）询问曾经的口腔治疗史：否认曾行牙科治疗。

（6）询问是否存在相关的不良习惯：否认口呼吸。

（7）询问口腔卫生习惯及是否吸烟：每天刷 2 次牙，否认使用牙线及牙缝刷，否认吸烟。

（8）询问全身系统性疾病及服药史：有高血压病史 3 年余，经服用硝苯地平控制良好。否认肝炎、心脏病、糖尿病等系统性疾病。

（9）询问最近的全身情况，是否出现发热、疲乏及局部淋巴结的肿大：否认。

（10）询问是否存在家族遗传病史：否认。

（11）询问是否存在药物过敏：否认。

（12）是否存在妊娠、月经紊乱等情况：否认。

2. 在了解病史的情况下进行相关临床检查

（1）口外检查是否触及肿大淋巴结：患者面部对称，无畸形，开口度、开口型均正常，未触及肿大的淋巴结。

（2）口内检查观察牙龈增生的范围、牙龈色、形、质的变化：全口牙龈增生明显，覆盖 1/3 牙面，同时伴有充血水肿，牙龈质地较韧。牙龈增生区域未及明显压痛。

（3）口内检查观察口腔卫生情况及牙周组织破坏情况：口腔卫生不佳，牙石Ⅲ°，软垢Ⅲ°，菌斑Ⅲ°。全口 BOP（＋），全口 PD 普遍 5～6 mm，AL 普遍 3～4 mm，探及大量龈下牙石，全口牙齿无松动。前牙深覆𬌗。

3. 形成初步诊断

结合主诉、现病史、临床检查可形成初步诊断为：

（1）药物性牙龈肥大。

（2）慢性牙周炎。

（3）18、28 废用牙。

（4）48 阻生牙。

4. 影像学检查

全景片检查示：18、28 伸长，48 近中斜位阻生。全口牙槽骨水平性吸收至根中 1/2（见图 19-2）。进一步证实了牙周组织的破坏情况，该患者为广泛型慢性牙周炎（中度）。

5. 相关实验室检查

血常规：WBC 8×10⁹/L［正常值：（4～10）×10⁹/L］；PLT 236×10⁹/L［正常值：（100～300）×10⁹/L］；

出凝血功能：PT 11.3 s（正常值：9.8～12.7 s）；APTT 32.4 s（正常值：22～36 s）。

实验室指标均正常，排除白血病引起的牙龈增生的可能性。

6. 牙周治疗前谈话

（1）应向患者介绍牙周治疗的目的和必要性，让患者了解治疗内容及有可能需要多次复诊。

（2）告知患者自我口腔保健和维护期治疗至关重要并需贯穿终身，否则牙周疾病容易复发。

（3）牙周治疗期间可能出现轻度牙龈疼痛和出血，牙周治疗后可使牙龈炎性肿胀消退，牙根暴露后可能出现牙齿冷热刺激痛，多数患者可以逐步自行缓解，必要时需要进一步检查治疗。

（4）牙周治疗后，由于牙石被清除，可能会出现牙缝增大，牙齿暂时性松动，食物嵌塞增加。

7. 牙周基础治疗

行口腔卫生宣教，指导患者进行有效的菌斑控制，教会患者如何刷牙，使用牙线及冲牙器。施行龈上洁治术、龈下刮治术消除龈上、龈下菌斑及结石。拔除 18、28、48。

8. 更换与药物性牙龈肥大有关的药物

牙周基础治疗后牙龈肥大状况改善不明显，故建议患者停止使用钙拮抗剂药物，与相关的专科医生协商后更换其他类型的抗高血压药物。

9. 牙周手术治疗前谈话

（1）应详细告知患者手术的目的、步骤、费用、时间及有关麻醉、手术和用药的风险及可能的并发症和疗效。

（2）向患者再次强调牙周病的治疗并非一次或一个疗程可以完成，而需要终身的预防和定期维护、治疗。

（3）告知患者术后牙齿松动会暂时增加，有咀嚼不适症状，牙齿对冷、热、酸、甜的食物敏感。同时术后牙龈退缩会造成牙齿看起来变长，牙间缝隙变大。

（4）告知患者术后不吸烟、喝酒及注意休息和饮食，保持口腔卫生，正确刷牙和使用牙线，术后避免剧烈运动，防止外伤。

（5）与患者充分沟通后，需签署牙周专科手术知情同意书。

10. 手术治疗

经过完善的牙周基础治疗，彻底控制牙周组织的炎症，同时更换药物后，增生的牙龈组织仍未完全消退，牙龈形态不佳，不利于菌斑控制。同时患者的全身情况稳定，故对患者行牙龈切除术及牙龈成形术，重建牙龈正常的生理外形。

11. 维护期治疗

手术后建议患者 1 月复查，同时指导患者严格的菌斑控制，减少和避免术后的复发。1 个月后患者情况稳定，则延长至 3～6 个月复查。

三、病例分析

1. 病史特点

（1）患者以牙龈增生为主诉，引起牙龈增生的病因有很多。在接诊之时就应该在脑海中对这些病因有一个简要的梳理，可能的原因有遗传性牙龈纤维瘤病、以牙龈增生为主要表现的慢性龈炎、白血病引起的牙龈增生、药物性牙龈肥大、口呼吸引起的牙龈增生、妊娠期龈炎等。根据这些病因，在询问病史的时候要逐一排查。

（2）个体情况：女性患者，40 岁，询问病史，可以发现该患者牙龈增生发展缓慢，全口发生，无明显的自发痛史，否认最近出现发热、疲乏及局部淋巴结的肿大。从发展速度及临床症状可以基本排除白血病引起的牙龈增生，但是要完全排除还需要进行相关实验室的检查。同时患者否认口呼吸，否认家族遗传病史，否认妊娠，故可基本排除遗传性牙龈纤维瘤病、口呼吸引起的牙龈增生、妊娠期龈炎。该患者有高血压病史 3 年余，服用硝苯地平 3 年，高血压控制良好。平日有刷牙出血症状，随着牙龈的增生，刷牙出血越来越严重。从病史的询问及疾病的发展进程上,我们怀疑这位患者有可能是服用钙离子拮抗剂导致的药物性牙龈肥大,同时有可能伴有牙周炎。

(3) 相关临床检查及影像学、实验室检查:口内检查发现全口牙龈增生明显,覆盖 1/3 牙面,同时伴有充血水肿,牙龈质地较韧。牙龈增生区域未及明显压痛。牙龈实质性增生,增生程度较重符合药物性牙龈肥大的临床表现。口腔卫生不佳,牙石Ⅲ°,软垢Ⅲ°,菌斑Ⅲ°。全口 BOP(+),全口 PD 普遍 5～6 mm,AL 普遍 3～4 mm,探及大量龈下牙石,全口牙齿无松动。前牙深覆𬌗。全景片显示全口牙槽骨水平性吸收至根中 1/2。符合慢性牙周炎(广泛型 中度)的诊断。同时实验室指标显示白细胞计数正常,进一步排除白血病引起的牙龈增生的可能性。

2. 诊断与诊断依据

根据牙龈实质性增生的特点及长期患有高血压服用硝苯地平,同时牙龈有炎症和探诊出血,全口牙附着丧失和骨吸收的位点数>30%,牙周袋普遍探诊深度为 5～6 mm,附着丧失为 3～4 mm;全景片显示全口牙槽骨水平性吸收至根中 1/2,18、28 伸长,48 近中斜位阻生,故可诊断为:

(1) 药物性牙龈肥大。
(2) 慢性牙周炎(广泛型,中度)。
(3) 18、28 废用牙。
(4) 48 阻生牙。

3. 鉴别诊断

(1) 遗传性牙龈纤维瘤病。
(2) 以牙龈增生为主要表现的慢性龈炎。
(3) 白血病的牙龈病损。

四、处理方案及基本原则

(1) 牙周基础治疗:行口腔卫生宣教,指导患者进行有效的菌斑控制,教会患者如何刷牙,使用牙线及冲牙器。施行龈上洁治术、龈下刮治术消除龈上、龈下菌斑及结石。拔除 18、28、48。

(2) 牙周基础治疗后牙龈肥大状况改善不明显,故建议患者停止使用钙拮抗剂药物,与相关的专科医生协商后更换其他类型的抗高血压药物。

(3) 手术治疗:经过完善的牙周基础治疗,彻底控制牙周组织的炎症,同时更换药物后,增生的牙龈组织仍未完全消退,牙龈形态不佳,不利于菌斑控制。同时患者的全身情况稳定,故对患者行牙龈切除术及牙龈成形术,重建牙龈正常的生理外形。

(4) 维护期治疗。手术后建议患者 1 月复查,同时指导患者严格的菌斑控制,减少和避免术后的复发。1 个月后患者情况稳定,则延长至 3～6 个月复查。

五、要点与讨论

(1) 全口牙龈增生是临床常见症状,我们应该学会归纳梳理。通常临床上造成全口性牙龈增生的原因有遗传性牙龈纤维瘤病、以牙龈增生为主要表现的慢性龈炎、白血病引起的牙龈增生、药物性牙龈肥大、口呼吸引起的牙龈增生、妊娠期龈炎等。我们应该根据这些原因,仔细询问病史,逐一排查。

(2) 与药物性牙龈肥大有关的三类常用药物是:抗癫痫药物——苯妥英钠;免疫抑制剂——环孢素;钙通道阻止剂——硝苯地平、维拉帕米等。同时我们也应该认识到菌斑引起的牙龈炎症会进一步促进牙龈增生的发生,而牙龈增生的加重又会反过来导致菌斑的进一步堆积,恶性循环,使临床症状加剧。

因此,针对药物性牙龈肥大的患者首先要进行口腔卫生宣教以及洁、刮治彻底清除菌斑、牙石,并消除其他一切导致菌斑滞留的因素,经上诉处理后牙龈的炎症性肿胀较前明显好转。此时如果牙龈的实质性增生状况改善不明显,则建议患者更换与药物性牙龈肥大相关的 3 类药物。同时在患者全身情况稳定前提下,进行牙龈切除术及牙龈成形术,重建牙龈正常的生理外形。

六、思考题

(1) 通过本案例你对药物性牙龈增生这一疾病的诊疗过程有何体会?

(2) 请详细罗列以牙龈肥大为表征的牙龈疾病,分别描述一下它们各自的临床表现以及治疗原则。

七、推荐阅读文献

[1] 孟焕新. 牙周病学[M]. 4 版. 北京:人民卫生出版社,2012:150 - 166.

[2] 束蓉. 临床牙周病治疗学[M]. 上海:上海世界图书出版公司,2011:38 - 40.

[3] 栾庆先,曹采方. 牙周基础治疗对药物性牙龈增生疗效的纵向观察[J]. 现代口腔医学杂志 2005,19(3):239 - 241.

[4] 栾庆先,曹采方. 牙周临床治疗 Ⅱ 牙龈肥大的诊断和治疗[J]. 中华口腔医学杂志 2005,40(2):158 - 160.

(倪　靖)

一、病历资料

1. 主诉

牙龈出血 1 年伴肿胀 3 周。

2. 现病史

患者,男性,19 岁,1 年前开始,自觉刷牙时牙龈出血,部位不详。偶有咬硬物时牙龈出血,无自发性出血,未曾就诊。3 周前,因身体不适,无力倦怠,口服"牛黄解毒片",服用后,自觉不适略好转,但出现前牙区牙龈进行性肿胀,且牙龈出血加重。当地医院口腔科就诊,未予明确诊断和治疗,建议至我院就诊。

3. 既往史

以往无刷牙出血,牙龈肿胀,牙齿敏感及疼痛史,否认牙齿松动移位及咀嚼不适史。否认夜磨牙、咬紧牙、吐舌、口呼吸等不良习惯史。否认吸烟史。每日刷牙 2 次,每次 2~3 min,无使用漱口水,牙线等习惯,近 3 周由于出血加重,刷牙时间缩短。2 年前就职体格检查,曾行临床及血液学检查,结论正常。否认全身性疾病史,否认药物过敏史,否认家族性疾病史。

4. 临床检查

精神状态良好,意识语言清晰。面部对称,张口度 2 指,张口型↓。牙列 18~28,38~48,48 近中阻生。前牙深覆𬌗(Ⅰ度),内倾,个别牙对刃𬌗,磨牙中性关系。全口牙面菌斑堆积,下前牙舌侧龈上牙石覆盖牙面 2/3,余牙散在龈下牙石。前牙区牙龈红肿覆盖牙面 1/2,右上后牙区牙龈红肿覆盖牙面 2/3,上述牙龈红肿累及附着龈;右下后牙区及左侧后牙区龈缘充血,龈乳头圆钝。全口牙龈质脆,探诊出血,未行探诊深度检查。未及松动牙。未见牙体缺损及龋坏。口腔黏膜未见溃疡,斑纹等改变。

临床 X 片如图 20-1 所示。

5. 放射学检查

全颌曲面体层片示(见图 20-2),上下颌骨未见明显异常,牙列 18~28,38~48,48 近中倾斜,上下颌切牙区水平型牙槽骨吸收小于根长 1/3,余牙牙槽骨未见明显吸收。

6. 实验室检查

血常规示:WBC 6.5×10^9/L[正常值范围$(4\sim9.2)\times10^9$/L],白细胞分类现显示"核左移",Hb 103 g/L[正常值范围 131~172 g/L],PLT 43×10^9/L[正常值范围$(85\sim303)\times10^9$/L];

PT 12.6 s[正常值范围 9.8~12.7 s];APTT 34.7 s[正常值范围 22~36 s]。

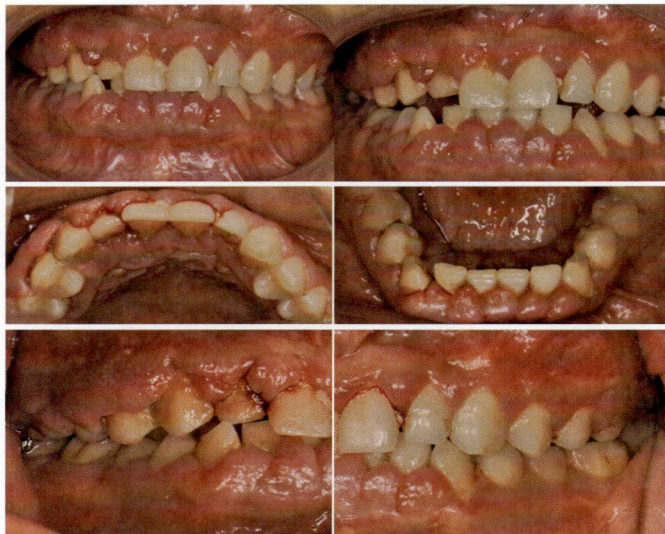

图 20‑1 临床 X 片

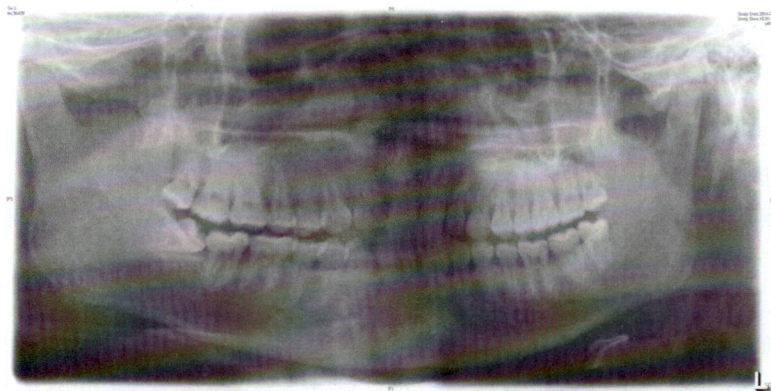

图 20‑2 全颌曲面体层片

二、诊治经过

1. 迅速判断患者整体情况,确认无紧急全身状况

(1) 面色、神态、体态、步态:无明显异常。

(2) 神智,沟通能力:无明显异常。

2. 围绕主诉有的放矢地询问病史

(1) 出血持续时间:1 年,加重 3 周。

(2) 出血情况:刷牙或咬硬物等机械刺激下出血,非自发性出血。

(3) 肿胀持续时间:前牙区,进行性,3 周。

(4) 肿胀诱因:牙龈肿胀前有"身体不适,无力倦怠"感,有"口服牛黄解毒片"经历。

(5) 自觉肿胀部位:前牙区。

(6) 是否经过治疗:无。

(7) 既往其他口腔内症状:以往无刷牙出血,牙龈肿胀,牙齿敏感及疼痛史,否认牙齿松动移位及咀嚼不适史。

（8）既往行为习惯：否认夜磨牙、咬紧牙、吐舌、口呼吸等不良习惯史。否认吸烟史。

（9）既往口腔卫生习惯：每日刷牙 2 次，每次 2～3 min，无使用漱口水，牙线等习惯，近 3 周由于出血加重，刷牙时间缩短。

（10）有无全身性疾病史：无。

（11）有无药物过敏史：无。

（12）有无家族性疾病史：无。

3. 临床检查

在了解病史的情况下，思考检查重点，并进行相关临床检查。患者的主要症状是牙龈出血和肿胀，这些症状提示牙周组织存在异常状态，因而临床检查的重点为牙周组织状态及可能存在的病因因素排查。

（1）口腔外状况及开口状况：面部对称，张口度 2 指，张口型（↓）。

（2）观察牙列及咬合状态：牙列 18～28，38～48，48 近中阻生。前牙深覆𬌗（Ⅰ度），内倾，个别牙对刃𬌗，磨牙中性关系。

（3）观察牙周局部刺激物的分布情况：全口牙面菌斑堆积，下前牙舌侧龈上牙石覆盖牙面 2/3，余牙散在龈下牙石。

（4）观察牙周组织状态：前牙区牙龈红肿覆盖牙面 1/2，右上后牙区牙龈红肿覆盖牙面 2/3，上述牙龈红肿累及附着龈；右下后牙区及左侧后牙区龈缘充血，龈乳头圆钝。

（5）探诊检查：全口牙龈质脆，探诊出血，未行探诊深度检查。未及松动牙。

（6）牙体检查及口腔黏膜检查：未见牙体缺损及龋坏。口腔黏膜未见溃疡，斑纹等改变。

上述检查结果提示，牙龈红肿的范围较广泛，波及附着龈；牙龈炎症表现，且存在牙菌斑、牙石等局部刺激物。

4. 相关辅助检查

由于牙龈质地脆弱，探诊出血，无法行探诊检查，无法通过临床检查判断是否有附着丧失，因而有必要通过 X 线摄片检查观察判断牙槽骨的破坏情况，并间接判断是否存在附着丧失。

由于牙龈红肿范围波及附着龈，不同于大多菌斑性牙龈炎的增生表现；且患者既往无全身性疾病史，无口服可能引起牙龈增生药物史，也无家族史，因而应考虑是否可能存在白血病白细胞异常导致的牙龈组织增生，有必要行血常规和出凝血功能检查。

（1）全颌曲面体层片：上下颌骨未见明显异常，牙列（18～28，38～48），48 近中倾斜，下颌切牙区水平型牙槽骨吸收小于根长 1/3，余牙牙槽骨未见明显吸收。

（2）血液学检查：

WBC 6.5×10^9/L［正常值范围（4～9.2）$\times 10^9$/L］，白细胞分类现显示"核左移"，Hb 103 g/L［正常值范围 131～172 g/L］，PLT 43×10^9/L［正常值范围（85～303）$\times 10^9$/L］；

PT 12.6 s［正常值范围 9.8～12.7 s］，APTT 34.7 s［正常值范围 22～36 s］。

5. 形成初步诊断

结合主诉、病史、临床检查及辅助检查，诊断为：

（1）白血病的龈病损可能。

（2）局限型慢性牙周炎（轻度）。

（3）48 近中阻生。

（4）张口受限待查。

（5）错𬌗畸形。

6. 处理方案

（1）在高度怀疑白血病的情况下，应督促和帮助患者尽快至血液内科，进行专科检查，明确是否为白血病。

（2）从患者存在菌斑、牙石等局部刺激物的角度考虑，应给予相应的牙周治疗，包括口腔卫生指导，机械去除牙石等，但从治疗时机考虑，机械去除牙石时机应慎重选择。因而，在首次就诊时，应着重予口腔卫生指导，并予氯己定含漱。待明确患者是否有白血病且评估机械治疗的风险后再选择合适时机行机械去除牙石的治疗。

（3）48近中阻生，应择期拔除，48及其对𬌗牙，以利于47及17的长期健康。

（4）张口受限的诊疗，患者目前张口度为2指，尚未影响其进食，因而可择期进行专科诊疗。

（5）错𬌗畸形的诊疗，患者存在"前牙深覆𬌗（Ⅰ度），内倾，个别牙对刃"的错𬌗畸形，也可能是下颌切牙区出现牙槽骨破坏的一个局部促进因素。但错𬌗畸形的治疗应择期进行。

三、病例分析

1. 病史特点

（1）以牙龈出血为主诉，引起牙龈出血的病因较复杂，除口腔局部因素外，全身因素也不可忽视。询问病史应详细了解出血时间、诱因、病程进展情况及诊疗经过，同时了解患者全身状况，是否有用药史。检查时应对其牙龈局部的炎症状态进行评价，思考局部刺激物的量与出血程度是否一致。

（2）患者同时有前牙区牙龈肿胀3周的症状，且自述口服"牛黄解毒片"为诱因，应辨别口服药物是否为诱因，可能机制是什么。患者无其他药物食物过敏史，而上述药物为中成药，其不良反应不详。患者的肿胀为3周内进行性加重，这不同于菌斑性牙龈炎的增生表现，后者多为缓慢增生，患者偶然发现。

（3）在详细了解患者主诉症状相关病史基础上，进一步了解是否有其他相关牙周症状，不良习惯，了解患者的口腔卫生习惯。

（4）临床检查结果提示，牙龈红肿的范围较广泛，波及附着龈；牙龈质脆，无法行探诊检查；龈缘有炎症表现，且存在牙菌斑、牙石等局部刺激物。

（5）进一步行全颌曲面体层片检查，判断患者的牙槽骨破坏情况，结果提示，患者存在下切牙区的附着丧失。由于牙龈红肿范围波及附着龈，不同于大多菌斑性牙龈炎的增生表现；且患者既往无全身性疾病史，无口服可能引起牙龈增生药物史，也无家族史，因而应考虑是否可能存在白血病白细胞异常导致的牙龈组织增生，有必要行血常规和出凝血功能检查。患者血象明显异常，白细胞分类有低分化细胞增多，血红蛋白及血小板计数低于正常值，活化部分凝血活酶时间延长，既能解释其牙龈出血明显的血液学原因，也提示患者牙龈病损的主要原因可能为白血病。

（6）本例患者血液内科行碱性磷酸酶染色、周围血涂片、胸片等检查后，迅速收入院，并进一步行骨髓涂片、免疫分析、染色体检查，明确诊断为急性髓样白血病。经化疗后牙龈肿胀部分消退，血象升高后，行牙周洁治，并加强菌斑控制，牙龈色、形、质恢复正常。

2. 诊断与诊断依据

（1）白血病的龈病损可能（依据血液学检查结果）。

（2）局限型慢性牙周炎（轻度）（依据临床牙龈炎症与出血表现，及全颌曲面体层片检查结果）。

（3）32近中阻生（依据临床检查）。

（4）张口受限待查（依据临床检查）。

（5）错𬌗畸形（依据临床检查）。

3. 鉴别诊断

（1）慢性龈炎。

（2）药物性牙龈肥大。

（3）遗传性龈纤维瘤病。

（4）急性多发性龈脓肿。

（5）牙龈瘤。

四、处理原则

（1）在高度怀疑白血病的情况下，应督促和帮助患者尽快行专科检查确诊。

（2）对于局部因素相关牙龈炎症，应择期进行机械治疗，在首次就诊时，可着重予口腔卫生指导，并予氯己定含漱。

（3）当明确诊断和治疗，牙龈出血与感染风险降低后，可予牙周机械治疗，消除局部刺激因素。

（4）其余异常状况的处理应择期进行。

五、要点与讨论

白血病患者，因白细胞异常增殖并可浸润至牙龈组织，导致波及附着龈的牙龈肿胀增生表现。以牙龈为首发症状的白血病患者约为 10%，病例表现为牙龈白细胞浸润，局部血管栓塞，部分组织坏死，因而牙龈质地脆弱。由于白细胞异常，患者易于感染；并可伴有血小板计数减少。

怀疑白血病的牙龈病损时，禁忌对组织行活检；出血部位应予压迫止血；全身情况允许时应予简单洁治；应予辅助含漱；脓肿切开引流时应慎重。

六、思考题

（1）通过本案例你对白血病的牙龈病损的临床特征和诊疗过程有何体会？

（2）对白血病的牙龈病损应怎样进行牙周治疗？

七、推荐阅读文献

[1] 孟焕新. 牙周病学[M]. 4 版. 北京：人民卫生出版社，2012：156 - 158.

[2] 曹采方. 临床牙周病学[M]. 北京：北京大学医学出版社，2006：145 - 147.

[3] 毛渝. 临床综合牙科学[M]. 北京：人民卫生出版社，2009：89 - 90.

（刘大力）

案例 21

舍格伦(干燥)综合征

一、病历资料

1. 主诉

口干伴眼干 2 年。

2. 现病史

患者,女性,53 岁,2 年来口干明显,伴眼干,进食干性食物困难,需大量饮水,否认双侧耳后区肿胀史。

3. 既往史

患者近 2 年前发现口干,大量饮水并无缓解,后发展至进食干性食物困难,未予特殊处理。平时自述口干明显,口内无口水。伴有眼干,泪液少。追问病史,1 年前出现肘关节及膝关节酸痛。否认外伤及牙痛史。否认吸烟饮酒史。否认糖尿病史及其他系统性疾病史。

4. 临床检查

双侧面部基本对称,表面皮肤无红肿。双侧耳后腮腺区无压痛,双侧耳屏前、双侧乙状切迹及双侧咬肌区均未及压痛。张口度 4.2 cm。口腔内黏膜干燥,发红,舌背黏膜干燥,光滑,舌乳头萎缩明显。(见图 21-1)挤压双侧腮腺腺体,双导管口几乎无分泌液体。口内大量残根残冠,牙体龋坏多。口腔卫生一般,口内牙龈稍萎缩(见图 21-2)。

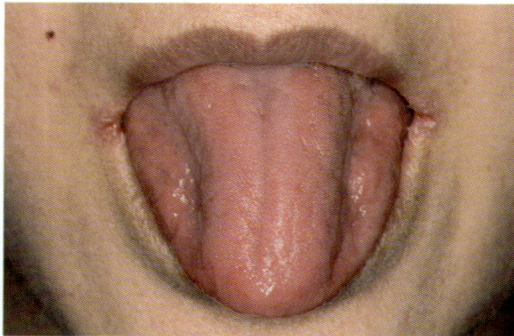

图 21-1 患者舌背黏膜光滑发红,舌乳头萎缩

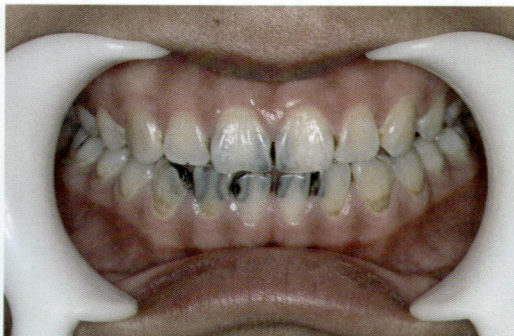

图 21-2 口内牙大量龋坏,且进展快

5. 影像学及其他检查 B 超检查

双腮腺弥漫性病变,导管狭窄。腮腺造影检查:腮腺末梢导管扩张,图像呈雪花状、片状,排空功能

减退。如图 21-3 所示。实验室检查：WBC 4.0×10^9/L，N 63.1%，LY 19%，血淀粉酶 89 U/L。血沉(ESR) 46 mm/h，血清 IgG 36 g/L，类风湿因子(RF)56 IU/ml，抗 SSA、抗 SSB 抗体阳性。唇腺活检：腺小叶内淋巴、浆细胞浸润、腺实质萎缩，提示唇腺淋巴上皮病。

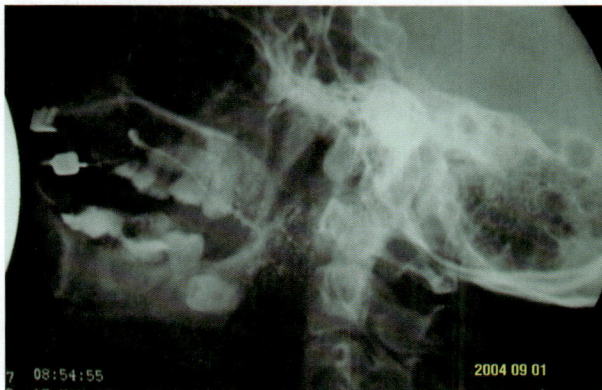

图 21-3　腮腺导管造影：末梢导管扩张呈片状，雪花状

二、诊治经过

1. 病史询问

患者主诉为口干，许多其他疾病也可能引起口干，包括糖尿病、老年性口干、更年期综合征等。该患者为中年女性患者，因此上述的其他疾病也需考虑。另外，要注意该患者伴有眼干，可作为特殊的体征予以诊断和鉴别。

(1) 口干有无诱因？有无缓解？无。

(2) 口干的病程？近 2 年内出现。

(3) 口干的进展？2 年前出现后，无渐进性加重，无自行好转，自觉饮食困难加重。

(4) 除口干外有无其他不适？伴眼干，肘关节、膝关节酸痛。

(5) 有无外伤史？否认外伤史。

(6) 有无牙痛史？全口牙反复疼痛，治疗后效果一般，仍快速龋坏。

(7) 全身情况：否认系统性疾病病史。

(8) 药物过敏史：否认药物过敏史。

(9) 不良习惯：口腔卫生一般。

(10) 有无家族遗传史：无。

(11) 临床检查，了解病史情况下进行以下相关的临床检查：

① 面型，有无肿胀，有无外伤等：双侧面部基本对称，无红肿，未及开放性伤口及陈旧性瘢痕。可及腮腺轮廓，质地稍韧，无压痛。

② 口腔卫生情况，口内导管口有无红肿，分泌物情况：患者口腔黏膜、舌背黏膜干燥，舌背发红光亮，卫生一般，大量残根残冠。双腮腺导管口无压痛，轻轻按摩挤压腮腺腺体，几乎无分泌。

③ 全身情况，有无眼干、鼻腔黏膜干燥？关节酸痛？患者全身一般情况良好，伴有眼干，无明显鼻腔黏膜干燥。有膝关节、肘关节酸痛等症状。

2. 初步诊断

结合主诉、病史及临床检查形成初步诊断为：舍格伦综合征(Sjögren syndrome，SS)

3. 初步处理及建议

进行相关的影像学检查、实验室检查和唇腺活检。

4. 影像学检查、实验室检查和唇腺活检的支持 B 超检查

双腮腺弥漫性病变,导管狭窄。腮腺造影检查:唾液腺末梢导管扩张,排空功能减退,呈雪花状、片状。实验室检查:WBC $4.0×10^9$/L,N 63.1%,LY 19%,血淀粉酶 89 U/L。ESR 46 mm/h,血清 IgG 36 g/L,类风湿因子(RF)56,抗核抗体,抗 SSA、抗 SSB 抗体阳性。唇腺活检:腺小叶内淋巴、浆细胞浸润、腺实质萎缩。

5. 明确诊断

根据患者主诉、病史、临床检查及影像学检查、实验室检查及唇腺活,施墨实验 1 mm。可明确诊断为:舍格伦(干燥)综合征。

6. 治疗方案的确定

拟行药物治疗,免疫抑制剂,如羟基氯化喹啉、泼尼松、白芍总苷等。羟基氯化喹啉 0.1 g,2 次/d,口服。泼尼松 15 mg,1 次/d,晨 9:00 口服。白芍总苷胶囊 0.6 g,3 次/d,口服(若患者出现腹泻,剂量减为 0.3 g,3 次/d,口服)嘱患者多食酸性食物,促进唾液分泌。

三、病例分析

1. 病史特点

(1) 本病例以口干为主诉。引起口干的病因很多,有局部因素造成的,也有由于全身情况导致。许多病因也可能引起口干,包括糖尿病、老年性口干、更年期综合征等。本例患者伴有眼干。询问病史及临床检查要全面、完整,通过病史询问和临床检查及影像学检查排除不相关的病因。

(2) 个体情况:该患者年龄 53 岁,中年女性,否认畏寒发热,有长期口干、眼干、关节酸痛史。否认糖尿病史。因此基本可排除老年性口干、糖尿病的可能。

(3) 病史与检查:患者是典型的口干伴眼干,有膝关节及肘关节酸痛史。近 1 年来全口牙反复龋坏疼痛,故求诊。其特征表现为外分泌腺的进行性破坏,导致黏膜及结膜干燥,并伴有各种自身免疫功能异常。病变局限于外分泌腺本身的,称为原发性舍格伦综合征;同时伴有其他自身免疫性疾病,如类风湿关节炎等,则称为继发性舍格伦综合征。患者辅助检查:如 B 超检查、腮腺造影检查、实验室检查、唇腺活检均与舍格伦综合征符合。

2. 诊断与诊断依据

结合患者一般情况、病史及临床检查初步诊断为舍格伦综合征。通过影像学、实验室检查及唇腺活检等进一步检查,明确诊断为:继发性舍格伦综合征。

3. 鉴别诊断

(1) 糖尿病:糖尿病患者也会出现口干,本病例中患者实验室检查排除了糖尿病性口干的可能。

(2) 老年性口干:老年人因唾液腺萎缩功能下降会产生生理性口干,不伴有眼干,唾液腺破坏等症状。根据本例患者为中年女性基本可以排除老年性口干。

(3) 慢性阻塞性腮腺炎:慢性阻塞性腮腺炎主要表现腮腺区肿胀,特别是进食后肿胀,口内唾液分泌轻微减少,有些甚至分泌增加。不伴有眼干、鼻腔黏膜干燥、关节酸痛等症状。

(4) 原发性舍格伦综合征:病变仅仅局限于外分泌腺本身者,称为原发性舍格伦综合征。本例患者伴有关节酸痛,类风湿关节炎等。以此和继发性舍格伦综合征鉴别。

四、处理方案及基本原则

舍格伦综合征一般呈良性过程,极少数患者可发生恶变。其淋巴样成分和上皮成分均可发生恶变,前者多为非霍奇金淋巴瘤,后者恶变为未分化癌。对于原发性舍格伦综合征、腮腺肿大、抗涎腺导管抗体阴性,原有高丙种球蛋白血症及 IgM 进行性下降,需警惕恶性淋巴瘤的发生。

主要的治疗原则为对症治疗。口干可用人工唾液湿润口腔,缓解不适。眼干可用 0.5% 甲基纤维素滴眼,缓解眼干症状。可口服促唾剂毛果芸香碱口服液促进口内唾液分泌。免疫抑制剂,如氯化喹啉、泼尼松、白芍总苷等,对继发性舍格伦综合征有类风湿关节炎或类肿瘤型舍格伦综合征患者可考虑应用,但运用时需考虑病情是否有反复及不良反应大。

对结节型舍格伦综合征可采用手术治疗,切除受累腺体,以防恶变。单发性病变,腺体破坏严重,或继发感染明显者,也可考虑手术切除患侧腮腺。

五、要点与讨论

关于口干,如上所述,引起口干的病因有很多,有由局部因素造成的,也有由全身因素造成的。因此,在询问病史、临床检查、实验室及影像学检查过程中应予以全面考虑,避免漏诊。

舍格伦综合征是常见的颌面部疾患,虽不会危及生命,但给患者带来了极大的痛苦,明显影响生活质量,因此解除或缓解口干就显得尤为重要。因此明确诊断后予以适当的治疗是非常重要的。

六、思考题

(1) 可能导致口干的疾病有哪些? 如何鉴别?
(2) 继发性舍格伦综合征的诊断标准有哪些?

七、推荐阅读文献

[1] 张志愿,俞光岩. 口腔颌面外科学[M]. 7 版. 北京:人民卫生出版社,2013:355 - 358.
[2] 邱蔚六. 邱蔚六口腔颌面外科学[M]. 上海:上海科学技术出版社,2008:678 - 681.

(浦益萍)

案例 22
慢性阻塞性腮腺炎

一、病历资料

1. 主诉

左耳后区进食后肿胀半小时。

2. 现病史

患者,男性,52岁,半小时前进食第一口午餐后左耳后区肿胀,伴疼痛,半小时以来自觉症状稍缓解,否认张口受限,否认发热。

3. 既往史

患者近1年内曾有2次进食后左耳后区肿胀史,未予特殊处理,约2～3 h后自行缓解。平时自述稍有感觉口干,口内偶有咸味口水。否认眼干。否认系统性疾病史及药物过敏史。否认外伤及牙痛史。有30余年吸烟史,每日吸烟10支。

4. 临床检查

左耳后腮腺区肿胀,表面皮肤无红肿。左侧耳后区稍压痛,左耳屏前、双侧乙状切迹及双侧咬肌区均未及压痛。张口度4.0 cm。挤压左腮腺腺体,左腮腺导管口分泌少量浑浊"雪花样"液体;右腮腺导管口分泌基本正常。口内牙列完整,咬合关系正常,牙齿无松动、无叩痛,牙面有色素沉着。口腔卫生一般,口内牙龈稍萎缩,其他黏膜色泽正常,无破溃、肿胀及压痛。

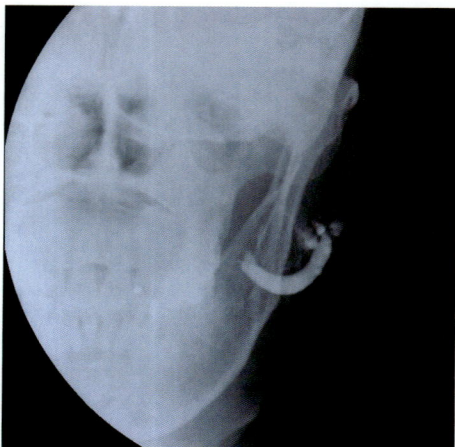

图22-1 左腮腺主导管扩张明显,呈腊肠状

5. 影像学及其他检查

(1) B超检查:左腮腺导管主导管扩张,直径1.8 mm。

(2) 左腮腺造影检查:主导管、叶间、小叶间导管部分狭窄、部分扩张,呈腊肠样改变(见图22-1)。

(3) 实验室检查:WBC $7.0 \times 10^9/L$ N 61.1% LY 19%;血淀粉酶112 IU/L。

二、诊治经过

1. 病史询问

该患者主诉为进食后耳后肿胀。许多局部原因可能引起腮腺肿胀,包括智齿萌出、导管口黏膜被咬伤、不良义齿修复后、导管结石等病因。在病史询问时要将各种情况均予以考虑,充分全面地询问病史。

(1) 耳后肿胀有无诱因? 进食后出现。

(2) 耳后肿胀的病程? 近1年内出现。

(3) 耳后肿胀的进展? 进食后出现,无渐进性加重,可自行好转,口内自觉有咸味唾液后松快。

(4) 除耳后区肿胀外有无其他不适? 反复出现口干。

(5) 有无外伤史? 否认外伤史。

(6) 有无牙痛史? 否认牙痛史。

(7) 全身情况:否认系统性疾病史。

(8) 药物过敏史:否认药物过敏史。

(9) 不良习惯:长期抽烟史,口腔卫生一般。

(10) 临床检查,了解病史情况下进行相关的临床检查

① 面型,有无肿胀,有无外伤等:左耳后区稍肿胀,无红肿,未及开放性伤口及陈旧性瘢痕。能扪到肿大的腮腺轮廓,质地中等,轻微压痛。

② 口腔卫生情况,口内导管口有无红肿,分泌情况:患者口腔卫生一般,咬合关系正常,牙列完整,牙齿无松动及叩痛。口内牙龈及黏膜稍红肿,干燥不明显。左腮腺导管口肿大,无压痛,轻轻按摩挤压左腮腺腺体,左导管口流出浑浊的"雪花样"液体。

③ 全身情况,有无眼干、鼻腔黏膜干燥、关节酸痛:患者全身一般情况良好,无眼干,无鼻腔黏膜干燥。无关节酸痛等症状。

2. 初步诊断

结合主诉、病史及临床检查形成初步诊断为:慢性阻塞性腮腺炎(chromic obstructive parotitis)。

3. 初步处理及建议

予以健康教育,进行相关的影像学检查。

4. 影像学检查的支持

(1) 超声波检查:左侧腮腺质地不均匀,左侧腮腺主导管扩张,最宽处1.8 mm。

(2) 腮腺造影检查:主导管、叶间、小叶间导管部分狭窄、部分扩张,呈腊肠样改变。

5. 明确诊断

根据患者主诉、病史、临床检查及影像学检查可明确诊断为:左侧腮腺慢性阻塞性腮腺炎。

6. 治疗方案的确定

拟进行左侧腮腺导管扩大冲洗治疗。指导患者按摩腮腺。嘱患者多食酸性食物,促进唾液分泌。

三、病例分析

1. 病史特点

(1) 以耳后肿胀为主诉。引起耳后腮腺区肿胀的病因很多,有局部因素造成的,也有由于全身情况导致。局部因素是指腮腺及导管系统的感染包括细菌、病毒和特异性感染及导管结石等导致腺体及导管系统感染。如:急性化脓性腮腺炎、流行性腮腺炎、慢性复发性腮腺炎、慢性阻塞性腮腺炎、腮腺导管结石引起的慢性阻塞性腮腺炎等。全身因素造成的耳后腮腺区肿胀有:干燥综合征、IgG4相关性疾病等。询问病史及临床检查要全面、完整,通过病史询问和临床检查及影像学检查排除不相关的病因,尽可能找出该患者耳后腮腺区肿胀的原因。

(2) 个体情况:该患者年龄52岁,中年男性,无外伤史,否认畏寒发热,否认长期口干、眼干、关节酸痛史。因此,基本可排除流行性腮腺炎、干燥综合征等所致腮腺区肿胀的可能。

（3）病史与检查。患者是典型的进食后左腮腺区肿胀，可在不做特殊处理的情况下肿胀自行消退，不留有肿块，挤压肿胀区口内有"咸味"口水，同时肿胀感自觉松快。近1月来自觉发作频率增多，缓解时间延长，故求诊。这是比较典型的慢性阻塞性腮腺炎的症状和病史。进食后肿胀的症状是因为导管狭窄或异物阻塞，使阻塞部位远端导管扩张，唾液淤滞。然而，患者仍能自行缓解说明腮腺主导管仍有排泄功能。B超超声检查：左腮腺导管主导管扩张，直径1.8 mm。左腮腺造影检查：主导管、叶间、小叶间导管部分狭窄、部分扩张，呈腊肠样改变。实验室检查：WBC 7.0×10^9/L, N 61.1%, LY 19%；血淀粉酶 112 IU/L。

　　2. 诊断与诊断依据

　　结合患者一般情况、病史，及临床检查可基本排除流行性腮腺炎、干燥综合征等，初步诊断为左侧慢性阻塞性腮腺炎。通过影像学的进一步检查，可以明确诊断为左侧慢性阻塞性腮腺炎。

　　3. 鉴别诊断

　　（1）流行性腮腺炎。流行性腮腺炎多发生在儿童及青少年。常双侧同时发生，伴发热，肿胀更明显，腮腺导管口分泌正常，罹患后多终身免疫，无反复肿胀史。

　　（2）成人复发性腮腺炎。有幼儿期发病史。成人复发性腮腺炎除非有逆行性感染而使主导管稍扩张不整外，叶间、小叶间导管扩张不整为特征。

　　（3）舍格伦综合征继发感染。亦可有腮腺反复肿胀流脓史，鉴别在于：①发病多为中年女性；②有口干、眼干及结缔组织疾病；③造影片上以末梢导管点、球状扩张为特征，主导管出现特征性改变；④组织病理学表现明显不同。

四、处理方案及基本原则

　　阻塞性腮腺炎多由局部原因引起，故以祛除病因为主。有涎石者，先去除涎石。导管口狭窄者，可用钝头探针插入导管内，先用较细者，再用较粗者逐步扩张导管口。也可向导管内注入药物，如碘化油、抗生素等，具有一定的抑菌或抗菌作用。也可用其他的保守治疗，包括后向前按摩腮腺，促使分泌物排出；咀嚼无糖口香糖或含维生素C片，促使唾液分泌。用温热盐水漱口，有抑菌作用，减少腺体逆行性感染。经上述治疗无效者，可考虑手术治疗。

　　手术方式主要有：①导管结扎术，通过结扎导管，使腮腺萎缩，从而控制炎症。手术可以从口腔内进行。在进行导管结扎术前，腮腺导管系统必须经过抗生素反复冲洗，黏液脓性分泌物明显减少或停止。结扎术后可口服阿托品，3次/d，每次0.3 mg，饭前半小时服用，3～5 d；腮腺区加压包扎，以促使腺体萎缩。术后并发症主要是黏液或脓性分泌物自发破溃或形成潴留脓肿。②在各种保守治疗无效，导管结扎术失败，在患者有手术要求的情况下，可考虑行保存面神经的腮腺腺叶切除术。由于长期炎症的影响，有纤维组织形成，使腮腺与周围组织粘连，分离面神经可能较为困难。手术时应将腺体组织尽可能摘除，并将腮腺导管全长完全切除，否则可致术后残存导管段形成潴留脓肿。

五、要点与讨论

　　关于腮腺区肿胀，如上所述，病因有很多，可能是由局部或全身因素造成的。因此，在询问病史、临床检查、实验室及影像学检查过程中应予以全面考虑，避免漏诊。一旦诊断明确因予保守治疗为主的对症治疗。虽然慢性阻塞性腮腺炎是一种良性病变，但因其病程长，常影响患者的正常生活与进食。因此，在疾病急性发作期要对症治疗，而在疾病缓解期要对患者进行健康教育，延缓病程发展。

六、思考题

（1）可能导致耳后区肿胀的疾病有哪些？如何进行鉴别？

（2）慢性阻塞性腮腺炎的病因有哪些？简述其临床特点、诊断及治疗原则。

七、推荐阅读文献

［1］张志愿，俞光岩. 口腔颌面外科学［M］. 7 版. 北京：人民卫生出版社，2013：346 - 347.

［2］邱蔚六. 邱蔚六口腔颌面外科学［M］. 上海：上海科学技术出版社，2008：666 - 670.

（浦益萍）

案例 23
三叉神经痛

一、病历资料

1. 主诉
右上牙阵发性针刺样疼痛1年,加重3d。

2. 现病史
患者,男性,59岁,早9时许手捂着脸由家属陪同走入诊室(见图23-1)。1年前患者出现右上后牙区阵发针刺样疼痛,每次疼痛持续30秒,有间歇期,洗漱进食可诱发,VAS=8~9。曾行根管治疗、拔牙,疼痛无缓解,服用卡马西平300 mg/d,可部分缓解。否认头晕、恶心,否认冷热刺激痛、夜间疼痛,否认疼痛时伴有胸部不适。

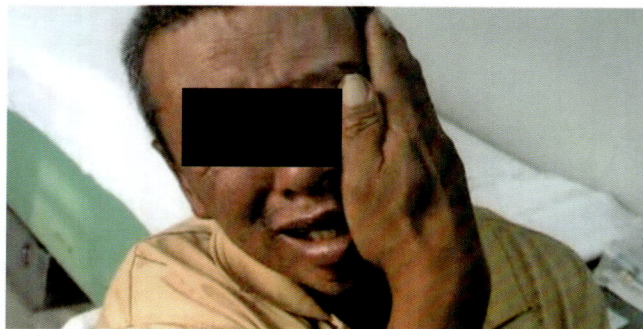

图 23-1 患者疼痛发作时的表情

3. 既往史
有高血压病史10余年,服用氨氯地平(络活喜)控制一般。否认脂肪肝,肝硬化等状况。否认心脏病,糖尿病史,否认其他系统性疾病史。否认药物过敏史。否认嗜烟嗜酒。

4. 临床检查
患者神清,气尚平,痛苦面容,面部对称,双侧上颌窦前壁压痛(一),右侧上唇扳机点(+),表面黏膜皮肤正常,无疱疹。双侧上下唇触压痛觉对称,角膜反射腭反射正常。张口度38 mm,张口型正常,口内恒牙列,未见明显病灶牙(16、36缺失),𬌗面、舌根口咽部未及明显肿物。BP 180 mmHg/BP 100 mmHg,HR 96次/min。

5. 辅助检查
全景片未见明显异常病灶牙及颌骨病变

二、诊治经过

迅速判断患者整体情况,在确认无紧急全身状况的前提下进行后病史询问,临床检查等程序。

1. 判断患者整体情况

(1) 面色、神态、体态、步态:面容痛苦,搀扶进入诊室。

(2) 神智、沟通能力:神清。

(3) HR、R:气平,AR 96 次/min。R:14 次/min。

(4) BP:180 mmHg/100 mmHg。

2. 围绕主诉有的放矢地询问病史

(1) 疼痛性质:阵发性,针刺样,持续时间 30 s,有间歇期。

(2) 疼痛程度:剧烈疼痛,vas8 - 9。

(3) 疼痛有无诱因:进食洗漱可诱发。

(4) 疼痛的部位:右上后牙及右上唇,否认身体其他部位疼痛。

(5) 有无扳机点:右上唇。

(6) 既往有无类似发作,发作时是如何处置的:常发作,发作时需卡马西平缓解。

(7) 全身状况,有无高血压、脑梗死、心脏病、肝病、糖尿病等疾病史:有高血压病史 10 余年,否认脂肪肝、肝硬化等病史;否认心脏病、糖尿病史;否认其他系统性疾病史;否认其他系统性疾病史。

(8) 用药情况:氨氯地平,卡马西平(症状部分缓解,无头晕恶心等不良反应)。

(9) 有无药物过敏史:否认药物过敏史。

(10) 饮食习惯、烟酒嗜好、家族史等:否认嗜烟嗜酒。

3. 在了解病史的情况下进行相关临床检查

(1) 面型、有无炎性疼痛、有无外伤性疼痛等:左右面部基本对称,未及占位,无红肿。明确皮肤,牙,牙龈,黏膜状况:皮肤黏膜正常,未及病灶牙,未及口内占位。

(2) 迅速定位痛疼部位,定分支检查(见图 23 - 2):眼支、上颌支、下颌支。

(3) 面部感觉检查:触觉:探针或棉签轻划健患侧皮肤或黏膜;痛觉:轻刺健患侧皮肤或黏膜;温度

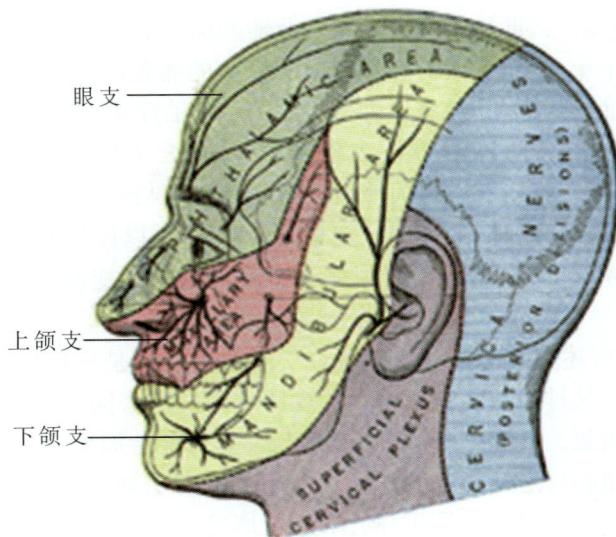

图 23 - 2　示三叉神经分支在头面部的支配区域

绿色为眼支支配,红色为上颌支支配,黄色为下颌支支配

觉:0°～10°冷水和40°～50°温水测试;角膜反射:用棉絮由外向内轻触角膜,反射作用为双侧直接或间接的闭眼动;腭反射:用棉签轻划软腭边缘,引起软腭上提。以上检查均正常。

(4) 有无扳机点:右上唇扳机点(洗漱可诱发)。

4. 形成初步诊断

结合主诉,现病史以及临床检查可形成初步诊断为

(1) 右侧三叉神经痛 v2(累及第 2 支)。

(2) 高血压(high blood pressure,HBP)。

5. 初步处理

药物治疗:卡马西平,增加药量 450 mg/d。

6. 相关实验室检查

血 RT,肝肾功能。

7. 辅助检查:

(1) MRTA(magnetic resonance tomographic angiography,磁共振断层成像)明确颅内神经血管压迫情况。

(2) CT 排除颌面颈部(头颅)占位。

8. 相关医嘱

药物适当加量,以能基本缓解疼痛且无不良反应为宜。行 CT 检查:排除头面部占位引起的继发性三叉神经痛;行 MRTA:明确颅内三叉神经与周围血管的压迫情况,寻找病因。因磁共振成像(MRI)检查需预约,需和患者及家属充分沟通,待取片后再行复诊。

另建议患者心内科就诊控制血压,对缓解原发性三叉神经痛有一定作用。

三、病例分析

1. 病史特点

(1) 以颌面部及牙疼痛为主诉,引起疼痛病因比较复杂,除口腔颌面部局部因素外,全身因素也不可忽视。因此,接诊此类疾病患者,询问病史及临床检查需局部与全身并重。

我们在判断患者是否是三叉神经痛前,一定要排除其他疾病引起的疼痛,最常见的就是牙体牙髓病,骨髓炎等引起的相关疼痛。因此进行相关的检查及辅助检查十分有必要。

三叉神经痛被称为天下第一痛,确实对患者造成了极大的痛苦,所以既要及时缓解患者的疼痛,又要尽可能查找出三叉神经痛的病因,指导患者进行必要的后续治疗,减少疼痛发作的可能。

(2) 个体情况:患者为老年男性,全身状况欠佳,患有高血压(HBP)。长时间的三叉神经痛的发作会导致患者高度的精神紧张及身体疲劳,从而使血压控制不佳,脉搏加快,甚至引发心脑血管疾病。因此除了迅速帮助患者能缓解疼痛之外,还需建议至相关科室就诊,以控制 HBP 等疾病。除此之外,我们还必须追问病史是否有糖尿病等疾病,因为糖尿病会引起神经末梢变性,同样可能引起或加重三叉神经痛。

(3) 病史与检查:如上所述,患者的现病史、既往史与患者疾病是息息相关的。而颌面部的检查是初步判断是否存在继发性三叉神经痛的有效手段。皮肤黏膜的疱疹同样能造成神经痛的症状,因此检查皮肤黏膜是不能遗漏和疏忽。HBP 及糖尿病上述已提过,可能会加重三叉神经痛。面部的感觉检查包括:触觉、痛觉、温度觉、角膜反射及腭反射。行 CT 检查:排除头面部占位引起的继发性三叉神经痛。行 MRTA 检查:以明确颅内三叉神经与周围血管的压迫情况。

2. 诊断与诊断依据

右侧三叉神经痛 v2(累及第 2 支);HBP(依据同上述)。

3. 鉴别诊断

（1）疱疹后神经痛（见图 23-3）。

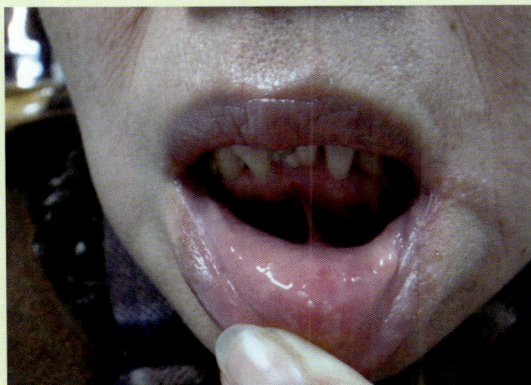

图 23-3 示患者下唇黏膜疱疹

（2）牙髓炎、骨髓炎。

（3）上颌窦炎。

（4）非典型性面痛。

四、处理方案及基本原则

（1）安抚患者情绪，避免情绪激动，血压升高致疼痛加剧。

（2）询问病史及明确诊断后给予药物治疗，若疼痛特别严重，可考虑行封闭治疗。

（3）建议完善检查，殆面部 CT 和 MRTA 检查。

（4）建议复诊时行 CT 及 MRTA 检查，以制订治疗方案。

（5）建议患者至相关科室治疗 HBP 及糖尿病等全身系统性疾病。

五、要点与讨论

三叉神经痛是常见的殆面部神经疾患，虽不危及生命，但给患者带来了极大的痛苦，可谓痛不欲生，因此解除或者缓解疼痛就显得尤为重要。

大部分三叉神经痛的患者为中老年，所以有可能并发 HBP 及糖尿病等全身系统性疾病，这些疾病与三叉神经痛密切相关，因此，在关注疼痛的本身，也要建议患者尽早控制血压、血糖等疾病。

三叉神经痛有其典型的特点，需要与其他牙源性疼痛，非典型性面痛等相鉴别。另外，原发性和继发性三叉神经痛也需要鉴别，不同的病因检查及治疗方法就会不同。

六、思考题

（1）简述三叉神经的分支、走行及支配区域。

（2）三叉神经痛的定义是什么？

（3）三叉神经痛的病因有哪些？

（4）三叉神经痛的主要临床特点有哪些？

(5) 三叉神经痛应与哪些疾病相鉴别？

(6) 三叉神经痛的治疗方法有哪些？如何选择？

七、推荐阅读文献

[1] 张志愿.口腔颌面外科学[M].北京:人民卫生出版社,2013:405-425.

[2] 徐伦山.三叉神经痛治疗新进展[M].人民军医出版社,2011:20-29.

（张文豪）

颞下颌关节病

一、病历资料

1. 主诉
张口受限1月余。

2. 现病史
患者,女性,22岁,右耳前区张闭口弹响半年。1月前进食硬物后右耳前区弹响消失,出现张口受限,并伴右耳前疼痛。未予特殊处理,近1月无明显好转,现来我院就诊。

3. 既往史
既往体健。否认系统性疾病史及药物过敏史。否认外伤及牙痛史;喜硬食。

4. 临床检查
面部左右基本对称。𬌗面部无红肿。张口度2.5 cm,张口型右偏。双侧颞下颌关节区张闭口未及弹响,右侧髁突动度较左侧小。右侧耳屏前压痛(+),左耳屏前、双侧乙状切迹及双侧咬肌区均未及压痛。口内牙列完整,咬合关系正常,牙齿无松动、无叩痛。口腔卫生良好,口内牙龈及其他黏膜色泽正常,无破溃、肿胀及压痛。

5. 影像学检查
MRI:张闭口过程中关节盘均位于髁突前上方,右侧颞下颌关节关节盘不可复性前移位(见图24-1)。

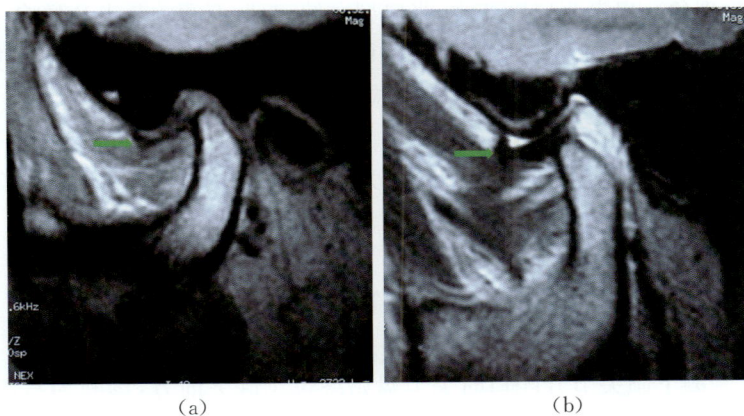

(a)   (b)

图24-1　MRI检查显示右侧TMJ不可复性盘前移

(a)闭口位,关节盘前移位,关节盘(箭头)后带位于髁突前方;(b)开口位,关节盘(箭头)前移位,关节腔积液。

二、诊治经过

1. 病史询问

询问病史要围绕主诉,有的放矢地进行询问。该患者主诉为张口受限,任何累及颞下颌关节及咀嚼肌的疾患都可能导致张口受限,包括肿瘤、炎症、外伤、破伤风等病因。在病史询问时要将各种情况均予以考虑,充分全面地询问病史。

（1）张口受限有无诱因? 进食硬物后出现张口受限。

（2）张口受限的病程? 近1月内出现张口受限。

（3）张口受限的进展? 进食硬物后出现张口受限,无渐进性加重,也无自行好转。

（4）除张口受限外有无其他不适? 半年前出现右耳屏前张闭口弹响。1月前进食硬物后出现张口受限,并伴右耳前张口及咀嚼痛。

（5）有无外伤史? 否认外伤史。

（6）有无牙痛史? 否认牙痛史。

（7）全身情况:否认系统性疾病史。

（8）药物过敏史:否认药物过敏史。

（9）饮食习惯:嗜好坚硬食物。

2. 临床检查

在了解病史情况下进行相关的临床检查:

（1）面型、有无肿胀、有无外伤等:面型左右对称,无红肿,未及开放性伤口及陈旧性瘢痕。

（2）口内情况及咬合关系检查,有无错颌畸形? 口内牙齿有无松动、龋坏及缺失? 牙龈有无红肿及疼痛? 口内黏膜有无溃疡、增生、红肿及疼痛等? 患者口腔卫生良好,咬合关系正常,牙列完整,牙齿无松动及叩痛。口内牙龈及黏膜无红肿及压痛。

（3）张口度及张口型的检查:张口度是指受检者大开口时,上、下颌中切牙近中切角之间的垂直距离。正常开口度平均为3.7 cm,小于3.7 cm为张口受限。开口型是指下颌自闭口到张大的整个过程中下颌运动的轨迹。正常成人开口型不偏斜,呈垂直向下,而颞下颌关节紊乱患者常出现开口型异常(偏斜或扭曲)。患者张口度2.5 cm,属于张口中度受限,张口型右偏。

（4）颞下颌关节的检查,通过患者的开闭口运动、前伸运动和侧方运动,检查关节功能是否正常,有无疼痛、弹响和杂音;两侧关节动度是否一致,有无偏斜;开口度和开口型是否正常,以及在开闭口运动时是否出现关节绞锁等异常现象。患者张口度变小,张口型右偏,双颞下颌关节未及弹响,右侧耳屏前有压痛。

（5）咀嚼肌检查,检查颞肌、咬肌等咀嚼肌群的收缩力,触压其是否有疼痛,观察两侧是否对称、协调。在口内可按咀嚼肌的解剖部位进行左右对比,检查有无压痛等异常。患者各咀嚼肌区无压痛。

3. 初步诊断

结合主诉、病史及临床检查形成初步诊断为:右侧颞下颌关节内紊乱（temporomandibular disorders,TMD）

4. 初步处理及建议

予以该类疾病的健康教育,进行相关的影像学检查。

5. 影像学检查的支持

MRI检查显示右侧颞下颌关节开闭口时关节盘始终位于髁突前方,诊断为右侧颞下颌关节（TMJ）不可复性盘前移。

6. 明确诊断

根据患者主诉、病史、临床检查及影像学检查可明确诊断为:右侧颞下颌关节不可复性盘前移。

7. 治疗方案的确定

拟进行关节镜下关节盘复位固定术。

三、病例分析

1. 病史特点

（1）以张口受限为主诉。引起张口受限的病因很多，有局部因素造成的，也有因全身情况导致的张口受限。局部因素是指任何累及颞下颌关节、咀嚼肌及咀嚼肌周围组织的病变都可能引起张口受限。比如，颞下颌关节紊乱、关节强直、颌面部创伤、颌面部感染、面部瘢痕等。全身因素造成的张口受限有破伤风、肌纤维钙化、臆病等。询问病史及临床检查要全面、完整，通过病史询问和临床检查排除不相关的病因，尽可能找出该患者张口受限的原因。

（2）个体情况：该患者年龄 22 岁，年轻女性，无外伤及感染史，口内牙列完整，牙齿无松动，牙龈无肿胀压痛。因此，基本上可排除外伤、感染等所致张口受限的可能。

（3）病史与检查。患者曾有右侧颞下颌关节张闭口弹响史，喜食硬物。1 月前进食硬物后，右颞下颌关节区弹响消失，出现张口受限及关节区疼痛。这是典型的颞下颌关节盘移位的症状和病史。有弹响症状时是颞下颌关节盘发生可复性前移位，当下颌在开闭口运动时，髁突横嵴撞击关节盘而发出。当关节盘逐渐由可复性前移位变成不可复性前移位后，则弹响消失，出现张口受限。该患者目前所测张口度为 2.5 cm，属于中度张口受限。检查开口型也是非常重要的。当一侧关节盘不可复性前移位时，开口时髁突动度减小，开口型偏向患侧。该患者右侧髁突动度较左侧变小，且开口型偏右侧，说明右侧颞下颌关节更可能存在问题，需要进一步检查。

2. 诊断与诊断依据

结合患者一般情况、病史及临床检查可基本排除创伤、肿瘤及感染等疾病，初步诊断为右侧颞下颌关节内紊乱。通过 MRI 的进一步检查，可以明确诊断为右侧颞下颌关节盘不可复性盘前移。

3. 鉴别诊断

（1）关节强直。真性关节强直病因为创伤或感染，影像学检查可见颞下颌关节区髁突与关节窝骨性粘连，融合成骨球。

（2）颞下颌关节化脓性关节炎。发病较急，临床表现多为关节区疼痛、张口受限、张口疼痛，可伴发患侧后牙开合或咬合痛；关节腔穿刺可见脓液。

（3）咀嚼肌紊乱。颞下颌关节结构无紊乱，主要表现为咀嚼肌区的疼痛。

（4）颌面部感染。颌面部感染累及咀嚼肌间隙时多伴发张口受限，局部症状以红肿热痛为主，可伴发热，实验室检查血常规白细胞计数增高，中性粒细胞比例升高。

（5）破伤风。有外伤史或金属刺入史，是破伤风杆菌经由皮肤或黏膜伤口侵入人体，在缺氧环境下生长繁殖，产生毒素而引起的阵发性肌痉挛的一种特异性感染。

四、处理方案及基本原则

1. 健康教育

对患者进行医疗知识教育，使患者理解本病的性质、相关的发病因素及有关的下颌运动的知识，以便患者进行自我治疗，自我保护关节，改变不良生活行为。如不控制地打哈欠；一口咬半个苹果；进食硬物；用牙咬开瓶盖等。

2. 关节镜下行关节盘复位固定术

该患者最终诊断为右侧颞下颌关节不可复性关节盘前移。患者目前出现张口受限及关节区疼痛等症状,这些症状通过单纯的保守治疗很难改善。另外,关节盘移位后,髁突软骨表面失去关节盘的缓冲作用,当长期持续承受咬合应力时可造成髁突表面软骨及骨的破坏,造成颞下颌关节骨关节病,因此需通过手术尽早使关节盘复位,恢复正常的盘-髁关系。颞下颌关节镜属于微创手术,手术创伤小,对于一些早期的关节盘前移位患者可以有效复位关节盘,达到满意的临床效果。

五、要点与讨论

关于张口受限,如上所述,引起张口受限的病因有很多,有由局部因素造成的,也有由全身因素造成的;有关节本身病变造成的,也有关节区周围软组织或咀嚼肌等病变造成的。殆面部的肿瘤、感染、创伤等均可能导致张口受限。因此在询问病史、临床检查、实验室及影像学检查过程中应予以全面考虑,避免漏诊。

六、思考题

(1) 可能导致开口受限的疾病有哪些? 如何鉴别?
(2) 颞下颌关节结构紊乱疾病有哪些? 简述其临床特点、诊断及治疗原则。

七、推荐阅读文献

[1] 张震康,张志愿,邱蔚六. 口腔颌面外科学[M]. 6 版. 北京:人民卫生出版社,2010,321-333.
[2] 邱蔚六. 邱蔚六口腔颌面外科学[M]. 上海:上海科学技术出版社,2008,791-816,905-929.
[3] C Yang, XY Cai, MJ Chen, et al. New arthroscopic disc repositioning and suturing technique for treating an anteriorly displaced disc of the temporomandibular joint:part I—technique introduction [J]. Int J Oral Maxillofac Surg,2012,41:1058-1063.

(王保利)

骀面多间隙感染

一、病历资料

1. 主诉

右侧咽喉部疼痛伴呼吸吞咽困难 1 周。

2. 现病史

患者,男性,63 岁,患者 1 周前出现右侧后牙区疼痛,伴有进行性张口受限。自己服用抗生素,效果不明显,疼痛加剧,并扩散至颌下区及喉咙部位,同时出现口底区域,颌下及颈部的肿胀,影响呼吸和进食。以往曾经有过类似牙痛史,抗炎后缓解未引起重视。

3. 既往史

患者有糖尿病史,血糖维持于(7～9)mmol/L。有高血压病史 10 年,服药控制(络活喜)。否认心脏病,脑梗死病史,否认传染病史,否认药物过敏史。嗜烟,不嗜酒。

4. 临床检查

患者神志清晰,对答切题,精神萎靡,面容痛苦。BP 140 mmHg/85 mmHg,HR 81 次/min。右侧颊部,咬肌区,下颌下区,颏下区肿胀,皮肤泛红,有凹陷性水肿,压痛明显,界限不清。张口度 0.5 cm,口内牙龈红肿,未见溢脓。48 近中斜位,牙龈红肿,有触痛,18 伸长,正位。47 远中颈部龋坏,松动 II 度,有叩痛。舌抬起,口底黏膜肿胀,无波动感,质地中等,有压痛,表面有黄色假膜。

5. 影像学检查

(1) X 线检查:48 近中斜位,远中牙槽骨吸收,47 远中龋坏,远中牙槽骨吸收,根尖阴影。

(2) 增强 CT 检查:右侧翼下颌间隙,下颌下间隙,舌下间隙脓肿形成,咽旁间隙软组织肿胀,呼吸道可。

6. 实验室检查

WBC 19.1×10^9/L N 82%;随机血糖 7.1 mmol/L。

二、诊治经过

1. 迅速判断患者整体情况

迅速判断患者整体情况,在确认无全身紧急状况的前提下进行后继病史询问、临床检查等程序。

(1) 患者神智清晰,自主呼吸,可平卧,无三凹征表现,自主走入诊室,精神萎靡,面容痛苦,对答切题。

（2）呼吸稍急促，BP 140 mmHg/85 mmHg，P 81 次/min。

2. 围绕主诉询问病史

（1）疼痛有无病因：有右侧后牙疼痛史 5 天。

（2）有无治疗史：外院给予口服抗生素处理，症状加重。

（3）既往病史：既往曾有类似牙痛，均行抗炎治疗后好转，未行进一步处理。

（4）全身情况：有高血压史 10 余年，服药控制；否认脑梗死、心肌梗死等心血管疾病；否认糖尿病；否认其他系统性疾病史。

（5）用药情况：口服氨氯地平（络活喜）。

（6）否认药物过敏史，嗜烟，不嗜酒。

3. 相关临床检查

（1）口外：面型不对称，张口度 0.5 cm，右侧颊部、咬肌区、下颌下区、颏下区肿胀，表面光亮，有凹陷性水肿，压痛明显，颈部无肿胀无压痛。

（2）口内：口底区黏膜红肿，有假膜，舌体上抬，48 近中斜位，牙龈红肿，触痛明显，47 远中牙颈部龋坏，松动Ⅱ度，有叩痛。

4. 初步诊断

（1）𬌗面多间隙感染。

（2）48 冠周炎。

（3）47 根尖周炎。

5. 处理

（1）增强 CT 扫描，明确感染范围和性质。

（2）血常规检查，血糖检查。

6. 辅助检查结果

（1）血常规检查：WBC 19.1×10^9/L，N 82%；随机血糖 7.1 mmol/L。

（2）增强 CT 扫描：右侧翼下颌间隙，下颌下间隙，舌下间隙脓肿形成，咽旁间隙软组织肿胀，呼吸道可。

7. 拟行𬌗面多间隙感染的脓肿切开引流术

（1）术前告知手术风险及术中术后并发症：疼痛；术中术后出血；感染扩散可致下行性纵隔炎、败血症、呼吸道梗阻等；应激反应。

（2）告知后续治疗：每 24 小时冲洗换药 1 次，持续 1~2 周；每日抗炎支持治疗；定期复查，明确治疗效果。

8. 治疗

（1）局麻下行右侧下颌下切开引流术，完全引流脓腔，置引流条。

（2）静脉输液：头孢霉素＋奥硝唑＋激素。

（3）嘱 24 h 后门诊复诊换药。

（4）留院观察，密切注意呼吸道情况。

（5）建议感染控制后拔除 47、48。

三、病例分析

1. 病史特点

（1）以智齿冠周炎、后牙根尖周炎为病因，继发𬌗面部多间隙感染的病例较为罕见，诊断及治疗较为困难。接诊此类患者,不能单纯地考虑冠周炎和根尖周炎,除询问病史之外,要做详细的专科检查。患者出现面颊部皮肤光亮、凹陷性水肿、波动感、捻发音等症状均要考虑是否有脓肿形成,必要的辅助检查有助于减少漏诊及误诊的发生率。

(2) 治疗方面,颌面部多间隙感染必须全身治疗与局部治疗相结合。局部以脓肿切开引流为主,并持续冲洗换药,要求完全引流脓腔,目的在于减轻局部压力,避免炎性肿胀进一步加剧,避免感染扩散,避免呼吸道受压迫,以减少患者痛苦;全身治疗以抗生素+激素为主,但必须考虑患者是否存在有系统性疾病及药物过敏史,抗生素考虑广谱抗生素+抗厌氧菌抗生素为主,后期根据药敏实验更换抗生素种类,若患者有全身系统性疾病则需进行对症支持治疗,糖尿病患者慎用激素。

(3) 个体情况:本例患者为中老年患者,既往有反复冠周炎发作史,未引起重视去除病因。本次后牙区感染再次发生,可能是由于年龄增大抵抗力下降,以及反复用药出现细菌耐药等原因,感染没有像前几次发生时那样口服抗生素即可控制,反而出现了加重,甚至出现邻近间隙的扩散,并形成多间隙的脓腔。这需要在诊断时明确感染的范围和部位,以达到手术到位的目的。患者有高血压病史,服药控制可,但仍需要注意术中止血完全,避免术后患者血压波动导致的出血。患者没有糖尿病病史,输液时可使用激素减轻炎性肿胀。

2. 诊断与诊断依据

(1) 颌面多间隙感染:增强 CT 扫描明确显示右侧翼下颌间隙,下颌下间隙,舌下间隙脓肿形成。

(2) 48 冠周炎:患者反复右侧后牙疼痛史,48 近中斜位,牙龈红肿,触痛明显,X 片示远中牙槽骨吸收。

(3) 47 根尖周炎:47 远中颈部龋坏,有叩痛,X 片示 47 根尖阴影。

3. 鉴别诊断

(1) 扁桃体炎。

(2) 咽喉炎。

(3) 下颌下腺炎。

(4) 牙周炎。

四、处理方案及基本原则

(1) 评估生命体征,判断呼吸道情况。

(2) 正确判断感染程度,明确感染累及部位。

(3) 全身情况评估,确定有无手术禁忌证。

(4) 全身治疗与局部处理并重,要求局部切开引流到位,全身用药大剂量、广覆盖。

(5) 术后留院观察呼吸道情况。

(6) 每 24 小时局部冲洗换药,观察渗出情况。

(7) 及时复查增强 CT,明确治疗效果。

(8) 择期去除病灶牙。

五、要点与讨论

颌面多间隙感染是口腔颌面部常见感染性疾病,发生率低,但危险性高,若处理不当可危及生命。牙源性感染是最常见的病因,占 70%以上。其中,又以智齿冠周炎和根尖周炎最易引起间隙感染,下颌下间隙成为最易受累的间隙。

颌面部间隙感染的临床表现与一般感染类似,局部红肿热痛为其特点。根据受累间隙的不同可有皮肤光亮、表面凹陷性水肿、黏膜皮肤有波动感,皮下捻发音等不同表现,若发生于深部间隙则可能出现呼吸困难、吞咽困难等,严重者出现三凹征。全身则表现为发热、畏寒、精神萎靡,血常规常表现为白细胞计数及中性粒细胞升高。

智齿冠周炎可向前引起面颊瘘,也可向后外、后内分别引起咬肌间隙感染或翼下颌间隙感染,从而进一步扩散至咽旁间隙、下颌下间隙、舌下间隙。若不及时处理,则可能向下发展为颈部间隙感染,包括累及气管前间隙、气管后间隙、椎前间隙等,再向下则可发展成为下行性纵隔炎。因此对于反复发作的智齿冠周炎,必须及时拔除智齿。

治疗必须全身治疗与局部治疗相结合。全身应用抗生素进行抗感染治疗,在未明确致病菌的情况下,推荐使用广谱抗生素+抗厌氧菌抗生素,剂量必须用足。局部治疗则是常规脓肿切开引流术,消灭无氧环境,释放脓液压力。切开引流必须符合低位、隐蔽、彻底到位、美观等要求,常用部位有下颌角下缘 2 cm、下颌体下缘 2 cm,下颌下-颈部转折处等。

六、思考题

(1) 口腔颌面部间隙感染的来源有哪些?
(2) 智齿冠周炎的扩散途径有哪些?
(3) 试叙咬肌间隙、翼下颌间隙、下颌下间隙的边界。
(4) 切开引流的目的和要求是什么?
(5) 口腔颌面部间隙感染可能引起哪些严重并发症?

七、推荐阅读文献

[1] 张伟杰,蔡协艺,杨驰.口腔颌面颈深部及纵隔感染的诊断与处理:附 6 例分析[J].中国口腔颌面外科杂志,2006,4(06):408 - 411.

[2] Cai XY, Zhang WJ, Zhang ZY. Cervical infection with descending mediastinitis: a review of six cases [J]. International Journal of Oral and Maxillofacial Surgery, 2006,35(11):1021 - 1025.

[3] Rana RS, Moonis G. Head and neck infection and inflammation [J]. Radiologic Clinics of North America, 2011,49(01):165 - 182.

[4] Goldenberg D, Golz A, Joachims HZ. Retropharyngeal abscess: a clinical review [J]. Journal of Laryngology and Otology, 1997,111(06):546 - 550.

[5] Rao DD, Desai A, Kulkami RD. Comparison of maxillofacial space infection in diabetic and nondiabetic patients [J]. Oral Surgery, Oral Medicine, Oral Pathology, Oral Radiology & Endodontics, 2010,110(04):e7 - e12.

(姜　滨)

冠周炎

一、病历资料

1. 主诉

右下后牙牙龈肿痛 3 d。

2. 现病史

患者,男性,23 岁,近日因工作经常熬夜,3 d 前出现右下后牙牙龈疼痛,未加重视,后疼痛症状逐渐加重,牙龈肿胀,诉张口困难,进食、大张口疼痛,口内有异味。自服甲硝唑和布洛芬 1 天,未见症状改善,体温正常。遂来我院急诊就诊。

3. 既往史

患者既往有类似发病史,未加处理,自服甲硝唑等药物症状消失。否认牙痛史,否认进食冷热刺激痛。否认系统疾病史,否认药物过敏史,偶尔抽烟,不嗜酒。

4. 临床检查

患者神清气平,对答切题,生命体征平稳。面部基本对称,皮肤无红肿。右侧颌下区及右侧咬肌区无肿胀,扪诊质软,轻压痛,无凹陷性水肿。开口度约 2 指半,口腔卫生不佳,48 部分萌出(近中颊尖),垂直阻生,远中大部牙龈覆盖,牙龈红肿,触痛,可探及盲袋,可见食物残渣,挤压牙龈可见脓性液渗出,但未扪及波动感,46、47 牙冠无龋坏,无松动,无叩痛,牙龈无红肿,未及波动感。18 缺失,口内扪诊下颌骨体部颊侧舌侧无膨隆。口底黏膜无肿胀,无压痛,双侧咽旁无红肿。

5. 实验室检查

血常规检查:WBC 13×10^9/L,N 78.6%。

二、诊治经过

1. 迅速判断患者全身情况

迅速判断患者全身情况,在确认患者无紧急全身状况的前提下进行后续病史询问,临床检查等程序。

(1)面色、神态、体态、步态:自主走入诊室。

(2)意识、沟通能力:神清,对答切题。

(3)呼吸:气平,无呼吸困难。

2. 围绕主诉询问病史

（1）牙龈肿痛诱因：连续工作熬夜，抵抗力下降。

（2）牙龈肿痛时间：3 d。

（3）是否经过处理，采取了哪些措施，效果如何：患者自行口服甲硝唑和布洛芬，牙龈症状无改善。

（4）全身情况有无异常：否认发热。

（5）既往有无类似发作史，如何处理：有，自行口服甲硝唑可治愈。

（6）系统情况：否认系统疾病史。

（7）用药情况：口服甲硝唑、布洛芬 1 d。

（8）有无药物过敏史：否认药物过敏史。

（9）饮食习惯、烟酒嗜好、家族史等：饮食习惯正常，不抽烟，不嗜酒。

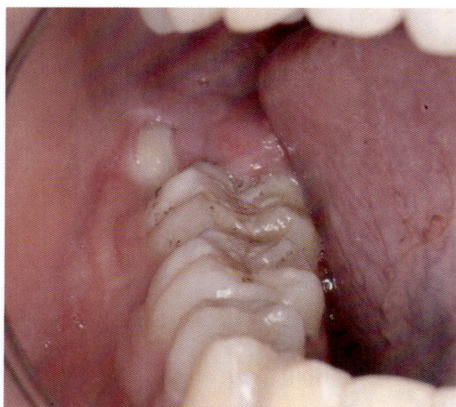

图 26-1　48 部分萌出，远中龈瓣形成

3. 在了解相关病史的情况下进行相关检查

（1）面部有无肿胀等：左右面部基本对称，皮肤无红肿；右侧颌下区及右侧咬肌区轻压痛，无凹陷性水肿。

（2）检查口内肿胀情况，牙齿，牙龈情况：48 部分萌出（近中颊尖）垂直阻生（见图 26-1），远中大部牙龈覆盖，牙龈红肿，触痛，可探及盲袋，可见食物残渣，挤压牙龈可见脓性液渗出，但未扪及波动感；46、47 牙冠无龋坏，无松动，无叩痛，牙龈无红肿，未及波动感；18 缺失。

（3）口内其他位置黏膜情况：口底黏膜无肿胀，无压痛，双侧咽旁无红肿。

4. 形成初步诊断

结合主诉，现病史及临床检查可形成的初步诊断为：

（1）48 冠周炎。

（2）下颌骨占位性病变待查。

5. 术前谈话

（1）告知患者病情及初步诊断。

（2）告知患者初步处理方式及后续治疗计划。

6. 初步处理肿胀情况

（1）局部冲洗。

（2）根据炎症情况及全身反应和有无并发症，选择抗菌药物及全身支持疗法。

（3）进行进一步实验室检查及影像学检查，排除占位病变可能。

（4）根据患者疼痛情况给予镇痛药物缓解疼痛。

7. 相关实验室检查及影像学检查

（1）血常规：WBC 13×10^9/L，N 78.6%。

（2）全景片检查：48 垂直阻生，下颌骨未见明显异常病变。

8. 进行有效处理

给予患者 48 牙龈局部冲洗，排除患者药物过敏史后，可给予患者口服广谱抗生素，如头孢菌素类、广谱青霉素类等，外加甲硝唑或替硝唑。建议患者 3 d 后门诊复诊。同时建议患者注意口腔卫生，若出现肿痛症状加重、面部肿胀、呼吸困难时及时就诊。

考虑患者既往有牙龈反复肿痛史，建议患者待炎症控制后择期拔除 48 阻生牙。

三、病例分析

1. 病史特点

（1）以牙龈肿痛为主诉，引起牙龈肿胀的原因很多，需与牙体疾病，牙周疾病及肿瘤做鉴别。

（2）个体情况：患者为青年男性，询问病史因近日工作连续熬夜，机体疲劳，造成机体抵抗力下降。当全身抵抗力下降，局部细菌毒力增强时可诱发冠周炎的急性发作。患者因惧怕疼痛，不敢在患侧刷牙，造成口腔卫生差，进而出现口臭等症状。患者不敢刷牙易造成食物残渣在牙龈盲袋内的残留，持续刺激牙龈组织，因此在就诊过程中需要对患者解释说明保持口腔卫生的重要性。

（3）病史与检查：在本病例中患者否认牙痛史，否认进食冷热刺激痛，临床检查 46、47 无龋坏，无松动，无叩痛，牙龈无红肿。值得注意的是，当临床上遇到下 8 近中或水平阻生时，易造成下 7 远中龋坏，引起下 7 牙体病或根尖病变，需要仔细检查区别，切勿遗漏。此外，还可能因为咀嚼食物刺激龈瓣，形成溃疡，引起冠周炎，需检测对𬌗牙排除对𬌗牙的干扰。临床所见智齿萌出不全，龈瓣覆盖远中，可从龈袋内挤压见脓液，当炎症侵及咀嚼肌群时可引起咀嚼肌反射性痉挛，通常累及翼内肌和咬肌，进而出现不同程度张口困难。但口内牙龈扪诊未及波动感，说明脓肿尚未形成。注意要与面部间隙感染鉴别，冠周炎可发展为面部间隙感染：患者的下颌下区及咬肌区均出现了轻压痛，但是无肿胀，组织质软，无凹陷性水肿，说明炎症局限，无脓肿形成，尚未累及咬肌及下颌下间隙，同时患者口内咽旁及口底黏膜无肿胀，无压痛，排除翼颌口底等面部间隙感染。口内检查未见牙龈呈占位性病变，实验室检查提示为感染性病变，全景片检查提示下颌骨未见异常，结合患者的年龄，病史，基本可以排除口腔良恶性占位病变可能。

2. 诊断与诊断依据

48 急性冠周炎，依据同上述分析。

3. 鉴别诊断

（1）46、47 根尖周病变。

（2）46、47 牙周病变。

（3）48 牙周炎及牙周脓肿。

（4）48 区域牙龈恶性肿瘤。

（5）口腔颌面部间隙感染（咬肌间隙感染，下颌下间隙感染）。

四、处理方案及基本原则

（1）给予患者冠周局部冲洗，局部用药。冠周炎的治疗以局部治疗为重点，局部又以除去龈袋内食物碎屑、坏死组织、脓液为主。常用生理盐水、氯霉素、1%～3%过氧化氢溶液、0.1%氯己定液等反复冲洗龈袋，直至溢出清液为止。注意冲洗时不要使用普通的尖直针头，因冲洗时极易刺伤龈袋组织，加重感染，应使用磨钝弯曲针头缓慢冲洗。冲洗后擦干局部牙龈，用探针或镊子蘸取碘甘油导入龈袋内，每日 1～3 次，并使用氯己定等含漱剂漱口。

（2）视患者口内有无脓肿形成，如脓肿形成应及时切开引流，避免脓肿扩散。

（3）根据患者炎症情况及全身反应和有无并发症，合理选择抗菌药物及全身支持疗法。单纯的冠周炎首选口服抗生素。冠周炎常为厌氧菌和需氧菌多菌群的混合感染，可给予患者口服广谱抗生素，如头孢菌素类、广谱青霉素类等，外加甲硝唑或替硝唑，若患者张口受限症状严重或吞咽困难，可给予静滴抗生素，并酌情使用糖皮质激素抗炎。但也需要询问患者药物过敏史及全身情况（胃肠道，肝肾功能等）。但遇到严重感染时，需要进行细菌药敏试验，并酌情调整抗生素。

（4）嘱患者保持口腔卫生。

（5）安抚患者情绪，可酌情给予镇痛药。

（6）建议患者急性炎症控制后复诊。为避免冠周炎复发，常规建议尽早拔除智齿。如果患者年龄小于 20 岁，牙根未完全形成，智齿有足够萌出空间，有对颌牙，可以考虑试行冠周龈瓣切除手术。

五、要点讨论

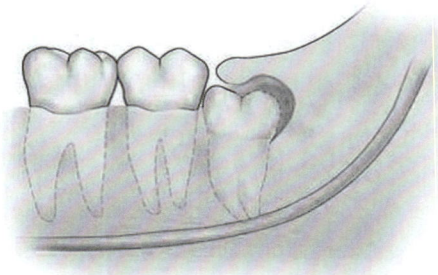

图 26-2　智齿引起的盲袋

冠周炎的病因为第三磨牙萌出不全，龈瓣部分或完全覆盖牙冠，形成盲袋，食物和细菌嵌塞在牙冠和牙龈之间（见图 26-2）。当全身体抗力下降，局部细菌毒力增强时可引起冠周炎的急性发作。智齿冠周炎常以急性炎症形式出现，在发病初期，仅有轻微的症状，常被患者忽视而延误治疗，致使炎症迅速发展甚至引起严重的并发症。因此，早期诊断早期治疗是非常重要的。同时在早期治疗中局部冲洗和保持口腔卫生是非常重要的，对症处理，去除盲袋内的刺激因素。

智齿冠周炎的治疗原则：在急性期应以抗炎、镇痛，切开引流，增强全身抵抗力的治疗为主。待炎症转入慢性期以后，若为不可能萌出的或即使萌出也无咬合的阻生牙，需要尽早拔除。

冠周炎可直接蔓延或由淋巴管扩散，引起邻近组织器官或筋膜炎症。

（1）智齿冠周炎常向磨牙后区扩散，形成骨膜下脓肿，脓肿向外穿破，在咬肌前缘和颊肌后缘间的薄弱处发生皮下脓肿，当穿破皮肤后可形成经久不愈的面颊瘘（见图 26-3）。

（2）炎症沿着下颌骨外斜线向前，可在相当于下颌第 1 磨牙颊侧黏膜转折处的骨膜下形成脓肿或破溃成瘘。

（3）沿着下颌支外侧或内侧向后扩散，可分别引起咬肌间隙，翼下颌间隙感染。此外，还可导致颊间隙、下颌下间隙、口底间隙、咽旁间隙或扁桃体周围脓肿的发生。

根据病史，临床症状和检查，一般不难做出正确诊断。可用探针检查触及未萌出和阻生的智齿牙冠。X 片检查可帮助了解阻生的情况及排除下颌骨病变情况。

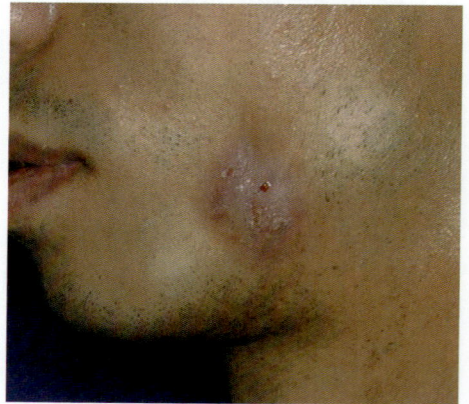

图 26-3　面颊瘘

小贴士：

下颌冠周炎急性期表现：

（1）肿痛加重，中、重度的张口受限，吞咽困难。

（2）冠周牙龈红肿明显，触痛，龈瓣下可有脓液溢出。

（3）患侧颌下、颈深上淋巴结肿大，压痛。

（4）实验室检查：白细胞计数增加。

（5）可并发相邻间隙感染。

（6）有全身症状出现，畏寒、发热、头痛、全身不适等。

下颌冠周炎慢性期表现:

(1) 多无自觉症状。

(2) 多次冠周脓肿,可由咬肌前缘和颊肌后缘间形成皮下脓肿,穿破皮肤出现经久不愈的面颊瘘。

(3) 在全身抵抗力下降时,可反复急性发作。

六、思考题

(1) 通过本病例,你对冠周炎这一个口腔急诊的治疗过程有何想法?

(2) 冠周炎可能是那几个颌面部间隙感染的来源?

(3) 哪些致病菌可能与冠周炎相关?

七、推荐阅读文献

[1] 邱蔚六.口腔颌面外科学[M].北京:人民卫生出版社,139-141.

[2] 毛天球.口腔科急症诊断与治疗[M].北京:世界图书出版社,2002,32.

[3] Miloro M. PETERSON'S PRINCIPLES OF ORAL AND MAXILLOFACIAL SURGERY [M]. 2nd ed. 2011, BC Decker Inc 265-266.

[4] Andersson L. Oral and Maxillofacial Surgery [M]. Wiley-Blackwell, 2010,501-503.

(钱文涛)

案例 27
鳃裂囊肿

一、病历资料

1. 主诉

右颈上部无痛性肿物 2 月余。

2. 现病史

患者,男性,23 岁,2 月前无意中发现右颈上部肿物,局部质地中等偏软,肿块缓慢增大,自述劳累时,感冒发热时肿物增大稍明显,局部无明显疼痛,无颈部麻木不适。

3. 既往史

否认高血压、糖尿病等病史,否认外伤史及遗传病史。

4. 临床检查

右颈上部,胸锁乳突肌上 1/3 前缘附近明显隆起,可触及约 4 cm×3 cm×3 cm 大小肿块,质软,稍有波动感,无明显搏动,听诊无吹风样杂音,边界清,活动度可,肿块无明显触痛,表皮无明显发红,皮温不高(合并感染时可有局部皮温高,表皮发红等激惹表现)。颌下区可扪及少数肿大淋巴结,但均可活动,质地软,有触痛。

5. 实验室检查

血常规检查示:WBC $9.3×10^9$/L(局部有感染时白细胞计数可升高)。

6. 影像学检查

见图 27 - 1、图 27 - 2。

7. 穿刺检查(肿块较小,位置较深时不推荐使用)

穿刺抽吸时,可见有褐色或棕色的,清亮(未感染的)或豆渣样的(有感染病史的),含或不含有胆固醇结晶的液体,部分可伴有黏液样分泌物溢出。

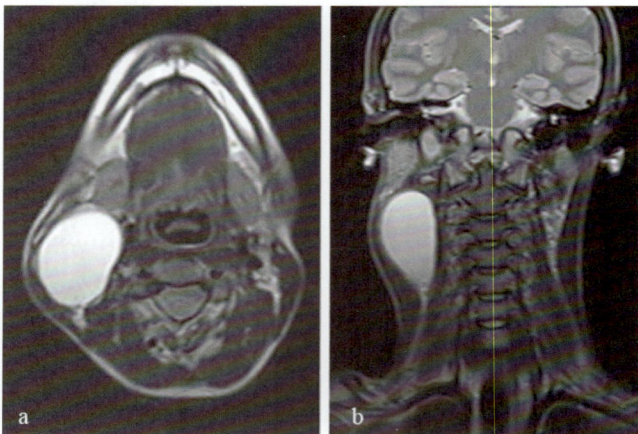

图27 - 1　a. 轴面 MRI 矢状位:T_2 加权图像显示右侧颈上部一边界清楚肿块,肿块内高信号,位于颌下腺后方。
b. 颌面 MRI 冠状位:T_2 加权图像胸锁乳突肌前缘内侧一肿块,边界清楚。

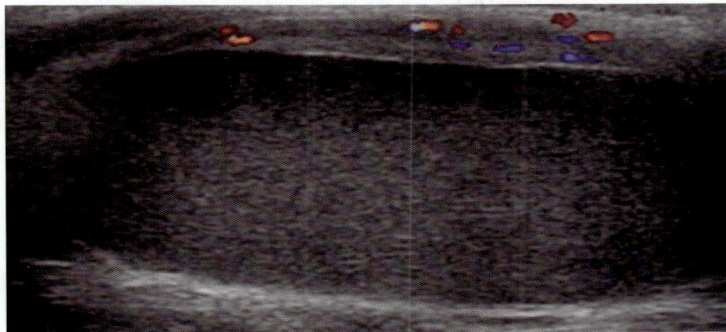

图 27 - 2　彩色多普勒超声检查:低回声椭圆形肿块,边界清楚,内无血管显像。

二、诊治经过

（1）初步诊断:右颈上部肿块（鳃裂囊肿可能）。

（2）治疗经过:主要采用手术切除治疗。患者收治住院后,行术前全麻常规检查,排除全麻手术绝对禁忌,并签署术前知情同意书后,在全麻下行"右颈部肿块切除术",术中注意保护面神经及副神经,行鳃裂囊肿切除术中,注意寻找囊肿的内瘘口,将囊肿,瘘管,内瘘口等一并切除（术中切不可遗漏这一关键步骤,囊肿切除不彻底或内瘘口未处理或处理不当,会导致囊肿复发）。切除肿块后,充分冲洗伤口,局部升压后止血,放置负压引流,伤口对位缝合（见图 27 - 3）。

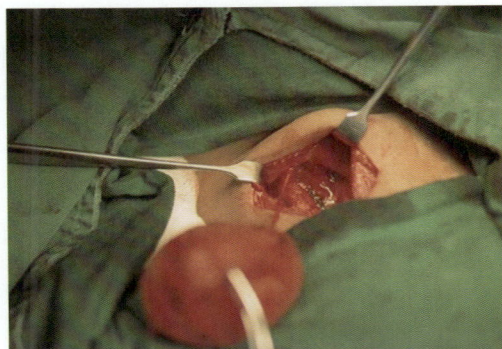

图 27 - 3　术中颈部鳃裂囊肿的内瘘管

三、病例分析

1. 病史特点或术前小结

1）鳃裂囊肿的来源

胚胎发育第 3 周时,头部两侧各有 5 对斜形突起,即为相互平行的鳃弓。鳃弓之间,外侧为凹进的沟形鳃裂所分离;内侧为凸起的咽囊。鳃裂囊肿多认为系由胚胎时期鳃裂残余组织所形成。

2）各个鳃裂来源的病变临床表现

（1）第 1 鳃裂囊肿表现为腮腺区及下颌角水平以上的肿块,肿瘤生长缓慢,表面光滑,界清,质软。囊肿感染破裂或先天形成的第 1 鳃裂瘘则表现为腮腺区或耳屏前,或耳垂后下方胸锁乳突肌前缘的瘘口,溢出豆渣样浓稠的分泌物,发生感染则形成瘘口溢脓,此时应与耳部炎症进行鉴别,通常检查鼓膜及鼓室正常。手术切开可见瘘管或囊肿和外耳道软骨相连。

（2）第 2 鳃裂囊肿是临床上最常见的鳃裂囊肿,多见于青壮年,通常位于胸锁乳突肌前缘和下颌角下缘之间,即舌骨的水平。生长缓慢,并发感染时增长迅速,扪囊肿质软,界限清楚,无搏动感,穿刺有棕色含胆固醇结晶的液体。第 2 鳃裂瘘外瘘口常位于胸锁乳突肌前缘中 1/3 处,一般有 3 种类型:①有外口而内口为盲端；②只有内口无外口，则于颈部皮肤处出现肿胀，切开后瘘口不愈合；③既有外口，又有内口。瘘道行走路线是由内口腭扁桃窝，越过舌咽神经，穿过颈动脉分叉经胸锁乳突肌前缘向下走行，穿过颈阔肌开口于颈部皮肤形成外瘘口。内口大时，液体食物可经内口外排。

（3）第3、4鳃裂囊肿极罕见，位于颈根部锁骨上区，内瘘口常位于梨状隐窝或食管入口处，处理极为困难，易与胸腺囊肿混淆。

2. 诊断与诊断依据

根据病史、临床表现、辅助影像检查，诊断一般不困难。

（1）患者20～50岁，中青年患者多见。第1鳃弓来源的鳃裂囊肿发病年龄可以更小。

（2）肿块位置与鳃裂来源有关，位于颈侧部。

（3）肿块缓慢增大，当局部鳃裂囊肿内有感染时，肿块可迅速增大，并有红、肿、热、痛等炎症表现，血常规检查显示白细胞计数增高，此时抗炎治疗有效。若囊肿反复感染等可形成鳃裂瘘。

（4）听诊：肿块无吹风样杂音，及扣诊无搏动感，与颈动脉体瘤相鉴别。

（5）若行穿刺检查，可见棕色，黄褐色，清亮或豆渣样浑浊的液体。

（6）增强MRI检查，可见颈部边界清楚，T_2像高信号肿块，B超或彩超检查见肿块内无血流信号。

（7）病理学上，90％以上的鳃裂囊壁内衬复层扁平上皮，可伴或不伴角化，部分囊肿可内衬假复层柱状上皮，纤维囊壁内含有大量淋巴样组织并形成淋巴滤泡。第1鳃裂囊肿的囊肿壁内缺乏淋巴样组织，与表皮样囊肿相似。另有一类发生于口腔内的、具有与腮裂囊肿相似组织学特点的囊肿，称为口腔淋巴上皮囊肿，要注意与之鉴别。这类囊肿发生于口腔内构成所谓Waldeyer环的淋巴组织内，与胚胎发育时内陷于这些区域的唾液腺上皮成分的增殖和囊性变有关。好发部位包括口底、舌、软腭等处。

3. 鉴别诊断

（1）颈动脉体瘤。

（2）颈部神经鞘膜瘤。

（3）颈部血管畸形。

（4）恶性转移性淋巴结。

（5）颈部淋巴结结核。

（6）甲状舌管囊肿。

（7）上侧叶甲状腺的结节。

四、处理方案及基本原则

处理总原则：手术切除是唯一的治疗方法。有继发感染者应先控制感染，待炎症消退后再手术。第1鳃裂囊肿包膜较厚，易于完整切除。术中应注意保护面神经，副神经等，与腮腺粘连或腮腺有慢性炎症时可行腮腺浅叶切除术。第2、3鳃裂瘘分离瘘道时要注意保护好颈动脉、舌下神经、迷走神经等重要结构。术中可用亚甲蓝（美蓝）示踪，将瘘管及其分支彻底切除，内瘘口要严密缝合，彻底封闭，以防止术后复发。

1. 手术原则

（1）1岁后择期手术：无感染细小的鳃裂囊肿和瘘管，因病变解剖复杂，需要行气管插管全身麻醉，故1岁后手术比较安全。

（2）感染者炎症消退后行根治手术：囊肿和瘘管继发感染者，因反复感染，可引起手术困难。故在应用抗生素等控制感染，炎症消退后2～3个月，尽早行根治术。

（3）有气道压迫症状者应先行囊肿减压，择期行根治术：因梨状窝窦囊肿或较大鳃裂囊肿引起呼吸道梗阻者,新生儿期应穿刺囊肿抽液减压或采用囊肿切开、皮肤袋状缝合术解除呼吸道梗阻,以后行根治术。年龄超过 3 个月者也可行囊肿和窦道切除术。

2. 手术基本方法(以第 2 鳃裂囊肿和瘘管手术为例)

(1)标记瘘管:经瘘孔或穿刺囊肿注入亚甲蓝液,如咽部染色,说明病变与腭扁桃体隐窝相通。手术时要切除内瘘口,若瘘口与周围黏连扁桃体组织严重,可连扁桃体一并予以切除,术后带鼻插管 1~2 d,注意术后呼吸道通畅。

(2)选择切口:在囊肿处作横切口或围绕瘘口作横梭形切口。瘘管短者经此切口可以彻底切除;如瘘管长,外口位于胸骨上窝附近,该处切口暴露颈内外动脉交叉困难时,应在下颌角下方另作一横切口,联合操作,才能完全切除瘘管。

(3)分离瘘管或囊肿:沿瘘管向上分离,在舌骨大角平面暴露颈内外动脉交叉,并以 0.5% 普鲁卡因封闭。瘘管在舌下神经上方,穿过颈内外动脉之间。在该处分离瘘管时,谨防损伤颈动静脉、舌下神经和迷走神经。

(4)扎切瘘管:在扁桃体隐窝外咽壁处结扎切断瘘管。

五、要点与讨论

(1)鳃裂囊肿、鳃裂瘘完整切除后预后较好。如手术不彻底,鳃裂瘘反复发作,甚至可以恶变(1%)。鳃裂癌需扩大手术范围。

(2)对于鳃裂囊肿,皮肤切口应大于囊肿的横径,剥离暴露囊肿后,如囊肿过大,可抽出部分囊液再行剥离;同时应注意保护颈内外、动脉、颈内静脉、面神经,副神经,迷走神经和舌下神经,对于感染或复发的囊肿,因常与颈鞘粘连,为防止复发在不影响功能的前提下,可切除部分颈鞘组织,但注意保护颈内动脉等重要组织结构。

(3)对鳃裂瘘,术前可行瘘管造影,了解瘘管的行经和有无分支,有无内口和内口的位置;术前一天用一定压力注入亚甲蓝(美蓝),使细小的分支瘘管充分染色,有利于辨认瘘管,达到既保护重要组织又彻底切除瘘管的目的,但该方法操作困难,注射压力,方向等均较难掌握,易导致术中术区视野内被该亚甲蓝液污染影响,现我国临床使用并不广泛,主要还是靠术者术中注意寻找囊肿内瘘口,切不可于囊肿深部盲目结扎,错误地将内瘘管遗漏。

(4)对第 1 鳃裂瘘,须剥离至耳软骨并切除与瘘管相连的部分;瘘管与面神经关系密切时,应解剖与之有关的分支或主干,彻底切除瘘管,必要时切除全部腮腺。

(5)第 2、3 鳃裂瘘,术中应保护重要的血管和神经,为彻底切除瘘管,在不影响功能的前提下可切除部分与瘘管粘连的组织。外瘘口位置低时,可选用平行于颈部皮纹的“二阶梯”或“三阶梯”式切口,以保证视野清晰,达到彻底切除瘘管减少复发的目的。

六、思考题

(1)各鳃裂囊肿(瘘)的内瘘口在哪个位置? 与鳃裂发育有哪些关系?
(2)发生于小儿的鳃裂囊肿如何进行治疗? 有哪些新进展?
(3)有没有双侧鳃裂囊肿的病例报道? 鳃裂囊肿是否有家族遗传可能?

七、推荐阅读文献

[1] Bajaj Y, Tweedie D, Ifeacho S, et al. Surgical technique for excision of first branchial cleft

anomalies：how we do it ［J］. Clin Otolaryngol，2011,36(4):371 - 374.

［2］ Bajaj Y，Ifeacho S，Tweedie D，et al. Branchial anomalies in children ［J］. Int J Pediatr Otorhinolaryngol，2011,75(8):1020 - 1023.

［3］ Kenealy JF，Torsiglieri AJ Jr，Tom LW. Branchial cleft anomalies：a five-year retrospective review ［J］. Trans Pa Acad Ophthalmol Otolaryngol，1990,42:1022 - 1025.

［4］ Guldfred LA，Philipsen BB，Siim C. Branchial cleft anomalies：accuracy of pre-operative diagnosis，clinical presentation and management ［J］. J Laryngol Otol，2012,126(6):598 - 604.

［5］ LaRiviere CA，Waldhausen JH. Congenital cervical cysts，sinuses，and fistulae in pediatric surgery ［J］. Surg Clin North Am，2012,92(3):583 - 597.

［6］ Work WP. Newer concepts of first branchial cleft defects. 1972 ［J］. Laryngoscope，2015, 125(3):520 - 532.

［7］ Gupta AK，Kumar S，Jain A. Bilateral first and second branchial cleft fistulas：a case report ［J］. Ear Nose Throat J，2008,87(5):291 - 293.

［8］ Mukherji SK，Fatterpekar G，Castillo M，et al. Imaging of congenital anomalies of the branchial apparatus ［J］. Neuroimaging Clin N Am，2000,10(1):75 - 93，viii.

［9］ Rosa PA，Hirsch DL，Dierks EJ. Congenital neck masses ［J］. Oral Maxillofac Surg Clin North Am，2008,20(3):339 - 352.

（马春跃）

颌骨囊性占位

一、病历资料

1. 主诉

发现右面部无痛性膨隆 2 月,肿痛 1 周。

2. 现病史

患者,男性,16 岁,2 月前发现右面部比对侧膨隆,不对称,无疼痛,呈渐进性增大,进展较缓慢,1 周前局部出现疼痛,于外院就诊,行抗炎治疗,略有好转。否认牙痛史,否认咀嚼硬物和外伤撞击等病史。

3. 既往史

2 年前,开始时有刷牙出血情况。有乙肝携带者病史;否认脂肪肝、肝硬化等状况;否认心脏病、糖尿病史,否认其他系统性疾病史。否认药物过敏史。否认吸烟饮酒史。

4. 临床检查

患者神清气平,表情自如,行动自主,对答切题。BP 130 mmHg/70 mmHg,P 73 次/min。面部比例欠协调,右面颊部以下颌角区为中心较对侧膨隆,表面皮肤无红肿,未见瘘管。头颈部浅表淋巴结无明显肿大。双侧下唇皮肤无麻木。张口度 3 指,张口型向下。右下 6 牙至升支区域可见颌骨膨隆,颊侧牙龈完整,无明显瘘管,触诊有"乒乓球样"感,少许触痛,触诊后颊侧牙龈有少许脓性渗出,右下 6 牙、7牙无松动,无叩痛,右下 8 牙未萌出。口内其余牙龈乳头有红肿,呈球状。其余黏膜未见明显异常。

5. 实验室检查

(1)血常规示:PLT $210×10^9/L$;WBC $15×10^9/L$。

(2)凝血功能:PT 11.6 s,APTT 34.2 s。

二、诊治经过

迅速判断患者整体情况,在确认无紧急全身状况的前提下进行后继病史询问、临床检查等程序。

1. 判断患者整体情况

(1)面色、神态、体态、步态:患者自主走入诊室。

(2)神智、沟通能力:患者神清,对答切题。

(3)R、P:患者气平,P 73 次/min。

(4)BP:130 mmHg/70 mmHg。

2. 围绕主诉有的放矢地询问病史

（1）膨隆发生时间：2月前发现。

（2）有无诱因：自我发现，否认外伤史。

（3）膨隆情况：初始无明显症状，进展较缓慢，1周有疼痛感。

（4）是否经过止血处理，采取了哪些措施，效果如何：附近医院就诊，予以抗炎治疗，有少许好转。

（5）既往有无类似发作，如有是如何处置的：无。

（6）全身状况：否认高血压、脑梗死、心脏病、肝病、糖尿病等疾病史。有乙肝携带者病史。

（7）用药情况：无。

（8）有无药物过敏史：否认药物过敏史。

（9）饮食习惯、烟酒嗜好、家族史等：无特殊饮食习惯，否认烟酒史，家族史无特殊。

3. 在了解病史的情况下进行相关临床检查

（1）面型，有无肿胀，有无外伤等：右面部以下颌角为中心有膨隆，无外伤史，无瘘管。

（2）重点检查病变附近牙齿、牙龈、黏膜状况：双侧下唇皮肤无麻木。张口度3指，张口型向下。右下6至升支区域可见颌骨膨隆，颊侧牙龈完整，无明显瘘管，触诊有"乒乓球样"感，少许触痛，触诊后颊侧牙龈有少许脓性渗出，右下6、7无松动，无叩痛，右下8未萌出。

（3）口内非病变部位的牙齿、牙龈、黏膜情况：口内其余牙龈乳头有红肿，呈球状。其余黏膜未见明显异常。

（4）必要时查看身体其他部位有无异常：眶距增宽，分叉肋，小脑镰钙化。

4. 形成初步诊断

结合主诉、现病史及临床检查可形成初步诊断为：

（1）右下颌骨囊性病变，牙源性角化囊性瘤？成釉细胞瘤？

（2）慢性龈缘炎。

5. 初步处理意见

（1）补充影像学检查和实验室检查。

（2）全身抗炎治疗。

6. 相关实验室检查

（1）血常规：WBC $15 \times 10^9/L$ [正常值：$(4 \sim 10) \times 10^9/L$]；PLT $210 \times 10^9/L$ [正常值：$(100 \sim 300) \times 10^9/L$]。

（2）凝血功能：PT 11.6 s（正常值：9.8～12.7 s）；APTT 34.2 s（正常值：22～36 s）。

7. 相关影像学检查

（1）全景片：右下6牙至升支乙状切迹下方可见到巨大的低密度影像，累及下颌骨骨皮质，界限清楚，内可见到骨分隔，右下6、7位于病变内，牙根吸收不明显，右下8位于右下7后方，倒置阻生。下牙槽神经管无增粗表现（见图28-1）。

（2）计算机断层扫描（CT）：右下颌骨体部、升支区域可见到低密度病变，界限清楚，颊侧骨皮质变薄，有少许破损，牙近舌侧骨皮质连续，病变主要沿下颌骨长轴生长。

（3）磁共振成像（MRI）检查：右下颌骨可见长 T_1 与长 T_2 信号，考虑为囊性病变。

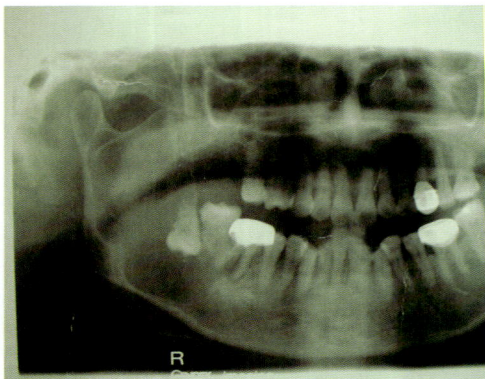

图28-1 患者的全景片影像

三、病例分析

1. 病史特点

（1）以面部膨隆为主诉，需要综合考虑，不仅要考虑面部软组织的病变，同时应注意下颌骨升支及角部病变可导致类似的临床变现。病因可有外伤性、感染性及肿瘤性病变几大类，需要仔细询问患者症状及疾病的发展变化，尽可能快速地对疾病进行归类，指导患者进行必要的后继检查，准确有效诊治。

（2）个体情况：患者为青少年患者，对于医疗知识关注较少，比较容易忽视异常情况的发生，如没有疼痛等症状，不愿意积极就医。而家长则比较焦虑，一旦就医后，就着急进行处理，因此应尽早对患者疾病进行初步诊断，进行相关治疗，帮助患者对疾病正确认识，消除家长的过度焦虑，了解常用的治疗手段。

（3）病史与检查：本案例中患者下颌骨膨隆 2 月，无外伤史，病变进展较缓慢，下唇无麻木，抗炎后有好转，提示为颌骨的良性病变，口内触诊有"乒乓球样"感，病变区域牙齿无松动，无叩痛，影像学检查，考虑为颌骨的良性肿瘤性囊性病变。

2. 诊断与诊断依据

（1）右下颌骨角化囊性瘤？ 成釉细胞瘤？（依据同上述分析）。

（2）慢性龈缘炎：龈乳头红肿，呈球状。

3. 鉴别诊断

（1）下颌骨含牙囊肿。

（2）下颌骨实性成釉细胞瘤。

（3）下颌骨骨纤维异常增殖症。

（4）下颌骨动静脉畸形。

（5）下颌骨中心性癌。

四、处理方案及基本原则

（1）全身抗炎治疗，降白细胞至基本正常水平。

（2）术前对右下 5～7 患牙进行牙髓活力测定。

（3）术中首先在口内进行病变冰冻活检，明确性质。

（4）良性的牙源性角化囊性瘤及壁型成釉细胞瘤，可考虑颌骨囊性病变的开窗减压治疗，开窗后制作塞治器，防止开窗口闭合，每天定时冲洗囊腔，按期复查，待病变缩小后行二期刮治术，最大限度地保存颌骨功能和自然牙。

五、要点与讨论

面部膨隆是口腔科患者常见的患者主诉，但很多其实是下颌骨区域的病变，通过触诊可以明确病变的中心部位，继而通过影像学检查可以发现颌骨区域的低密度影像。在此种情况下，应该对病变的性质进行判断，首先应鉴别肿瘤的良恶性。其次，结合病史及影像学表现得出临床诊断（见图 28 - 2）。其中，较为常见的囊性病变为牙源性角化囊性瘤与壁型成釉细胞瘤，可采用刮治术和开窗减压术为首选方案，目前已较少采用下颌骨节段性切除术。对于较小的病变可采用颌骨病变刮治术，但病变一旦累及下颌骨下缘皮质，刮治后可产生病理性骨折，或病变累及多个患牙，刮治手术需要拔除多个功能牙或使活

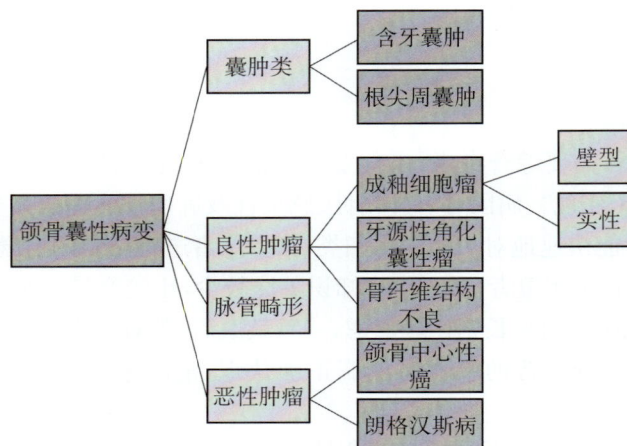

图 28 - 2　常见颌骨囊性病变

髓牙失活情况下,应考虑采用开窗减压术。

六、思考题

(1) 对于颌骨的良性囊性病变常见的诊疗方式有哪些? 如何选择?

(2) 请分析实性成釉细胞瘤的治疗方式及重建手段的优缺点? 有什么手段可以帮助功能性重建?

七、推荐阅读文献

[1] 张志愿. 口腔颌面外科学[M]. 7 版. 北京:人民卫生出版社,2012,230 - 289.

[2] 张陈平. 下颌骨疾患的功能性外科[J]. 北京口腔医学,2005,13(2):69 - 72.

[3] 胡永杰,李思毅,徐立群,等. 减压术治疗下颌骨大型牙源性角化囊肿的临床研究[J]. 中国口腔颌面外科杂志,2005,3(4):299 - 302.

(杨　溪)

腮腺多形性腺瘤

一、病历资料

1. 主诉

右耳垂下无痛性肿物 3 月。

2. 现病史

患者,男性,30 岁,3 月前发现右耳垂下方肿物,无痛,鸽蛋大小,体积无明显变化,于当地医院就诊,行 B 超检查,建议手术,未经治疗,为求进一步治疗转我院,门诊以"右腮腺占位,多形性腺瘤可能"收治入院。

患者近来精神可,睡眠佳,胃纳可,二便正常,体重无明显变化。

3. 既往史

否认心脏病、高血压、糖尿病史;否认其他系统性疾病史。否认手术史及输血史。否认药物过敏史。否认嗜烟、嗜酒史。否认家族史。

4. 临床检查

患者神清气平,对答切题。BP 120 mmHg/80 mmHg,P 82 次/min,R 19 次/min。右侧腮腺下极隆起,表面皮肤色正常,扪及 2.5 cm×2 cm×2 cm 肿物,表面光滑,质地中等,边界清,基底部与腮腺组织部分粘连,活动较差,无触压痛,双侧额纹、鼻唇沟对称,右眼闭合正常,口角无偏斜,鼓气不漏;张口度正常,张口型"↓",牙列 17～27、38～48,中线齐,双侧后牙咬合关系正常,口腔卫生可,双侧腮腺导管口无红肿,挤压见少许清亮液体流出,舌运动正常,黏膜无破溃,口内余黏膜未见明显异常;右颌下扪及直径 1 cm 淋巴结一枚,呈椭球形,表面光滑,质地中等,活动正常,无触痛,余颈部未扪及明显肿大淋巴结。

5. 实验室检查

(1) B 超检查:右侧腮腺实性占位。

(2) CT 增强扫描:右侧腮腺下极中等密度影,增强后轻度强化,边界清楚。

(3) 血常规、尿常规、粪常规、凝血机制、肝肾功能、胸片、心电图检查基本正常。

二、诊治经过

1. 围绕主诉有的放矢地询问病史

(1) 肿物病程特点:患者 3 月前发现右耳垂下方肿物,无痛,鸽蛋大小,体积无明显变化。

(2) 是否经过治疗,采取了哪些措施,效果如何? 当地医院就诊,行 B 超检查,建议手术,未经治疗。

（3）全身状况，有无高血压、脑梗死、心脏病、肝病、糖尿病等疾病史：否认心脏病、高血压、糖尿病史，否认其他系统性疾病史。

（4）有无药物过敏史：否认药物过敏史。

（5）饮食习惯、烟酒嗜好、家族史等：否认嗜烟、嗜酒史。否认家族史。否认手术史及输血史。

2. 在了解病史的情况下进行相关临床检查

（1）肿物特点：右侧腮腺下极隆起，表面皮肤色正常，扪及 2.5 cm×2 cm×2 cm 肿物，表面光滑，质地中等，边界清，基底部与腮腺组织部分粘连，活动较差，无触压痛。

（2）周围组织、器官功能：双侧额纹、鼻唇沟对称，右眼闭合正常，口角无偏斜，鼓气不漏；双侧腮腺导管口无红肿，挤压见少许清亮液体流出。

（3）其他体征：舌运动正常，黏膜无破溃，口内余黏膜未见明显异常；右颌下扪及直径 1 cm 淋巴结 1 枚，椭球形，表面光滑，质地中等，活动正常，无触痛，余颈部未扪及明显肿大淋巴结。

3. 形成初步诊断

结合主诉、现病史、临床检查及辅助检查可形成初步诊断为：右侧腮腺占位：多形性腺瘤可能。

4. 围手术期处理

（1）完善相关辅助检查，排除手术禁忌。

（2）制订手术方案：右腮腺肿物及浅叶切除术＋面神经解剖术。

（3）与患者及家属谈话，交待病情，介绍手术方案及可能发生并发症。

（4）术区备皮，术前禁食水。

（5）按既定手术方案施行，术中肿物送检，冷冻病理提示：多形性腺瘤（见图 29-1～图 29-3）。

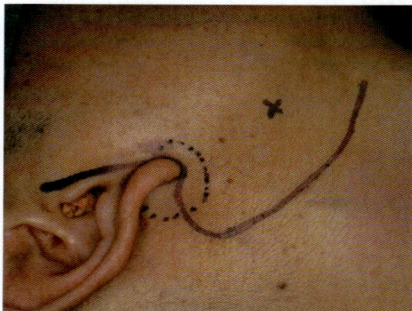

图 29-1　腮腺肿物手术切口设计　　图 29-2　腮腺浅叶腺体、肿物及面神经解剖关系　　图 29-3　腮腺肿物大体标本剖面

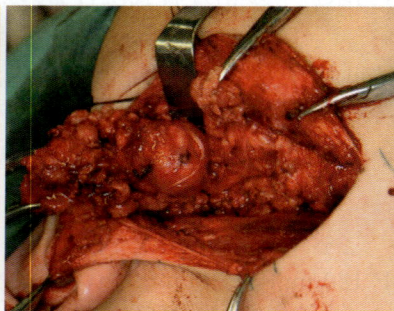

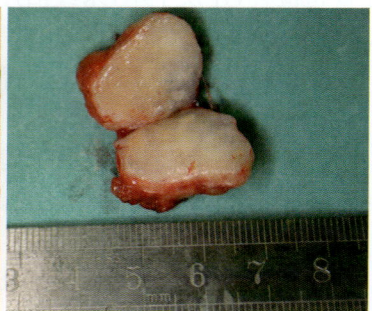

（6）术后清淡饮食，术区加压包扎，给予营养神经治疗；伤口清洁，拔除负压引流，拆线。

三、病例分析

1. 病史特点

（1）以右耳垂下肿物为主诉，肿物来源多样，可能为炎症，腺源性、发育性、神经源性肿瘤或者转移性淋巴结，因此接诊此类疾病患者时，询问病史及临床检查需明确肿物性质，是感染引起，还是肿瘤，若是肿瘤则要判断是良性还是恶性，给予针对性辅助检查，重视病理学检查，制订恰当的治疗方案。

（2）病史与检查：本案例中患者为年轻男性，肿物病程 3 月，偶然发现，无痛，口内腮腺导管口无红肿，无牙痛史，患者否认肝炎、结核等传染病史，基本可以排除感染；生长速度缓慢，无痛，且无面瘫、张口受限等功能障碍，首先考虑良性肿瘤可能性大；肿物质地中等，边界清，与腮腺组织部分粘连，皮肤及外耳道无瘘口，可以排除鳃裂囊肿等发育源性肿瘤；结合 B 超及头颈部增强 CT 检查，可以初步判断肿物为腺源性良性肿瘤。

2. 诊断与诊断依据

（1）现病史：患者 3 月前发现右耳垂下方肿物，无痛，鸽蛋大小，体积无明显变化，于当地医院就诊，行 B 超检查，建议手术，未经治疗。

（2）专科检查：右侧腮腺下极隆起，表面皮肤色正常，扪及 2.5 cm×2 cm×2 cm 肿物，表面光滑，质地中等，边界清，基底与腮腺组织部分粘连，活动较差，无触压痛，双侧额纹、鼻唇沟对称，右眼闭合正常，口角无偏斜，鼓气不漏；张口度正常，张口型"↓"，牙列 17～27、38～48，中线齐，双侧后牙咬合关系正常，口腔卫生可，双侧腮腺导管口无红肿，挤压见少许清亮液体流出，舌运动正常，黏膜无破溃，口内余黏膜未见明显异常；右颌下扪及直径 1 cm 淋巴结 1 枚，椭球形，表面光滑，质地中等，活动正常，无触痛，余颈部未扪及明显肿大淋巴结。

（3）B 超检查：右侧腮腺实性占位；CT（增强）扫描：右侧腮腺下极中等密度影，增强后轻度强化，边界清楚。

3. 鉴别诊断

（1）沃辛瘤。

（2）黏液表皮样癌。

（3）腺样囊性癌。

（4）结核。

四、处理方案及基本原则

（1）完善全身麻醉相关辅助检查，排除手术麻醉禁忌证。

（2）手术方案制订：腮腺浅叶良性肿瘤，原则上应保留面神经，连同肿物切除浅叶腺体；根据术中冷冻病理，明确是否需扩大切除。

（3）手术操作要点：沿耳屏前-颌后设计 S 形切口，伤口隐蔽；在腮腺筋膜深面翻瓣，或者植入生物膜，预防味觉出汗综合征；解剖并保留耳大神经耳垂支，防止耳垂麻木及冬季冻伤；术中严密结扎腮腺腺体断端，防止涎瘘；组织缺损较大，可转移周围组织瓣如胸锁乳突肌瓣充填，消灭死腔，改善外形。

（4）术后护理：营养神经药物应用；清淡饮食，减少唾液分泌，术区加压包扎；眼膏、滴眼剂及眼罩保护角膜。

五、要点与讨论

腮腺区是口腔颌面颈部中肿瘤高发部位，发病部位看似表浅，但在少数情况下可能是深部肿瘤向解剖薄弱部位生长所致，且腮腺区组织发育过程中涉及多个胚层，病理上来源多样，若不加以仔细鉴别诊断，可能会贻误病情，导致更加严重的后果。因此，以腮腺区肿物为主诉就诊，应注重病因分析，以下罗列了相关致病因素，在询问病史、临床检查、实验室检查过程中均应予以全面考虑，避免疏漏。

（1）感染性疾病：慢性复发性腮腺炎、急性化脓性腮腺炎、结核、腮腺咬肌间隙感染等。

（2）免疫相关疾病：干燥综合征、Ig4 相关疾病。

（3）上皮源性肿瘤：多形性腺瘤、沃辛瘤、基底细胞腺瘤、黏液表皮样癌、腺样囊性癌、腺泡细胞癌、恶性混合瘤、鳞状细胞癌等。

（4）间叶源性肿瘤：神经鞘瘤、骨肉瘤、软骨肉瘤等。

（5）转移性肿瘤：睑板腺癌淋巴转移、鼻咽癌（NPC）淋巴转移等。

（6）其他：鳃裂囊肿、脉管畸形、皮脂腺囊肿、脂肪瘤、淋巴瘤。

六、思考题

（1）如何对腮腺常见腺源性良性、恶性肿瘤进行鉴别诊断？

（2）简述腮腺腺源性良性、恶性肿瘤手术原则。

七、推荐阅读文献

［1］张志愿.口腔颌面肿瘤学［M］.济南：山东科学技术出版社.

［2］Tian Z，Li L，Wang L，et al. Salivary gland neoplasms in oral and maxillofacial regions：a 23-year retrospective study of 6982 cases in an eastern Chinese population［J］. Int J Oral Maxillofac Surg，2010，39（3）：235－242.

［3］邱蔚六.口腔颌面-头颈肿瘤学［M］.北京：人民卫生出版社.

（刘胜文）

舌缘肿物

一、病历资料

1. 主诉

发现左舌缘肿物渐增大伴疼痛 5 月。

2. 现病史

患者，男性，66 岁，5 月前发现左侧舌缘肿物伴破溃，于外院就诊，行抗炎治疗，无明显效果。5 月来肿物呈渐进性增大，局部出现疼痛，但无麻木及舌活动受限。否认鱼刺、鸡骨刺伤、烫伤等病史。

3. 既往史

有乙肝携带者病史；否认脂肪肝、肝硬化等病史；否认心脏病、糖尿病史，否认其他系统性疾病史。否认药物过敏史。否认吸烟饮酒史。

4. 临床检查

患者神清气平，表情自如，行动自主，对答切题。BP 150 mmHg/90 mmHg，P 73 次/min。

面部比例协调，发育对称，颌骨无膨隆，口唇无畸形。张口度 3 指，张口型向下。头颈部未及明显肿大的淋巴结。口内恒牙列，左下后牙舌侧牙尖锐利，相应左舌缘及约 3 cm×3 cm 大小的菜花状肿块，表面黏膜破溃，质硬、轻压痛，触之易出血，基底有浸润，口底未累及。舌无麻木，伸舌居中，舌运动不受限。

5. 实验室检查

（1）血常规：PLT $210×10^9$/L；WBC $7.5×10^9$/L。

（2）凝血功能：PT 11.6 s；APTT 34.2 s。

二、诊治经过

迅速判断患者整体情况，在确认无紧急全身状况的前提下进行后继病史询问、临床检查等程序。

1. 判断患者整体情况

（1）面色、神态、体态、步态：患者自主走入诊室。

（2）神智，沟通能力：患者神清，对答切题。

（3）R，P：患者气平，P 73 次/min。

（4）BP：150 mmHg/90 mmHg。

2. 围绕主诉有的放矢地询问病史

（1）肿块发生时间：5月前发现。

（2）有无诱因：否认鱼刺、鸡骨刺伤、烫伤等病史。

（3）肿块情况：呈渐进性增大，局部出现疼痛，但无麻木及舌活动受限。

（4）是否经过处理，采取了哪些措施，效果如何：附近医院就诊，予以抗炎治疗，无明显好转。

（5）既往有无类似发作，如有是如何处置的：无。

（6）全身状况，有无高血压、脑梗死、心脏病、肝病、糖尿病等疾病史：有乙肝携带病史，其余均否认。

（7）用药情况：无。

（8）有无药物过敏史：否认药物过敏史。

（9）饮食习惯、烟酒嗜好、家族史等：无特殊，否认烟酒史，家族史无特殊。

3. 在了解病史的情况下进行相关临床检查

（1）面型，有无肿胀，有无外伤等：无。

（2）重点检查病变状况：左舌缘及约 3 cm×3 cm 大小的菜花状肿块，表面黏膜破溃，质硬、轻压痛，触之易出血，基底有浸润，舌无麻木，伸舌居中，舌运动不受限。

（3）口内病变部位的牙齿情况：左下后牙舌侧牙尖锐利。

（4）必要时查看身体其他部位有无异常：无。

4. 形成初步诊断

结合主诉、现病史及临床检查可形成初步诊断为：

左舌缘占位，鳞状细胞癌（cT2N0M0）？

5. 初步处理意见

（1）补充影像学检查和实验室检查。

（2）切取组织活检。

6. 相关实验室检查

（1）血常规：WBC $7.5×10^9/L$［正常值：$(4～10)×10^9/L$］；PLT $210×10^9/L$［正常值：$(100～300)×10^9/L$］。

（2）凝血功能：PT 11.6 s（正常值：9.8～12.7s）；APTT 34.2 s（正常值：22～36 s）。

7. 相关影像学检查

（1）颈部 B 超检查：双侧颈部淋巴结炎。

（2）磁共振成像检查（Magnetic resonance imaging，MRI）：左舌缘占位，边界不规则，增强后有强化，考虑为恶性肿瘤。颈部未见明显转移淋巴结。

三、病例分析

1. 病史特点

（1）以舌缘肿块为主诉，否认鱼刺、鸡骨刺伤、烫伤等病史。需要仔细询问患者症状及疾病的发展变化，尽可能快速对疾病进行归类，指导患者进行必要的后继检查，准确有效地诊治。

（2）个体情况：患者为老年患者，比较容易忽视异常情况的发生，如没有疼痛等症状，不愿意积极就医。因此，应尽早对患者疾病进行初步诊断，进行相关治疗，帮助患者对疾病正确认识，了解常用的治疗手段。

（3）病史与检查：本案例中患者舌缘肿块发现 5月，无鱼刺、鸡骨刺伤、烫伤等病史，抗炎无明显效果，可初步排除创伤性溃疡，口内触诊舌缘及约 3 cm×3 cm 大小的菜花状肿块，表面黏膜破溃，质硬、轻压痛,触之易出血,基底有浸润,结合影像学检查,考虑为舌的恶性肿瘤。

2. 诊断与诊断依据

左舌缘占位,鳞状细胞癌(cT2N0M0)?(依据如上述分析)。

3. 鉴别诊断

(1)创伤性溃疡。

(2)炎性肉芽肿。

(3)乳头状瘤。

(4)腺源性良性肿瘤。

四、处理方案及基本原则

(1)术前对肿块行切取活检,明确病变性质。

(2)术前请相关科室对左下后牙舌侧锐利牙尖调磨。

(3)摄胸片或胸部 CT 扫描排除肺部转移。

(4)术前谈话:向患者及家属介绍疾病诊断、治疗方案、围手术期并发症及注意事项、术后辅助治疗及随访要求。

(5)原发灶为 T_2,行局部扩大切除后可考虑转移区域组织瓣如胸锁乳突肌肌皮瓣修复。

(6)术前临床及影像学检查未发现淋巴结转移,可考虑行肩胛舌骨上淋巴清扫。

五、要点与讨论

舌缘肿块是口腔科老年患者常见的患者主诉,应该对病变的性质进行判断,首先注意与创伤性溃疡及异物刺激导致的炎性肉芽肿鉴别。其次,在排除上述病变而考虑为肿瘤时,应鉴别肿瘤的良恶性。对于恶性肿瘤,应行病变切取活检,并结合临床检查及影像学评价、颈部淋巴结状况进行肿瘤的临床分期,选择合适的治疗方案(见图 30-1)。对于 T_1 的肿瘤,扩大切除后的缺损可以直接拉拢缝合或转移邻近舌组织瓣修复,颈部可以进行观察,待出现转移后再行治疗性颈清。T_2 以上的肿瘤应根据颈部淋巴结状况行选择性或治疗性颈清,原发灶切除后的缺损不超过 1/3 者可考虑行区域组织瓣如胸锁乳突肌肌皮瓣、舌骨下肌皮瓣修复,超过 1/3 至半舌者,可考虑行前臂皮瓣、上臂外侧皮瓣等薄层组织瓣修复,半舌以上的缺损可考虑行股前外侧皮瓣、胸大肌肌皮瓣等组织量较大的皮瓣修复。

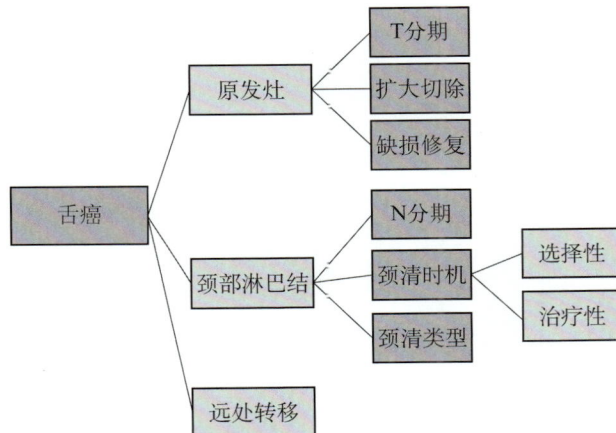

图 30-1 舌癌治疗模式

六、思考题

（1）舌癌的 TNM 分类？

（2）对于舌癌术后缺损的修复方式有哪些？如何选择？

七、推荐阅读文献

［1］张志愿. 口腔颌面外科学［M］. 7 版, 北京：人民卫生出版社, 2012：324 - 339.

［2］孙坚. 口腔颌面-头颈部功能性重建［M］. 南京：江苏科学技术出版社, 2012：84 - 120.

（沈　毅）

骨肉瘤

一、病历资料

1. 主诉

左侧下颌骨肿物伴疼痛 7 个月。

2. 现病史

患者,男性,32 岁,2011 年 6 月因左下牙龈肿物于外地医院行"左下牙龈肿物刮治术＋右侧下颌骨部分切除术",术后病理诊断:左下颌骨软骨黏液样纤维瘤。2012 年 5 月患者发觉术区再次出现肿物并伴有自发疼痛,于另一外地医院就诊,结合既往病理切片复片后诊断:右侧下颌骨内生性软骨瘤病术后复发可能。2012 年 10 月于我院口腔颌面头颈肿瘤科就诊,结合既往病理切片后诊断:右侧下颌骨软骨母细胞型骨肉瘤术后复发可能。2012 年 11 月于我院化疗科行诱导化疗(MAID 方案)1 个疗程。2012 年 12 月于我院口腔颌面头颈肿瘤科复诊,门诊拟"右侧下颌骨软骨母细胞型骨肉瘤术后复发"收治入院。患者此次发病以来,精神状况差,睡眠质量可,体重减轻 5 kg。

3. 既往史

否认家族史,药物过敏史。外伤手术史见现病史。

4. 口腔颌面外科专科检查

右侧下颌骨可及一肿物,大小约 3 cm×4 cm,质硬,前界为右侧口角,后界为右侧咬肌前缘,上界为颊部中分,下界为颌下区,肿物表面皮肤红肿破溃,无活动性(见图 31 - 1);右侧颌上区皮肤及右侧下唇感觉较对侧迟钝;双侧颌下区及颈部未及肿大淋巴结。张口度、张口型未见异常。34～37 之间可见陈旧性手术瘢痕,口内黏膜未见异常、破溃。伸舌居中,活动自如。

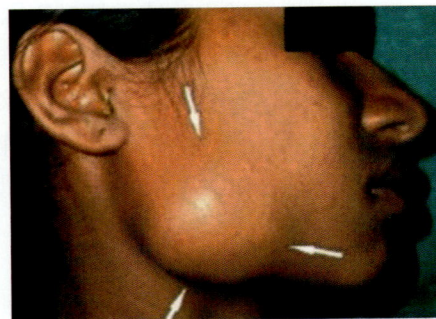

图 31 - 1 右下颌骨肿物

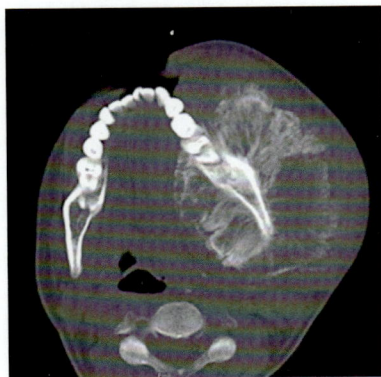

图 31 - 2 颌面部增强 CT 扫描

5. 实验室及影像学检查或特殊检查

2012.10 我院颌面部增强 CT 检查示:右侧下颌骨体部恶性占位可能,周围可见明显虫蚀样骨质破坏(见图 31 - 2)。

2012.10 我院病理科复片示:右侧下颌骨软骨母细胞型骨肉瘤。

2012.10 我院发射型计算机断层摄影（ECT）检查示：右侧下颌骨体部荧光脱氧葡糖（FDG）高浓聚，考虑恶性病变。

二、诊治经过

患者入院后完善相关检查，排除手术禁忌，于 2012.12.31 全麻下行"右侧下颌骨截断性切除术＋腓骨肌皮瓣修复术＋气管切开术"。患者术后恢复状况良好。

三、病例分析

1. 病史特点或术前小结

（1）病史询问。注重问诊技巧和病史资料的真实、系统及全面。对于主诉的问诊，需要遵循 FLODAR 原则：

① 频率：肿物是否有消长史？

② 发生时间：什么时候开始出现肿物？

③ 位置：哪里出现肿物？

④ 持续时间：肿物出现多长时间？

⑤ 伴随因素：是否伴有同侧皮肤感觉异常？

⑥ 缓解因素：抗炎治疗后肿物是否缩小？

⑦ 程度或性质：肿物区疼痛评分打几分？是自发痛还是触痛？

（2）除全身情况上述重要的 7 点主诉询问，同样要询问患者的诱因、就诊经过和全身情况。该名患者既往有右侧下颌骨牙龈肿物治疗史，应当要求患者回当地医院借阅病理切片，于我院病理科复片，以明确诊断。

2. 诊断与诊断依据

（1）右侧下颌骨肿物，质硬：骨源性肿瘤可能。

（2）既往有同一区域的骨源性肿瘤病史：肿瘤复发可能。

（3）主诉区域皮肤感觉较对侧麻木：肿瘤侵犯神经，恶性可能。

（4）颌面部增强 CT 检查示：右侧下颌骨体部恶性占位可能，周围可见明显虫蚀样骨质破坏。ECT 检查示：右侧下颌骨体部 FDG 高浓聚，考虑恶性病变。

（5）病理科复片示：右侧下颌骨软骨母细胞型骨肉瘤。

（6）既往手术为刮治术：肿瘤不彻底术后复发。基于以上几点分析：初步诊断为右侧下颌骨骨肉瘤术后复发。

3. 鉴别诊断

（1）颌骨骨髓炎：多继发于牙源性感染或放疗后，口内及颌面部皮肤多数有瘘管，长期溢脓，常能排出碎小死骨片，严重者可并发病理性骨折，X 线片显示骨质破坏、吸收与增生现象同时存在。

（2）成釉细胞瘤：颌骨呈膨胀性缓慢生长，X 线片显示颌骨膨胀，多房性阴影，多见房室大小不等，边缘呈切迹状；牙根锯齿样吸收。

（3）骨化性纤维瘤：大多数在儿童期即已发病，X 线片示骨质膨胀，骨小梁正常结构消失，同时伴有密度减低阴影与不同程度的钙化，使有的呈毛玻璃状；有的呈棉絮状；

（4）颌骨中心性癌：常早期出现下唇麻木、疼痛病史，以后出现肿物。局部有骨性膨胀，黏膜或皮肤溃疡；X 线片和 CT 扫描示骨质呈中心性不规则破坏吸收。

四、处理方案及基本原则

（1）骨肉瘤具有较高的远处转移率、较低的淋巴结转移率；为此，需要将骨肉瘤作为一种全身性疾病予以治疗，而不仅仅是局限于骀面部；手术为主的多学科综合序列治疗是骨肉瘤较为推荐的治疗模式。建议优先完成 PET - CT 或 ECT 检查，以明确肿瘤的全身情况（是否存在远处转移/跳跃性转移灶），再制订后续治疗方案。

（2）若肿瘤未发生远处转移，则建议先行手术，再行术后放化疗。

（3）若肿瘤发生远处转移，则建议先行放、化疗，暂缓手术。

（4）部分患者可术前接受新辅助化疗。

（5）曾于外院接受手术治疗的患者，需调阅既往病理切片交由我院病理科复片以明确诊断。

五、要点与讨论

1. 骀面部骨肉瘤的疾病与治疗特点

骀面部骨肉瘤淋巴结转移概率较低，所以手术时仅仅对于明确颈淋淋巴转移的患者进行同期颈部淋巴结清扫，否则无须进行同期淋巴结清扫。其血循转移概率较高，远处转移常见器官为：肺、肝脏、骨骼。手术前后的新辅助、辅助化疗对于预防肿瘤的远处转移效果明显。骨肉瘤对于放疗反应较为迟钝，放疗效果有限。

2. 相关辅助检查的意义

骀面部 CT 或者 MRI 扫描：可以明确肿瘤累及部位，以及病变周围软、硬组织情况。

胸部 CT 扫描：骨肉瘤具有较高的血循转移概率，胸部 CT 扫描可以明确是否存在肺部转移。

PET - CT/ECT 检查：可以明确患者全身情况，包括病灶数量与范围、是否存在远处转移。

六、思考题

（1）通过本案例的分析你对骀面部骨肉瘤病例分析的过程与规范有何体会？

（2）通过本案例的分析你对骀面部骨肉瘤的认识有哪几方面的提高？

（3）通过本案例的分析你对骀面部骨肉瘤的辅助检查有什么认识，何种治疗模式最为推荐？

七、推荐阅读文献

［1］Berry M，Mankin H，Gebhardt M，et al. Osteoblastoma：A 30-year study of 99 cases［J］. Journal of surgical oncology，2008，98(3)：179 - 183.

［2］Samraj L，Kaliamoorthy S，Venkatapathy R，et al. Osteosarcoma of the mandible：A case report with an early radiographic manifestation［J］. Imaging science in dentistry，2014，44(1)：85 - 88.

［3］Longhi A，Errani C，De Paolis M，et al. Primary bone osteosarcoma in the pediatric age：state of the art［J］. Cancer treatment reviews，2006，32(6)：423 - 436.

［4］Huvos AG. Bone tumors：diagnosis，treatment，and prognosis［M］. WB Saunders Company，1991.

［5］Haddox CL，Han G，Anijar L，et al. Osteosarcoma in pediatric patients and young adults：a single institution retrospective review of presentation，therapy，and outcome［J］. Sarcoma

2014,2014.

［6］ Bjφrnland K，Flatmark K，Pettersen S，et al. Matrix metalloproteinases participate in osteosarcoma invasion ［J］. Journal of Surgical Research 2005,127(2):151－156.

（曹　巍）

一、病历资料

1. 主诉

出生即有左上唇部裂开至今5月。

2. 现病史

患者,男性,5月,出生时即被发现左上唇红及皮肤裂开至鼻腔,伴有牙槽及腭部的裂开至今5个月(见图32-1)。5个月来,裂隙随生长发育逐渐增宽,喂食偶有呛咳,可从鼻腔溢出,遂于我院就诊,家属要求矫治唇部畸形,本次门诊拟"左侧完全性唇裂"收治入院。追问病史,否认先天性心脏病等其他系统疾病史,否认家族遗传病史。

患者入院来,神清,精神可,胃纳可,夜眠可,两便正常,体重无减轻。

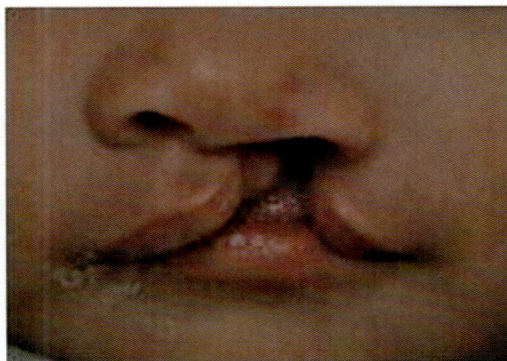

图32-1 单侧完全性唇裂

3. 既往史

平素健康状态良好;无其他先天性系统疾病史;无传染病史;无手术外伤史;无输血史;无药物过敏史;已预防接种。

4. 家族史

父母健在,无兄弟姐妹,无家族同样疾病史。患儿足月顺产,母亲孕期营养较好,无药物服用史,无烟酒史,无疫病接触史,曾有孕期前3月上呼吸道感染史。

5. 体格检查

T 36.5℃, P 118次/min, R 23次/min, BP 112 mmHg/65 mmHg。

患儿发育正常,营养良好,唇裂面容,表情正常,体位自主,神志清醒,检查配合,皮肤黏膜色泽正常,无皮疹及皮下出血,毛发分布均匀,全身浅表淋巴结无肿大;口鼻区详见专科检查,其他各个系统检查无明显异常。

6. 专科检查

可见左上唇红及皮肤完全裂开至鼻底,左侧唇峰上翘明显,较右侧相差约5 mm,双侧唇高不一致,左侧人中嵴不明显,左上唇红缘处裂隙宽度约10 mm,左鼻底处裂隙宽度约8 mm,左侧鼻翼塌陷明显,鼻小柱右偏,左鼻孔宽约12 mm,右鼻孔宽约5 mm。口内可见裂隙相对应的牙槽骨至腭垂完全裂开,裂隙偏左,裂隙右侧可见犁骨,软硬腭交界处裂隙宽度约13 mm,软腭肌层发育一般,未见双侧扁桃体及腺样体明显红肿。

7. 辅助检查

（1）血常规：WBC $8.91×10^9$/L，RBC $4.43×10^{12}$/L，Hb 116 g/L，PCV 0.362，PLT $347×10^9$/L。

（2）凝血功能：PT（凝血酶原时间）11.3 s，APTT（活化部分凝血酶时间）34.7 s。

（3）胸片：未见明显异常。

8. 临床诊断

1）主要诊断

左侧完全性唇裂。

2）次要诊断

（1）左侧完全性腭裂。

（2）左侧牙槽突裂。

二、诊治经过

1. 全身检查

（1）体重：7 kg。

（2）发育及营养状况：发育良好，肌张力正常，无营养不良、消瘦、贫血、佝偻病等。

（3）心肺情况：心律较齐，无心脏杂音；无呼吸急促，无异常呼吸音。

（4）其他疾病：体温正常，无上呼吸道感染、腹泻等急性感染性疾病。

2. 局部检查

（1）术区上唇皮肤状况：无湿疹、奶癣、疖疮其他皮肤疾病。

（2）唇红黏膜状况：无溃疡、糜烂、鹅口疮等黏膜疾病。

3. 相关实验室检查

（1）血常规：WBC $8.91×10^9$/L，RBC $4.43×10^{12}$/L，Hb 116 g/L，PCV 0.362，PLT $347×10^9$/L。

（2）凝血功能：PT 11.3 s，APTT 34.7 s。

（3）胸片检查：未见明显异常。

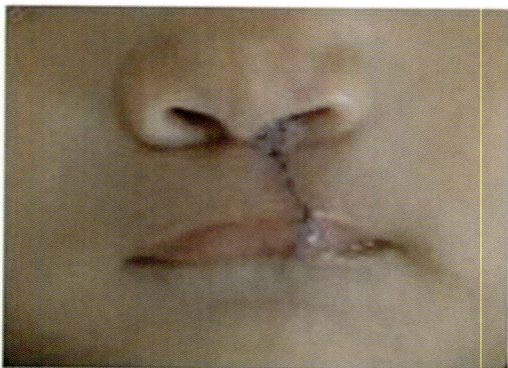

图 32-2 单侧完全性唇裂术后

4. 麻醉及手术

全身、局部及相关实验室检查排除手术禁忌后，在气管插管全身麻醉下，行唇裂修复术（见图 32-2）。

5. 术后护理

（1）术后患儿全麻未完全清醒前，平卧，头偏一侧，以免误吸。

（2）全麻拔管清醒后 4 h，用滴管或小汤匙给予少量流质。

（3）术后唇部伤口敷料包扎，次日去除敷料，暴露伤口，用生理盐水或 3% 的硼酸酒精清洗干净，并保持干燥。

（4）术后按婴幼儿剂量给予口服抗生素预防感染。

（5）告知家属加强护理，防止患儿唇部碰撞，约束患儿双手活动，以免损伤或污染伤口。

（6）术后 7 d，患儿生命体征平稳，全身状况良好，唇部伤口愈合良好，予氯胺酮基础麻醉下拆线。

（7）出院告知拆线 1 周后可进行局部瘢痕按摩，1 月内尽量避免吮吸喂养。

三、病例分析

1. 病史特点

（1）本病例患儿家属要求修复唇部畸形就诊，主诉为"出生即有左上唇部裂开至今 5 月"。通过病史和临床检查，可以发现患儿同时存在左侧的唇裂、腭裂及牙槽突裂，诊断较为明确。

（2）先天性的唇腭裂通常分为非综合征型唇腭裂（nonsyndromic cleft lip and/or cleft palate，NSCL/P）和综合征型唇腭裂（syndromic cleft lip and/or cleft palate，SCL/P），有一部分唇腭裂患儿出生会伴有其他系统的疾病，比如神经系统、心血管系统等疾病；因此询问病史时，必须详细向家属了解患儿是否存在先天性其他系统疾病史，以评估本次手术的风险。如存在其他系统疾病会提高手术的风险，则先治疗其他疾病。本例患儿出生未伴有其他系统疾病，属于非综合征型唇腭裂。

（3）先天性唇腭裂发病因素主要有遗传因素和环境因素，因此需要了解患者的家族史、母亲孕期的疾病史和接触史，以此来判定可能的发病原因。本例患儿无家族同样病史，而母亲孕早期曾有上呼吸道感染史，病毒感染可能是造成胎儿唇腭裂形成的原因。

（4）对于唇腭裂患儿来说，需要全面检查全身情况、局部条件及实验室检查，以排除手术禁忌，尤其是专科检查必须仔细，有助于手术的设计及手术难点的评估。本例患儿唇裂的裂隙相对较宽，术中需要充分减张；两侧唇高相差较多。因此，降唇高也是手术的关键之一。

2. 诊断与诊断依据

1）主要诊断

左侧完全性唇裂。

2）次要诊断

（1）左侧完全性腭裂。

（2）左侧牙槽突裂。

3）诊断依据

根据主诉、现病史及专科检查。

3. 鉴别诊断

（1）单侧不完全性唇裂：上唇部分裂开，但未达到鼻底（见图 32-3）。

（2）单侧唇隐裂：皮肤和黏膜无裂开，肌层未联合，唇红和皮肤出现浅沟状凹陷（见图 32-4）。

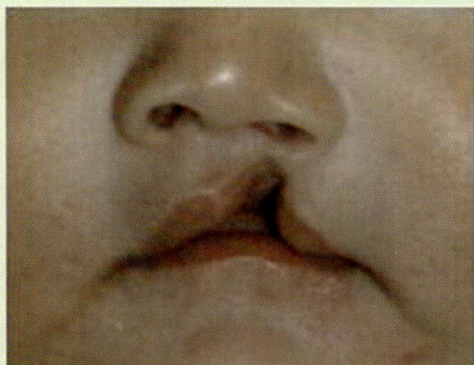

图 32-3　单侧不完全性唇裂　　　　　图 32-4　单侧唇隐裂

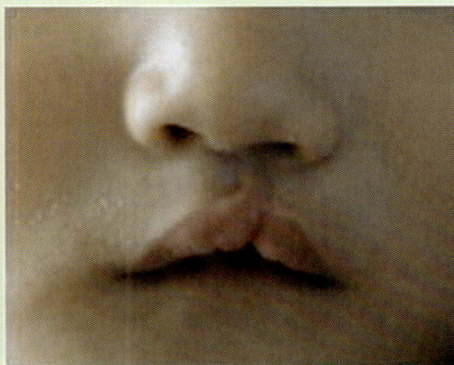

四、处理方案及基本原则

唇腭裂的治疗是以综合序列治疗为模式,即在患者每一个生长发育阶段,有计划地分期治疗其相应的形态、功能和心理缺陷,以期在最佳时期,采用最合适的方法,获得最好的效果。因此,对于唇裂、腭裂和牙槽突裂的手术修复时机不同,一般单侧唇裂的手术修复年龄为 3～6 个月,腭裂的手术最佳年龄为 12～18 个月,牙槽突裂的最佳修复年龄为混合牙列期(9～11 岁),临床上,实际还应根据患者全身状况及局部畸形程度来选择手术年龄。本病例患者只有 5 个月,所以本次手术以修复唇裂为主。

(1) 唇裂的修复目的:恢复上唇的正常形态和生理功能。

(2) 唇裂的修复原则:尽量保留正常组织和人中结构,为唇畸形的再次矫正创造良好的条件。

(3) 唇裂修复术的基本步骤:定点,切开,缝合。

(4) 唇裂修复术的基本要点:定点注意正常解剖标志;切开准确,创缘整齐,张力较大时可附加松弛切口以去除张力;恢复口轮匝肌的连续性;缝合应细针细线,准确对位。

本例患儿唇裂修复的方法是以 Millard 法为基础而改良的一种术式。

五、要点与讨论

(1) 唇腭裂的发生占全身先天畸形的前 5 位,是口腔颌面部最常见的先天畸形,在不同人种中发病率不同,其中亚洲人和美洲印第安人最高,非洲人最低。我国为唇腭裂高发国家,发病率高达 1.82‰,总发生率占我国出生缺陷的 14.01%,且有上升趋势,而我国各个地区对唇腭裂的治疗水平发展不平衡,因此如何尽快规范和普及我国唇腭裂的治疗,已是一项不应被忽视的重要工作。不断提高唇腭裂患者的治疗效果,不仅是广大唇腭裂患者的要求和希望,也是我国从事该学术领域工作者长期追求的目标。唇腭裂的治疗是以综合序列治疗为原则,需要相关专业人员组成治疗组(team),对患者制订个体化治疗计划,系统地进行治疗。Team 组成员包括手术医师(整形外科、口腔颌面外科、耳鼻喉科),牙科医师(正畸科、修复科、儿童牙科、牙体病及牙周病科),小儿科、语音病理学家、心理学家、社会工作者等,其中手术医师还是占主导地位。

(2) 唇裂修复术属于择期手术类,无绝对的手术适应证和禁忌证,最大的手术风险来自麻醉。因此为了达到更好的治疗效果,除了年龄外,手术时机还要依据患儿的全身情况、局部条件和实验室检查而定。全身情况包括体重、生长发育、营养状况、心肺功能的评估,以及有无上呼吸道感染、腹泻等疾病。局部检查包括面部有无湿疹、奶癣、疖疮、皮肤病等,唇红黏膜有无溃疡、糜烂、鹅口疮等。此外,还应常规摄胸片,注意有无先天性心脏病,以及肺部、胸腺的异常,胸腺明显增大者,建议口服 3 d 激素后再行手术。另外,还应通过实验室检查判定白细胞、红细胞、血红蛋白、血小板及出凝血时间是否正常,必要时还可以增加检测 C 反应蛋白来判断患儿体内是否有感染。对以上全面检查发现的不正常情况,均应查明原因,并予适当治疗,待患儿恢复正常后再进行手术。

(3) 唇裂修复术最大的风险来自于麻醉,因此麻醉方法的选择应以安全和保证呼吸道通畅为原则,除成人可以在局部麻醉(眶下孔阻滞麻醉)下进行外,婴幼儿的唇裂修复术都应该在气管插管的全身麻醉下进行。

(4) 唇裂整复术已经经历了好几个世纪,经过长期的临床实践,手术方法得到了不断改进和创新,现代的手术方法已经能达到比较满意的修复效果,但是每一种方法都有其优缺点。因此,在对每一个患者进行治疗时,应根据不同的畸形程度选择合适的方法,并加以改进,进行个体化唇裂修复,以求良好的整复效果。

(5) 唇裂的术后护理在患儿整个住院治疗期间也是相当重要的一部分,直接影响患儿的预后,主要包括:①麻醉恢复期的护理:一般为术后 4~6 h,主要监测各项生命体征,呼吸通畅情况及局部伤口是否渗血;②清醒后的喂养护理:以流质饮食为主,避免呛吸;③术后伤口护理:保护伤口,避免碰撞,给予必要的清洁,如伤口张力较大,给予唇弓减张;④全身抗生素的应用,预防感染;⑤术后拆线时间:一般 5~7 d,根据伤口张力及愈合情况来定;⑥出院指导:喂养指导及瘢痕护理。

六、思考题

(1)唇裂修复围术期需要关注的内容有哪些?

(2)单侧唇裂手术方法及各自的优缺点有哪些?

七、推荐阅读文献

[1] 邱蔚六,张震康,张志愿,等.口腔颌面外科学[M].6 版.北京:人民卫生出版社,2008:375 - 436.

[2] 王国民,杨育生,吴忆来,等.一种单侧唇裂修复术的新方法[J].口腔颌面外科杂志,2009,19(3):172 - 175.

[3] Burt JD, Byrd HS. Cleft lip: unilateral primary deformities [J]. Plast Reconstr Surg, 2000, 105(3):1043 - 1055.

[4] Salyer KE, Rozen SM, Genecov ER, et al. Unilateral cleft lip-approach and technique [J]. Semin Plast Surg, 2005,19(4):313 - 328.

(乌丹旦)

案例 33

下颌骨骨折

一、病历资料

1. 主诉

高处坠落致张口受限及牙齿咬合紊乱4小时。

2. 现病史

患者,男性,53岁,患者在工地上工作时不慎从3米高处摔倒坠落,下巴着地。于事发地附近医院就诊后,行颏部皮肤伤口止血及清创缝合后,转至我院口腔急诊拟进一步治疗。否认昏迷史,否认受伤后喷射性呕吐。外院摄片示:左手腕骨折,下颌骨多处骨折。左手腕处已于外院行简单复位固定。

3. 既往史

否认心脏病、糖尿病史,否认其他系统性疾病史。否认药物过敏史。无烟酒嗜好。否认外伤史,输血史。

4. 临床检查

患者神清气平,对答切题。BP 120 mmHg/70 mmHg,P 82次/min。左右面部基本对称,下颌颏部略肿胀,颏下区皮肤表面可见一横行裂伤,长度约4 cm,已缝合。上下唇部及双侧耳前区肿胀,且有明显压痛,未扪及双侧髁突活动度。双侧外耳道无出血。未见熊猫眼及双侧耳后区瘀斑。患者张口度2 cm,张口型不偏,口内牙列上颌7～4,4～8,下颌7～7。右侧后牙咬合关系可,左侧后牙开合。下颌31、41见可扪及骨台阶感,牙龈无撕裂。口腔内可见少量血凝块,未见活动性出血。口底较肿胀,舌体略抬高,但伸舌活动无明显障碍。

5. 影像学检查

下颌骨颏部至下牙槽骨、右侧髁突及左侧下颌升支至乙状切迹、上颌骨牙槽突骨皮质欠连续,邻近软组织可见肿胀,左侧上颌窦、额窦及筛窦黏膜可见增厚。双侧额颞部颅骨下可见弧形混杂密度影。上颌部分牙列缺失。下颌部分牙折。

二、诊治经过

1. 迅速判断患者整体情况

迅速判断患者整体情况,在确认无紧急全身状况的前提下进行后继病史询问、临床检查等程序。

(1)面色、神态、体态、步态:患者自主走入诊室。

(2)神智、沟通能力:神清,对答切题。

（3）R，P：气平，P 82 次/min。

（4）BP：120 mmHg/70 mmHg。

2. 围绕主诉有的放矢地询问病史

（1）致伤原因：高处坠落，下巴着地。

（2）是否需要其他科室会诊：因患者为高处坠落，头面部着地，需要神经外科协同会诊，排除颅脑损伤，骨科会诊排除颈椎损伤可能。

（3）是否经过专科相关处理，采取了哪些措施，效果如何：于事发地附近医院就诊后，行颏部皮肤伤口止血及清创缝合后，转至我院口腔急诊拟进一步治疗。

（4）身体其他部位有无外伤：外院摄片示：左手腕骨折，并已于外院行简单复位固定，需要我院骨科进一步治疗。

（5）全身状况，有无高血压、脑梗死、心脏病、肝病、糖尿病等疾病史：否认昏迷史，否认受伤后喷射性呕吐。否认心脏病、糖尿病史，否认其他系统性疾病史。否认外伤史、输血史。

（6）有无药物过敏史：否认药物过敏史。

（7）饮食习惯，烟酒嗜好、家族史等：无烟酒嗜好。

3. 在了解病史的情况下进行相关临床检查

（1）面型，有无肿胀，有无外伤等：左右面部基本对称，下颌颏部略肿胀，颏下区皮肤表面可见一横行裂伤，长度约 4 cm，已缝合。

（2）查找骨折部位：上下唇部及双侧耳前区肿胀，且有明显压痛，未扪及双侧髁突活动度。口底较肿胀，舌体略抬高，但伸舌活动无明显障碍。下颌 31、41 见可扪及骨台阶感。

（3）张口度，张口型检查：张口度 2 cm，张口型不偏。

（4）牙列及咬合关系检查：口内牙列上颌 7～4、4～8，下颌 7～7。右侧后牙咬合关系可，左侧后牙开合。

（5）影像学检查情况：下颌骨颏部至下牙槽骨、右侧髁突及左侧下颌升支至乙状切迹、上颌骨牙槽突骨皮质欠连续，临近软组织可见肿胀，左侧上颌窦、额窦及筛窦黏膜可见增厚。双侧额颞部颅骨下可见弧形混杂密度影。上颌部分牙列缺失。下颌部分牙折。

（6）必要时查看身体其他部位：未见熊猫眼及双侧耳后区瘀斑。

4. 形成初步诊断

结合主诉、现病史以及临床检查可形成初步诊断为：

（1）下颌骨颏部骨折。

（2）双侧下颌髁突骨折。

（3）左手腕骨折。

5. 进一步治疗计划

（1）抗炎补液消肿止血治疗，破伤风抗毒血清注射。

（2）完善各项术前常规检查，排除全麻手术禁忌症。

（3）其他科室（如骨科，神经外科等科室）会诊。

（4）全麻下行下颌骨颏部骨折及双侧髁突骨折切开复位内固定术。

三、病例分析

1. 病史特点

（1）以张口受限和咬合紊乱为主诉，且有明确的外伤病史，考虑颌骨骨折的可能性比较大。下颌骨是拾面部唯一可动的骨骼,骨质结构远较上颌骨致密。占据面下部及面中部的一部分,其解剖位置突出,易受到各种外力打击,因此下颌骨骨折概率较拾面部其他骨骼骨折概率高。

(2)个体情况:下颌骨骨折后造成肌肉、神经等多系统相互影响,增加治疗难度。下颌骨骨折后影响患者的面部外形、咀嚼和语音功能,伤情严重的患者可能因阻塞性窒息或吸入性窒息而危及生命。下颌骨骨折的预防、诊治应根据患者的实际情况,给予相应的最佳的诊疗方法。患者为老年男性,口腔健康状况欠佳,同时有可能患有多种全身系统性慢性疾病,尤其是心脑血管疾病。如果需要手术,且非紧急手术时,需要进一步完善各项术前检查以排除手术禁忌证。

(3)病史与检查:此类外伤患者多为复合伤。关于拾面部创伤患者回顾性统计研究发现拾面部骨折患者的合并症中,颅脑损伤最为多见,其次依次为四肢和胸腹部损伤。因此,除我科专科检查外,全身其他部位的检查也不可忽视,尤其是颅脑、颈椎和四肢的检查。因此接诊此类患者时,询问病史以及临床检查需局部与全身并重,牢记急诊外伤处理的 ABC 原则:气道、呼吸、血循环(airway, breathing, circulation),并且要有复合型外伤协同序列治疗的观念。当患者合并颅脑外时,因颅脑损伤会严重威胁患者生命安全,故应首先治疗颅脑症状,待患者生命体征平稳后对于拾面部损伤给予适当治疗,以改善患者面部外形及生理功能。但当患者发生吸入性窒息或阻塞性窒息危及生命时,应即刻给予对症处理,防止危及生命。当患者生命体征平稳能够接受手术的情况下,拾面部骨折应及早治疗,防止骨折错位愈合影响患者的生理功能和面部外形。拾面部骨骼位于解剖位置上的高点,容易受到外力打击,发生骨折。下颌骨肌肉附着较多,如咬肌、翼内外肌及舌骨上肌群等,肌肉纤维方向不同,造成下颌骨骨折后,骨折断端的移位方式不同。拾面部骨骼中下颌骨最易发生骨折,骨折主要集中在颏孔区、下颌角区、下颌骨颏部及髁状突等部位。

2. 诊断与诊断依据

(1)下颌骨颏部骨折。

(2)双侧下颌髁突骨折。

(3)左手腕骨折。

3. 鉴别诊断

(1)牙槽骨骨折:牙槽骨骨折常是外力(如碰撞)直接作用于牙槽突所致。以上颌前部较多见,可单独发生,也可上、下颌同时发生或与拾面部其他损伤同时发生。常伴有唇与牙龈的撕裂、肿胀、牙松动、牙折或牙脱落。以上颌前部较多见,可单独发生,也可上、下颌同时发生或与拾面部其他损伤同时发生。常伴有唇与牙龈的撕裂、肿胀、牙松动、牙折或牙脱落。当摇动损伤区的牙时,可见邻近数牙及骨折片随之移动。由于骨折片移位,发生咬合错乱。

(2)颞颌关节脱位:颞颌关节脱位是指髁突滑出关节窝以外,超越了关节运动的正常限度,以致不能自行复回原位者。急性前脱位多见,症状主要表现为:下颌运动异常,患者呈开口状,不能闭口,唾液外流,语言不清,咀嚼和吞咽均有困难。下颌前伸,两颊变平,因此脸型也相应变长。因髁突脱位,耳屏前方触诊有凹陷,在颧弓下可触到脱位的髁突。

四、处理方案及基本原则

(1)如伴有颅脑及复合伤者,首先处理颅脑等全身情况,拾面部仅作缝合止血等应急处理。

(2)保持呼吸道通畅,如为中线骨折或双颏孔部骨折,可因口底血肿、水肿、骨折片后移所致舌后坠而影响呼吸者,应先作气管切开,保持呼吸道通畅,然后再作软组织和骨组织处理。本案例中为颏部为单线骨折,且无口底肿胀,影响呼吸,故无需行气管切开术。

(3)骨折线上松动牙的处理:已松动者应拔除,否则保持牙列完整,以利于固定。

（4）复位和固定：

① 开放性骨折：在局部麻醉或全身麻醉下行骨折内固定术，用夹板固定或钻洞用钢丝作"8"字形结扎，前者因固定稳固，咬合关系满意者，不需再作颌间牵引，后者则必须加作齿间结扎和颌间牵引。

② 闭合性骨折：移位不明显者，可用弓形夹板作齿间结扎，并作颌间牵引，即可恢复咬合关系。

③ 儿童乳牙列或混合牙列骨折者，可用齿间结扎加颏托固定。

④ 粉碎性骨折，骨缺损多，无法用上法复位、固定者，如有条件可作立即植骨，无法立即植骨者，需用钢板固定，保持颌间隙，待二期植骨。

⑤ 髁突颈部骨折：常有开𬌗，在作𬌗间牵引时需在两侧磨牙后区放置 3 mm 左右的橡皮垫，2 日后即可取除。

⑥ 陈旧性骨折错位者，需切开沿原骨折线凿开（或锯开），用钢丝作"8"字型内固定，再用弓形夹板作齿间结扎和颌间牵引。

⑦ 对开放性骨折均应作抗感染治疗，局部肿胀予以对症处理，并配合理疗、高压氧等治疗以促进骨折愈合。

五、要点与讨论

下颌骨是𬌗面部唯一可动的骨骼，骨质结构远较上颌骨致密，其位置突出，易受到多方向的暴力，因而下颌骨骨折比较常见，下颌骨骨折发生率居𬌗面部损伤首位。首先，需要了解伤情，判明是单纯下颌骨骨折或是复合伤，是闭合伤还是开放性损伤，是单一骨折还是多发性骨折。局部有肿胀、疼痛、骨磨擦音和功能障碍，主要表现为骨折段移位后的咬合错乱。检查口内黏膜有无撕裂、出血，口底有无血肿和水肿。颏部受外力击伤，必须检查髁突状况，如双侧髁颈骨折有开𬌗现象，如髁突骨折伤及耳道可有外耳道出血，需与脑脊液相鉴别。下颌骨摄片（下颌全景片或 CT），以进一步明确骨折线和移位情况。

六、思考题

（1）通过本案例你对下颌骨骨折的诊疗过程有何体会？

（2）下颌骨髁突骨折的临床表现，临床诊治中应注意哪些方面？

七、推荐阅读文献

[1] 邱蔚六. 口腔𬌗面外科学 6 版[M]. 北京：人民卫生出版社，2008.

[2] 张震康，俞光岩. 实用口腔科学 3 版[M]. 北京：人民卫生出版社，2009.

[3] 米罗若（Michael Miloro），译者：蔡志刚. Peterson 口腔𬌗面外科学（2 版）[M]. 人民卫生出版社，2011.

附:病例展示(见图33‑1～图33‑5)

右侧下颌体＋左侧髁突骨折切开复位内固定术(穿腮腺入路)

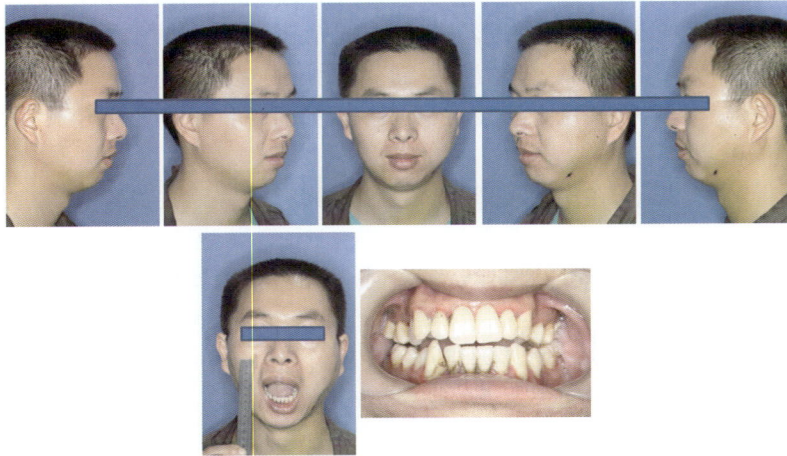

图33‑1 术前照片

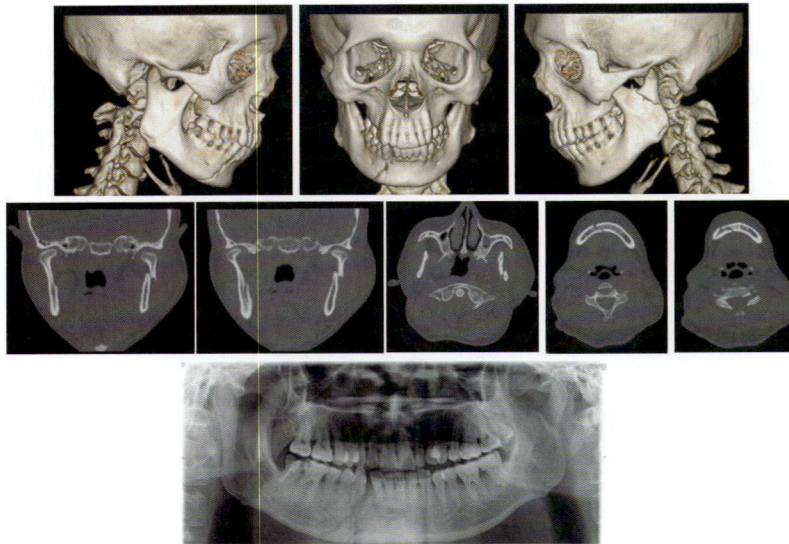

图33‑2 术前影像学检查

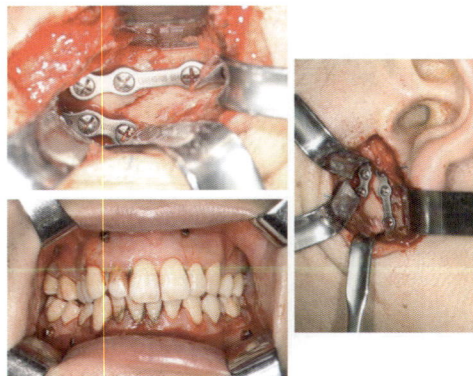

图33‑3 术中照片

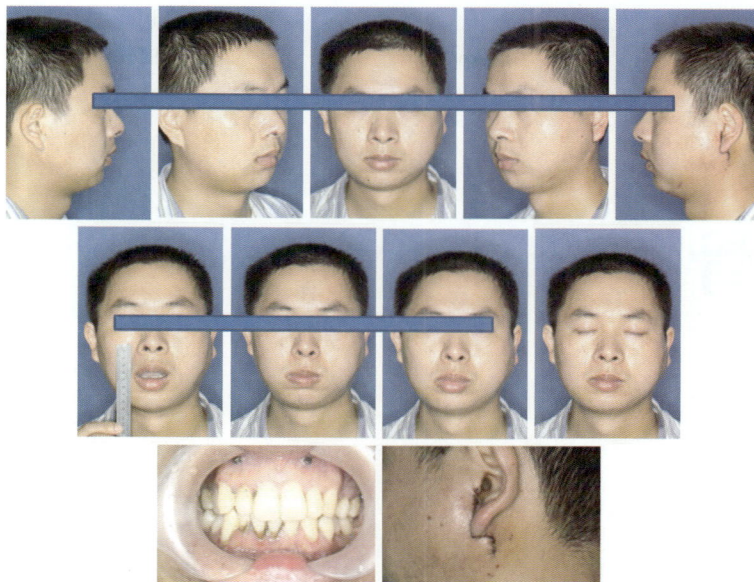

图 33 - 4　术后照片

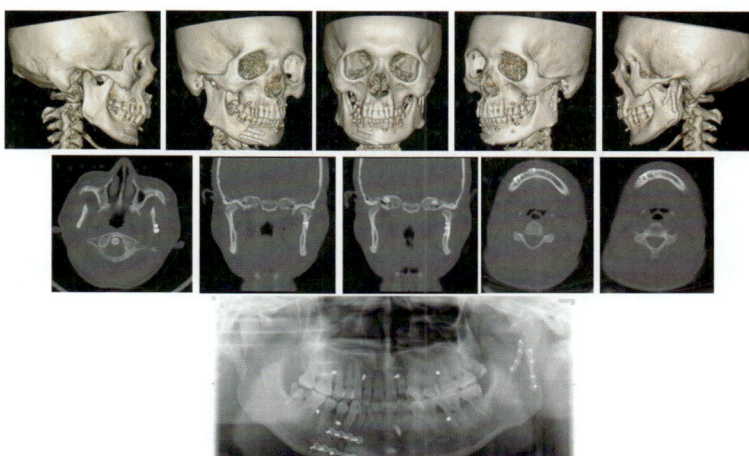

图 33 - 5　术后影像学检查

（袁　灏）

案例 34
颧上颌骨复合体骨折

一、病历资料

1. 主诉
骑车摔倒,致面部骨折外伤 3 小时。

2. 现病史
患者,男性,33 岁,骑电动车不慎摔倒在地上,面部出血,无昏迷呕吐史。到附近医院就诊,进行压迫止血,后行血常规、凝血功能检查,颅脑及面部 CT 扫描。请神经外科会诊,无颅脑损伤。殆面部 CT 示左侧颧上颌骨骨折,后进行面部挫裂伤清创缝合。由于存在殆面部骨折,遂转至我院急诊。入院来精神可,神志清,查体合作。

3. 既往史
平素身体健康。否认心脏病、糖尿病史,否认其他系统性疾病史。否认药物过敏史。

4. 临床检查
患者神智清,精神可,对答切题,查体合作。BP 130 mmHg/80 mmHg, P 82 次/min。左右面部不对称,左侧颧面部肿胀,左侧眶周淤斑,双侧眼球运动正常,对光反射灵敏,无复视。左侧面部挫裂伤,裂伤已缝合。左侧颧部肿痛,压痛明显,眉弓外侧、颧弓、眶下缘可触及台阶。左侧眶下区感觉功能减退。张口度中度受限。口腔内咬合关系良好,牙齿未见松动脱落。左侧上颌前庭沟黏膜略膨隆。双侧颞下颌关节区无压痛,活动度正常(见图 34-1)。

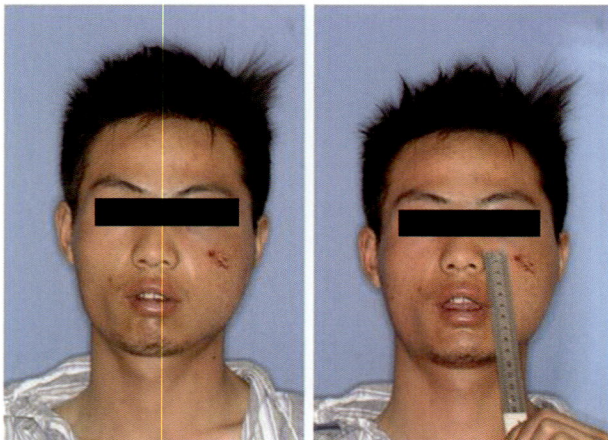

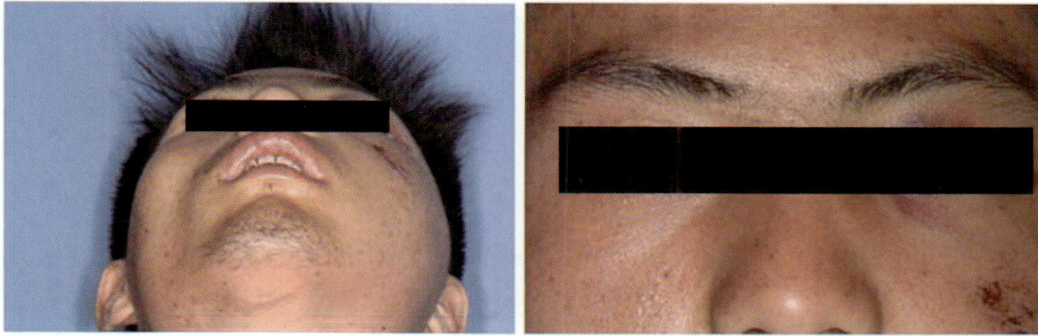

图 34-1 术前面部照片

5. 实验室检查

血常规示：PLT $246×10^9$/L，WBC $8.2×10^9$/L，RBC $3.84×10^{12}$/L，Hb 120 g/L。凝血功能：PT 12.6 s，APTT 38.7 s。

6. 影像学检查

颌面部 CT 示左侧颧额缝、眶下缘、颧弓及颧上颌连接断裂，颧上颌骨复合体向外下方移位（见图 34-2）。

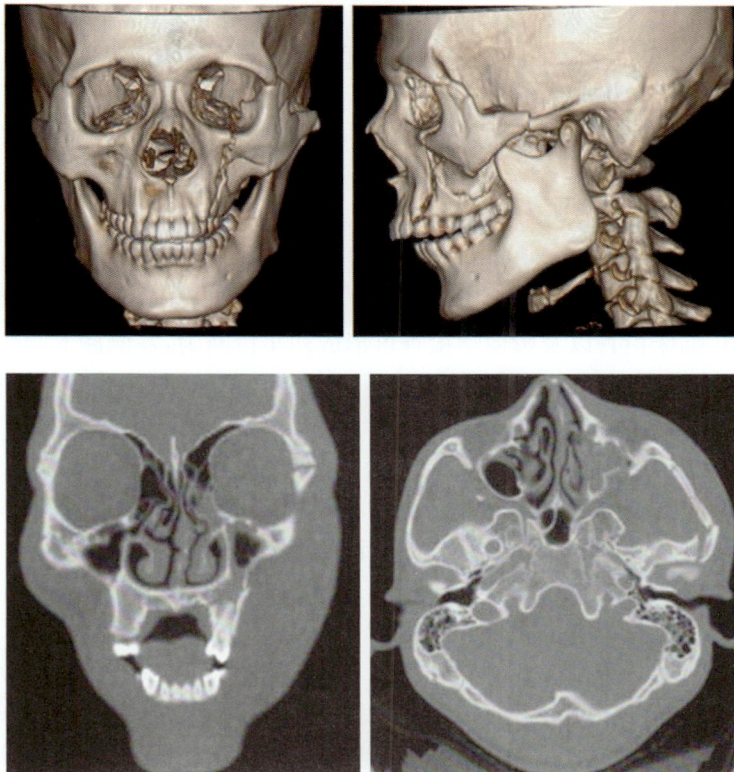

图 34-2 面部 CT 及三维重建

二、诊治经过

1. 根据创伤急救原则，迅速判断患者整体情况

（1）ABC 原则：患者气道通畅，呼吸尚平稳，血压脉搏基本正常。

（2）神智、沟通能力：神清,对答切题,查体合作。

（3）颅脑及全身损伤：排除颅脑及其他重要脏器损伤。

（4）BP：130 mmHg/80 mmHg。

2. 围绕主诉有的放矢地询问病史

（1）受伤原因：电动车摔倒地面上致面部外伤。

（2）昏迷呕吐史：无昏迷呕吐史。

（3）是否经过急救处理,采取了哪些措施,效果如何：附近医院就诊予拍摄 CT 检查,并行清创缝合。

（4）身体其他部位有无损伤：未见颅脑、颈椎及肢体躯干受伤。

（5）有无外伤、手术史：无。

（6）全身状况,有无高血压、心脏病、肝病、糖尿病等疾病史：否认其他系统性疾病史。

（7）用药情况：无。

（8）有无药物过敏史：否认药物过敏史。

3. 在了解病史的情况下进行相关临床检查

（1）面型,有无肿胀,有无外伤等：左右面部不对称,左侧颧面部肿胀,左侧眶周淤斑。眉弓外侧、颧弓、眶下缘可触及台阶。

（2）眼球检查：双侧眼球对光反射灵敏,眼球运动无异常,无眼球下陷,无复视。

（3）面部感觉功能检查：左侧眶下区感觉功能减退,左侧上唇有麻木感。

（4）张口度检查：张口度中度受限。

（5）口腔检查：口腔内咬合关系良好,牙齿未见松动脱落。左侧上颌前庭沟黏膜略膨隆。

（6）颞下颌关节检查：双侧颞下颌关节区无压痛,活动度正常。

4. 影像学检查

猞面部 CT 示左侧颧额缝、眶下缘、颧弓及颧上颌连接断裂,颧上颌骨复合体向外下方移位。

5. 形成初步诊断

结合主诉、现病史、临床检查以及影像学检查可形成初步诊断为：左侧颧上颌骨骨折。

6. 处理

（1）急诊行破伤风抗毒素肌肉注射。

（2）急查血常规、凝血功能,拍摄胸片,术前禁食水。

（3）术前谈话告知。

（4）全麻下行左侧颧上颌骨骨折切开复位内固定术。

三、病例分析

1. 病史特点

（1）颧骨是面中部上份侧方最突出的部分,其通过 5 个突与周围组织相连。其向上、下、侧、后、背内侧向的 5 个突起分别为：额突；上颌骨,构成颧上颌支柱；眶下缘份构成眶下缘；颞突,与颧弓相延续,颧弓的 3/4 由颞骨颧突构成；眶外侧突（眶面）或称颧蝶裂,构成眶外侧壁的前份。

颧骨是实心的,有水平和垂直向的骨隆突,与上颌窦并不直接相连。眶底仅有 40％由颧骨构成,另60％由上颌骨构成。由于颧骨的骨折并不精确地局限于其解剖范围,而是常累及邻近的上颌骨和眶周结构（上颌窦、眶壁包括眶下孔,眶下缘和眶底）,因此学术上称其为颧上颌复合体或眶颧上颌复合体骨折。

（2）影像学检查：影像学中,从轴向、冠状向进行高分辨率的 CT 扫描并行矢状向重建,通过软硬组织窗为骨折提供完整的影像学资料:完整精确的骨折线数量、位置及延伸情况;单个骨段的移位、角度及旋转情况,眼眶内软组织情况(是否存在球后血肿);眶骨壁是否完整,邻近结构是否存在骨折。

在轴向平面对面部 CT 进行系统的分析,应从上颌骨牙槽突开始,逐步向颅顶延伸,直至颅前窝。若无法进行 CT 扫描,则可使用传统的 X 线平片配合详细的临床检查作出诊断,但是传统方法影像学资料不充足。

三维 CT 重建有助于骨折类型及移位可视化,较二维扫描提供了一些额外的有诊断价值的信息。但是三维 CT 不能获得眼眶壁周的软组织立体影像,因此不能取代二维 CT 多平面扫描。基于成像特征,可以清楚地界定颧上颌骨骨折,以确定手术指证和手术入路,尤其是眶内壁重建的必要性。

(3)病史与检查:本案例中患者为低中能量外力所致颧上颌骨骨折,颧骨 5 个突起处均发生断裂移位,但颧上颌骨复合体仍为一个整体。该患者伴有眶下缘骨折,但不存在眶底的缺损。因此,无眼球下陷,运动障碍及复视的发生。

2. 诊断与诊断依据

(1)诊断:左侧颧上颌骨骨折。

(2)诊断依据:结合主诉,现病史、临床检查及影像学检查可以给出确切诊断。

四、处理方案及基本原则

1. 入路

利用延展的口内前庭沟切口可以避免眶下缘皮肤疤痕。经口入路复位颧上颌骨是可以实现的,因为颧上颌支柱第一个固定点。内镜辅助下上颌窦前壁开窗可以辅助修复眶底缺损。如果颧额缝没有移位,或者眶内外侧壁不需要修复,颧上颌一点固定是足够的。

如果需要眶底探查,特别存在眶底骨折段位移时,通常选择睑缘下切口作为第二个复位点。正确的关闭眶外侧处的颧蝶缝有助于在水平和垂直方向上复位颧骨。

颧骨和蝶骨之间在眶外侧形成的间隙关闭可以作为一个可靠的定位引导复位孤立颧上颌骨或重建外面部框架。即使在面中部或全面部骨折中颧上颌支柱和眶下缘严重粉碎性或伴有骨缺失,颧蝶缝仍有可能作为正确复位颧骨的标志。

眼睑下切口或附加上睑成形术复位颧蝶缝可作为第三点调整颧骨。扩展的睑下缘切口可以完全暴露眶底和眶外侧使额外的暴露颧额缝变得不必要的。第四点复位颧额缝(特别是在三点固定中)可以精确调整颧骨的位置。仅复位颧额缝是不足的,因为不能控制颧骨在横向和矢状轴的旋转。

2. 复位

根据颧上颌骨骨折骨折位置和移位的情况决定了手术入路的选择。骨结合术的理念也同样重要。非粉碎性的颧上颌骨骨折通常采用前方入路的切口,根据移位的程度选择 1~3 点的固定。粉碎性骨折通常需要颅面固定方法。根据术前 CT 成像决定手术探查和治疗眶底。严重的眼眶下的神经感觉障碍可能由神经牵拉和损伤引起。简单的颧骨骨折和孤立的 v 型颧弓骨折通常在闭合复位后稳定,不需要内固定。

内窥镜有助于可视化的复位颧弓。通过上颌前壁开窗,在内镜辅助下重建眶底。

用以评估复位精确度的重要结构(降序):

(1)颧蝶缝。

(2)颧弓。

(3)颧上颌支柱。

(4)眶下缘。

(5)颧额缝。

3. 固定

治疗颧上颌骨骨折的原则是进行精确的骨折复位，通过接骨板和螺钉固定，如果必要，恢复眼眶的轮廓和容积。通过复位颧骨到原来的位置，可以从横向宽度，矢状面投影和垂直高度恢复面部尺寸。颧弓的长度是确定矢状向颧骨位置的关键参数。颧弓向外或向内弯曲将缩短颧弓长度导致颧骨向后移位，伸长的颧弓将导致颧骨向外移位（见图 34 - 3、图 34 - 4）。

骨折固定后的稳定性（降序）：

（1）颧上颌支柱。

（2）颧额缝。

(a)　　　　　　　　　　　　(b)

(c)　　　　　　　　　　　　(d)

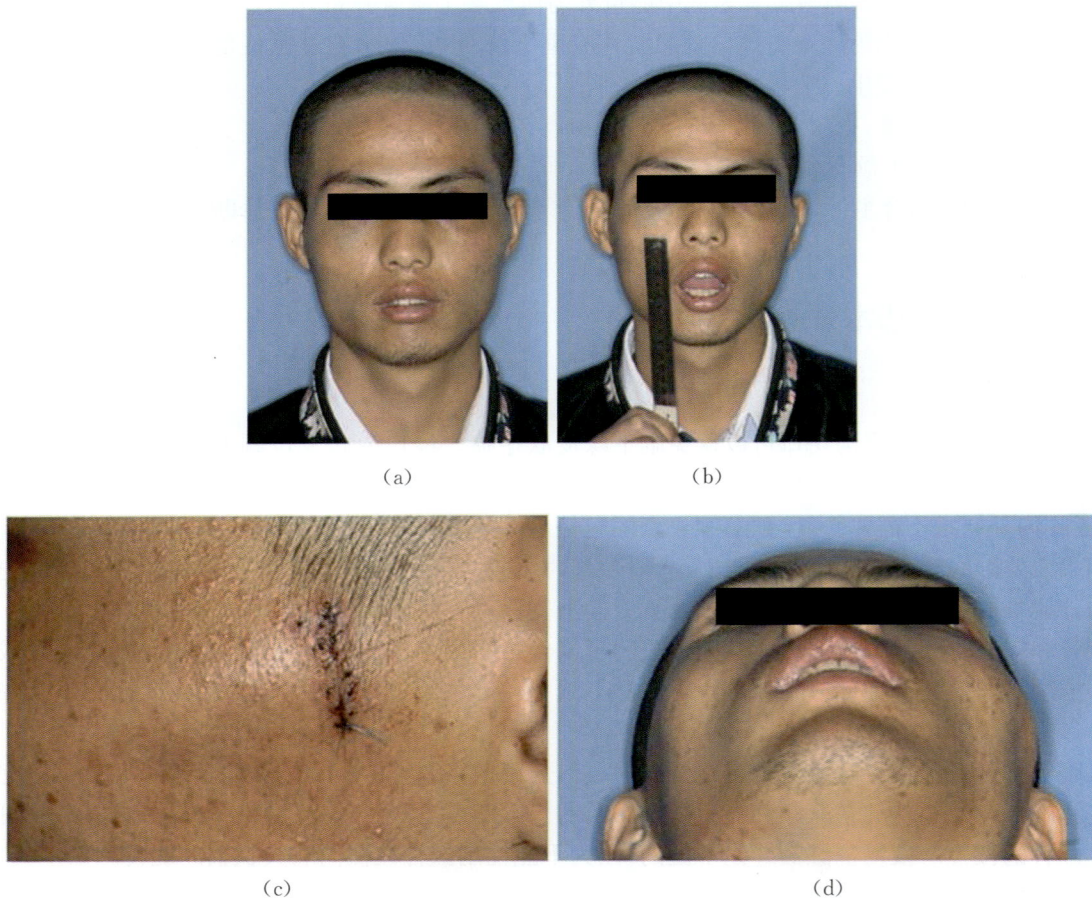

图 34 - 3　术后面部照片

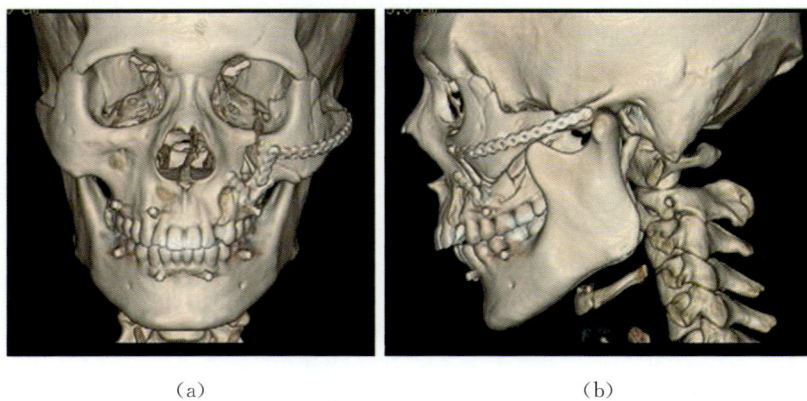

(a)　　　　　　　　　　　　(b)

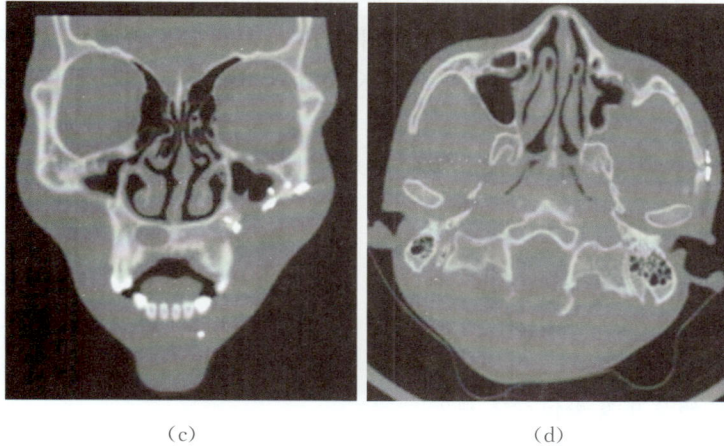

(c)   (d)

图 34 - 4 术后CT及三维重建

（3）颧蝶缝。

（4）颧弓。

（5）眶下缘。

五、要点与讨论

1. 稳定性

颧骨作为面中部支撑系统的结构受到咀嚼和面部肌肉的收缩动态力量的影响。生物力学数据很难详细描述复杂应力。在基本模型中,应力分布随咬肌和颞肌等咀嚼肌群的加载周期性产生向上向下张力和拉力。接骨板和螺钉固定必须抵制这些肌肉力量和稳定颧上颌骨平移运动和旋转。为获得最佳和长期的支持,骨愈合钢板和螺钉必须与创伤前解剖负载一致。当选择合适的固定系统时有许多问题必须考虑。

颧上颌支柱可以选择 1.5、2.0,1.5、2.0 系统固位钛板以防止断裂。粉碎性或骨缺损时,需要足够大的接骨板来使得剩余的颧骨负载得到分配。重建板或长板可以弥补弱点和负载传导。除了颧上颌支撑外,为恢复原本完整面中部框架,可以使用 1.3、1.5 或 Matrix 系统来固定颧额缝。颧额缝和眶下缘表面的软组织菲薄,不能使用大型的接骨板。眼眶下的边缘不需要增加太多的稳定性,因此 1.3 微型板或相似矩阵类型板就足够了。

在理论上,有一点固位～5点固位都是可行的。任何机械高效稳定模式的本质是通过建立三维稳定框架。注意由于骨接合点的属性和空间定位不同,固定的稳定性也不同。

在实践中,一些使用板组合的方案整个涵盖各种骨折情况。在临床工作中,如果复位后颧骨的位置是稳定的,不要用使用额外的接骨板固定。

2. 围术期处理

术前完整的眼科检查是必要的,包括眼球和眶内容物的功能。

发生急性或渐进性的失明是颧上颌骨骨折和眶壁手术前后的主要问题。①需要定期地进行眼睛的视觉功能检查和监控。不能忽略每一个细小的变化;②为了不妨碍视力的检测,围术期只能使用透明的眼药膏、润滑剂或滴眼液。

为防止眼眶皮下气肿诱发感染,手术前后建议不要擤鼻。手术后即刻使用单次剂量或手术时间较长可以采用抗生素预防感染。严重伤害和多发伤可能需要不同的治疗方案。感染的风险增加可能与慢性鼻窦炎有关。短期使用鼻减充血剂和黏液溶解剂,可在这种情况下帮助解决鼻窦的血肿和鼻塞。

术前和术中大剂量类固醇激素可以减轻组织肿胀和眶周的水肿。术后冰敷有助于解决球结膜水肿,减轻疼痛的程度。同样可以在术后使用局部的长效麻醉剂。术后几天可以定期服用止痛药来提供足够的镇痛作用。

进软食,以避免口内伤口裂开的风险。洗必泰进行口腔冲洗和保持良好的口腔卫生有助于切口清洁。

保护(包扎或夹板)可用于预防孤立的颧弓骨折复位后移位。

六、思考题

(1) 颧上颌骨骨折的临床及影像学表现?

(2) 颧上颌骨骨折复位、固定的原则?

七、推荐阅读文献

[1] 张志愿. 口腔颌面外科学[M]. 北京:人民卫生出版社,2012:222-279.

[2] Ehrenfeld M, Manson PN, Prein J. Principles of internal fixation of the craniomaxillofacial skeleton trauma and orthognathic surgery [M]. AO foundation, Switzerland, Clavadelerstrasse.

(于洪波)

案例 35

第一二鳃弓综合征

一、病历资料

1. 主诉

右侧面部短小伴外耳畸形至今 9 年。

2. 现病史

患者，男性，9 岁，出生时即被发现右侧面部较对侧短小，右侧外耳畸形。随着年龄的增长和面部组织的发育，右侧面部短小越来越明显，严重影响患者面型、咀嚼功能和心理健康。为求治疗就诊于我院。

3. 既往史

既往体健，否认心脏病、糖尿病史，否认其他系统性疾病史。否认药物过敏史。

4. 临床检查

患者智力正常，眶距基本正常，眼球活动自如，双侧瞳孔等大等圆。两侧颧骨对称无畸形。鼻外形正常，人中嵴正常，两唇峰等高。右侧面部较左侧短小，右侧软组织较对侧略显单薄，耳廓发育畸形，外耳道未见闭锁。口内牙列无明显拥挤，咬合关系尚可，颌平面右高左低，相差约 2 mm。牙槽及腭部未见明显开裂，舌系带过短，伸舌受限。闭眼功能好，鼓腮不漏气，右侧口角高于左侧，右侧口裂较左侧大(见图 35 - 1)。

5. 实验室及影像学检查

血常规、尿常规、粪常规、肝肾功能、凝血系列、胸片、心电图、电测听、声导抗等未见明显异常。

曲面断层片示：右侧髁突发育不良，髁突头短小，关节窝平坦，下颌升支及髁突高度较健侧降低约 2 cm，体部宽度、右侧上颌短小伴颌平面右高左低(见图 35 - 2)。

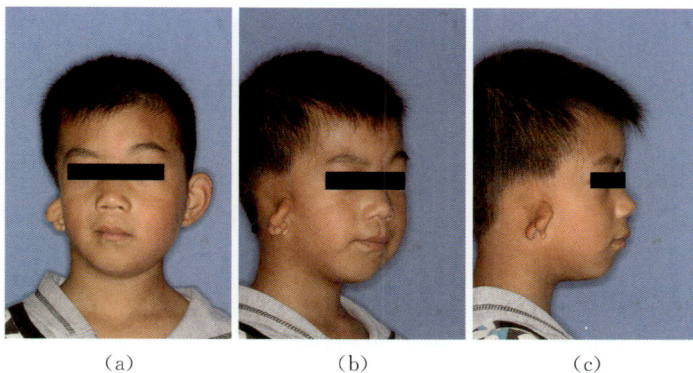

(a) (b) (c)

图 35 - 1 术前照片

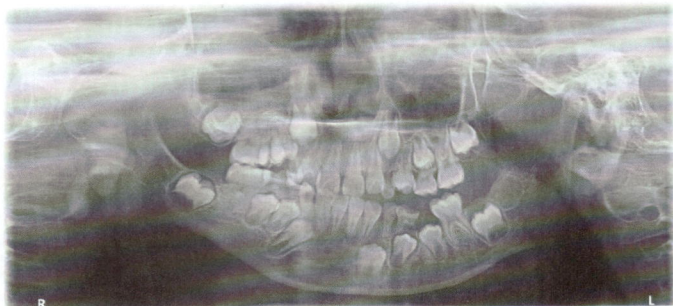

图 35 - 2　曲面断层片

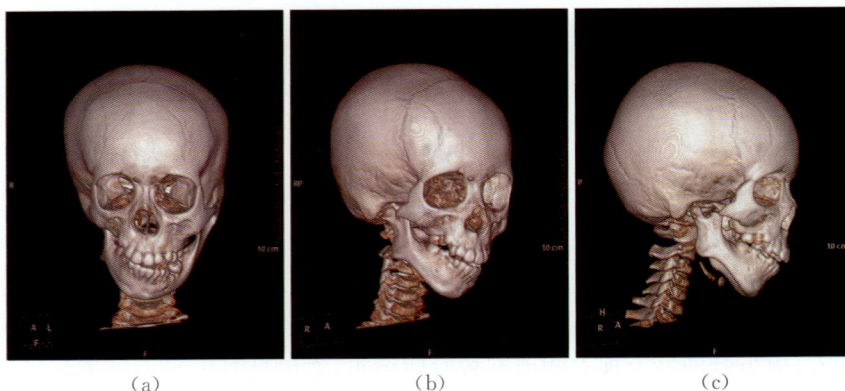

（a）　　　　　　　　　（b）　　　　　　　　　（c）

图 35 - 3　殆面部 CT

二、诊治经过

1. 病史询问

（1）患儿出生时情况：出生时即被发现右侧面部较左侧短小，右侧口裂较左侧大，右侧外耳耳廓畸形，随着年龄的增长和面部组织的发育，右侧面部短小越来越明显，严重影响患者面型、咀嚼功能和心理健康。

（2）患儿母亲怀孕期间是否感染病毒、胚胎发育期是否有缺氧、损伤等情况，胚胎发育期母体是否服用水杨酸盐、抗凝药物、抗病毒药物或沙利度胺（反应停）等药物。

（3）家族史：直系或旁系家族中是否有类似疾病患者。

2. 相关临床检查

（1）患儿智力正常。

（2）眶距基本正常，眼球活动自如，双侧瞳孔等大等圆。两侧颧骨对称无畸形。鼻外形正常，人中嵴正常，两唇峰等高。

（3）右侧面部较左侧短小，右侧软组织较对侧略显单薄，耳廓发育畸形，外耳道未见闭锁。

口内牙列无明显拥挤，咬合关系尚可，颌平面右高左低，相差约 2 mm。牙槽及腭部未见明显开裂，舌系带过短，伸舌受限。闭眼功能好，鼓腮不漏气，歪斜。

3. 实验室检查及影像学检查

（1）血常规、尿常规、粪常规、肝肾功能、凝血系列、胸片、心电图、电测听、声导抗等未见明显异常。

（2）曲面断层片：患侧（右）髁状突发育不良，下颌骨升支及髁状突高度较健侧约降低 1.5 cm，体部宽度、右上殆短小（见图 35 - 2）。

（3）颌面部 CT 扫描：颌面部左右不对称，右侧面部较左侧短小，右侧眼眶水平较左侧略低，右侧颧骨颧弓形态存在，发育不良。右侧髁突和下颌支短小，髁突头部扁平，关节窝平坦，冠突不明显（见图35-3）。

4. 初步诊断

结合主诉、现病史及临床检查可形成初步诊断为：右侧第 1、2 鳃弓综合征。

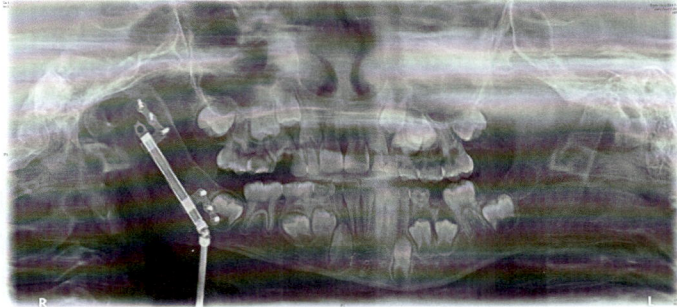

图 35-4　曲面断层片（下颌骨牵引成骨术）

三、病例分析

1. 病史特点

第 1、2 鳃弓综合征的畸形呈多发性，临床表现可包括：①面横裂。由于颊部软组织的缺损，使口角向耳屏方向延伸，形成面横裂；②耳畸形。患者可出现副耳、耳前瘘管，耳廓部分或全部缺失，外耳道可闭锁。由于颞骨及鼓室发育不良，患者可有不同程度的传导性耳聋；③颌骨畸形。患侧下颌骨较健侧短小，下颌骨升支及颞下颌关节可消失，患者牙齿咬合功能紊乱。上颌骨及颧弓可有不同程度的发育不良，两侧面部不对称；④咀嚼肌及腭肌发育不良，可伴发腭裂。临床上对有此 3 种畸形者，可确诊为本综合征。凡有上述任何两种畸形者，应考虑本综合征的可能。

2. 诊断与诊断依据

结合主诉、现病史及临床检查可形成初步诊断为：右侧第 1、2 鳃弓综合征。

3. 鉴别诊断

（1）半侧颜面萎缩。

（2）颞下颌关节强直。

（3）Treacher collins 综合征。

四、处理方案及基本原则

（1）先请儿科医生做全面体格检查，排除先天性心脏病、先天性肾脏疾病、脊柱畸形、眼睛的问题、听力的问题、面瘫畸形和四肢的畸形。（严重的一二腮弓综合征患者常合并其他部位的问题，需要引起注意）。

（2）第一二鳃弓综合征患者的畸形较为复杂，涉及多个部位和器官，因此其治疗原则应遵从一定的序列治疗顺序。①在婴幼儿期，可行面横裂修复、耳前附属物切除手术；②学龄前期，如有下颌骨明显发育不足，可行牵引成骨术来延长下颌骨。此时可以有效地矫正患侧下颌骨畸形，促进上颌骨及周围软组织的发育，减轻畸形程度。对于下颌骨严重发育不足的患儿，可行自体骨移植的下颌骨及颞下颌关节重建手术,带有肋软骨的肋骨移植存在一定的生长潜力;③如有外耳畸形,8 岁左右可针对性地进行外耳畸形矫正或外耳再造分期手术;④到 10~12 岁可行牙齿矫正;⑤青春期后,如仍存在面部不对称畸形,可行正颌-正畸联合治疗;⑥如合并患侧面部软组织凹陷畸形等,可在颌骨手术后进行软组织充填、组织瓣转移修复等手术进行软组织不对称畸形的矫正。

（3）针对此 9 岁患儿,设计治疗如下:先行下颌骨升支和体部的牵引成骨术,接着可行外耳畸形矫正。以后根据发展情况可能需行牙齿矫正,正颌-正畸联合治疗和面部软组织充填治疗。

五、要点与讨论

1. 第一二鳃弓综合征命名

第一二鳃弓综合征是指源于胚胎期第一二鳃弓、第一咽囊、第一鳃裂和颞骨原基的颅面结构发育不良而表现出的一组先天性畸形。它包括单侧或双侧的外耳、中耳、颞骨、颧骨、上颌骨、下颌骨、面部表情肌、咀嚼肌、腭咽肌、舌、腮腺和脑神经的发育不良。该症的临床表现极其复杂,整形外科学界一直未能就其命名达成统一的意见。

2. 第一二鳃弓综合征临床表现

第一二鳃弓综合征都是以颞颌和翼突下颌复合体的不同程度的发育不良为特征,表现为耳廓、下颌和上颌的畸形,有时也涉及相邻的结构,如颧骨、颞骨、面神经、面部肌肉、皮下组织甚至包括舌咽等结构。大多数患者表现为耳廓和(或)下颌的畸形,但是具体表现差异很大,严重者,起源于第一二鳃弓的所有结构都发育不良,而多数病例,要么耳廓畸形较为突出,要么下颌发育不良较为突出。由于耳廓和下颌骨在发育学上的关系及耳廓的情况明显而突出,所以常被作为一个重要的参考标志。

3. 第一二鳃弓综合征分类

第一二鳃弓综合征分类的种类很多,目前常用的有以下 2 种:

（1）Pruzansky 分类,以下颌支的形态为依据对此进行分类。Ⅰ轻度发育不良;Ⅱ髁突和下颌支小,髁突头部扁平,关节窝缺如,髁突链接在平坦或者突起的颞下面,冠突可以缺如;Ⅲ下颌支为薄层骨片甚至完全缺如。Pruzansky 对该症的分类重点突出,虽不全面,但很实用,对下颌畸形的纠正有明确的指导意义,被广泛引用。

（2）O. M. E. N. S. 的分类方法。该分类方法试图涵盖第一二鳃弓综合征所可能涉及的各种异常,其中,O 代表眶的变形;M 代表下颌骨发育不良;E 代表耳廓畸形;N 代表涉及到的神经;S 代表软组织缺损,并对每一部分做详细的分级。这种分类方法面面俱到,已被一部分学者采用,但过于庞杂,不是非常方便。

4. 第一二鳃弓综合征治疗

本综合征的治疗以外科手术修复畸形为主,根据畸形的部位、程度、患者的年龄及发育情况,实行综合序列治疗。面横裂的修复时机类似于单侧唇裂,可在患儿出生后 2~3 月进行。外耳畸形可在患儿发育期间分期修复,副耳和耳前瘘管可早期切除,耳廓缺损或耳道畸形的患者,可在学龄期前后单独施行手术。颌骨畸形并发咬合紊乱的患者需行正畸治疗、正颌手术、植骨术以恢复患者的咬合关系、颜面外形,但手术时机尚有争议,一般选择在颌骨发育基本定型后进行。现在有些学者认为,早期手术不但可以延长下颌骨,而且给上颌骨的生长提供空间,从而达到矫正的目的。因此建议早期进行手术干预,防止畸形的继续发展,利于牙齿的正常发育,减轻咬肌的萎缩,降低患者成年后二次手术的难度。近 20 年来,牵张成骨技术已广泛应用于治疗下颌骨发育不全的颅颌面畸形。对于面部软组织严重凹陷的患者,在进行植骨后,可转移软组织皮瓣或真皮脂肪来适当填充面部,恢复患者面部形象。

六、思考题

(1) 第一二鳃弓综合征的临床表现有哪些?

(2) 第一二鳃弓综合征如何治疗?

(3) 简述第一二鳃弓综合征的治疗进展。

七、推荐阅读文献

[1] 王炜. 整形外科学[M]. 杭州:浙江科学技术出版社,2000.

[2] 廖建兴. 新编口腔颌面部综合征[M]. 上海:同济大学出版社,2009.

(张　雷)

案例 36

骨性三类错颌畸形

一、病历资料

1. 主诉

下颌前突伴牙咬合紊乱影响美观 6 年余。

2. 病史

患者,女性,21 岁,自青春期开始出现下颌前突畸形,随年龄增加,前突程度逐渐加重,伴有牙齿咬合功能紊乱,个别发音不清,自觉影响外貌美观,否认家族遗传史,否认张口呼吸等不良习惯,否认其他系统性疾病史。

3. 临床检查

患者面部基本对称,正面观:面下 1/3 较长,口裂平面平行于眶耳平面,口角无歪斜,静态露齿 0 mm,微笑不露牙龈,颏部中线与面中线一致。侧面观:凹面型,面中部凹陷,颏部前突,颏唇沟较浅,鼻唇角 90°。张口度 45 mm,张口型正中,双侧颞下颌关节活动度正常,未扪及弹响、杂音。口内检查:恒牙列,上颌牙列拥挤,尖牙唇侧移位,上牙中线与面中线一致,磨牙安氏Ⅲ类错颌,下颌牙中线与面中线一致,前牙舌侧倾斜,前牙覆颌为 0,覆盖为 -5 mm,牙龈及口腔黏膜未及明显异常(见图 36 - 1)。

4. 实验室检查

(1) 全景片:恒牙列,上牙拥挤,上下第 3 磨牙阻生。

(2) 头颅定位侧位片:上颌后缩,下颌前突。

二、诊治经过

1. 患者诉求和期望值分析

(1) 主诉分析:明确患者治疗的目标,按主次列出患者自己认为存在的问题。

(2) 期望值分析:分析患者治疗的迫切性,对最终治疗效果的预期值,对治疗过程的正确理解,对治疗过程和总体费用的承受能力。

正确判断患者主诉可有针对性地制订治疗方案,对患者合理的期望要予以明确,但对于过高或不切实际的期望值,需要医师仔细解释病情和治疗的预期效果,适当降低患者期望值,有利于避免治疗后的纠纷。

2. X 线头影测量分析

主要采用头颅定位侧位片,在上面确定一些能够代表颅骨、颌骨、牙齿及软组织的相对稳定且有代表性的解剖标志点,通过各点之间的连线、距离、角度、比例等进行定量分析,最后将测得的值与标准正常值进行比较,从而从整体上了解个体颅颌牙面等方面的特征及变异情况,为治疗的诊断计划提供重要的参考依据。

头影测量分析:SNA 78.5°,SNB 84.9°,ANB −6.4°,UI‐SN 114.1°,L1‐MP 88.3°。测量结果提示:上颌发育不足,下颌发育过度。

3. 牙模分析

牙齿模型能够真实反映患者牙齿、牙槽骨、腭部及基骨的形态和位置,弥补临床上口腔检查的不足,使我们可以从各个方向仔细地观察并了解患者的牙颌情况:包括单个牙弓的形状、大小、对称性、纵颌曲线及横颌曲线、牙弓中线有无异常及上下牙弓是否协调,牙弓、牙槽弓、基骨弓是否协调等。模型测量是正畸临床诊断、矫治方案设计中一个非常重要的步骤。

本例患者牙模分析见上颌牙列拥挤、上前牙代偿性唇倾,下前牙舌倾,全牙列反颌,提示上颌发育不足(矢状向、横向),下颌发育过度。

4. 特殊检查

对于牙颌面畸形的患者,不少患者都会有颞下颌关节症状,严重者可能影响到术后疗效,因此必要时需要拍摄颞下颌关节 X 线片或磁共振成像,来判断颞下颌关节骨骼形态和关节盘位置关系。

本例患者:颞下颌关节核磁共振成像扫描,未发现关节盘病变。

5. 建立诊断

根据临床检查,头影测量分析结果,该患者可诊断为骨性 3 类错颌畸形:上颌发育不足,下颌发育过度。

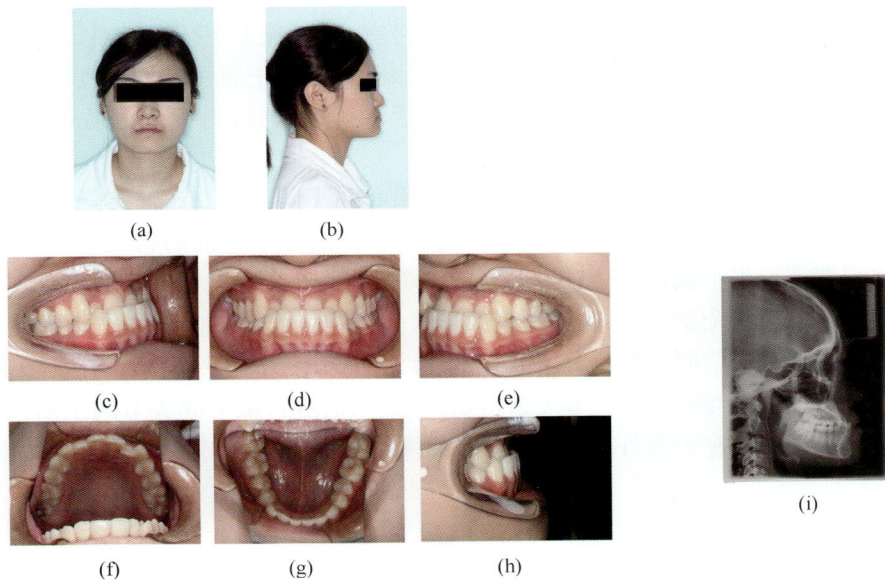

(a)　　　(b)

(c)　　　(d)　　　(e)

(f)　　　(g)　　　(h)

(i)

图 36‐1　治疗前面像、咬合关系与侧位片

三、病例分析

1. 病史特点

(1)上颌发育不足的特征:骨性 3 类错颌畸形的临床特征:鼻旁及眶下区塌陷,上颌后缩呈凹面型。磨牙关系近中,前牙反颌或对刃,多数情况下反颌涉及 6 个上前牙或切牙。牙在上唇静止甚至微笑时不

露齿。鼻唇角小于正常,唇间隙消失。上颌牙弓缩窄,腭盖高拱;常伴有牙列拥挤,牙齿错位扭转等。

　　(2)下颌发育过度的特征:面下 1/3 向前突出,尤其是下唇位置明显靠前,颏部突出过长,安氏Ⅲ类,前牙反𬌗或对刃,咀嚼功能障碍,严重者影响唇闭合与发音功能,下颌前突但前牙不反𬌗而呈浅覆盖的患者,由于浅覆盖关系限制了下颌向前发育的强烈趋势,髁突位置被迫后移,易造成颞下颌关节紊乱综合征。

　　2. 鉴别诊断

　　鉴别诊断需要明确是什么原因导致颌骨畸形。例如,是单纯的上颌发育不足,还是单纯的下颌发育过度,或者是两者皆有。如有上颌发育不足,还应进行三维方向的诊断,判断是在矢状向、横向还是垂直向的发育不足。正确的诊断直接决定了后续治疗计划制订的精确性。

　　临床诊断时,主要根据临床检查与 X 线头影测量分析结果进行。X 线头影测量分析显示下颌前突患者的下颌骨长度大于正常,下颌相对于颅底位置靠前,如 SNB 角大于 80°,ANB 角减小甚至为负值等。由于下颌及颏部向前突出,下面高多增大。

　　3. 治疗设计

　　在得到了正确的诊断之后,就可以对骨性 3 类错𬌗畸形进行治疗设计。原则上,手术设计应考虑各种造成畸形的病因,如上颌发育不足需要前移上颌骨,下颌发育过度需要后退下颌骨,如畸形由于上下颌骨发育不正常共同造成,则需要进行双颌手术治疗。

　　X 线头影测量及牙颌模型分析可准确地帮助医生了解前牙反𬌗是由于下颌整体发育过度所致,还是由于下颌前部牙槽骨发育过度所引起的。对于磨牙关系正常的下颌牙槽骨发育过度的患者,可选择下颌前部根尖下骨切开术进行矫正。

　　一般来说,牙𬌗面畸形的患者都需要进行围手术期的正畸治疗。其主要目的是排齐紊乱的牙列,去除牙齿的代偿性倾斜,矫正异常的𬌗曲线,协调上下牙弓宽度,匹配上下牙齿关系,与手术相结合,建立一个正常、稳定的最终咬合关系。多数患者需要术前正畸治疗,为正颌手术创造良好的牙齿条件,对于模拟手术后重建的咬合关系尚可的病例,也可以进行手术优先治疗,再配合术后正畸治疗,精调咬合关系。

　　颏的特殊问题:国人中相当数量的下颌前突畸形患者并不同时伴有颏前突,颏前点常在正常范围内,这需要在矫治设计中给予特别注意。如整体后退下颌骨,矫正了错乱的𬌗关系,有可能造成颏后缩的缺憾。因此常同期施行水平截骨前徙颏成形术予以矫正。

　　每个患者均需摄取颌骨全景片,了解双侧下颌形状、对称度及下颌神经管的位置及走向等。对下颌前突患者还须检查颞下颌关节的功能状况,了解关节有无问题。下颌前突畸形常伴有颞下颌关节疾患,而且下颌升支部位的手术也与颞下颌关节关系密切,因此术前应行颞下颌关节的全面检查。包括开口度、开口型、关节弹响、疼痛、有无关节杂音等。并拍摄关节侧位断层片或薛氏位及经咽侧位片,必要时行关节 MRI 扫描。

四、处理方案与治疗原则

　　1. 处理方案

　　(1)治疗前准备:牙周洁治。

　　(2)术前正畸:拔除双侧上颌第 1 前磨牙,排齐上颌牙列,内收上前牙,去除上前牙代偿性倾斜,恢复正常的牙长轴;拔除下颌第 3 磨牙,唇倾下前牙,去除代偿性舌倾,恢复正常牙长轴,关闭间隙,排齐下颌牙列(见图 36 - 2)。

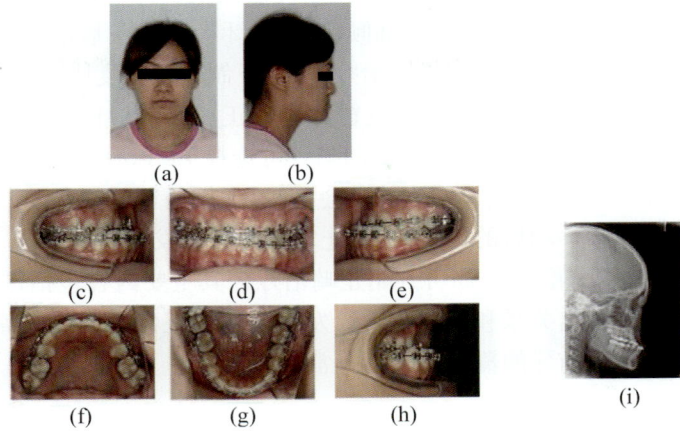

图 36 - 2　术前正畸完成，正颌术前面像、咬合关系与侧位片

（3）正颌手术：上颌 LeFort Ⅰ 截骨前移，双侧下颌支矢状劈开后退。正颌术后面像、咬合关系与侧位片如图 36 - 3 所示。

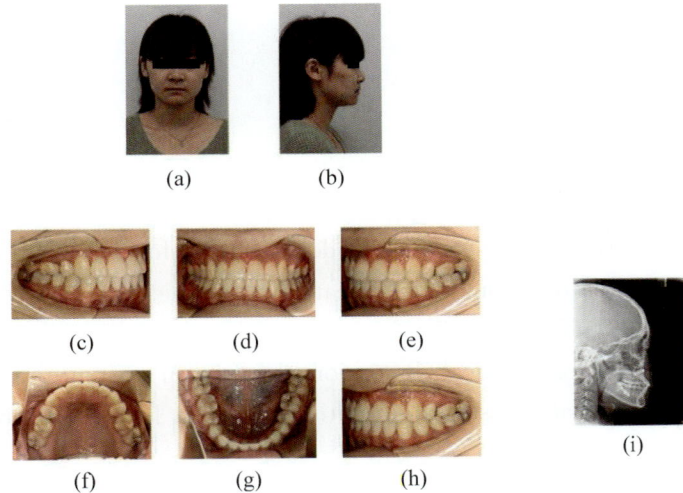

图 36 - 3　正颌术后面像、咬合关系与侧位片

（4）术后正畸：精细调整咬合关系。

2. 治疗原则

（1）外貌与功能并举：对于骨性 3 类错颌畸形患者，治疗的目标是要达到矫正异常的面部结构，重构整合的颌骨位置关系（见图 36 - 4），重建良好的咬合关系，从而达到正常的咀嚼、吞咽、发音等功能恢复。

（2）正畸与正颌手术联合治疗：如前所述，牙颌面畸形患者通常都伴有颌骨发育异常与牙齿排列异常，因此合理全面的治疗离不开正畸医师与颌面外科医师的协作，只有在两者对治疗计划达成一致后，才能够保证最好的治疗效果。

五、要点与讨论

（1）术前正畸的目的是为了排齐牙列，消除咬合干扰，便于术中牙、骨

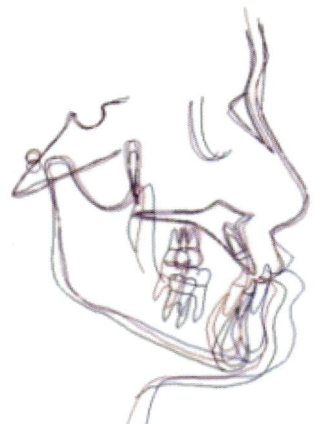

图 36 - 4　治疗前、术前、术后侧位重叠图

段的移动,得到理想的治疗效果。上颌后缩患者多存在代偿性上前牙唇倾和下前牙舌倾。术前正畸治疗需去除前牙代偿性倾斜、排齐牙列,改变前牙轴倾度,并把牙齿排列在基骨弓上,利于正颌手术的颌骨移动。如果存在上颌宽度不足,还需行术前扩弓治疗,使上下颌牙弓宽度协调。

(2) Le Fort Ⅰ型骨切开术前徙上颌至正常位置进行矫正。对鼻旁区塌陷明显的患者可进行改良 Le Fort Ⅰ型骨切开术,而对面中份及眶下区严重凹陷者可选择 Le Fort Ⅱ或Ⅲ型骨切开术。尽管坚固内固定技术的应用已大大减少了术后颌骨回缩的机会,但对上颌前徙量≥6 mm 者,仍主张在翼上颌连接处的间隙内植骨,以提高颌骨移动后的稳定性,防止术后畸形复发。

(3) 术后正畸治疗可在术后第 4~5 周可开始正畸治疗。其主要内容包括进一步排齐牙列,协调上下牙弓宽度,建立尖窝交错的锁结关系和防止术后复发等。由于正颌外科手术常常根据上下前牙的位置和咬合关系来进行,所以术后前牙的覆𬌗一般都正常。

六、思考题

(1) 单纯正畸治疗与正颌正畸联合治疗反颌畸形的主要区别在哪里?
(2) 骨性 3 类错颌畸形的正颌手术设计过程中要考虑哪些要素?
(3) 数字化技术在颌骨畸形诊疗中的优势有哪些?

七、推荐阅读文献

〔1〕 Kubota T. Influence of surgical orthodontic treatment on masticatory function in skeletal class Ⅲ patients 〔J〕. J Oral Rehabil,2015 May 15;

〔2〕 Hirrington C. A retrospective analysis of dentofacial deformities and orthognathic surgeries using the index of orthognathic functional treatment need (IOFTN) 〔J〕. Int J Pediatr Otorhinolaryngol,2015 Jul;79(7):1063 - 1066.

〔3〕 Lee J. Effect of occlusal vertical dimension changes on postsurgical skeletal changes in a surgery-first approach for skeletal Class Ⅲ deformities 〔J〕. Am J Orthod Dentofacial Orthop,2014 Nov;146(5):612 - 619.

〔4〕 沈国芳、房兵. 正颌外科学〔M〕. 杭州:浙江科学技术出版社,2011.

(蔡　鸣)

牙体缺损的贴面及嵌体修复

一、病历资料

1. 主诉

前牙部分缺损数年,要求美观修复。

2. 现病史

患者,男,26岁,出生后发现乳牙列表面粗糙,恒牙刚萌出时前牙区部分牙体缺损,缺损区牙表面为黄褐色,未缺损区颜色尚可。半年前因咬硬物,致右上前牙部分缺损。左下后牙2年前有补牙治疗史,现自觉又有缺损,影响美观及咀嚼功能,要求修复改善。

3. 既往史

否认颞下颌关节疼痛和弹响等症状。否认患心脏病、糖尿病和高血压等系统性疾病。否认药物过敏史。不嗜烟,不嗜酒。患者母亲怀孕期间身体健康,家系成员中有同样病例发生。

4. 临床检查

牙列完整,11、21、32、31、41、42唇面釉质大部分缺损,缺损区可见黄褐色牙本质,切端牙釉质完整。13、23、33、43切端釉质缺损达冠长的1/4。12远中切角缺损达冠长的1/3(见图37-1)。13、12、11、21、22、23、33、32、31、41、42、43牙髓活力测试正常,缺损区探诊敏感,探诊无牙周袋,松动度(—),叩诊(—)。36𬌗面可见银汞充填体,边缘密合,远中颊侧边缘嵴少量缺损,探针敏感,松动度(—),叩诊(—)(见图37-2)。口腔卫生一般,牙结石(+),个别牙龈乳头肿胀,呈暗红色。前牙中度深覆合,浅覆盖,开口度和开口型正常,颞下颌关节无弹响,无压痛,垂直距离正常。

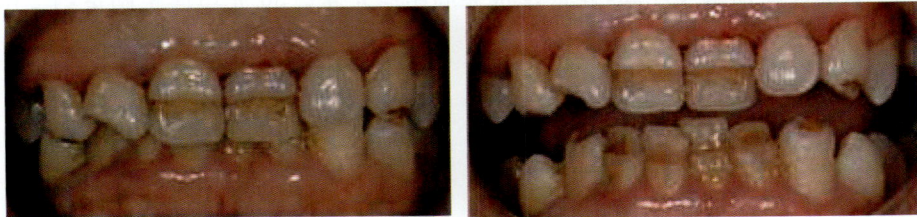

图 37-1 患牙釉质缺损情况

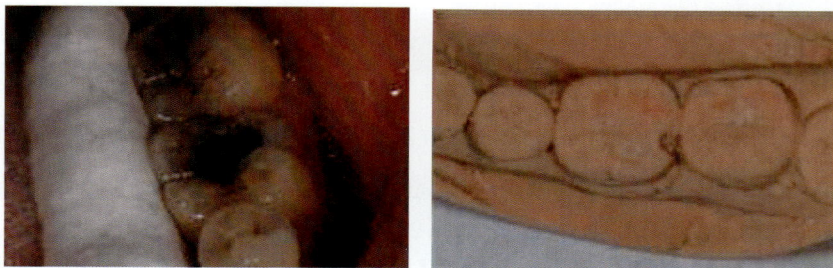

图 37 - 2 患者 36 牙体缺损口内照片及研究模型

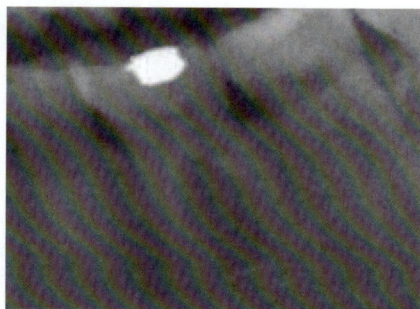

图 37 - 3 36X 线片

5. 辅助检查

X 线片检查示,13、12、11、21、22、23、33、32、31、41、42、43、12 缺损未及髓腔,牙周膜未见明显增宽影像。根尖未见明显异常。牙槽骨未见吸收。36(见图 37 - 3)充填体距髓室约 2 mm,牙周膜未见明显增宽影像,根尖未见明显异常,牙槽骨未见吸收。

二、诊治过程

1. 判断患者的美容修复述求
年轻男性患者有强烈的改善前牙外观的要求。

2. 询问病史
(1)缺损出现时间:恒牙萌出就存在缺损。
(2)家族其他成员有无类似情况:其妹妹和妈妈有相似情况,其他不详。

3. 全身状况
否认高血压、心脏病和糖尿病等系统疾病史。

4. 临床检查
(1)重点检查患牙缺损的程度:11、21、32、31、41、42 唇面釉质大部分缺损,缺损区可见黄褐色牙本质,切端牙釉质完整。13、23、33、43 切端釉质缺损达冠长的 1/4。12 远中切角缺损达冠长的 1/3。36 远中颊侧边缘嵴缺损,远中舌侧边缘嵴与邻牙有接触。
(2)患牙的牙髓状态:全部患牙牙髓活力测试正常。
(3)患牙的牙周情况:无牙周袋,松动度(一),叩诊(一)。牙龈乳头肿胀,呈暗红色。
(4)口颌系统整体情况:口腔卫生一般,牙结石(+),前牙咬合关系为中度深覆𬌗、浅覆盖,开口度和开口型正常,颞下颌关节无弹响,无压痛,垂直距离正常。

5. 辅助检查判断患牙的缺损程度及根尖周情况
X 线片检查示,前牙缺损未及牙髓,牙根及根尖周组织正常。36 充填体距髓室约 2 mm,根尖周组织正常。

6. 形成初步判断
结合主诉、病史及临床检查形成初步诊断:
(1)釉质发育不全。
(2)12、36 牙体缺损。
(3)牙龈炎。

7. 初步治疗计划
13、12、11、21、22、23、33、32、31、41、42、43 患牙考虑安全、美观、舒适性能俱佳的全瓷贴面作为修复首选方案。36 选择全瓷嵌体修复。

8. 术前谈话

向患者介绍全瓷贴面及全瓷嵌体的优缺点、相关费用、诊治周期及修复前的准备情况,患者理解后取得患者对修复方案的认可。

9. 修复前牙周维护治疗

牙周组织的健康是修复体成功的关键因素之一,由于该患者牙周情况一般,因此考虑在制作修复体之前进行必要的龈上洁治。

10. 修复具体过程

(1) 制作诊断蜡型:了解患者对预期中修复体的形态和颜色,针对患者的脸型、气质和肤色等个性化特征,医师提出建议并取得患者的认可。治疗前制取印模,制作相应的诊断蜡型,医师在椅旁与患者进行沟通,最终得到患者对修复体的认可。

(2) 标准的牙体制备与精确印模:贴面设计,11、21、22 切端采用开窗式;13、12、33、32、31、41、42、43 切端均采用包绕式。患牙的唇面预备分为 2 个平面,龈端部分和切端部分,龈端部分的标准预备量一般为 0.3~0.5 mm,切端部分的标准预备量一般为 0.5~0.8 mm。颈缘位置平齐龈缘呈浅凹状肩台,肩台宽度为 0.3~0.5 mm,邻面不破坏邻接关系,36 去除𬌗面的旧充填体,将𬌗面缺损区与远中缺损区连接制备出远中邻𬌗面嵌体窝洞(见图 37 - 4),嵌体洞形的基本要求是各轴壁无倒凹,轴壁间应相互平行,或稍外展 2°~5°,嵌体厚度≥2 mm,宽度>1.5 mm,洞缘制备成 90°斜面,颈缘线清晰完整(见图 37 - 4)。单线法排龈后,硅橡胶两步法制取印模,超硬石膏灌制模型。

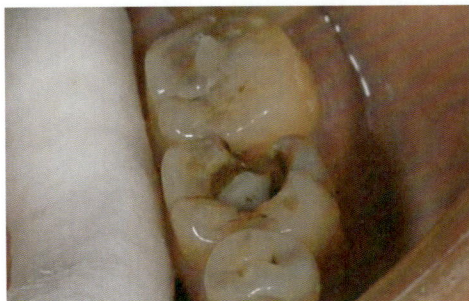

图 37 - 4　患者 36 患牙嵌体制备后洞形　　图 37 - 5　患者 36 患牙全瓷嵌体修复体

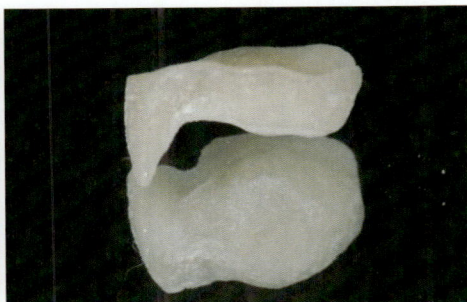

(3) 修复体的试戴:全瓷贴面及全瓷嵌体(见图 37 - 5)试戴时,主要检查修复体边缘的适合性:探针探查冠边缘与牙体组织的连续性,对影响就位的部位采用慢速砂石进行调整,直至达到边缘完全密合,结合诊断蜡型及患者情况,少量修改并取得患者的认可后,最终精细抛光及上釉。试戴过程一般不调整咬合关系。

(4) 修复体的粘固:全瓷贴面及全瓷嵌体的粘固采用全酸蚀树脂类黏结剂,由于黏结剂的颜色会最终影响修复体的颜色,一般先采用配套的试色糊剂与患者共同确定最终黏结剂的颜色。严格按照黏结剂的说明分别对牙体组织及贴面的组织面进行相应的处理,然后对修复体加压粘固,待黏结剂未完全固化前,去除多余黏结剂,光照完全固化后进行修复体的咬合关系调整,最后进行抛光(见图 37 - 6、图 37 - 7)。医嘱修复体使用注意事项。

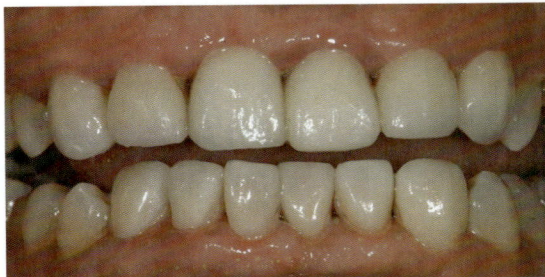

图 37 - 6　患者全瓷贴面粘固后的效果　　图 37 - 7　患者 36 患牙全瓷嵌体粘结后效果

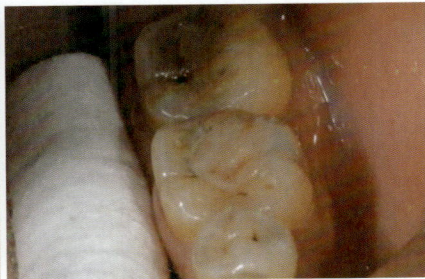

三、病例分析

1. 病史特点

（1）釉质发育不全的原因主要有局部因素和全身因素。乳牙长期根尖周炎和放射性治疗等局部因素可能会影响恒牙的釉质发育。全身因素如新生儿的溶血病、低钙血症及一些营养的缺乏等可能造成釉质发育不全，另外一个重要的全身因素就是基因因素，即某种基因缺陷或变异在釉质发育不同时期干扰了釉质的形成，从而导致不同类型的釉质结构异常。本患者除了自己有这种情况，其妹妹及母亲也有类似的情况，所以考虑该患者为遗传性釉质发育不全。

（2）釉质发育不全根据其釉质的缺损部位和程度，有学者在临床将其分为轻度（釉质颜色改变无缺损）、中度（釉质颜色改变还伴有釉质的缺损）和重度（釉质颜色改变还伴有釉质的缺损，甚至影响牙髓）3种类型。不同类型的牙釉质发育不全、缺损，则治疗原则不同。轻度釉质发育不全治疗原则以预防为主，保持牙齿的完整性，如抗过敏治疗及防龋治疗；中度釉质发育不全治疗原则除了预防疾病进一步发展外，要恢复患牙牙体的完整性。如树脂充填和修复治疗；重度釉质发育不全除了前面两种处理原则，要相应地处理牙髓等继发症状。本患者临床检查发现患牙伴有釉质的实质缺损，但未累及牙髓，属于中度釉质发育不全。除了指导患者预防疾病进一步发展外，应恢复患牙的完整性，因而采用全瓷贴面及全瓷嵌体进行修复治疗。

2. 诊断与诊断依据

（1）牙龈炎：牙龈红肿，牙周袋正常，牙槽骨正常。

（2）釉质发育不全：釉质缺损，家族中有类似情况。

（3）12、36 牙体缺损：12 切角缺损，36 远中边缘嵴缺损。

3. 鉴别诊断

（1）氟斑牙。

（2）遗传性牙本质发育不全。

（3）磨牙症。

（4）四环素牙。

（5）酸蚀症。

四、处理方案及基本原则

（1）建议患者进行 13～43 全瓷贴面修复及 36 进行全瓷嵌体修复，告知修复所需时间、费用及注意事项，征得患者同意后进行治疗。

（2）先进行龈上洁治治疗使患者牙周状态达到正常，为修复牙齿做准备。

（3）制作诊断蜡型，与患者沟通最终修复效果。

（4）颜色的选择、确定。开始牙体制备，临时义齿的制作。

（5）修复体的最终试戴，患者满意后黏固。

（6）建议注意牙周组织健康。

五、要点及讨论

釉质发育不全患者往往是由于美观需求来口腔修复科就诊，临床上要检查病变累及的范围（局部还是全口）、颜色改变程度、釉质缺损的范围及程度、是否有继发的龋坏及牙髓症状等因素，确定相应的治疗方案及原则，一般可以采用牙本质脱敏剂等治疗牙本质敏感，美白修复等改善患牙颜色的异常，采用树脂充填、全瓷贴面、全瓷嵌体甚至冠等方式恢复缺损的牙体组织，采用相应的牙髓治疗治疗牙髓症状，最终达到防止疾病进一步发生，恢复患牙完整性的目的。

六、思考题

(1) 釉质发育不全的分类及治疗原则是什么？

(2) 全瓷贴面修复治疗过程应注意哪些方面？

(3) CAD/CAM 全瓷嵌体在牙体缺损中的应用进展？

七、推荐阅读文献

[1] 张晨峰,汪昌宁,宋亚玲.釉质发育不全的临床分类和治疗[J].世界最新医学信息文摘,2012,12(3):15-18.

[2] 赵桢,陈兰英,郝春杰,等.牙釉质发育不全患者的家系调查与临床检查[J].武汉大学学报(医学版),2007,28(4):511-533.

[3] 赵三军,陈明.全瓷贴面临床规范化修复[J].实用口腔医学杂志,2013,29(1):137-140.

[4] 邓再喜,张春宝,吴舜,等.易美铸瓷进行后牙全瓷嵌体修复方法[J].牙体牙髓牙周病学杂志,2010,20(4):230-231.

（于卫强）

案例 38

牙体缺损桩核冠修复

一、病历资料

1. 主诉

右上后牙充填体脱落影响咀嚼。

2. 现病史

患者,女性,25岁,患者半年前因右上后牙咀嚼疼痛于牙体牙髓专科门诊就诊,行完善根管治疗后充填。2周前进食时发现充填体部分脱落影响进食遂来我院就诊。

3. 既往史

否认全身系统性疾病,否认药物过敏史,否认精神性疾病。

4. 临床检查

(1)口外检查:左右面部基本对称。张口度3.6cm,张闭口型正常。双侧关节区触诊无弹响及压痛。咬肌、颞肌前束、翼内肌附着、翼外肌、二腹肌及胸锁乳突肌区触诊均无压痛。面下垂直距离测量息止颌间隙4 mm。

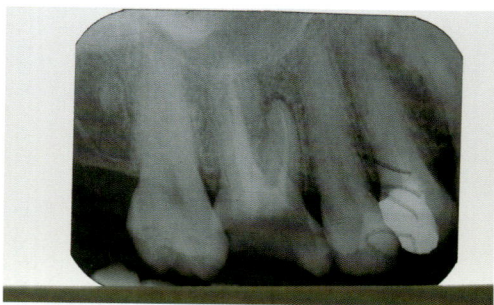

图38-1 根尖片显示X线根尖片检查显示16根管内见高密度影,恰填,根尖周未及异常

(2)口内检查:16色黑,临床牙冠大面积缺损,近远中牙体几近平龈,髓腔内根管口牙胶暴露,颊舌侧牙体位于龈上1.5 mm,牙龈无红肿,16叩诊(一),根尖区触诊无异常,余留牙无异常,口腔卫生状况可,未见龈上牙结石。

5. 影像学检查

X线根尖片检查显示16根管内见高密度影,恰填,根尖周未及异常(见图38-1)。

二、诊治经过

1. 初步判断患者全身情况

初步判断患者全身情况,在确认患者无紧急全身情况的前提下进行后续病史采集、临床检查等程序。

(1)面色、神态、体态、步态:患者自主走入诊室。

(2)沟通能力:病史采集过程中对答切题。

（3）颞颌关节：张口度 3.6 cm,张闭口型正常。双侧关节区触诊无弹响及压痛。咬肌、颞肌前束、翼内肌附着、翼外肌、二腹肌及胸锁乳突肌区触诊均无压痛。面下垂直距离测量息止颌间隙 4 mm。关节无弹响,无张口受限。

2. 围绕主诉采集相关病史

（1）充填体脱落有无诱因：否认咀嚼硬物史。

（2）是否存在疼痛：否认充填体脱落后出现自发性疼痛,咀嚼痛。

（3）是否存在过敏史：否认药物、金属过敏史。

3. 了解患牙的病程经过

（1）口内检查患牙的基本情况：临床牙冠大面积缺损,近远中牙体几近平龈,颊舌侧牙体位于龈上 1.5 mm;叩诊(−)。

（2）牙髓治疗情况：X 线根尖片显示根管内高密度影,恰填,根尖周未及异常,根尖区触诊未及异常。

（3）充填体脱落情况：髓腔内根管口牙胶暴露。

4. 形成初步诊断

结合主诉、现病史以及临床检查可形成初步诊断为：16 牙体缺损根管治疗后。

5. 制订修复方案

16 牙体拟采取桩核冠修复。

三、病例分析

1. 病史特点

（1）个体情况：患者为年轻患者,患牙已行完善的根管治疗,具备桩核冠修复的基础。患者无全身系统疾病和精神疾病,张口度未及异常可以配合临床的椅旁操作。

（2）病史与检查：首先,本案例患者患牙已行完善的根管治疗,治疗完成未出现疼痛肿胀等并发症,可初步判定根管治疗是成功的。充填体的脱落及脱落后未出现疼痛等异常临床表现,结合临床检查及 X 线根尖片的辅助检查结果可以排除患牙发生牙折的可能情况。

2. 诊断与诊断依据

16 牙体缺损(依据同上述分析)。

3. 鉴别诊断

诊断明确无需鉴别。

四、处理方案和基本原则

与患者进行细致的沟通后,以保留患牙的原则拟行桩核冠修复,以实现患牙的功能与形态。整个治疗经过分 3 次：

第 1 次复诊,对患牙进行牙体组织及腭根管的预备(见图 38-2),并采用直接法或间接法制作铸造桩核。

第 2 次复诊,铸造桩核试合后消毒黏固,排龈并制取全冠修复的印模(见图 38-3)。

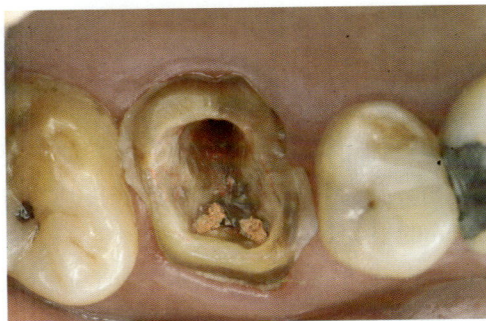

图 38-2　16 腭根管预备

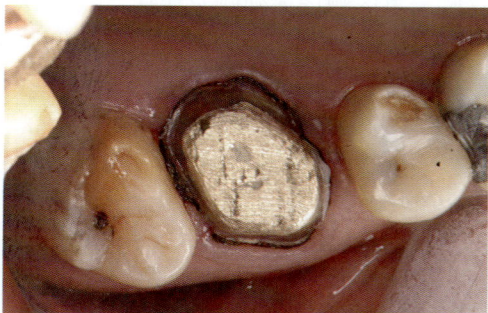

图 38 - 3　印模前排龈　　　　　　图 38 - 4　修复体粘固完成

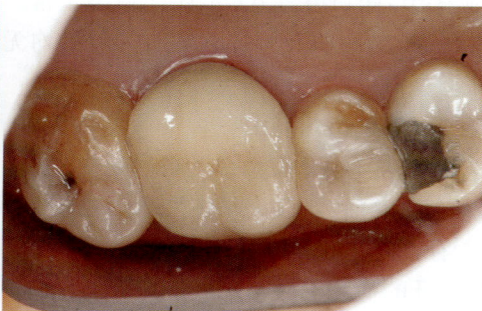

第 3 次复诊,全冠修复体试合后粘固完成(见图 38 - 4)。

五、治疗过程中设计的知识要点

1. 桩核冠修复的适应证及修复时机

1)适应证

(1)临床冠大部分缺损,无法直接应用冠类修复者。

(2)临床冠完全缺损,断面达龈下,但根有足够长度经过冠延长术或牵引术后可暴露出断面以下最少 1.5 mm 的根面高度,磨牙以下不暴露根分叉为限。

(3)错位、扭转牙而非正畸适应证者。

(4)畸形牙直接预备固位形不良者。

2)修复时机

桩核冠修复的前提是患牙已行完善的根管治疗。一般需要在根管治疗后观察 1~2 周,确认没有任何自发痛、叩痛等临床症状,原有瘘管已经完全愈合,才可以进行桩核冠的修复。根据治疗前患牙的牙髓状况,需要观察的时间长短有所不同:①原牙髓正常或有牙髓炎但未累及根尖者,观察时间可以缩短,根管治疗 3 d 后无临床症状,即可开始修复;②有根尖周炎的患牙一般需要在根管治疗后观察 1 周以上,确认没有临床才可开始修复;③根尖周病变范围过大的患牙,应在根管治疗后,等待根尖病明显减轻,并且无临床症状才可以开始桩核冠修复。

2. 桩核的根管预备

参考 X 线片,根据根管内充填材料判断钻进方向,避免出现根管口喇叭口状,根管壁倒凹,根尖部预留 5 mm 牙胶。

3. 桩核蜡型的制作方式

直接法和间接法:直接法是指在椅旁口内直接完成桩核蜡型的方法;间接法是指椅旁制取根管印模,技工室完成桩核蜡型的方法。

4. 桩的设计

(1)桩的长度:对桩的长度有如下要求:①桩的长度至少应与冠长相等;②桩的长度应达到根长的 2/3~3/4;③牙槽骨内的桩的长度应大于牙槽骨内根长的 1/2;④桩的末段与根尖孔之间应保留 3~5 mm 的根尖封闭区。

(2)桩的直径:桩周围的根管壁要求至少有 1 mm 的厚度,桩的直径取决于根径的大小,理想桩的直径为根径的 1/3。

(3)桩的形态:桩的形态主要有柱形和锥形;根据桩的表面形态又可分为光滑柱形、槽柱形、锥形、螺纹形等。

（4）桩的材料：材料选择一要考虑最终全冠的美观要求，二要考虑对牙根抗力的影响。当最终全冠是全瓷冠时，由于其半透明性好，金属桩容易暴露金属色，影响最终美学效果，建议选择瓷桩或纤维桩。

5. 全冠修复的固位原理

（1）摩擦力：摩擦力是指两个相接触而又相对运动的物体间所产生的相互作用力。摩擦力的最大值，与两物体间所受垂直压力成正比。所受的垂直压力越大，摩擦力也越大。若在同样接触情况下，接触面积越大，压力越大，摩擦力也越大。两物体间接触的密合程度，与摩擦力成正比。接触越密合，摩擦力越大。若接触的面积和密合度相同，但接触的形式不同，所产生的摩擦力也不同。例如，镶嵌接触的摩擦力，大于环抱式接触的摩擦力；而长方形接触的磨擦力，又较梯形者为大。为了利用摩擦力和榫合力增强修复体的固位，在预备患牙牙体时可采用如下措施：①修复体与制备牙的接触面要密合，越密合越好；②尽可能增大接触面积，接触面积越大，摩擦力也越大。因此，要求窝洞的深度深及牙本质内，并具有足够的高度，增加摩擦力；③患牙制备时，其轴面应近于平行，各轴面越平行，固位也越好。但为了便于修复体的取戴，各轴面可向切（合）方稍许聚合。但一般聚合不宜超过5°，以2°～5°为宜，否则固位力将大大减小；④点角、线角要清楚以增大摩擦力，否则修复体受力后易移位或脱落；⑤设计各种固位形状，以增大摩擦力，并加强抵抗侧向外力，如设计箱状、鸠尾、针道、沟形等。

（2）粘着力：修复体的固位作用，主要依靠患牙洞形预备时所采用的固位形，黏固剂只能用作为修复体与制备牙间的封闭剂，有防止与戴入道相反的方向脱位的作用。

（3）约束力：约束加给被约束物体的力称为约束力或约束反力。它是通过约束与被约束物体之间的相互接触而产生的，它的特征与接触面的物理性能和约束的结构形式有关。若约束本身是刚性接触，称为刚性约束。这时约束力的特征与接触面的几何形态和接触面的物理性质有关。各类人造冠修复体与患牙密合时才有刚性约束。

为了使人造冠获得大的固位力而不致从牙体上脱落，通常将患牙制备成一定几何形状，限制人造冠的运动方向，只允许其在某一方向上的就位与脱位，并合理设计沟、洞、钉洞等以增大刚性约束和约束力。用以保证修复体获得固位力的几何形状称之为固位形。在人造冠固位中起到十分重要的作用。

六、思考题

（1）对于经过完善根管治疗的后牙是否应该进行全冠修复？修复时机及预后如何？在临床修复前应进行的临床检查有哪些？病史采集过程中须着重了解哪些信息？

（2）什么是桩核冠临床修复的适应证及桩核材料的选择与远期成功率的相关性？

（3）全冠牙体制备时需注意的要素有哪些？

七、推荐阅读文献

[1] 赵铱民. 口腔修复学[M]. 7版. 北京：人民卫生出版社，2012：437－457.

[2] Rosenstiel, Land, Fujimoto. Contemporary Fixed Prosthodontics [M]. 3rd. Mosby, 2001.

（高　燕）

案例 39

牙列缺损的固定修复治疗

一、病历资料

1. 主诉

上前牙折断伴疼痛 3 天。

2. 现病史

患者,男性,34 岁,3 天前参加公司足球运动时面部被同事头部撞击,上前牙折断脱落,遂至我院口腔外科就诊,经口腔外科门诊初步检查,在排除颌面部骨折可能性后建议转诊至口腔修复科进一步明确患牙的治疗方案。

3. 既往史

患者定期行口腔检查,年均 2 次口腔洁治。否认有心脏病、糖尿病、高血压等系统性疾病病史,否认药物过敏史。

4. 临床检查

患者神清气平,对答切题。面部左右对称(见图 39 - 1),开口型"S",开口度 3 指,耳前区及外耳道扪诊无疼痛,无弹响;11、12 牙冠唇侧横折至中 1/3,11 舌侧折至龈下 3.5 mm,髓腔暴露,探诊疼痛,叩诊疼痛,舌侧龈缘略红肿,无松动;12 舌侧折至齐龈,髓腔暴露,探诊疼痛,叩诊疼痛,无松动;41 牙体变色,切端磨损,叩诊疼痛,无松动(见图 39 - 2),电活力无反应;31 电活力正常。18、38 无对合,牙齿伸长;11、21 颈部区域较窄,龈外展隙内龈乳头欠充填(见图 39 - 3);中位笑线,余牙牙龈绞薄,颈缘线呈扇贝状;Ⅰ度深覆𬌗覆盖正常,后牙咬合关系可。上下个别前牙牙颈部见色素沉着,局部口腔卫生不佳。

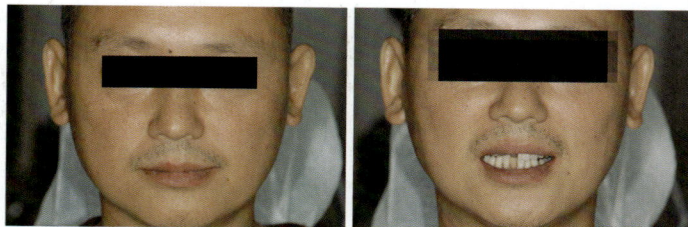

图 39 - 1 患者正面闭口检查示患者面部左右对称度可,颌面部未见明显外伤;正面开口检查示中位笑线,41 牙体变色

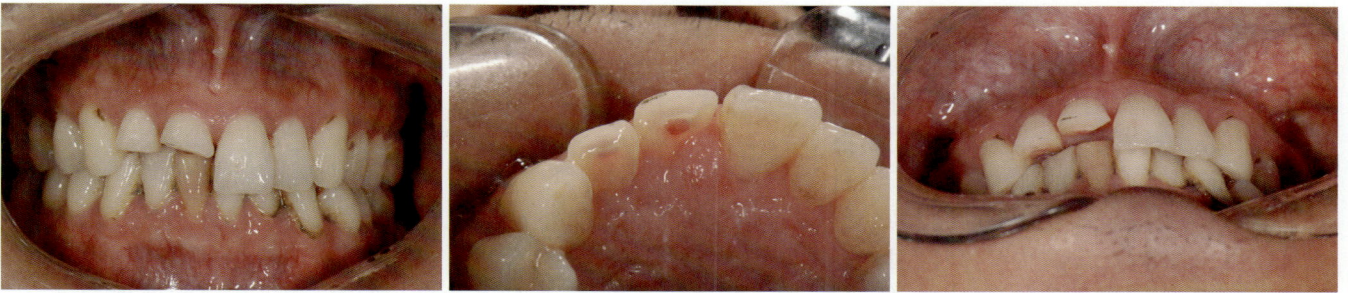

图 39-2　患牙的正面、前牙咬合及前牙切龈向检查示 11、12 唇侧面冠折至中 1/3,11 舌侧折至龈下,牙龈略红肿,12 舌侧冠折齐龈;41 牙体变色

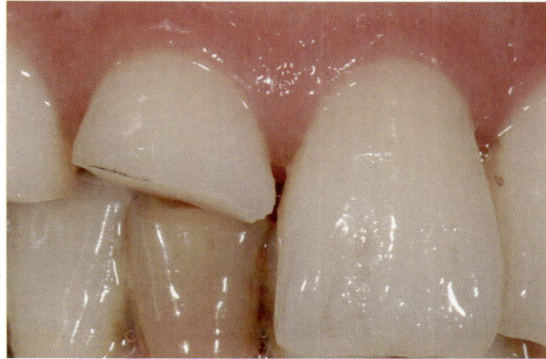

图 39-3　上中切牙正面观示 11、12 牙龈较薄,龈外展隙内牙龈乳头欠充填;41 牙体变色

5. 影像学检查

根尖片示 11、12 牙根形态连续,根周膜略增宽,未行牙髓治疗,根尖周组织未见明显异常;31、41 根尖部见一 5 mm×5 mm 椭圆形透射阴影;余牙根尖周组织未见明显异常;全口牙位曲面体层片示 28 低位阻生,颞下颌关节开闭口薛氏位影像未见关节区异常(见图 39-4)。

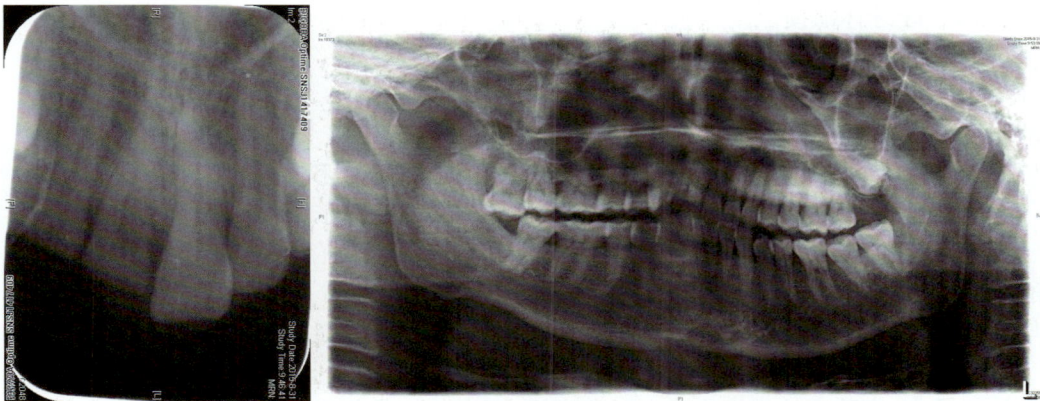

图 39-4　患牙根尖片检查示 11、12 牙根表面连续性可,根周膜略增宽,根尖根周未见明显异常;曲面体层片示 31、41 根尖部一 5 mm×5 mm 椭圆形透射阴影,28 低位阻生;髁状突位置正常,颌骨及关节区未见明显异常

二、诊治经过

1. 明确患者整体情况

明确患者整体情况,按轻重缓急的原则安排病史询问、临床检查等程序。

（1）面色、神态、体态、步态：患者自主走入诊室。

（2）神智、沟通能力：神清，对答切题。

2. 围绕主诉有的放矢地询问病史

（1）询问患牙的部位：上前牙折断疼痛，余牙未诉异常。

（2）询问患牙受伤的时间和原因：3 d前运动时上前牙受外力撞击。

（3）询问患牙的状况：牙齿因疼痛进食困难。

（4）询问患牙是否经过急症处理，采取了哪些检查措施：当日患者自行回家，未进行急症处理，3 d后至我院口腔外科门诊就诊，并行全口牙位曲面体层片及颞下颌关节开闭口薛氏位片检查，在排除开放性软组织损伤及殆面部骨折后转诊至口腔修复科进一步明确诊断。

（5）询问余牙诊治及口腔卫生护理情况：定期全口洁治。

（6）询问全身状况，有无高血压、脑梗死、心脏病、肝病、糖尿病等疾病史：否认有心脏病、糖尿病、高血压等系统性疾病病史。

（7）询问有无药物过敏史：否认药物过敏史。

3. 在了解病史的情况下进行相关临床检查

（1）殆面部检查：左右面部基本对称，未及开放性伤口，中位笑线。

（2）颞下颌关节区检查：开口型"S"，开口度3指，耳前区及外耳道扪诊无疼痛，无弹响。

（3）牙列及牙体检查：11、12牙冠唇侧折至中1/3，11舌侧折至龈下3.5 mm，12舌侧折断齐龈，11、12露髓，叩诊疼痛，无松动，41牙体变色，叩诊疼痛，无松动，电活力无反应；31电活力正常；18、38伸长，无对合。

（4）咬合关系检查：前牙Ⅰ度深覆殆，覆盖正常！后牙咬合关系可。

（5）牙周检查：11舌侧龈缘略红肿，余牙牙龈较薄，颈缘线呈扇贝状；11、21龈外展隙间龈乳头欠充填；局部口腔卫生较差，牙颈色素沉着。

（6）影像学检查：根尖片示11、12牙根形态连续，根周膜略增宽，未行牙髓治疗，根尖周组织未见明显异常；31、41根尖部见5 mm×5 mm椭圆形透射阴影；余牙根尖周组织未见明显异常；全口牙位曲面体层片示28低位阻生，颞下颌关节开闭口薛氏位影像未见关节区异常。

4. 形成初步诊断

结合主诉、现病史及临床检查可形成初步诊断为：

（1）11、21、41牙体缺损。

（2）28阻生牙。

（3）18、38废用牙。

5. 术前谈话

1）与患者讨论保留患牙进行修复的可行性（患者表示由于经济和时间原因放弃保留11）

（1）建议行11正畸牵引术尝试保留患牙（告知患者所需时间较长，费用较高）。

（2）建议行11牙冠延长术尝试保留患牙（告知患者修复后可能存在龈缘位置欠对称、11、21间存在黑三角、牙冠形态欠佳等美学问题）。

2）与患者商讨11拔除后可能的修复方案

（1）活动修复：

优点：价格便宜；磨除牙体组织少或者无需磨牙；可自行摘带便于清洁；修理简单，也可作为过渡义齿在固定或种植修复之前使用。

缺点：口内舒适性差，有异物感需逐步适应；咀嚼效率低，主要以美观作用为主。

（2）固定桥修复：

优点：美观舒适；有一定的切割咀嚼功能。

缺点：需要磨除较多牙齿；固定后无法取下故修理困难。

（3）种植修复：

优点：无需磨除牙齿，美观舒适，具有切割咀嚼功能。

缺点:治疗周期较长,治疗费用较高,手术有一定的风险及失败可能性。

根据患者要求首选种植修复,如不具备种植条件选择固定修复,不考虑活动修复。

3) 应患者要求介绍固定修复方案

根据患者经济承受能力选择烤瓷或者全瓷固定桥修复,告知患者全瓷修复在美观上优于烤瓷修复,但牙备量略大于烤瓷修复的事实。告知患者固定桥修复一般需要就诊2次及修复后的注意事项。

4) 应患者要求介绍种植修复的方案

告知患者种植修复前需进行种植区域的口腔临床检查及相应的生化检查,让患者了解存在因系统性疾病或患者骨量不足、骨质疏松而无法或不适合进行种植修复的可能性。根据患者目前的情况,告知患者种植修复一般分为拔牙后即刻植入,2个月后的早期植入或者4个月之后的延期植入。一般就诊2～3次,取决于患者拔牙创骨量、骨质的情况。

5) 制订修复前治疗计划

(1) 拔除11。

(2) 12、41 根管治疗。

(3) 择期拔除18、38。

(4) 28 暂观。

6) 告知患者固定桥及种植修复可能存在的不确定因素

(1) 种植手术中的不确定因素:根据患者牙龈情况不建议采用即刻种植术,建议等创口愈合或植骨后进行早期或延期种植手术。种植手术过程中视情况需行软硬组织增量手术。前牙种植修复可能会出现牙槽骨吸收、牙龈退缩的美学风险。

(2) 固定桥修复中的不确定因素:缺牙区两端基牙在局部麻醉下进行牙体预备时有发生牙髓暴露或病变的可能性。发生此类情况时需先行牙髓治疗后再行固定修复治疗。鉴于牙外伤并发症的可能性,不排除固定桥修复基牙发生牙髓坏死、牙根吸收的可能性,此时需拆除修复体、视具体病变的情况进行相应治疗后再进行修复。

三、病例分析

1. 病史特点

(1) 患者为年轻男性,以牙齿折断疼痛为主诉,通过本院相关科室初步检查后前往本科室寻求治疗方案。由于牙外伤多为急症,首先要明确患者的全身情况,根据轻重缓急的原则在排除颅脑损伤或身体其他部位骨折之后再对症制订一套全面、合理、符合修复学原则且患者能够理解并接受的治疗方案。

(2) 病史:根据病史得知患者由于外伤就诊且患牙折断疼痛,故需要询问外伤时间、原因、治疗经过。同时,鉴于患牙有牙折需拔除或进行牙周手术的可能性,还需详细询问患者有无全身系统性疾病及药物过敏史。

(3) 检查:本案例患者11、21有冠折露髓,且11舌侧折至龈下,需同时通过辅助检查排除患牙根折及余牙外伤的可能性,明确11能否保留,并及时了解患者对于患牙保留的意愿。鉴于11和12有待修复,故需要从美学角度判断11和12修复后的效果。通过患者的面部分析、唇齿关系检查、牙列检查、牙体检查及牙周检查等预估修复后的效果(见图39-5)。同时,鉴于12治疗及预后的不确定性,仍有待患者复诊检查并进一步明确详细的修复计划。

2. 诊断与诊断依据

(1) 11、12、41 牙体缺损(11、12 冠折;41 根尖周炎)。

(2) 18、38 废用牙(无对合,牙齿伸长)。

(3) 28 阻生牙(依据曲面断层片)。

3. 鉴别诊断

（1）牙体缺损（根折）。

（2）牙体缺损（牙震荡）。

（3）牙体缺损（根尖周炎）。

四、处理方案及基本原则

（1）排除颅𬌗面外伤，按照轻重缓急的治疗原则制订诊治计划。

（2）根据患者病史进行相应的临床检查，明确诊断，制订修复前治疗计划。对于当时无法明确诊断的，建议患者暂时性观察及定期随访，避免过度医疗。

（3）告知患者治疗后的预后状况及可能的修复方案，告知患者不同修复方案的适应证、利弊及可能存在的医疗风险，通过判断患者依从性状况及各方面承受能力提出切合实际的修复建议并由患者做出选择。

（4）患者倾向拔除11后选择种植修复或固定桥修复，故需要向患者详细解释两者的异同及其修复后效果。考虑到患者上前牙形态、咬合及牙龈情况，需告知患者采用固定桥或种植修复后美学效果可能欠佳、修复体切端易损坏的可能性。同时，考虑到患者的牙龈类型及11根折后拔牙创骨组织欠完整的可能性，故不推荐患者行即刻种植，建议根据患者拔牙创恢复情况决定早期或延期种植。

五、要点与讨论

牙外伤包括牙周膜的损伤、牙体硬组织的损伤、牙脱位和牙折等。这些损伤可单独发生，也可同时出现。修复治疗前可能需要涉及多科室的诊治，如处理欠妥很有可能会延误修复治疗时机或影响最终修复效果，故在修复前首先要为患者定制一套详细合理的治疗计划，并根据实际治疗效果预备多套可行的候选方案。本案例患者外伤后的修复重点在于患牙保留的适应证和前牙美学修复的方案，但是根据患者的实际情况要达到完美的修复效果具有一定难度。目前种植修复能在保证美观舒适的基础上最大限度恢复正常咬合功能，而且不会损伤邻近正常牙齿，但其价格较贵，治疗时间较长。虽然单纯口腔种植手术创伤小，无痛苦，单颗种植体植入过程仅需要30 min左右，但如果骨量严重不足，则需要通过手术增加骨量，如onlay植骨、牙槽嵴牵张成骨等。如果涉及影响健康和美观的软组织问题时，可能还需要进行较为复杂的结缔组织瓣转移术、膜龈手术等。手术的远期效果仍有待进一步考量。相对于种植修复而言，固定修复价位相对低廉，治疗周期短，需要磨除余留正常牙齿牙体组织，咬合力需要邻近正常牙齿承担，对其有可能会造成不良影响。虽然全瓷材料已经使得修复效果可以达到以假乱真的程度，但牙齿的切削预备是一个明显会让患者产生心理不适且无法回避的现实问题。因此，对于修复方式而言，没有最完美的，只有最合适的，对于不同病例需要就事论事，同患者深入交流，为患者提供合适的个性化的治疗方案。

六、思考题

（1）简述𬌗面部外伤所导致的冠折至龈下有无保留的可能性。

（2）如何预估前牙修复的美学效果？

（3）即刻种植、早期种植和延期种植的适应证有什么不同？

七、推荐阅读文献

［1］Mauro Fradeani.口腔固定修复中的美学重建［M］.王新知,译.北京:人民军医出版社,2009:243-300.

［2］船登彰芳,石川知弘.4D概念的口腔种植治疗［M］.甘云娜,邵龙泉,译.北京:人民军医出版社,2011:27-28.

［3］Paul A. Fugazzotto.牙周与修复的协作治疗［M］.章锦才,译.沈阳:辽宁科学技术出版社,2012:29-38.

［4］Gregory J Tarantola.修复与𬌗重建临床病例解析［M］.张富强,译.沈阳:辽宁科学技术出版社,2013:49-84.

［5］Gregory J Tarantola.修复与𬌗重建临床病例解析［M］张富强,译.

附:评价上前牙美学时要考虑的内容

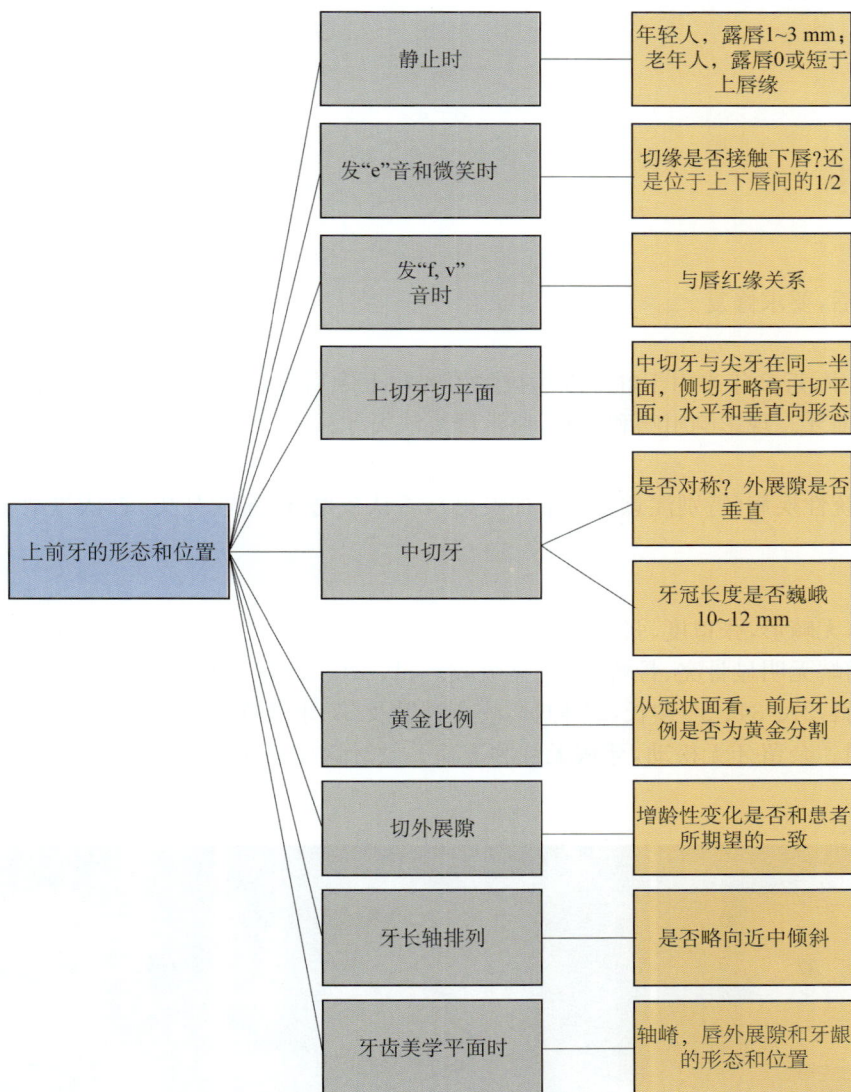

	静止时	年轻人,露唇1~3 mm;老年人,露唇0或短于上唇缘
	发"e"音和微笑时	切缘是否接触下唇?还是位于上下唇间的1/2
	发"f, v"音时	与唇红缘关系
上前牙的形态和位置	上切牙切平面	中切牙与尖牙在同一半面,侧切牙略高于切平面,水平和垂直向形态
	中切牙	是否对称? 外展隙是否垂直 / 牙冠长度是否巍峨 10~12 mm
	黄金比例	从冠状面看,前后牙比例是否为黄金分割
	切外展隙	增龄性变化是否和患者所期望的一致
	牙长轴排列	是否略向近中倾斜
	牙齿美学平面时	轴嵴,唇外展隙和牙龈的形态和位置

图 39-5　评价上前牙美学时要考虑的内容

（谢　明）

案例 40

牙列缺损（非末端游离缺失）可摘局部义齿修复

一、病历资料

1. 主诉

上后牙拔除后，要求修复。

2. 现病史

患者，女，46岁，近2年来由于蛀牙陆续拔除了3颗上颌后牙，因上班忙未曾治疗，3个月前又拔除了2颗松动的上前牙。现影响咀嚼和美观，要求修复缺失牙。

3. 既往史

否认全身系统性疾病（特别注意有无精神疾患），否认夜磨牙、紧咬牙史；否认过敏史。有下颌牙活动义齿修复史。

4. 临床检查

𬌗面部对称，无畸形，张口度、张口型正常。17、11、21、22、24、25、26、37、47缺失，拔牙创愈合良好，缺牙区牙槽嵴无明显骨突、骨嵴，无明显吸收。11、21、22区牙槽嵴丰满，颈部存在倒凹，13、23向唇侧及近中倾斜，27、34、35伸长，27伸长，咬合时触及37牙槽嵴顶。46为局部可摘义齿，固位稳定尚可，人工牙磨损。余留牙无松动，牙龈无红肿充血。缺牙区𬌗龈距离约10 mm（具体可见图40-1～图40-3）。

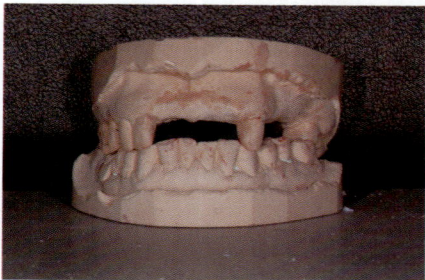 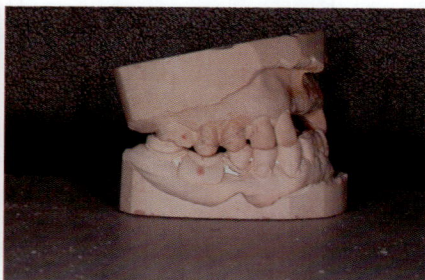 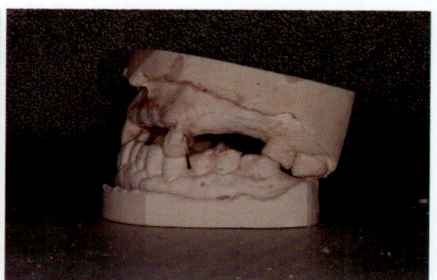

图40-1　　　　　　　　　图40-2　　　　　　　　　图40-3

二、诊治经过

1. 初步观察患者的基本情况

(1) 大致年龄、性别:中年女性。

(2) 步态、意识、沟通能力:自主走入诊室,神清,对答切题。

(3) 有无不自主的口腔副功能运动:无不自主的口腔副功能运动。

2. 围绕主诉有的放矢地询问病史

(1) 出现影响咀嚼功能的时间:非突发,拔牙后开始有自觉症状。

(2) 影响程度:咀嚼效率降低,前牙缺失,影响美观和社交功能。

(3) 此前是否有就诊史,如有是如何处置的:经济上不是很宽裕,后牙缺失后未修复,由于前牙拔除后,对美观影响较大,要求装牙。

(4) 全身情况:否认系统性疾病史,否认药物过敏史。

3. 在了解病史的情况下进行相关临床检查

(1) 面部外形:左右面部基本对称。

(2) 张口度及张口型:张口度 3.6 cm。张闭口型正常。

(3) 颞下颌关节及殆面肌触诊:双侧关节区触诊无弹响及压痛。咬肌、颞肌前束、翼内肌附着、翼外肌、二腹肌及胸锁乳突肌区触诊均无压痛。

(4) 垂直距离(VOD)检查:息止颌间隙为 3 mm。

(5) 口内牙体、牙周情况检查:17、11、21、22、24、25、26、37、47 缺失,拔牙创愈合良好,缺牙区牙槽嵴无明显骨突、骨嵴,无明显吸收。11、21、22 区牙槽嵴丰满,颈部存在倒凹,13、23 向唇侧及近中倾斜,27、34、35 伸长,27 伸长,咬合时触及 37 牙槽嵴顶。46 为局部可摘义齿,固位稳定尚可,人工牙磨损。余留牙无松动,牙龈无红肿充血。缺牙区殆龈距离约 10 mm。

4. 初步诊断

结合主诉、现病史以及临床检查可形成初步诊断为:上下颌牙列缺损(17、11、21、22、24、25、26、37、47 缺失)。

5. 制订修复方案

1) 治疗方案的选择

前后牙多数牙缺失,可采用局部可摘义齿或种植义齿修复。告知患者两种修复设计的特点。种植义齿:舒适,美观,可最大限度地模拟缺失牙齿,咀嚼效能高;但治疗周期长,创伤大,治疗费用贵。可摘局部义齿:治疗周期短,费用便宜,损坏后易修补;但咀嚼效率较低,异物感强,口内暂时会有异物感、恶心或呕吐,发音会受影响,至少需要 2 周才能适应。美观性略差,摘戴麻烦。精神疾患为可摘局部义齿修复禁忌证。

2) 确定修复方案

根据患者的缺牙情况和经济条件,患者选择可摘局部义齿修复。

3) 修复前谈话

告知可摘局部义齿修复的费用,修复周期,至少复诊 3～4 次。根据使用情况,需要修改数次。

4) 修复原则和设计

患者上颌为 Kennedy 二类二亚类缺牙,下颌为 Kennedy 一类二亚类缺牙,下颌左下缺牙区已无缺牙间隙,右侧缺牙无对殆,16、46 有咬合关系,因此只需要修复上颌非游离缺失牙位,即 11、21、22、24、25、26。修复缺牙区范围较大,前牙和后牙都有缺失,义齿设计时要考虑:①前牙区美观;②分散殆力;③足够的固位、稳定和支持;④减小异物感;⑤义齿有足够的强度。因此,以 14、15、23、26 为基牙,采用牙与粘膜混合支持式,双侧联合设计。

5）修复过程

（1）取研究模型,上观测台,确定义齿就位道和卡环类型。首先确定义齿的就位道和导平面。由于13、23 向唇侧及近中倾斜,前牙缺牙区牙槽嵴较丰满,有一定软组织倒凹,因此采用由前向后、由左向右的就位方向（导平面方向）,减小基托与邻牙和黏膜软组织之间的间隙,减少 23 卡环的暴露量,增加美观性,减少食物嵌塞,并方便患者摘戴。根据义齿就位方向,模型在观测台上由后向前、由右向左倾斜,确定模型位置后,在基牙上确定观测线的位置和倒凹深度,根据观测线确定卡环的类型以及形成导平面所需的牙体制备量,在 23、26 上设计直接固位体,2 型观测线,14、15 作为间接固位体,3 型观测线,水平倒凹 0.25 mm,铸造卡环。

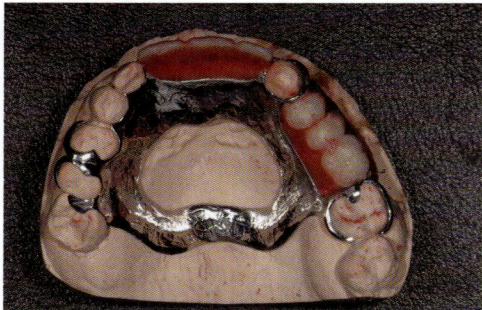

图 40 - 4

（2）确定𬌗支托位置。12、23 舌支托,16、26 近中𬌗支托,14 远中,15 近中𬌗支托。支点线呈四边形,增加义齿稳定性和支持。

（3）选择大连接体。马蹄状腭板加后腭杆,传导和分散合力至基牙和邻近的支持组织,减少了基牙在功能状态时所承受的扭力和载荷（见图 40 - 4）。

（4）基牙预备。预备顺序为：导平面,舌支托凹和𬌗支托凹,调磨伸长牙。𬌗支托凹设置在 16 邻接缺隙侧的边缘嵴,以及 14 远中边缘嵴和 15、16 近中边缘嵴,舌支托凹设计在 12、23 舌隆突。

（5）印模：上前牙区需制取功能性印模。

（6）灌制工作模型：超硬石膏灌制工作模型。

（7）颌位记录：利用余留牙确定上下颌的颌位关系。

（8）选择前牙人工牙色,与天然牙协调。

（9）义齿初戴：检查就位,调整咬合,抛光,医嘱。

6）初戴后医嘱

（1）初戴后需要短期复查,根据不适进行调整。

（2）初戴义齿时,口内暂时会有异物感、恶心或呕吐,有时语言发音受影响,还有咀嚼不便等,经耐心练习,1～2 周即可改善。

（3）摘戴义齿不熟练,应耐心练习。摘义齿时推拉卡环或基托,用力不要过大,戴义齿时不要用牙咬合就位,以防卡环变形或义齿折断。

（4）初戴义齿,一般不宜咬切食物,最好先吃软的小块食物,暂时用后牙咀嚼。

（5）初戴后 1 周需要复查,调整咬合及黏膜压痛点。如疼痛明显,可暂时取下义齿泡在冷水中,复诊前一天戴上,便于复诊时准确定位压痛点,减少修改次数。

（6）饭后和睡前应取下义齿刷洗干净,防止基牙龋坏,刷洗时要防止义齿掉在地上或被水池冲走；睡眠时不要佩戴义齿；义齿用清水浸泡。

（7）感觉戴义齿后不适地方,切忌自己动手修改,应及时复查。

三、病例分析

（1）病史特点：中年女性,前后数牙都有缺失,经济状况一般,无其他系统性疾病,首选可摘局部义齿修复。修复前要告知患者可摘局部义齿修复的费用、修复周期、复诊次数和戴用义齿后可能出现的情况。

（2）检查：着重检查余留牙、咬合情况和缺牙间隙大小。患者上颌为 Kennedy 二类二亚类缺牙，下颌为 Kennedy 一类二亚类缺牙，下颌左下缺牙区已无缺牙间隙，右侧缺牙无对颌，16、46 有咬合关系，因此只需要修复上颌非游离缺失牙位，即 11、21、22、24、25、26。

四、处理方案及基本原则

（1）询问病史，确定修复方法。

（2）取研究模，确定设计方案，确定义齿支持形式，基牙、固位体和连接体，分散咬合力，减小基牙受力，保护口腔软硬组织。

（3）根据研究模型进行基牙预备，制取功能性印模，正确转移颌位关系。

（4）初戴义齿后告医嘱，预约复诊。

五、要点与讨论

患者修复缺牙区范围较大，前牙和后牙都有缺失，义齿设计时要考虑：①前牙区美观；②分散𬌗力；③足够的固位、稳定和支持；④减小异物感；⑤义齿有足够的强度。因此，以 14、15、23、26 为基牙，采用牙与黏膜混合支持式，双侧联合设计。设计直接固位体时要尽量减少前牙区卡环的暴露量，减少对美观的影响。通过模型上观测台，可以确定义齿的就位方向和卡环类型，因此修复开始前要取研究模型上观测台。前牙区多数牙缺失，要考虑功能运动时义齿会下沉，因此要制取功能性印模，弥补义齿的下沉。

六、思考题

（1）可摘局部义齿的设计原则和设计流程是什么？

（2）如何确定可摘局部义齿的就位方向与固位体类型？

（3）简述可摘局部义齿初戴后的医嘱。

七、推荐阅读文献

[1] 冯海兰、徐军. 口腔修复学[M]. 北京：北京大学医学出版社，2004.

[2] Alan B Carr，Glen P Mc Givney、David T. Mc Cracken's Removable partial prosthodontics [M]. Brown. ELSEVIER MOSBY. 2008.

（钱海鑫）

案例 41

牙列缺损(末端游离缺失)
可摘局部义齿修复

一、病历资料

1. 主诉

左下后牙拔除半年,要求修复缺失牙。

2. 现病史

患者,女,56岁,近5年来由于牙齿松动和蛀牙陆续拔除了多颗上下颌后牙,因上班忙未曾治疗,3个月前又拔除了一颗松动的下颌后牙。现退休在家,时间富裕,自觉缺牙影响了她的生活,因而迫切希望能够尽快修复缺失牙,以恢复其功能。已进行牙周序列治疗和龋病治疗。

3. 既往史

否认全身系统性疾病,否认夜磨牙、紧咬牙史;否认过敏史;否认口腔修复治疗史。

4. 临床检查

𬌗面部对称,无畸形,张口度及张口型正常。15、16、17、26、27、35、36、37、44、45、46、47缺失。拔牙创愈合良好。缺牙区牙槽嵴无明显骨突、骨嵴,无明显吸收。14、24、25、34颈部的楔状缺损已行充填治疗。余留牙无松动,牙龈无红肿充血。咬合状况无异常,缺牙区𬌗龈距离基本正常。具体如图41-1、图41-2所示。

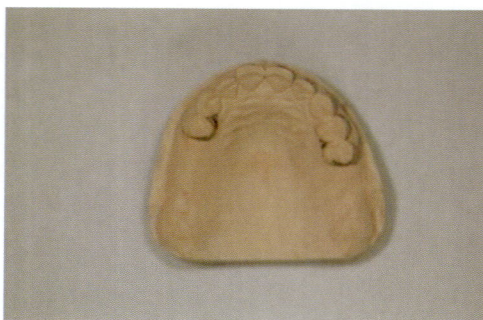

图 41-1 上颌石膏模型

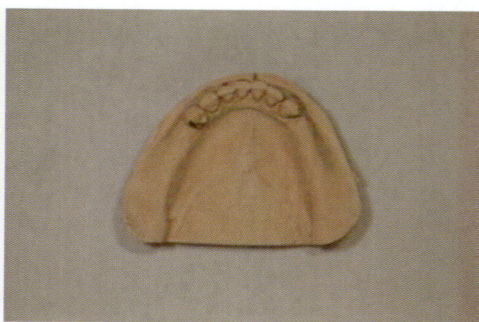

图 41-2 下颌石膏模型

二、诊治经过

1. 初步判断患者的基本情况

（1）大致年龄、性别：中年女性。

（2）面色、神态、体态、步态：患者自主走入诊室。

（3）意识、沟通能力：神清，对答切题。

2. 围绕主诉有的放矢地询问病史

（1）何时开始出现缺牙：近 5 年前开始。

（2）什么原因拔牙：蛀牙和牙齿松动。

（3）是否修复缺失牙，修复效果如何：工作忙，从未修复。

（4）为何现在要求修复：退休，时间富裕，且缺失牙影响咀嚼功能。

（5）前期做过哪些口腔准备工作：已行牙周序列治疗和充填治疗。

（6）全身情况：否认系统性疾病史，否认药物过敏史。

3. 在了解病史的情况下进行相关临床检查

（1）面部外形：左右面部基本对称。

（2）张口度及张口型：张口度正常，张闭口型正常。

（3）咬合关系：余留牙咬合关系正常，缺牙区殆龈距离基本正常。

（4）口内牙体、牙周情况检查：15、16、17、26、27、35、36、37、44、45、46、47 缺失。拔牙创愈合良好。缺牙区牙槽嵴无明显骨突、骨嵴，无明显吸收。14、24、25、34 颈部楔状缺损已行充填治疗。余留牙无松动、无叩痛，牙龈无红肿充血。

4. 形成初步诊断

结合主诉、现病史以及临床检查可形成初步诊断为：

（1）上颌牙列缺损(15、16、17、26、27 缺失)。

（2）下颌牙列缺损(35、36、37、44、45、46、47 缺失)。

（3）牙体缺损(14、24、25、34，楔状缺损充填后)。

5. 治疗前谈话

1）治疗方案的选择：种植或可摘局部义齿

（1）种植牙的优点：舒适，美观，可最大限度地模拟缺失牙齿，咀嚼效能高。

（2）缺点：①治疗周期长；②治疗费用贵；③与可摘局部义齿相比，适应证窄，受牙槽骨骨量、上颌窦位置等的影响。

（3）可摘局部义齿的优点：①治疗周期短；②费用便宜；③适应证广；④制作方法简单，便于患者清洁，损坏后易修补。

（4）缺点：①异物感强，初期可能会影响发音；②不美观，牙齿上有固位的金属卡环，大张嘴或笑的时候影响美观；③佩戴麻烦，需要患者吃完饭取下即刻清洁，夜间不可佩戴；④其稳定性较差，不如固定义齿，咀嚼时义齿的动度较大，咀嚼效率明显低于固定义齿。

2）治疗方案的确定

根据患者经济情况，患者自觉种植义齿费用过于昂贵，愿意选择可摘局部义齿尝试。

3）可摘局部义齿的材料和费用

根据选择材料的不同，价格不同。胶托式义齿 1 000 元左右，钴铬合金铸造支架式义齿 3 600 左右。胶托式义齿价格便宜，但基托较厚，较铸造支架义齿相比，异物感更强一些，最终根据自己的经济情况，患者选择铸造支架式义齿。

4）就诊次数

铸造支架式义齿，按照正常流程，需要复诊3次可以初戴，第1次牙体预备，取灌模，测合，第2次试支架，试牙，第3次初戴。根据初戴的情况，如果出现疼痛，需要复诊修改。

6. 临床操作步骤

（1）研究模型制取，上观测台，画观测线，确定义齿就位道方向。

（2）基牙预备：根据对研究模型的分析，确定最终的设计方案以及基牙牙备位置和量。首先磨除口内过高的牙尖，锐利边缘嵴等，根据就位道方向调整基牙固位倒凹的深度和坡度，制备导平面，𬌗支托，小连接体等。

（3）制作终印模：kennedy式一类选择功能性印模，即在一定压力下制取的印模。游离端位置用红膏加压，然后用藻酸盐制取终印模。

（4）灌注模型：利用超硬石膏灌注。

（5）确定颌位关系：因为本病例余留牙有咬合关系，所以可利用蜡𬌗确定上下颌关系或利用𬌗托记录上下颌关系，模型上制作暂基托，放入患者口内确定颌位关系。

（6）上𬌗架：选用半可调式𬌗架。

（7）金属支架的试戴：技工室根据设计图制作铸造式支架义齿，制作完成后，放入患者试戴，就位后调𬌗。

（8）技工室排牙和塑料基托制作

（9）义齿初戴：将最终的修复体放入患者口内试戴，就位后，调整咬合。最后抛光，具体如图41-3所示。

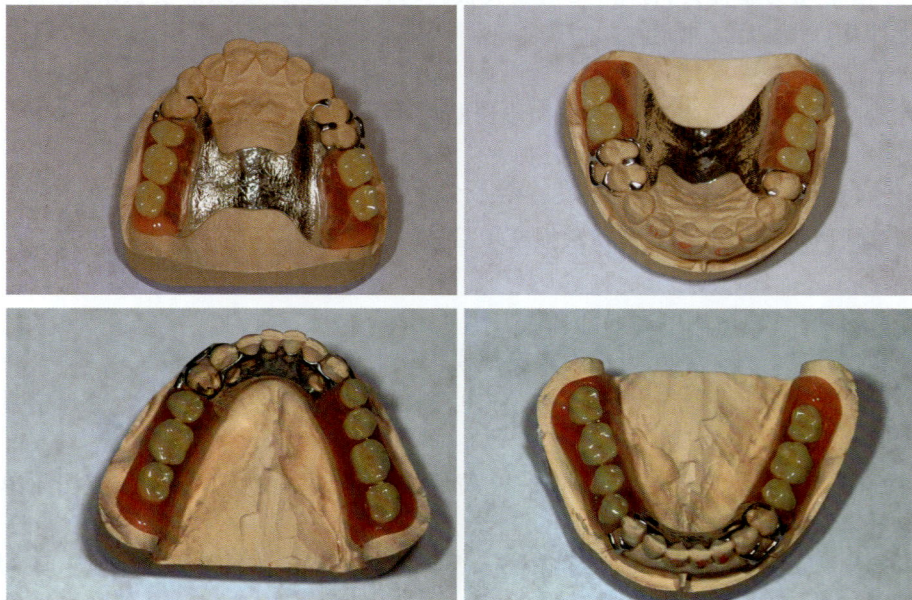

图41-3 上下颌义齿口内初戴图

（10）初戴注意事项：①初戴后需要短期内复查，根据不适进行调整；②初戴义齿时，口内暂时会有异物感、恶心或呕吐，有时语言发音受影响，还有咀嚼不便等，经耐心练习，1～2周即可改善；③摘戴义齿不熟练，应耐心练习。摘义齿时推拉卡环或基托，用力不要过大，戴义齿时不要用牙咬合就位，以防卡环变形或义齿折断；④初戴义齿，一般不宜咬切食物，最好先吃软的小块食物，暂时用后牙咀嚼。⑤初戴义齿后，可能有粘膜压痛。压痛严重者，常有粘膜溃疡，可暂时取下义齿泡在冷水中，复诊前一天戴上，以便能准确找到压痛点，以利修改。⑥饭后和睡前应取下义齿刷洗干净，可用清水蘸牙膏刷洗，防止基牙龋坏,刷洗时要防止义齿掉在地上或水池冲走,夜间不要佩戴义齿,用清水浸泡。⑦感觉戴义齿后不适地方,切忌自己动手修改,应及时复查。

三、病例分析

1. 病史特点

(1)需要详细询问患者的病史,口腔专科治疗病史、拔牙情况,是否进行过修复治疗,如有,原义齿的修复治疗效果如何。另外还需要了解患者的全身情况,是否有系统性疾病及过敏史,如有,治疗与控制情况如何,以便制订修复方案和材料的选择;还需要询问患者对修复方案的要求和预期,以及患者的经济承受能力。

(2)个体情况:患者为老年女性,家中经济条件一般,应根据患者的实际情况制订适合患者的方案,而不是一味地强调种植的优点,而忽略了其缺点。

2. 可摘局部义齿设计要点

本病例属于牙列缺损 Kennedy 分类法的第 1 类,即义齿鞍基在两侧基牙的远中,远中为游离端。对于双侧后牙游离端缺失修复常设计为天然牙和黏膜共同支持的义齿。因有两侧远中游离端鞍基,常需用大面积连接体或基托而不用腭杆连接。例如,设计采用前后腭带、各种腭托等,以达到平衡和传递、分散合力的作用。第 3 磨牙的缺失不进行修复。

这类义齿通常在双侧末端基牙上放置对基牙创伤小的卡环,例如采用 RPI 卡环、RPA 卡环、结合卡环、T 形或改良 T 形卡环、倒钩卡环等。只要有可利用的余留牙,必须在牙弓支点线的前部设计间接固位体,其位置离支点线越远越好,以加强稳定和固位效果。间接固位体多采用合支托、也可用附加卡环、连续卡环、舌板及上颌前腭板等。

两侧后牙全部缺失,如果余留牙牙周情况差的,在上颌,常在尖牙上放舌隆突支托及卡环,但有时仅能放置弹性大的钢丝弯制卡环。适当地扩大基托面积,常采用全腭板(前腭板加腭板)起间接固位作用,必要时,按照总义齿的治疗方法予以修复。在下颌,可在尖牙上放近中切支托及卡环,以防止两侧游离鞍基向远中滑脱。在别无选择的情况下,在切牙上放置近中切支托,远中放置邻面板。如果牙弓内仅余留个别牙齿,也应按照总义齿的治疗方案予以修复。使合力能较均匀地通过基托分布到支持组织上。对于本病例,患者余留牙条件尚可,所以设计时不必设计全腭板,可增加患者的舒适感。基于以上原则,本病例上颌设计以 14、24、25 为基牙,14 上设计 RPI 卡环,24 上设计 RPI,25 上近中合支托和 I 卡,双侧固位体用后腭杆相连。下颌设计舌板,43 上设计远中导板,固位体为 I 卡,34 上设计 RPI 卡环,33 上设计 I 卡。设计如图 41-4、图 41-5 所示。

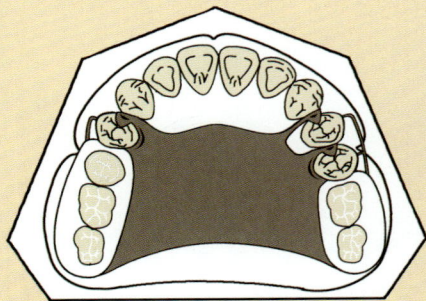

图 41-4 上颌设计图   图 41-5 下颌设计图

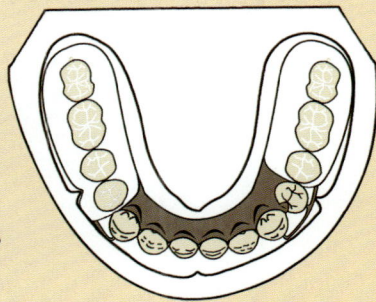

3. 诊断与诊断依据

(1)上颌牙列缺损:15、16、17、26、27 缺失。

(2)下颌牙列缺损:35、36、37、44、45、46、47 缺失。

(3)牙体缺损:14、24、25、34 颈部的楔状缺损,已行充填治疗。

四、处理方案及基本原则

（1）初诊时应仔细检查患者口内余留牙齿的情况，牙槽嵴情况，是否需进行牙体治疗和牙周治疗。

（2）本病例已行牙体和牙周治疗，此时应明确治疗方案，将可选择的治疗方案的优缺点告知患者，让患者选择合适的治疗方案。

（3）治疗方案确定后，按照制作步骤给患者制作义齿，义齿佩戴后，应详细告之佩戴可能出现的问题及如何处理。

五、要点与讨论

可摘局部义齿中肯氏Ⅰ类是发生率最高的一种缺损形式，设计中根据余留牙、基牙、咬合，牙槽嵴吸收程度，决定义齿支持形式。设计时主要注意：①提供良好的固位和稳定：用大连接体或基托连接以达到平衡、传递和分散合力的作用，必要增加基牙，放置间接固位体等；②减轻基牙的负荷：设计近中合支托；③缓解牙槽嵴负担：尽量设计混合支持式义齿，对于黏膜支持式义齿易下沉，造成黏膜疼痛，此时应采用降低人工牙高度，扩大基托面积等措施尽量保护牙槽嵴；④防止义齿下沉：采取游离端加压印模，定期复查，必要时重衬。总之，可摘局部义齿的设计可以千差万别，但宗旨是不变的，那就是尽量保持义齿的固位和稳定。除了设计之外，患者的良好配合也是非常重要的，这就需要医生在修复之前与患者的沟通好，这是非常重要的。

六、思考题

（1）通过本案例你对游离端牙列缺损患者的诊疗过程有何体会？

（2）游离端的可摘局部义齿与非游离端可摘局部义齿设计要点的不同有哪些？

七、推荐阅读文献

[1] 郑元俐.可摘局部义齿设计图谱[M].上海：世界图书出版公司，2012：70-72.

[2] 冯海兰.口腔修复学[M].北京：北京大学医学出版社，2005：253-254.

（郝　轶）

牙列缺损的固定-活动联合修复

一、病历资料

1. 主诉

牙外伤后 3 个月,多颗牙齿缺失。

2. 现病史

患者,男性,53 岁,3 个月前因面部外伤造成多颗牙齿折断、松动,临床检查未发现明显面部骨折,已经在我院进行相应外科治疗,拔除多颗缺损较大或松动度大的牙齿,现身体状况良好,希望完成最终牙齿修复,以恢复正常进食、咀嚼功能,同时尽量恢复面部的美观。

3. 既往史

否认心脏病、糖尿病、高血压等慢性系统性疾病史,否认药物过敏史,外伤发生前从未进行与牙科相关治疗。否认甜食、硬食等嗜好,无烟酒嗜好。每日刷牙 2 次,每次约 3 min 左右。

4. 临床检查

17～14、12～21、43～32、35 缺失,缺牙间隙较充足,剩余牙槽嵴有不同程度缺损,以下前牙区缺损严重。22 残根,牙体缺损至龈上 1.5～2.0 mm,无明显松动,叩痛(一)。18 及 48 存在,牙体完整,无松动,叩痛(一),咬合关系良好。口内余牙均无明显缺损及龋坏,无松动,叩痛(一)。牙龈及黏膜状况良好,无明显红肿、糜烂及溃疡,无明显牙龈退缩。口腔卫生状况尚可,仅可见少量龈上结石。咬合关系尚可,𬌗曲线无明显异常(见图 42-1)。面部基本对称,髁状突及咀嚼肌区无明显压痛,颞下颌关节运动自如,张口型及张口度正常(见图 42-2)。

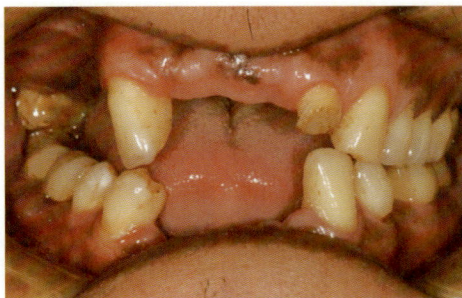

图 42-1 患者口内正面像

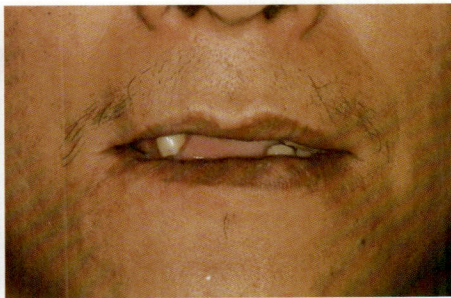

图 42-2 患者面部正面像

5. 影像学检查

根尖片所见:13、22、23、33、34、36、44、45 等基牙根长状况良好,牙槽骨吸收状况均未达到根长度的 1/3,根尖区无明显阴影,牙周膜间隙及骨硬板影像正常。43 区域牙槽骨内可见残根埋伏于龈下(见图 42-3)。

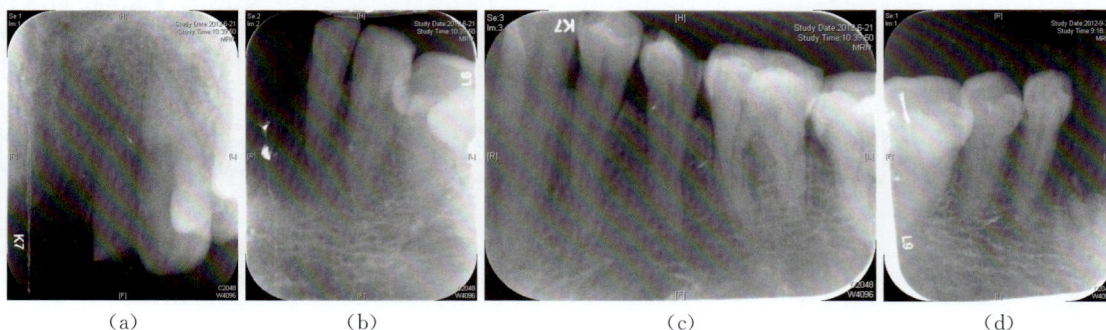

(a) (b) (c) (d)

图 42-3 影像学检查结果

二、诊疗经过

1. 临床诊断

结合主诉、现病史及临床检查可以形成初步诊断为:

(1) 22 牙体缺损。

(2) 上、下颌牙列缺损(17~14,12~21,43~32,35 缺失)。

(3) 慢性牙周炎。

2. 治疗设计

根据患者情况,提供其可采取的治疗方式:

(1) 种植固定义齿修复。

(2) 固定-活动联合修复。

(3) 可摘局部义齿修复。

患者根据自身条件及意愿,选择固定-活动联合修复的治疗方式。首先进行 22 牙齿的根管治疗,以便进行桩核冠修复;其次建议患者进行完善牙周治疗,为最终修复创造良好的条件。最后,设计 13~(22、23)、(45、44)~33、34~36 固定桥和可摘局部义齿,其中在 13 基牙远中端设计精密冠外附着体,与可摘局部义齿支架相连接,以代替 13 上卡环的功能。

3. 治疗过程

拔除 43 位置的残根,对 22 进行根管治疗,X 线片显示根充为恰填(见图 42-4);同时进行牙周基础治疗,包括龈上洁治及龈下刮治。牙周基础治疗后 4 周进行牙周探诊,无大于 3 mm 牙周袋,口腔卫生状况良好,遂进行最终修复治疗。

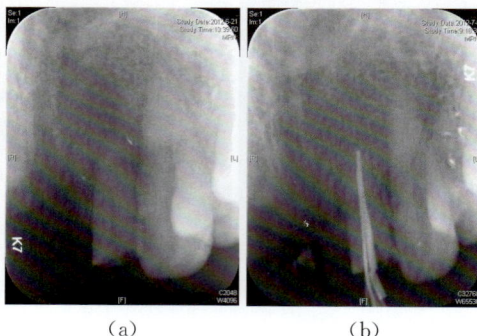

(a) (b)

图 42-4 22 根管治疗前后 X 线片

对患者制取研究模型,通过面弓转移及正中关系殆记录,上半可调殆架,通过患者双侧前伸殆记录及侧方殆记录在半可调殆架上确定患者的前伸髁导斜度和侧方髁导斜度,确定个性化的下颌运动参数,指导修复体制作(见图 42-5)。

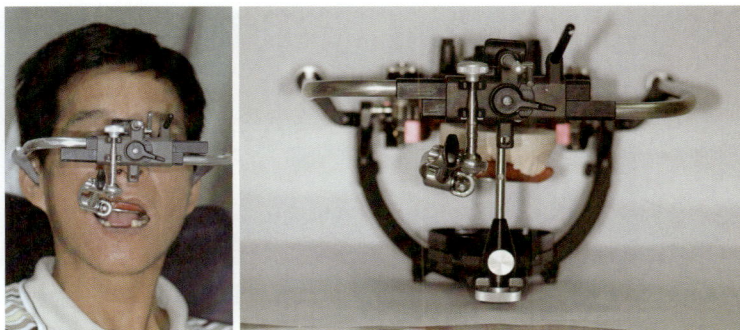

图 42-5　面弓转移以上殆架

对 22 进行根管预备,以纤维桩及树脂核回复预备体形态。在局麻下对 13、23、33、34、36、44、45 进行牙体预备,排龈,制作临时修复体。利用精细硅橡胶印模材料制取印模,灌注工作模型(见图 42-6~图42-8)。

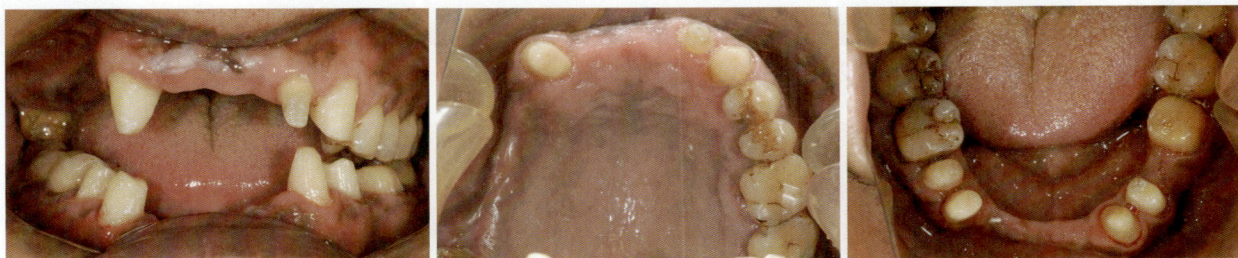

图 42-6　牙体预备后正面观　　　图 42-7　上颌牙体预备后殆面观　　　图 42-8　下颌牙体预备后殆面观

在技工室制作可拆卸代型,按照原先面弓转移及殆记录位置上殆架,制作固定义齿的基底冠,在患者口内试戴,检查边缘密合性及修复间隙。检查 13 远中精密附着体的位置,确保与牙龈至少 1.5 mm 的间隙,以利于患者清洁(见图 42-9~图 42-11)。

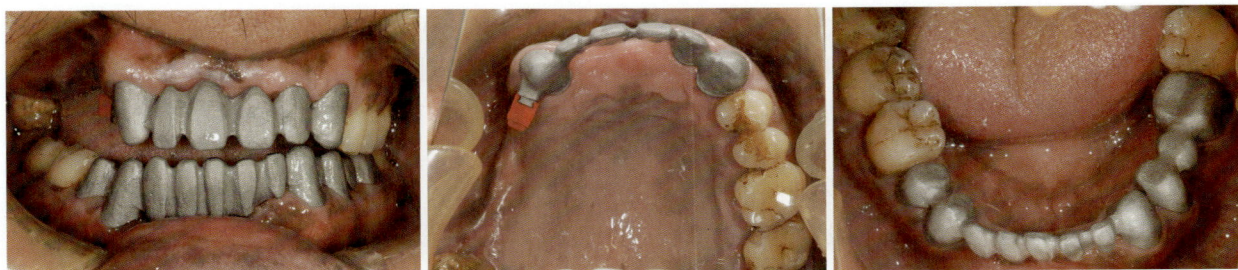

图 42-9　试戴基底冠正面观　　　图 42-10　上颌试戴基底后殆面观　　　图 42-11　下颌试戴基底后殆面观

模型及殆架转技工室,进行烤瓷操作。前牙修复体应尽量回复患者美观,形成正常的前牙覆殆覆盖关系,在殆架上模拟下颌运动应达到前伸运动时前牙切端接触,后牙完全分离;侧方运动时工作侧达到尖牙保护殆或组牙功能殆,而非工作侧完全分离。尽量恢复合理的横殆曲线及纵殆曲线。在下前牙区域骨缺损较多处可采用牙龈瓷来恢复美观效果,同时固定桥桥体的龈接触方式应该调整为改良盖嵴式,以利于患者的清洁。

固定义齿制作完成后在临床试戴,经过调改、上釉及抛光等操作,达到良好的美观效果及咬合接触状态,患者对义齿修复满意后,进行永久粘结(见图42-11～图42-18)。

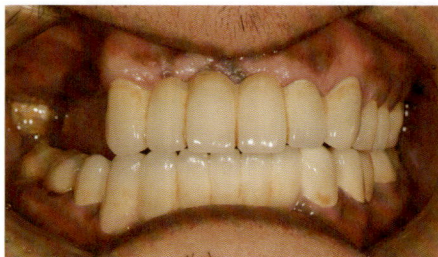
图42-12　固定义齿戴入后正中咬合

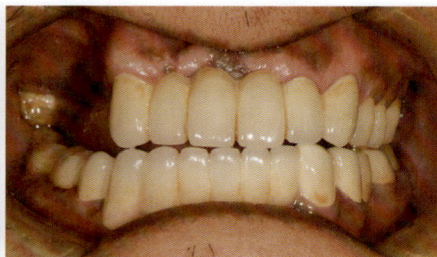
图42-13　固定义齿戴入后前伸𬌗

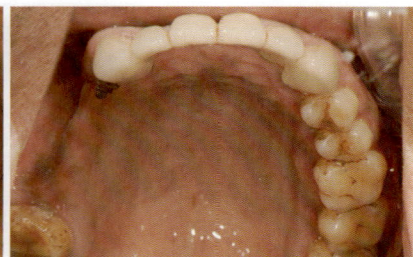
图42-14　上颌固定义齿戴入后𬌗面观

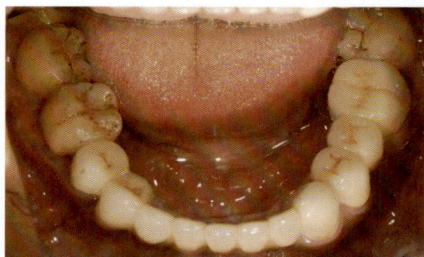
图42-15　下颌固定义齿戴入后𬌗面观

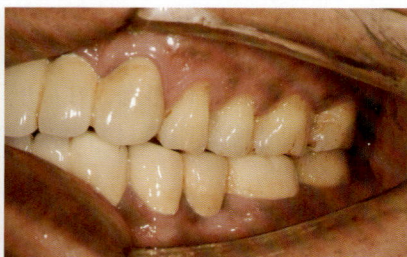
图42-16　固定义齿戴入后左侧咬合

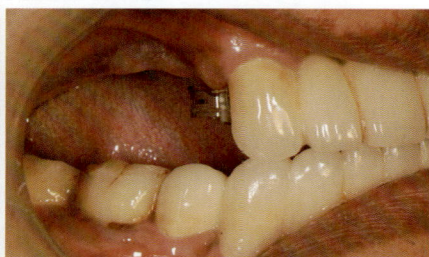
图42-17　固定义齿戴入后右侧咬合

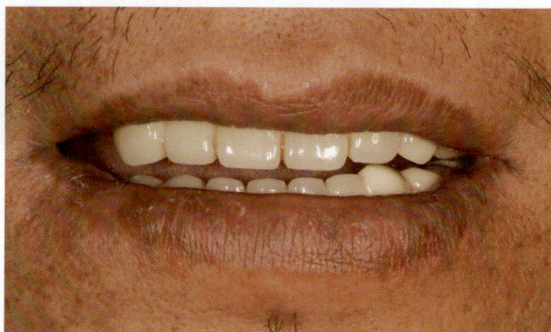
图42-18　固定义齿戴入后患者正面像

按照可摘局部义齿的设计方式进行基牙牙体预备,在18预备近中𬌗支托凹和导平面,在24预备近中𬌗支托凹,在25和26之间预备联合支托凹及间隙卡沟。将精密附着体的阴型结构戴入13远中的阳型结构上,用棉球充填其底部空隙后,按照牙列缺损可摘局部义齿印模的要求制取上颌印模,灌注活动义齿的工作模型。

在技工室按照Kennedy Ⅲ类牙列缺损形式设计可摘局部义齿,18上设计三臂卡环,13上设计精密附着体达到支持和固位,在24上设计近中𬌗支托,在25和26之间设计联合卡环。以腭板为大连接体形式,边缘离开牙龈缘3～4 mm。可摘局部义齿支架制作完成后在工作模型上就位,上半可调𬌗架,完成人工牙的排牙操作,避免𬌗干扰。经过装胶、打磨和抛光后完成义齿制作(见图42-19、图42-20)。为患者试戴可摘局部义齿,经过调改达到修复体完全就位和稳定(见图42-21～图42-24)。在义齿人工牙14的近中端粘入精密附着体的阴型结构,并嘱患者正中咬合,直至阴型结构完全结合在义齿上,完成最终修复治疗(图42-25)。

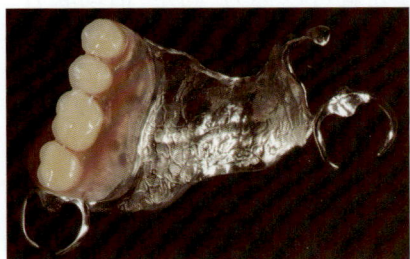

图 42-19　可摘局部义齿磨光面

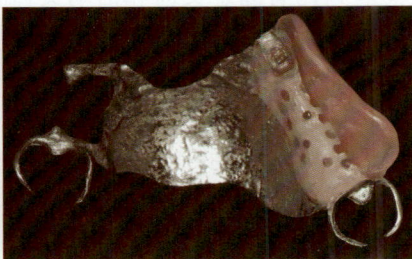

图 42-20　可摘局部义齿组织面

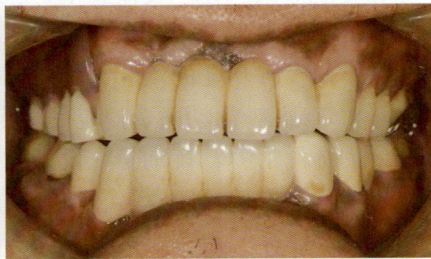

图 42-21　可摘局部义齿戴入正面观

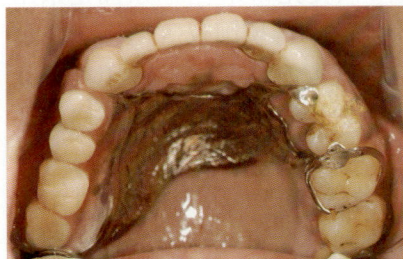

图 42-22　可摘局部义齿戴入殆正面观

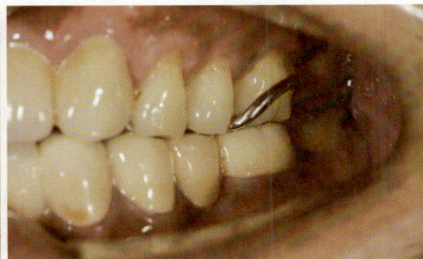

图 42-23　可摘局部义齿戴入后左侧咬合

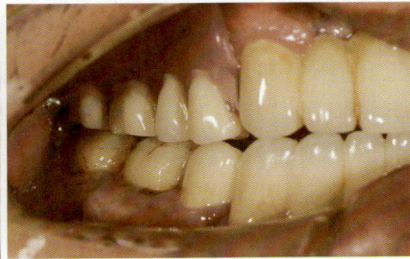

图 42-24　可摘局部义齿戴入后右侧咬合

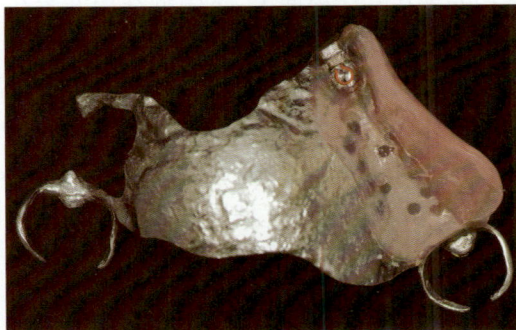

图 42-25　精密附着体黏入后义齿组织面

　　患者佩戴义齿 1 个月后复查，可摘局部义齿部分固位、支持和稳定效果均令人满意；固定义齿部分边缘密合性好，牙龈健康；精密附着体连接紧密、精确。患者咬合关系良好，咀嚼功能完善，修复体整体美观性好。建议患者长期随访，注意口腔卫生维护。

三、病例分析

1. 病史特点

　　本患者因外伤出现牙体缺损和牙列缺损，其本身牙周状况良好，因此可以采用多种修复方式。但目前临床上很多老年患者牙列缺损或牙列缺失的原因是牙周病造成牙齿脱落，其牙周支持组织有较大的破坏，剩余牙齿有不同程度的松动，牙槽骨有不同程度的吸收，因此在修复设计时应充分考虑其剩余牙齿的远期预后。对患者进行整体修复设计，多采用过渡义齿和活动义齿的修复方式，切不可因为局部固定义齿修复而影响整体可摘局部义齿的设计方案。

2. 诊断与临床设计

　　由于患者剩余基牙牙周状况良好，故可采用固定-活动联合修复的方式进行治疗，以达到更好的功能和美观效果。在广义概念里,只要患者口内有固定义齿和活动义齿存在就可以称为"固定-活动联合修复",但是在狭义概念里,固定-活动联合修复特指利用精密附着体连接固定义齿和活动义齿修复体,使之整体发挥功能的治疗方式,它对于临床操作和技工加工提出了更高的要求。

对于固定-活动联合修复的固定义齿部分,应当遵循经典的 Ante 定律进行设计,充分考虑固定义齿基牙的牙周潜力。特别是在设计精密附着体连接端的固定义齿时,要充分考虑可摘局部义齿发挥功能时可能产生的对固定基牙不利的力学因素,增加固定义齿的支持力,可以通过联冠或固定桥的模式实现。

对于固定-活动联合修复的可摘局部义齿部分,应该按照常规牙列缺损的分类设计要点进行可摘局部义齿支架设计。不同之处在于与固定义齿的连接端并非采用传统的卡环、支托和导平面板,而是采用精密附着体来连接,而且经常会设计延伸至基牙舌侧的切削臂,需要特殊的平行切削仪等精密工具加工,制作更加复杂。另外,应该尽量利用患者口内的远中基牙,如智齿。这样可能将 Kennedy Ⅰ类或Ⅱ类缺损形式变成 Kennedy Ⅲ类缺损,减少可摘局部义齿咀嚼时产生的对基牙不利的扭力,改善修复体的远期预后。

固定-活动联合修复的精密附着体部分可以分为冠外附着体、冠内附着体和根面附着体。冠外附着体将阳型部分设计在固定义齿端,阴型部分设计在活动义齿端,两者之间通过栓道或球帽的形式相结合,通常还设计可更换的弹性材料衬里,可以通过更换来调节阴、阳型结构之间的摩擦力。冠内附着体则相反,将阴型部分设计在固定义齿内,由于牙冠内空间有限,也不利于自洁而较少采用。根面附着体属于覆盖义齿的范畴,将阳型结构安置在基牙根面上,将阴型结构安置在义齿基托的组织面,使牙根起到支持和固位作用,包括球帽附着体、磁性附着体和套筒冠附着体等。

本患者在固定义齿设计方面,13～(22、23)、(45、44)～33、34～36 固定桥均符合 Ante 定律,其基牙条件良好。由于患者 18 牙位的存在和可用性,其牙列缺损的类型是 Kennedy Ⅲ类,可摘局部义齿的设计要点是充分利用缺隙两侧的基牙,按支点线类型来说就是设计成面支承型模式。因此作者设计了 18、24 的𬌗支托,25 和 26 之间的联合支托以及 13 远中的精密附着体共同发挥支持作用,形成四边形的面支承模式。在固位方面,作者设计了 18 的三臂卡环,25 和 26 的联合卡环以及 13 远中精密附着体,可以为可摘局部义齿提供良好的固位力。在精密附着体的选择上,设计 13 远中的栓道式冠外附着体,起到良好的功能和美观效果。

四、修复方案和基本原则

(1)采用固定、活动或种植义齿的方式恢复患者正常的咀嚼、吞咽和发音功能。

(2)各修复体对患者口腔软硬组织无损伤,对患者正常口腔生理功能无妨碍。

(3)修复体作为一种机械结构应具有一定的刚性,在正常口腔生物力学作用下不变形,能够良好发挥功能。修复体本身具有良好的固位、支持和稳定的效果。

(4)修复体应该尽量小巧、简单,容易清洁,方便患者的使用。

(5)修复体应当尽量恢复患者的外形,以达到美观效果。

五、要点与讨论

1. 牙列缺损的修复方式

随着人口老龄化进程,牙列缺损和牙列缺失逐渐成为现代社会的常见病和多发病。固定义齿由于其设计局限性在多牙缺失和牙周病的患者中难以实现,最经典和有效的修复方式是活动义齿,包括可摘局部义齿和全口义齿。这种修复方式虽然能够满足几乎所有的牙列缺损情况,但是其本身存在异物感强、美观性差、功能低等缺陷。随着社会发展,人们对牙列缺损的治疗效果提出了更高的要求,因而精密附着体义齿和种植体支持式覆盖义齿应运而生。精密附着体设计小巧、精良,可以有效地连接固定义齿和活动义齿,将口腔咀嚼力均匀分散到义齿各部分。冠内附着体更是可以利用天然牙发挥固位和支持作用,提高义齿的功能性。同时,精密附着体可以减少卡环、支托等可摘局部义齿的金属部件,大大提高了修复体的美观性。种植体被称为人类的"第三副牙齿",利用种植体支持,可以起到类似于天然牙根的作用,大大提高可摘局部义齿的功能,使患者获得更好的修复效果。

2. 精密附着体的分类和选择要点

精密附着体可以分为冠内附着体、冠外附着体和根面附着体,其中冠内附着体较少采用。冠外附着体分为两种形式,分别是栓道式和球帽式。栓道式附着体精密度更高,阴阳型之间动度较小,往往应用于非游离端缺失的末端基牙,以减少对基牙的扭力;球帽式附着体阴阳型之间可以发生微小转动,因此常应用于游离端缺失的末端基牙,可以发挥支点线的作用。根面附着体又分为 3 种形式,分别是磁性式、球帽式和套筒冠式。磁性附着体利用衔铁和磁体之间的吸引力为义齿提供固位力,但当对侧方用力时会发生作用面分离而失去效力,同时可以保护基牙牙根免受侧方咀嚼力的破坏,因此常用在基牙牙周条件略差的情况;球帽附着体利用球形阳型和富有弹性的阴型之间的倒凹产生固位力,当义齿受到侧方力时不能分离而使基牙牙根持续受力,起到稳定作用,因此常用于基牙牙周条件较好的情况。套筒冠附着体利用内、外冠之间的摩擦力和楔力为义齿提供固位力,有一定的临床冠高度,因此抵抗侧方力效果最好,但牙根同时受到较大的负担,因此往往用于多颗基牙共同修复,需要使用平行切削仪确定各基牙的共同就位道。这 3 种根面附着体形式都需要定期复查和进行义齿重衬,防止由于义齿功能性下沉而产生的基牙支点。

六、思考题

(1) 固定-活动联合修复的适应证和设计要点是什么?

(2) 精密附着体有哪些类型? 在使用时应当注意什么?

七、推荐阅读文献

[1] 冯海兰,徐军,王新知,等. 口腔修复学(北京大学医学教材)[M]. 北京:北京大学医学出版社,2005:159 - 297.

[2] 赵铱民,陈吉华,王贻宁,等. 口腔修复学 7 版[M]. 北京,人民卫生出版社,2012:192 - 293

[3] Rosenstiel SF, Land MF, Fujimoto J. Contemporary fixed prosthodontics [M]. 4th edition. 2006:379 - 430.

[4] Car AB, McGivney GP, Brown DT. McCracken's Removable Partial Prosthodontics [M]. 11th ed. 2005:1 - 372.

(顾晓宇)

案例 43
牙列缺失的全口义齿修复

一、病历资料

1. 主诉

右上后牙拔除 3 月余,要求修复。

2. 现病史

患者,男性,72 岁,因口腔内余留牙齿松动,影响进食,原活动义齿无法戴用,故于 3 月前拔除口内所有剩余牙齿,现要求恢复咀嚼及外观,要求行全口义齿修复。

3. 既往史

患者有活动义齿修复史近 10 年。有高血压史,否认其他系统性病史。否认药物过敏史。吸烟、不嗜酒。

4. 临床检查

（1）口外检查:左右面部基本对称,面下 1/3 偏短,鼻唇沟及颏唇沟加深,唇部及口角下陷。张口度及张闭口型正常。双侧耳前区无弹响及压痛。

（2）口内检查:全牙列缺失,拔牙创愈合良好,无明显骨尖骨嵴,上下颌弓形状大小协调,下牙槽嵴低平,黏膜无红肿溃破。舌体、系带及口底未见明显异常(见图 43-1～图 43-3)。

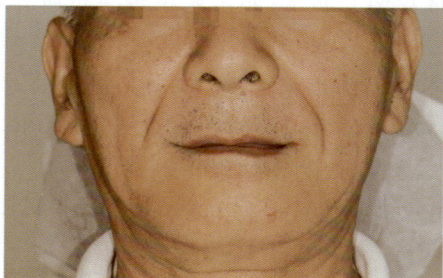 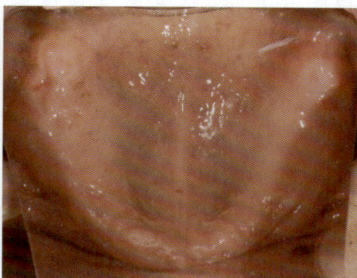 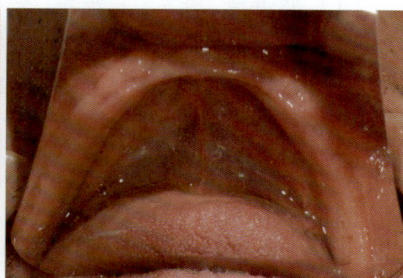

图 43-1　患者正面　　　　　图 43-2　上颌弓　　　　　图 43-3　下颌弓

5. 旧义齿检查

旧义齿经加牙修理,但义齿基托变色,边缘伸展不足,无固位力。

二、诊治经过

1. 判断患者整体情况

在确认无急性系统性疾病发病的前提下进行病史询问、临床检查等程序。

(1) 年龄、性别：老年男性。

(2) 面色、步态、神智、沟通能力：患者自主走入诊室，面色正常，神清，对答切题。

(3) 初步观察：面下 1/3 偏短，面颊部凹陷。

(4) BP、P：160 mmHg/90 mmHg；P：76 次/min。

2. 围绕主诉有的放矢地询问病史

(1) 牙齿拔除时间：最后一次拔牙于 3 月余前。

(2) 牙齿拔除原因：口腔内可摘局部义齿修复近 10 年，曾因为牙齿松动折断更换。近半年来，口腔内余留牙松动，陆续拔除。

(3) 此前是否有就诊史，如有是如何处置的：有活动义齿修复史。

(4) 缺牙对身体和生活的影响：面容凹陷，影响美观和发音，无法正常咀嚼食物。

(5) 全身情况：有高血压病史 10 余年，否认其他系统性疾病史，否认药物过敏史。

(6) 饮食习惯，烟酒嗜好：缺牙以来基本进软食。吸烟，不嗜酒。

(7) 口腔及口周其他情况：鼻唇沟及颏唇沟加深，唇部及口角塌陷，偶有口角皲裂。

(8) 术前谈话：向患者告知全口缺牙的修复方案，就诊次数及每次复诊的主要内容，以及在修复完成后义齿戴用可能发生的情况和处理方法。患者同意并签字确认。

3. 在了解病史的情况下进行相关临床检查

(1) 面部外形：左右面部基本对称，面下 1/3 偏短，鼻唇沟及颏唇沟加深，唇部及口角塌陷（见图 43-1）。

(2) 张口度及张口型：张口度 3.8 cm。张口型(↓)。

(3) 颞下颌关节及𬌗面肌触诊：双侧耳前区触诊无弹响及压痛，咀嚼肌触诊无压痛。

(4) 口内检查：全牙列缺失，拔牙创愈合良好，无明显骨尖骨嵴，上下颌弓形状大小协调（见图 43-2，图 43-3），下牙槽嵴低平，黏膜无红肿溃破。舌体、系带及口底未见明显异常。

4. 形成初步诊断

结合主诉、现病史以及临床检查可形成初步诊断为：上下牙列缺失（17～47 缺失）。

5. 形成最终的修复治疗方案

(1) 初印模的制取和模型灌注。

(2) 终印模的制取和模型灌注。

(3) 颌位关系记录与转移。

(4) 人工牙的排列和临床试戴。

(5) 全口义齿的初戴和检查。

(6) 复诊修改义齿不适。

6. 术前谈话

结合患者缺牙时间和原因、既往义齿使用情况、年龄及全身状况，在正式全口义齿修复前，向患者告知具体修复方案及在修复过程中可能出现的意外情况及不良反应。患者同意并签字确认。

7. 检查与义齿修复相关的口腔内解剖标志及初印模、模型制取

仔细检查口腔内与牙列缺失全口义齿修复相关的解剖标志，用可塑性藻酸盐印模材料取得无牙颌上下颌牙槽嵴和周围软硬组织形态的印模，石膏灌注形成初模型。在初模型上，沿前庭沟底和下颌舌侧

黏膜反折处沟底向牙槽嵴方向 2 mm 处，用铅笔画线，作为个别托盘边缘线，注意系带处可多避让一些（见图 43 - 4、图 43 - 5）。

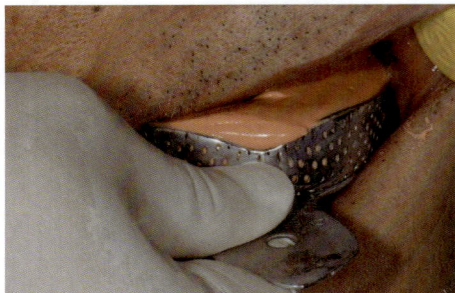

图 43 - 4　初印模

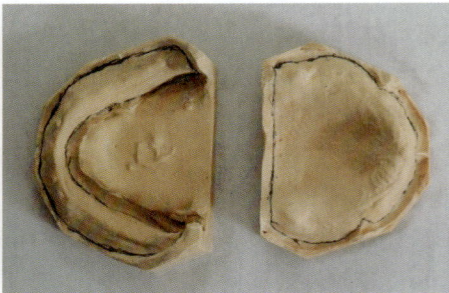

图 43 - 5　初模型

8. 制取无牙颌终模型

根据初模型制作适合患者的个别托盘，在患者口中进行托盘边缘整塑，再用流动性好的印模材料（如藻酸盐、硅橡胶）取得精度较高的终印模，灌制终模型。终印模精确地反映了义齿承托部位的解剖形态，在不妨碍软组织活动的条件下，印模边缘充分伸展（见图 43 - 6～图 43 - 9）。

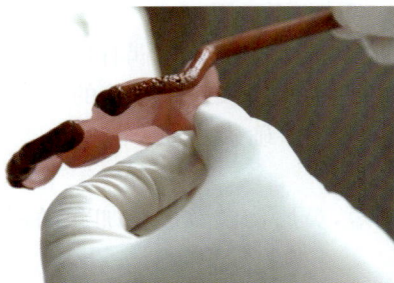

图 43 - 6　个别托盘取模

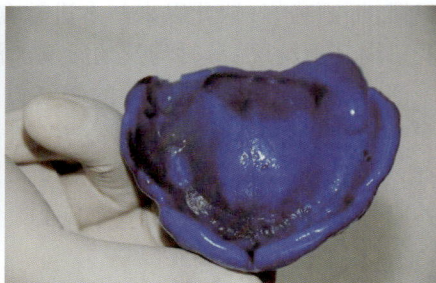

图 43 - 7　终印模

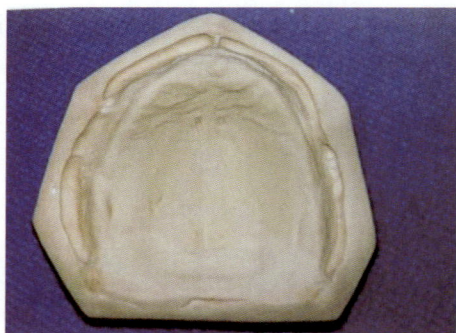

图 43 - 8　上颌模型

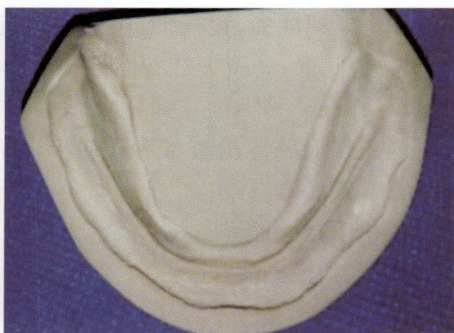

图 43 - 9　下颌模型

9. 颌位关系的记录和转移

制作上下颌合堤后，确定口内合平面：用合平面规置于上合堤合平面上，检查合平面位置并调整。要求正面观，合堤平面的前部位于上唇下缘下方 1～2 mm，合平面与患者瞳孔连线平行，侧面观合平面与鼻翼耳屏线平行。使用面弓，将上颌无牙颌颌弓对于双侧髁突的位置关系转移到合架上。利用息止颌位间隙法，确定垂直关系，使用哥特式弓描计法记录水平颌位关系，并将下颌模型上合架（见图 43 - 10～图 43 - 13）。

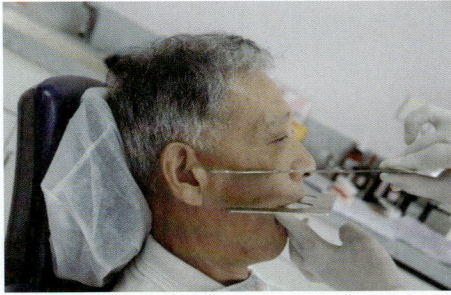

图 43-10　合平面确定

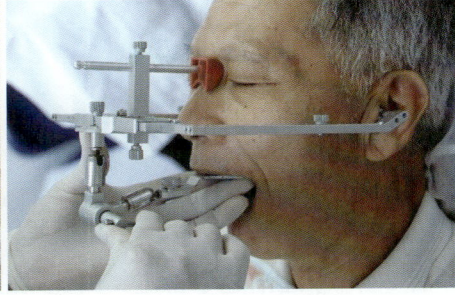

图 43-11　面弓转移

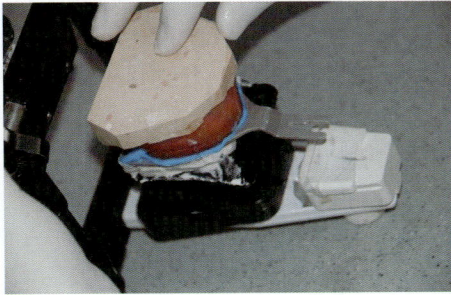

图 43-12　上颌架

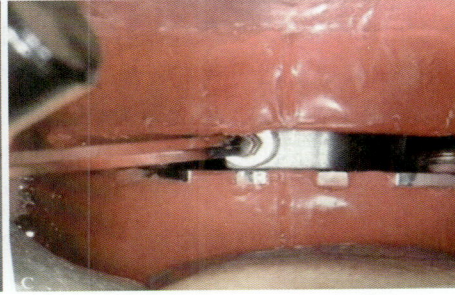

图 43-13　哥特式弓水平关系转移

10. 人工牙的排列检查

在口腔内试戴蜡牙,检查后牙咬合,前牙美观和颌位关系(见图 43-14、图 43-15)。

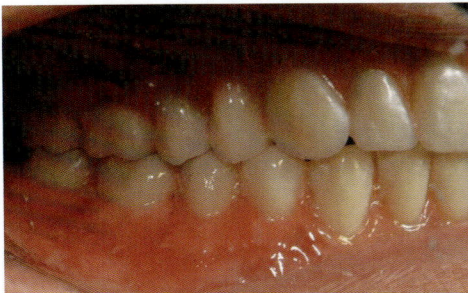

图 43-14　人工牙试戴(侧面观)

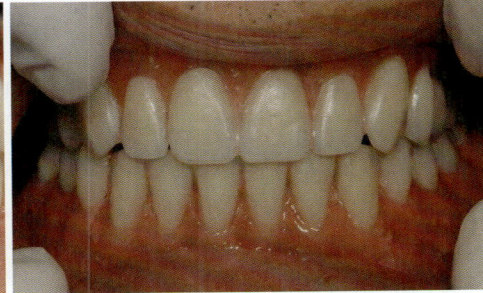

图 43-15　人工牙试戴(正面观)

11. 全口义齿初戴

蜡型人工牙试戴完成后,经过装盒法进行全口义齿基托成形。完成后的全口义齿,经医生检查边缘、组织面、磨光面及咬合调整后初戴。初戴 1 周后,可进行复诊,主要检查义齿组织面下的黏膜压痛、黏膜反折及系带处的压痛、义齿松动、咬颊等不适(见图 43-16)。

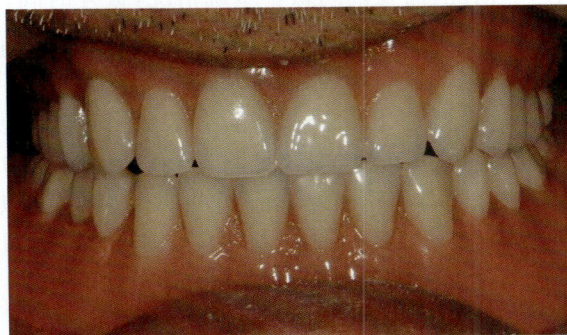

图 43-16　全口义齿初戴

三、病例分析

1. 病史特点

（1）病例基本情况：该患者为一老年无牙颌男性病例。牙列缺失对患者的面容、发音、咀嚼功能产生重大影响，继而可引起牙槽嵴、口腔黏膜、颞下颌关节、咀嚼肌及神经系统损害。全口缺牙者的牙槽嵴通常吸收明显。拔牙后 3 个月内，骨吸收较快，减少的总量约为牙槽嵴的 15％，拔牙后 6 个月吸收速率显著下降，拔牙后 2 年，才逐渐趋于稳定。因此，在进行全口义齿修复前，要做好充分准备完善治疗计划，对于需要进行修复前牙槽外科手术的患者，要予以修复前处理，同时针对老年患者因增龄变化发生牙槽嵴萎缩、组织敏感、耐受力差、对新义齿适应慢等情况，进行必要的沟通，提高患者满意度。

（2）个体检查：患者全口牙缺失，由于没有基牙提供固位力，因此口腔内各解剖标志显得尤为重要，它们与全口义齿固位和稳定之间有着密切的关系。需要明确印模的制取方法和模型灌制方法。

（3）病例特点：由于长期缺乏咬合，因此在进行颌位关系确定的时候，需要患者配合进行垂直关系和水平关系的记录。对于垂直关系的确定，要帮助患者找到息止颌位从而确定息止颌间隙，通过息止颌位间隙法来恢复患者面下 1/3 的高度，防止形成垂直距离过高或过低的不良影响；对于水平关系，采用卷舌后舔法或哥特式弓法，辅助患者下颌髁状突处于关节凹正中，达到双侧咀嚼肌力平衡和稳定的咬合。

2. 诊断与诊断依据

上下牙列缺失：17～47 缺失，黏膜无红肿，无骨尖骨突，牙槽嵴未见明显异常。

四、处理方案和基本原则

（1）𬌗面部及口腔检查，无牙颌患者修复前准备（牙槽外科手术）。

（2）向患者说明治疗计划和修复后可能出现情况，术前谈话签字。

（3）制取患者上下颌无牙颌初模型和二次印模、模型。

（4）颌位关系的确定、记录和转移（垂直，水平）。

（5）人工牙排列和基托形态的试戴。

（6）全口义齿的初戴及医嘱。

（7）1 周后的复诊。

五、要点与讨论

牙列缺失是临床的一种常见病、多发病，多见于老年人。本案例描述一位老年患者，需要进行全口义齿修复，来我院治疗。根据这一情况，需要询问患者基础情况，拔牙时间，对患者进行𬌗面部、口腔检查、旧义齿的检查。根据口腔内情况，需结合口腔𬌗面外科学，掌握全口义齿修复前需要做的准备，以及外科治疗方法。对牙列缺失后的口腔内解剖标志点，以及各解剖标志与全口义齿固位和稳定之间的关系需要熟练掌握。在进行全口义齿修复时，由于多数患者有缺牙后牙槽嵴吸收不均、低平等现象，需要严格遵循口腔修复学全口义齿临床修复规范来进行（见图 43-17）。对于初次沟通时，有恢复咀嚼和外观心情迫切的牙列缺失患者，需结合社会学和心理学，适当进行医患沟通，以获得患者的配合和理解，提高患者满意度。同时，结合口腔材料学，对全口义齿制作所需用的材料，以及适应证范围也应当有所了解。

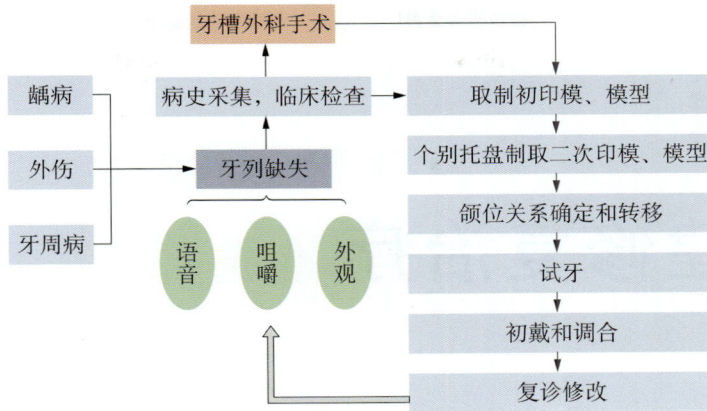

图 43-17　牙列缺失全口义齿修复的诊疗流程

六、思考题

（1）全口印模和模型取制的方法，几种印模技术各适用于哪些患者？

（2）垂直颌位关系与水平颌位关系确定的方法有哪些？如何检查？测合时需要确定哪些标志线？

（3）初戴后可能出现的情况及处理方法有哪些？

七、推荐阅读文献

[1] 赵铱民.口腔修复学[M].7版.北京：人民卫生出版社，2012.

[2] 陈治清.口腔材料学[M].4版.人民卫生出版社，2009.

[3] 冯海兰，译.全口义齿教科书[M].1版.北京：人民卫生出版社，2011.

（熊耀阳）

案例 44
咬合重建修复治疗

一、病历资料

1. 主诉

牙磨损严重影响进食半年。

2. 现病史

患者，男性，56岁，近半年发觉后牙磨损明显加重，影响到咀嚼功能，食物咀嚼时间延长，并时常伴有嚼不烂纤维较多食物的情况发生。曾在外院求诊，未做处理，建议转九院治疗，故前来我科就诊。

3. 既往史

患者自诉有夜磨牙史十余年。两年前偶感进食时后牙遇冷发酸敏感，近半年加剧。否认系统性疾病史。否认药物过敏史。喜坚果等较硬食物；嗜烟、不嗜酒。

4. 临床检查

(1) 口外检查：左右面部基本对称。双侧咬肌肥大(见图 44-1)。张口度 3.8 cm，张闭口型正常。双侧关节区触诊无弹响及压痛。咬肌、颞肌前束、翼内肌附着、翼外肌、二腹肌及胸锁乳突肌区触诊均无压痛。面下垂直距离测量息止颌间隙 3 mm(见图 44-2)。

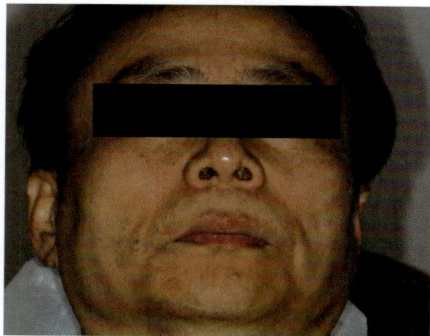

图 44-1　口外正面观

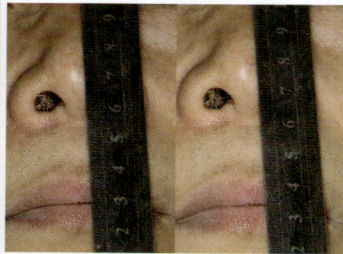

(a)　　　　(b)

图 44-2　垂直距离测量

(2) 口内检查：17、27 缺失。15 残冠，近中缺损至龈下约 2 mm。31、32、41 牙冠部分折断，牙体变色。第 1 磨牙中性关系。前牙Ⅲ°深覆合、Ⅲ°深覆盖。除上颌切牙外，全牙列磨耗较明显。上颌后牙功能尖磨耗明显，呈反横合曲线；下颌后牙功能尖可见磨耗小平面。前伸咬合无明显异常。侧向咬合工作侧早期呈组牙功能殆,后期 16、24、26 颊尖引导,两侧尖牙无接触。全牙列叩诊无疼痛,未见松动牙。口腔卫生情况一般,未见龈上牙石,牙颈部可见色素沉着。47 近中牙周探诊深度约 4 mm,余牙探诊深度均约 2 mm 左右(见图 44 - 3、图 44 - 4)。

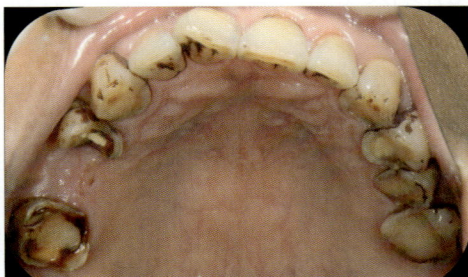

図 44 - 3　上颌牙列口内观　　　　　图 44 - 4　下颌牙列口内观

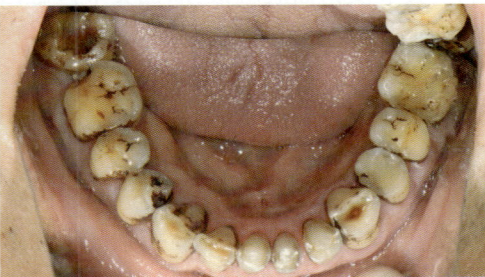

5. 影像学检查

曲面断层片示:除 36、37、47 近远中牙槽骨未见明显吸收。15、31 根尖周可见宽度为 1 mm 左右低密度影。双侧髁状突形态正常(见图 44 - 5)。

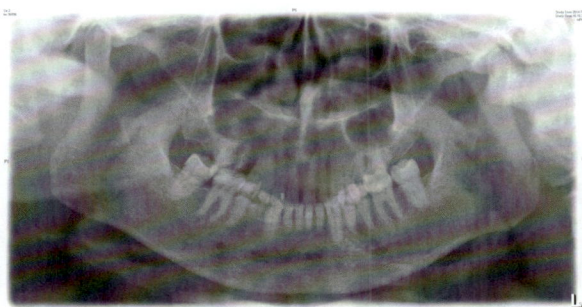

图 44 - 5　曲面断层片

二、诊治经过

1. 初步观察患者的基本情况

(1) 大致年龄、性别:中年男性。

(2) 步态、神智、沟通能力:患者自主走入诊室,神清,对答切题。

(3) 有无不自主的口腔副功能运动:无不自主的口腔副功能运动。

2. 围绕主诉有的放矢地询问病史

(1) 出现影响咀嚼功能的时间:非突发,两年前开始有自觉症状,半年内加剧。

(2) 影响程度:咀嚼效率降低,进食时间延长,常伴有嚼不烂纤维丰富食物的情况。

(3) 影响程度的发展状况:呈渐进式发展。

(4) 此前是否有就诊史,如有是如何处置的:曾在外院有就诊史,未作任何处理。

(5) 全身情况:否认系统性疾病史,否认药物过敏史。

(6) 饮食习惯,烟酒嗜好:喜坚果类等较硬食物,无偏侧咀嚼习惯。嗜烟,不嗜酒。

(7) 口腔副功能运动:有夜磨牙史。

3. 在了解病史的情况下进行相关临床检查

（1）面部外形：左右面部基本对称。双侧咬肌肥大。

（2）张口度及张口型：张口度 3.8 cm。张闭口型正常。

（3）颞下颌关节及𬌗面肌触诊：双侧关节区触诊无弹响及压痛。咬肌、颞肌前束、翼内肌附着、翼外肌、二腹肌及胸锁乳突肌区触诊均无压痛。

（4）垂直距离（VOD）检查：息止颌间隙为 3 mm。

（5）口内牙体、牙周情况检查：17、27 缺失。15 残冠，近中缺损至龈下约 2 mm。31、32、41 牙冠部分折断，牙体变色。除上颌切牙外，全牙列磨耗较明显。全牙列叩诊无疼痛，未见松动牙。口腔卫生情况一般，未见龈上牙石，牙颈部可见色素沉着。47 近中牙周探诊深度约 4 mm，余牙探诊深度均约 2 mm 左右。

（6）口内咬合检查：第 1 磨牙中性关系。前牙Ⅲ度深覆合、Ⅲ°深覆盖。前伸咬合无明显异常。侧向咬合工作侧早期呈组牙功能𬌗，后期 16、24、26 颊尖引导，两侧尖牙无接触。

4. 形成初步诊断

结合主诉、现病史以及临床检查可形成初步诊断为：

（1）上牙列缺损（17、27 缺失）。

（2）15 残冠。

（3）31、32、41 牙体缺损。

（4）15、31 慢性根尖周炎。

（5）磨牙症。

5. 相关放射学检查

曲面断层片示：15、31 根尖周可见宽度为 1 mm 左右低密度影。双侧髁状突形态正常。

6. 制取上下颌牙列模型

制取上下颌牙列模型，𬌗关系转移至𬌗架进行咬合分析用藻酸盐印模材料制取上下颌牙列模型。通过面弓转移技术，将上颌骨与颞下颌关节的位置关系记录，并转移至半可调节𬌗架。通过正中关系、最大前伸及左右侧向的硅橡胶咬合记录来确定𬌗架髁导的起始位（正中关系）、前伸髁导及侧向髁导。完成所有的𬌗关系转移后在𬌗架上对患者的咬合进行分析（见图 44-6、图 44-7）。

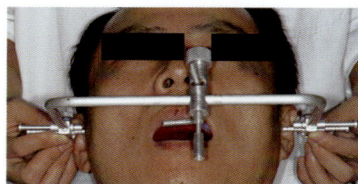

(a)

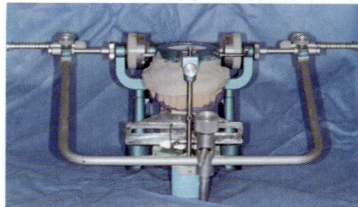

(b)

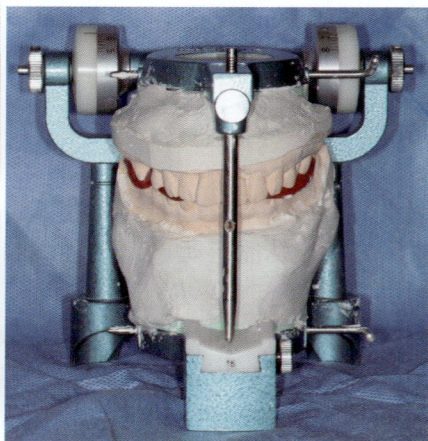

图 44-6　面弓转移　　图 44-7　𬌗关系转移至𬌗架

7. 形成基本治疗方案，完善相关基础治疗

经模型分析后，基本确定治疗方案：

（1）拔除 15 残冠。拔牙后 3 个月行固定义齿修复。

（2）行 31、32、41 根管治疗，桩核冠修复。

（3）行 14、16、24、25、26 根管治疗，截冠后恢复正常殆曲线，并建立侧向尖牙保护殆。

（4）35、36 舌尖调殆。

（5）36 近中颊尖磨耗平面建议树脂充填修复。

（6）修复后建议制作软弹性咬合板以减轻夜磨牙带来的不良影响。

基本治疗方案确定后，由相关科室完成相应基础治疗。

8. Wax-up(诊断蜡型)

应用殆架在模型上完成预先设计的修复体诊断蜡形制作如图 44 - 8 所示。

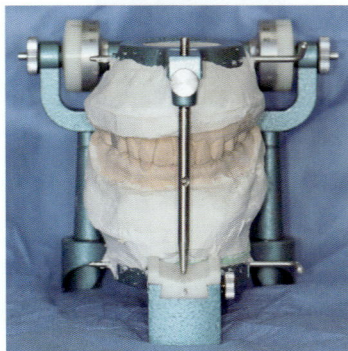
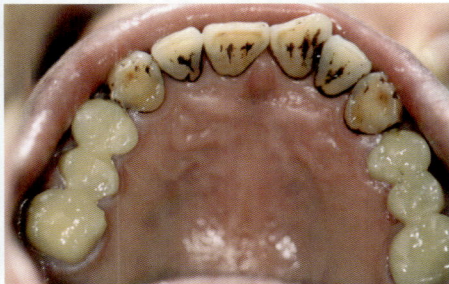

图 44 - 8　诊断蜡型　　　　图 44 - 9　上颌实物模型临时义齿

9. Mock-up(实物模型)

在相关基础治疗都完成后，采用蜡型翻制的硅橡胶印模为模板，用临时修复体树脂在患者口内完成临时修复体。患者佩戴 2～3 月适应，期间经多次轻微的咬合调整最终形成永久修复体的形态，如图 44 - 9 所示。

10. 术前谈话

在正式修复前，向患者告知具体修复方案以及在修复过程中可能出现的意外情况及不良反应。经患者同意并签字确认。

11. 在导板指引下完成最终咬合重建修复治疗

患者佩戴 2～3 月临时修复体后，自感咀嚼功能恢复良好，颞颌关节及殆面肌无不适症状，遂进行正式修复。

在患者口内用藻酸盐印模材料取模，翻制石膏模型。用 0.9～1 mm 厚度的丙烯酸塑料膜片压制永久修复体的牙备导板（见图 44 - 10）。常规牙备，取模，临时修复体制作，暂粘，比色。牙备导板同时送技工室供参考。

复诊，永久修复体初戴，咬合调整，水门汀黏固如图 44 - 11 所示。

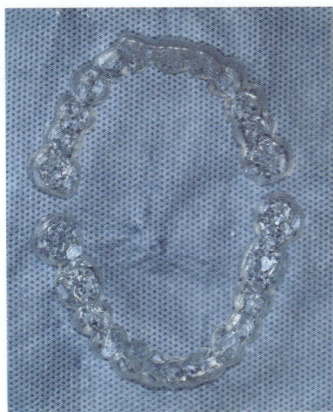
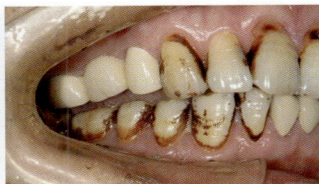
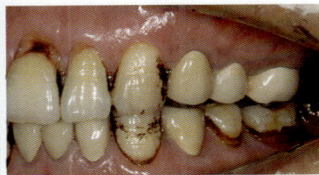

(a)

(b)

图 44 - 10　牙备导板图　　图 44 - 11　修复后左、右侧面观

12. 取模制作软弹性咬合板

取模制作软弹性咬合板(见图 44 - 12),嘱患者夜间佩戴。同时给予患者磨牙症宣教。

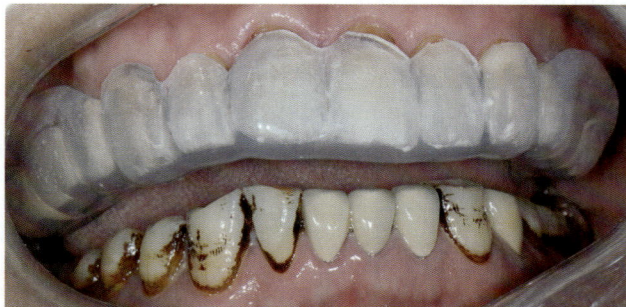

图 44 - 12 修复后上颌佩戴软弹性咬合板

三、病例分析

1. 病史特点

(1)以牙磨损影响进食为主诉。引起牙体损耗的原因很多,除了一些特殊的咀嚼习惯如喜咬硬物会导致牙磨耗之外,一些外力的机械作用以及化学物质的腐蚀(如碳酸饮料等)也会造成牙体的磨损或腐蚀。此外,口腔的副功能运动如紧咬牙或夜磨牙也会带来牙体组织的额外损失。因此,临床接诊此类患者时,需通过详细询问病史和临床检查来查明导致牙体组织过度损耗的原因。在设计治疗计划时也要考虑针对造成牙损耗原因的干预措施。

(2)个体情况特点:患者为中年男性,职业为高校教师,工作压力较大。且患者自诉有夜磨牙史。因此在诊疗过程中要给予患者磨牙症的宣教,以期能降低其发生频率及继发损害。

(3)病史与检查:本案例患者口外检查见双侧咬肌肥大,提示患者的咬合力可能较大,在诊疗方案设计及选择过程中要加以考虑。同时,口外检查发现患者的颞颌关节,殆面肌及面下 1/3 的垂直距离都没有异常,提示患者牙列的磨耗以及对患者咀嚼功能的影响是一个缓慢渐进的过程,机体也没有出现明显的"失代偿"表现。口内检查患者由于牙列过度磨耗造成纵殆曲线以及横殆曲线的异常,这对于患者进食时的咀嚼效率有明显的直接影响,因此在治疗过程中一定要注意纠正。

2. 诊断与诊断依据

(1)上牙列缺损:17、27 缺失。

(2)15 残冠。

(3)31、32、41 牙体缺损。

(4)15、31 慢性根尖周炎:15、31 叩诊无疼痛,X 线片示根尖周可见宽度为 1 mm 左右低密度影。

(5)磨牙症:自诉有夜磨牙史十余年,口内检查全牙列磨耗较明显。

3. 鉴别诊断

(1)颞下颌关节病。

(2)牙侵蚀症。

(3)牙列缺失。

(4)牙周炎。

(5)重症肌无力。

四、处理方案和基本原则

（1）制取患者上下颌牙列模型，转移咬合关系至𬌗架，完成咬合分析。

（2）形成基本治疗方案，转诊相关科室完成相关基础治疗。

（3）形成诊断蜡型，向患者交代治疗方案和预期效果，术前谈话签字。

（4）在患者口内制作实物模型，适应调𬌗。

（5）待2～3月适应期过后，制作牙备导板。以牙备导板为指引，常规牙备，取模，比色，暂时修复体保护。

（6）以牙备导板为参考完成最终修复体，患者口内试戴，调𬌗，黏固。

（7）取模制作软弹性咬合板，告知佩戴医嘱。磨牙症宣教。

五、要点与讨论

磨牙症是口腔常见副功能运动，人群中患病率为8%～31%。由磨牙症带来的常见继发损害之一就是牙列磨耗。过度的磨耗会对患者的咀嚼效率带来负面影响，从而使其咀嚼功能下降。为了改善患者的咀嚼能力，临床常采用咬合重建的方法来恢复患者的牙体形态、咬合曲线及垂直距离（如有降低的话）。咬合重建是口腔修复学中难度比较高的治疗手段，需要严格遵循𬌗学、口腔生理学以及口腔修复学的基础和临床理论。为降低风险和减少不良损害，在诊疗过程中要严格遵循重建流程，按部就班地完成治疗方案设计、适应性佩戴和永久修复体制作。牙损耗的常见分类和咬合重建的诊疗流程如图44-13所示。

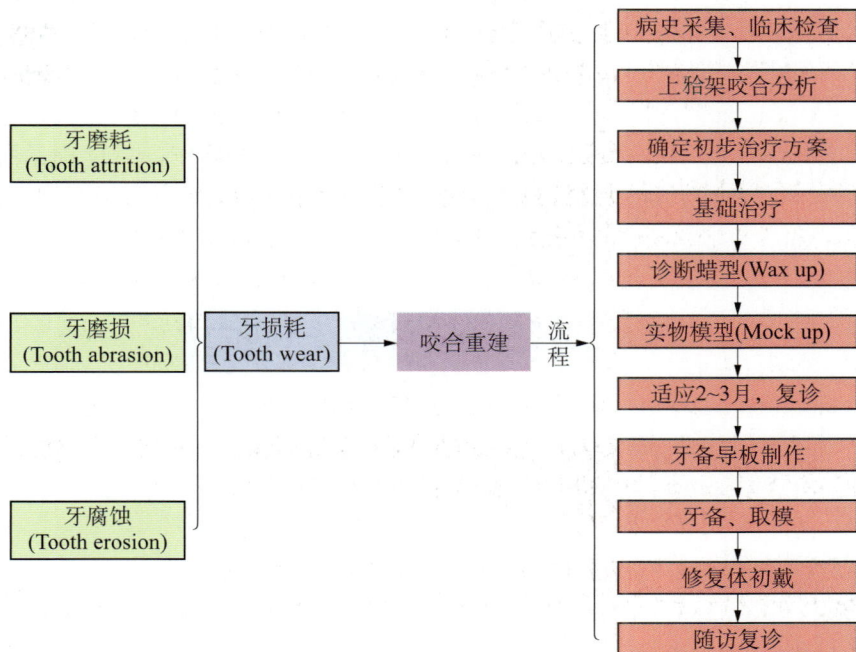

图44-13　牙损耗分类及咬合重建诊疗流程

六、思考题

（1）通过本案例你对咬合重建的基本流程有何体会？

（2）需要进行咬合重建的原因很多，牙过度磨耗是常见原因之一。在临床接诊这类患者的过程中，需要在病史询问、临床检查和特殊检查上注意哪些方面？

七、推荐阅读文献

［1］　Dawson PE. Functional occlusion：from TMJ to smile design ［M］. St. Louis：Mosby Elsevier，2007：17－26.

［2］　Santos JD. Occlusion：Principles and treatment ［M］. Chicago：Quintessence，2007：40－77.

［3］　赵铱民. 口腔修复学［M］.7 版.北京：人民卫生出版社，2012：437－457.

（郁春华）

乳牙龋病

一、病历资料

1. 主诉

左下后牙有洞 2 月余。

2. 现病史

患儿,男性,4 岁 6 个月,约于半年前幼儿园卫生老师检查发现左下后牙咬殆面颜色发灰,但无明显不适,当时未予以重视。约于 2 月前家长发现该部位出现一个洞,进食时有食物嵌塞,偶有一过性冷热刺激痛,无自发痛,无夜间痛。1 周前至社区医院就诊,医生检查后认为左下后牙龋坏较深,建议上级医院治疗。今至我院,要求治疗左下后牙。患儿平日口腔卫生一般,早晚各刷一次牙,喜欢吃甜食。

3. 既往史

否认系统性疾病史,否认家族遗传史,否认药物和食物过敏史。

4. 临床检查

(1)口外检查:神态自如,表情自然,意识清晰。殆面部基本对称,张口度正常,张口型无偏斜,双侧颞下颌关节未及弹响和压痛。殆面淋巴结未及明显肿胀。

(2)口内检查:全口牙列

$$\begin{array}{c|c} \text{E D C B A} & \text{A B C D E} \\ \hline \text{E D C B A} & \text{A B C D E} \end{array}$$

前牙浅覆合、浅覆盖,乳磨牙远中平面呈近中。左下颌第 1 乳磨牙(74 远中邻殆面见一褐色龋洞,洞深达牙本质深层,洞底可探及大量软龋,探诊敏感,无探痛,无叩痛,冷诊在龋洞内一过性敏感,无松动,牙龈无红肿。左下颌第 2 乳磨牙(75)殆面可见龋坏达牙本质中层,无探痛,无叩痛,冷诊正常,无松动,牙龈无红肿。口内其余牙齿未及明显异常。口内唇、颊、舌系带未及异常,唇、颊、舌和腭部黏膜未及明显异常,全口牙龈无红肿。

5. 辅助检查

X 线检查:左下颌第 1 乳磨牙(74)远中邻殆面、左下颌第 2 乳磨牙(75)殆面深龋近髓,髓腔形态正常,未及髓石;牙周膜完整,硬骨板连续,根尖周和根分叉区未及低密度影,牙槽骨高度正常;左下颌第 1

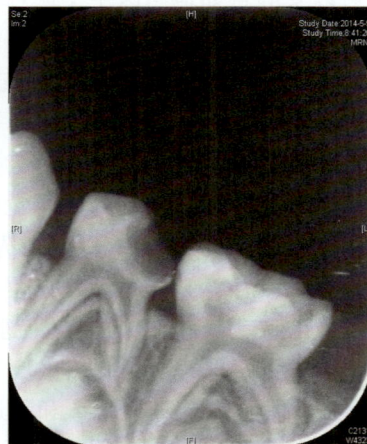

图 45 - 1 74X 线片

前磨牙(34)、左下颌第 2 前磨牙(35)恒牙胚存,牙囊完整,牙冠正在发育中。

二、诊治经过

1. 迅速判断患儿整体情况

迅速判断患儿整体情况,在确认无紧急全身状况的前提下进行后继病史询问、临床检查等程序。

(1) 面色,神态,体态、步态:自主走入诊室。

(2) 意识,沟通能力:神清,对答切题。

(3) R,P:气平,P 92 次/min。

(4) BP:90 mmHg/60 mmHg。

2. 围绕主诉进行患儿医药史及牙科病史采集

1) 问诊部分(双亲或儿童监护人签字)

2) 儿童医药史

(1) 生长发育史:患儿 4 岁 6 个月,发育良好,意识清晰。

(2) 系统疾病史:无。

(3) 食物及药物过敏史:无。

(4) 药物服用史:感冒时偶有服用抗生素,时间和药物具体不详。

(5) 住院治疗史:无。

3) 牙科疾病史

(1) 牙痛史:2 月前进食时左下后牙有食物嵌塞。

(2) 偶有一过性冷热刺激痛。

(3) 牙外伤史:无。

(4) 牙科治疗史:半年前幼儿口腔检查发现左下后牙咬𬌗面发灰,1 周前社区医院检查后认为龋坏深,建议上级医院处理。

(5) 口腔卫生习惯:患儿平时口腔卫生可,早晚各刷一次牙。

(6) 饮食习惯:患儿平日喜欢吃甜食。

3. 患儿心理及行为管理

(1) 充分了解患儿医疗史和对牙科疾病的认识程度后迅速判断患儿及家长的行为类型:患儿有过一次牙科检查史,没有牙科治疗史,对自身牙科疾病无概念。初次就诊时较为吵闹,但经过家长安抚后,可以安静自如地与医生交谈,属于潜在合作型患儿。家长为大学文化背景,社会经济地位可,属于完全合作型。

(2) 牙科医务人员策略:先与患儿温和友好地进行互相自我介绍,交流近期他感兴趣的话题(如动画片、玩具、幼儿园的生活等),引导患儿情绪稳定和对医生的信任感;使用童趣的语言引导患儿对自身疾病的认知(如"小虫子在牙齿里造房子,所以要把它抓出来");简单告知患儿本次治疗的过程,让他产生和医生一起参与治疗的感觉(如"抓虫子"、"长大嘴巴给牙齿洗澡")等;告知患儿治疗时的注意事项(如"张大嘴巴用鼻子呼吸");先尝试性的让患儿感知所使用的器械(涡轮、吸唾器、探针等),待患儿适应后开始治疗。在整个治疗过程中始终使用引导式的语言,让患儿参与其中。

4. 在了解病史的情况下进行相关临床检查

(1) 面型、有无肿胀、皮瘘等:左右面部基本对称,无红肿,无皮瘘,𬌗面部淋巴结未及肿大。

(2) 重点检查主诉牙和附近牙齿、牙龈、黏膜状况:左下颌第 1 乳磨牙(74)远中邻𬌗面见一褐色龋洞,洞底可探及大量软龋,探诊敏感,无探痛,无叩痛,冷诊在龋洞内一过性敏感,无松动,牙龈无红肿。左下颌第 2 乳磨牙(75)𬌗面及龋坏,无探痛,无叩痛,冷诊正常,无松动,牙龈无红肿。

（3）口内非主诉部位的牙齿、牙龈、黏膜情况：口内其余牙齿未及明显异常，口内黏膜未及异常。

（4）辅助检查：根尖片：左下颌第 1 乳磨牙（74）远中邻𬌗面、左下颌第 2 乳磨牙（75）𬌗面深龋近髓，根尖未及明显异常。

5. 形成初步诊断

结合主诉、现病史及临床检查可形成初步诊断为：74 远中邻𬌗面深龋、75 𬌗面深龋。

6. 治疗计划

（1）建议 74 在局麻下行龋病充填治疗＋乳牙金属预冠复。

（2）建议 75 在局麻下行龋病充填治疗。

（3）术后定期随访观察。

三、病例分析

1. 病史特点

（1）病史与检查：本病例两患牙有龋洞，偶有一过性冷热刺激痛，但无自发痛，X 线检查也显示无病理性影像学改变，检查结果表明冷诊进入龋洞内时有一过性敏感，因此诊断为深龋。

（2）个体情况：患儿属于潜在合作型，家长属于完全合作型，在进行有效的行为管理后，患儿基本可配合龋病治疗。

2. 诊断与诊断依据

74 远中邻𬌗面深龋、75 𬌗面深龋（依据如上述分析）。

3. 鉴别诊断

（1）可复性牙髓炎：可复性牙髓炎的特点为当患牙受到冷、热温度刺激或甜、酸化学刺激时，立即出现瞬间的疼痛反应，尤其是对冷刺激更敏感，刺激一去除，疼痛随即消失（本病例中冷诊在龋洞内表现为一过性敏感，无其余疼痛症状监诊牙面与对照牙相同为深龋特有表征）。

（2）牙髓坏死或牙髓部分坏死：牙髓坏死一般无疼痛症状，但牙齿多有变色。而牙髓部分坏死的临床表现取决于尚未坏死部分牙髓的炎症类型，探诊时浅层牙髓不痛，而触及深层炎症牙髓时即感疼痛。本病历中患牙探诊敏感，非牙髓坏死表现。

四、处理方案及基本原则

（1）与家属充分沟通，对治疗计划达成一致，并签署知情同意书。

（2）安抚患儿，及时进行患儿行为管理，使其可与医生形成有效互动，配合治疗。

（3）建议患儿 74 行乳牙金属预成冠修复，术中患儿家属不能接受金属冠颜色，因美观需求拒绝金冠修复。74 行龋病充填治疗：74 在局麻下去龋尽，备洞，未及穿髓，氢氧化钙糊剂衬里，玻璃离子黏固粉垫底，酸蚀，黏结，树脂充填，调𬌗、抛光。

（4）75 龋病充填治疗：75 在局麻下去龋尽，备洞，未及穿髓，氢氧化钙糊剂衬里，玻璃离子黏固粉垫底，酸蚀，黏结，树脂充填，调𬌗、抛光。

五、预后及讨论

（1）乳牙龋病导致牙体缺损，使咀嚼功能降低，影响儿童生长发育。龋齿的崩坏和早失（尤其是乳前牙），会影响儿童学习语言时期的正确发音，也可能影响美观，对儿童的心理成长产生不良阴影。而当乳牙龋病进一步发展,波及根尖周组织时,累及继承恒牙牙胚,破坏牙槽骨,影响恒牙的正常萌出。患龋乳牙近远中径减少后,继承恒牙萌出间隙不足导致异位萌出,可致恒牙列拥挤甚至错合畸形。

（2）乳牙龋病的治疗方案主要由患儿和患牙两方面所决定。每个患儿都是单独个体,应根据其自身来设计最适合患儿本身的方案。本病例中,患儿可配合龋病充填治疗,但患儿家属不能接受金属冠色泽,因美观原因拒绝金属冠修复治疗。而患牙的疾病程度和发展阶段决定其是否有保留的价值和其保留的方法。在乳牙列刚形成的时期,保留第1乳磨牙和第2乳磨牙是十分必要的。

（3）乳牙的牙釉质和牙本质薄,窝洞极易近髓。在深的近髓窝洞,应先用生物相容性材料如氢氧化钙作护髓垫底,如出现牙髓刺激症状,此时应及时处理,行相应牙髓治疗。

（4）当牙体缺损广泛、难以获得有效的抗力形和固位形时,可以使用乳牙预成冠修复。它可以恢复患牙的解剖外形、近远中径和功能,也能一定程度上降低继发龋的发生。本病例中,74龋坏范围大,而且患儿平日喜食甜食,74若行预成冠修复有助于患牙的预后。

（5）常见并发症及替代治疗方案:

a. 若制备洞形时意外露髓,此时需行牙髓治疗。若此时已去龋尽,且穿髓孔直径＜1 mm,可行直接盖髓(临床慎用);若去龋未尽,可行活髓切断术,尽量保留根髓活力。术后告知家属需随访观察,若有疼痛等不适症状,及时就诊。

b. 继发龋:乳牙充填治疗后,易产生继发龋。建议随访观察,一旦发现继发龋,需重新治疗。

c. 充填后疼痛:深龋患牙,制备窝洞近髓,可能会产生充填后疼痛。建议随访观察,一旦出现疼痛症状,及时就诊,判断疼痛原因,解除致痛因素或行牙髓治疗。

六、思考题

（1）通过本案例你对于乳牙龋病的诊断和治疗有何体会?
（2）对乳牙金属预成冠的临床应用利弊做一系统性分析。

七、推荐阅读文献

[1] 葛立宏.儿童口腔医学[M].4版.北京:人民卫生出版社,2012.
[2] Dean Avery, Mcdonald. Dentistry for the child and adolescent [M] 9th ed.

（邱思慧）

一、病历资料

1. 主诉

右上后牙冷热食物进食疼痛 1 周余。

2. 现病史

患儿,女性,11 岁,右上后牙进食冷热食物一过性疼痛 1 周,否认自发痛,夜间痛,未经治疗。每日早晚刷牙 2 次,无使用牙线,漱口水等口腔卫生习惯。无特殊饮食喜好。

3. 既往史

否认药物和食物过敏史,否认近期药物服用史及疫苗接种史,否认家族遗传病史,否认系统性疾病。

4. 家庭受教育程度及经济状况

患儿父母均为上海人,大专文化水平,家庭条件可。

5. 临床检查

患儿神清气平,对答切题。BP 100 mmHg/70 mmHg, P 72 次/min。

(1) 口外检查:左右面部基本对称,无红肿,未及开放性伤口。两侧耳前区未及弹响及压痛,张口度 5 cm,张口型垂直,殆面部未及肿大淋巴结。双侧腮腺未及肿块等异常,腮腺导管口未见红肿,分泌液清亮。余口外检查未见明显异常。

(2) 口内检查显示:

口内牙列:

6	5	4	3	2	1	1	2	3	4	5	6
6	5	4	3	2	1	1	2	3	4	5	6

前牙浅覆殆,浅覆盖,双侧第 1 磨牙Ⅰ类咬合关系。口腔卫生情况可,未见明显牙石,软垢。右上第 1 恒磨牙(16)远中殆面大面积龋坏,有探痛,无明显叩痛,未触及松动,牙龈未见异常。冷诊进龋洞有一过性疼痛,去除冷诊刺激疼痛随即消失。口内余牙未见明显龋坏等异常,未见明显扭转牙等异常。软组织:全口牙龈色粉,未及明显探诊出血,PD<3 mm,口内黏膜未见破溃等异常,舌活动正常,舌唇系带未见异常。

6. 辅助检查

根尖片示:右上第 1 恒磨牙(16)深龋近髓腔,髓室内未见高密度影,根周未见阴影等异常,牙根发育不完全,未见内外吸收异常,牙槽骨于釉牙骨质界处,骨白线清晰(见图 46-1)。

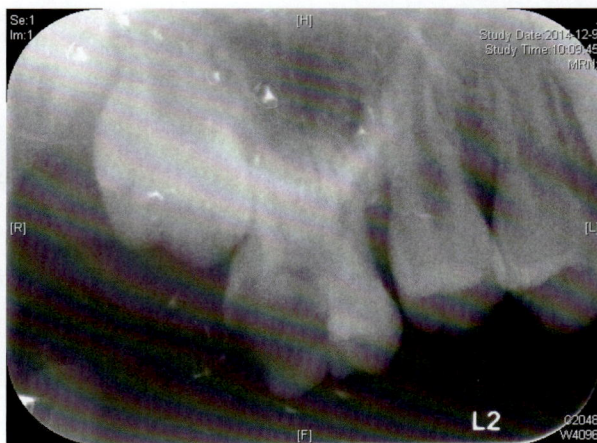

图46-1 16根尖片

二、诊治经过

1. 迅速判断患者整体情况

迅速判断患者整体情况,在确认无紧急全身状况的前提下进行后继病史询问、临床检查等程序。

(1) 面色、神态、体态、步态:患儿自主走入诊室。

(2) 意识、沟通能力:神清,对答切题。

(3) R、P:气平,P 72 次/min。

(4) BP:100 mmHg/70 mmHg。

2. 围绕主诉有的放矢地询问病史

(1) 右上后牙疼痛时间:1 周余。

(2) 右上后牙疼痛特点:冷热食物一过性疼痛,刺激物去除后疼痛随即消逝。

(3) 右上后牙治疗史:未经治疗。

(4) 全身状况:否认先天性疾病及系统病史。

(5) 有无药物过敏史:否认药物过敏史。

3. 在了解病史的情况下进行相关临床检查

(1) 全身情况:患者神清气平,对答切题。BP 100 mmHg/70 mmHg,P 72 次/min。

(2) 口外检查:左右面部基本对称,无红肿,未及开放性伤口。两侧耳前区未及弹响和压痛,张口度5 cm,张口型垂直,殆面部未及肿大淋巴结。双侧腮腺未及肿块等异常,腮腺导管口未见红肿,分泌液清亮。余口外检查未见明显异常。

(3) 口内检查主诉牙牙体情况:16 远中殆面大面积龋坏,有探痛,无明显叩痛,无松动,牙龈未见异常。冷诊进龋洞有一过性疼痛,去除冷诊刺激疼痛随即消失。

(4) 口内检查余牙情况:口内余牙未见明显龋坏等异常,未见明显扭转牙等异常。

(5) 辅助检查:X线检查显示右上第 1 恒磨牙(16)深龋近髓腔,髓室内未见高密度影,根周未见阴影等异常,牙根发育不完全,未见内外吸收异常,牙槽骨于釉牙骨质界处,骨白线清晰。

4. 形成初步诊断

结合主诉、现病史以及临床检查可形成初步诊断为:右上第 1 恒磨牙(16)深龋。

5. 鉴别诊断

(1) 可复性牙髓炎。

(2) 慢性牙髓炎。

(3) 牙髓部分或完全坏死。

6. 处理

1) 首次就诊

右上第 1 恒磨牙(16)局麻下去龋未净,留取近髓处少量表面软化牙本质。窝洞消毒干燥,隔湿,氢氧化钙间接牙髓治疗,玻璃离子充填,调合,抛光。告医嘱,若发生夜间痛等自发痛则及时就诊,无不适则 3 个月后复诊,期间避免进食过冷过热食物。

2) 第 2 次就诊

(1) 主诉:初诊至今无疼痛等不适。

(2) 检查:右上第 1 恒磨牙(16)𬌗面大面积玻璃充填物,未见继发龋及充填物松动等异常。患牙无叩痛,无松动,牙龈未见异常。

(3) 辅助检查:根尖片示:右上第 1 恒磨牙(16)原深龋近髓处继发性牙本质形成,髓室内未见高密度影,根周未见阴影等异常,牙根逐渐发育中,未见内外吸收等异常,牙槽骨于釉牙骨质界处,骨白线清晰(见图 46 - 2)。

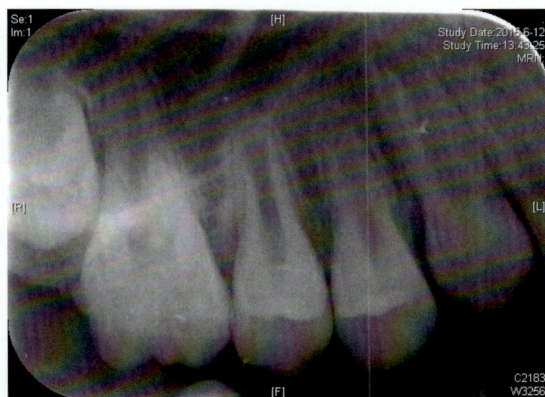

图 46 - 2　间接盖髓术后 3 个月

(4) 治疗:去除全部玻璃充填体,见深龋再矿化,原淡褐色湿软牙本质已变为黑褐色干燥牙本质,慢速去除全部软化牙本质,未见露髓等异常,制备洞形,消毒隔湿。Dycal:Dycal 护髓衬里,树脂充填,调𬌗,抛光,告医嘱勿咬硬物。

三、病例分析

1. 诊断难点

(1) 以牙痛为主诉,引起牙痛的病因包括龋病,牙髓病和根尖周病及牙外伤等。因此接诊此类疾病患者时,询问病史及临床检查非常重要。

(2) 难以确定患牙牙髓状况,年轻恒牙牙髓活力测试可信度较低。根据临床检查及患者主观症状进行诊断。可见深龋洞,根尖片见深龋近髓但未及髓腔。若洞口开放,患者常有食物嵌入洞中或遇冷、热和化学刺激时一过性疼痛,但刺激去除后症状立即消失。冷诊测试测牙面,深龋患牙的反应与对照牙相同,仅冷测入洞后方引起疼痛。而可复性牙髓炎患牙,在冷测牙面时即出现一过性敏感。不可复性牙髓炎,一般有自发痛史,对温度测试的反应持续时间较久,若为急性牙髓炎则有明显的自发痛夜间痛,有时还可出现轻度叩痛。

（3）难以鉴别年轻恒牙根尖透射区是正常牙囊或慢性根尖周炎X影像。应根据临床症状及患者主观症状进行诊断。对于年轻恒牙深龋患者，无自发痛等牙髓病变史主诉，无叩痛，牙龈瘘管，脓肿等临床症状，故可以判断为根尖未成形。

（4）病史与检查：本案例中患者口腔内检查显示16远中𬌗面大面积龋坏，有探痛，无明显叩痛，无松动，牙龈未见异常。冷诊进龋洞一过性疼痛，去除冷诊刺激疼痛随即消失。疼痛症状明显区别于牙髓炎症状。结合X线检查显示16深龋低密度影近髓腔，根周未见阴影等异常，牙根发育不完全。明显区别于根尖周炎。基本诊断明确。

2. 治疗目标

保存活髓，修复患牙，促进患牙牙根继续发育。

3. 治疗方案：两步法的间接牙髓治疗：

第1步：去除部分龋坏组织＋间接牙髓治疗。

第2步：去除充填物＋去龋净＋完善充填治疗。

四、处理方案及基本原则

对于年轻恒牙深龋的治疗，由于年轻恒牙牙髓腔宽大，髓角尖高，而龋蚀多为急性龋，龋蚀组织染色淡，分界不清，故在去龋和制备洞形时应小心操作。近髓腔时应作间接牙髓治疗，再矿化治疗，尽可能保存全部生活牙髓。对于全部去除龋蚀牙本质估计会露髓的病例，用再矿化法可避免露髓，成功率亦高。

而直接盖髓术可用于外伤性露髓，机械性露髓和龋源性露髓的治疗。适应证为根尖孔尚未形成，因机械性，外伤性因素露髓的年轻恒牙且意外穿髓孔直径不超过0.5 mm的恒牙。

五、预后及讨论

（1）对牙根发育不完全的年轻恒牙，若无自发性疼痛，X线检查未见病理性低密度影，即使在去龋过程中有牙髓暴露，也应尽可能采取保守治疗保存尽可能多的牙髓活组织，如机械性露髓，可行直接盖髓术，若去龋未净，则可考虑部分牙髓切断术或冠髓切断术等。对年轻恒牙应避免使用失活剂进行牙髓失活。本病例患牙牙根发育不完全，而年轻恒牙牙髓自身修复能力强，因此，其活髓保存一方面很有必要，另一方面确实具有生物学基础，可行性强。随访结果显示患牙无临床症状，且根尖片显示本治疗方式的患牙都有不同程度的继发性牙本质形成。

（2）间接牙髓治疗适应证为深龋近髓患牙，没有不可逆牙髓炎症状或体征；X线检查无病理性改变。关于其二次去腐及充填，在观察3～6个月后，再次打开患牙，去除原残留腐质。如未露髓，应进行护髓和严密垫底，方可完成永久性充填。如有露髓，则应根据临床症状，体征等进行相应的治疗。大量临床研究发现再次打开患牙进行二次去腐时常发现被保留的龋坏牙本质已变干变硬，于是学者们对是否有必要重新进入患牙去除残留的龋蚀提出疑问。近年来，学者们比较倾向于一步法的间接牙髓治疗，即在一次就诊内，尽可能去除近髓的龋坏组织，放置保护性衬里，即刻对患牙进行永久性修复，不再打开患牙去除任何被保留的龋坏牙本质。

同时间接牙髓治疗的患牙须进行定期临床及X线检查，一般周期为3～6个月，以评估牙髓状况。患牙修复体应完整，封闭性好；牙髓活力正常，术后无敏感，疼痛或软组织肿胀等症状或体征；X线检查无病理性牙根内吸收或外吸收及其他病理性改变。

（3）直接盖髓术的预后取决于患者年龄，根尖尚未形成，血供充分的年轻恒牙预后较好，牙髓组织细胞成分减少，牙本质修复力降低的成熟恒牙预后较差。牙髓暴露的类型、范围、位置和时间，以及边缘渗漏和全身因素等有关。盖髓术治疗后的转归,形成修复性牙本质封闭穿髓孔,往往在术后 2 个月左右完成。也可能引起慢性炎症反应,出现疼痛症状,或因循环障碍导致牙髓钙化或牙内吸收。所以应定期复查以判断疗效。

六、常见并发症及替代治疗方案

（1）如盖髓术失败,患者可能出现疼痛和(或)根尖阴影,此时需进行进一步的牙髓治疗。可进行牙髓血管再生术、根尖诱导成形术或 MTA 根尖屏障术。氢氧化钙根尖诱导成形术治疗周期长,而且由于其高碱性,会降低根管壁牙本质弹性模量,再加上根管壁本身厚度薄,使得根管壁易折断。牙根发育完全之前失去牙髓活力还会导致冠根比例不当,影响患牙预后。

（2）MTA 牙髓切断术:可有一步法、两步法之分。两者操作步骤前 1、2、3 同氢氧化钙牙髓切断术;第 4 步:用 MTA 覆盖牙髓断面;然后一步法:在 MTA 上方放置玻璃离子黏固粉,永久性充填;两步法:在 MTA 上方置一湿棉球,第两次就诊时确认 MTA 已固化后进行永久性充填。

七、思考题

（1）通过本案例对于年轻恒牙深龋的诊断和治疗有何体会?
（2）结合本案例诊断和治疗原则对间接牙髓治疗进行归纳和总结。

八、推荐阅读文献

［1］葛立宏.儿童口腔医学.4 版[M].北京:人民卫生出版社,2012.
［2］Jimmy R. Pinkam.儿童口腔医学.4 版[M].北京:人民卫生出版社,2012.
［3］樊明文.牙体牙髓病学.4 版[M].北京:人民卫生出版社,2013.

（肖　文）

案例 47

乳牙牙髓炎

一、病历资料

1. 主诉

右下后牙食物嵌塞痛 5 周。

2. 现病史

患儿,女性,5 岁半,家属于 3 个月前发现患儿右下后牙有蛀牙,但无明显症状,求治于外院,未予医治。5 周前开始出现进食时食物嵌塞痛,疼痛明显,去除嵌塞食物后,疼痛需 0.5 min 后才能缓解,患儿自述偶有冷刺激痛,否认咬合痛、自发痛及夜间痛。现求治于我院,要求治疗龋坏牙齿。患儿口腔卫生一般,平时喜食糖果,早晚各刷 1 次牙,但刷牙时间短,每次少于 1 min。

3. 既往史

父母有蛀牙病史,否认患儿先天性疾病及系统病史,否认药物及食物过敏史。否认口腔治疗史。

4. 临床检查

患者神清气平,表情自然。BP 90 mmHg/60 mmHg,P 84 次/min。

(1) 口外检查:左右面部基本对称,无红肿,颌面部淋巴结未及明显肿大,开口度 3 指,开口型无偏斜,双侧关节未及明显弹响及压痛,其余未见明显异常。

(2) 口内检查:

全口牙列:

$$\begin{array}{ccccc|ccccc} E & D & C & B & A & A & B & C & D & E \\ E & D & C & B & A & A & B & C & D & E \end{array}$$

前牙浅覆𬌗浅覆盖,末端平面为远中关系。右下第 1 乳磨牙(84)及右下第 2 乳磨牙(85)邻面之间见龋损,85 龋洞较深,深达牙本质深层,84 龋深达牙本质中层,84、85 均无松动及叩痛,牙龈无明显红肿。75 面见窝沟龋,探诊无不适,也无松动及叩痛,其余牙齿未见明显异常。口内黏膜及牙龈颜色正常,未见明显破溃、糜烂等异常,各唇、颊、舌系带未见异常。

5. 辅助检查

X 线(见图 47-1)检查显示:84、85 邻面龋损,85 龋深及髓,84 龋深近髓,髓腔内未见髓石、钙化等异常,84、85 根周膜完整,硬骨板连续,根分叉及根尖区未见明显阴影,乳牙牙根未见吸收,44、45 恒牙胚完整。

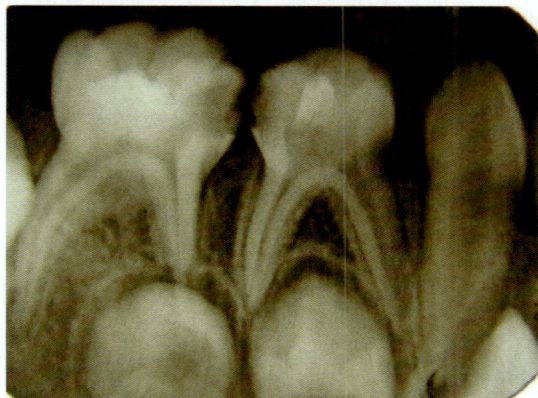

图 47-1　X 线片

二、诊治经过

1. 迅速判断患儿整体情况

迅速判断患儿整体情况,在确认无紧急全身状况的前提下进行后继病史询问、临床检查等程序。

（1）面色、神态、体态、步态:患儿自主走入诊室。

（2）意识,沟通能力:神清,对答切题。

（3）R,P:气平,P 84 次/min。

（4）BP:90 mmHg/60 mmHg。

2. 围绕主诉有的放矢地询问病史

（1）本次就诊原因:进食时右下后牙食物嵌塞痛。

（2）引起右下后牙疼痛的诱因:食物嵌塞。

（3）每次疼痛持续的时间:去除嵌塞食物后需过 0.5 min 以后才能缓解。

（4）发现蛀牙后就诊情况:外院就诊史,不予治疗。

（5）全身状况:否认先天性疾病及系统病史。

（6）有无过敏史:否认药物及食物过敏史。

（7）口腔卫生习惯:平时喜食糖果,早晚各刷一次牙,但刷牙时间短,每次少于 1 min。

（8）其他医疗史:偶有感冒发烧,去医院验血时可配合。

3. 患儿心理及行为管理

（1）经过了解患儿医疗史及口腔治疗史后判断患儿的行为类型:患儿有一次口腔检查史,但未予治疗,对自身牙科疾病无概念,但家属自述患儿以往在抽血化验过程中非常配合,初次口腔治疗时也能安静完成局部麻醉开髓等操作,属于合作型患儿。

（2）牙科医务人员策略:患儿第 1 次真正就诊口腔科,第 1 次的体验是非常重要的,儿童口腔医生应该与患儿很亲切沟通,比如问他在哪个幼儿园上学,在幼儿园里喜欢做什么,喜欢什么玩具等,增加患儿对医生的信任感,然后要用患儿能听懂的语言跟他大致说明一下接着要操作的过程。比如,"从牙齿里抓虫子"、"喷水给牙齿洗澡"等。检查操作过程切不可鲁莽粗暴,比如在未行麻醉时直接用探针探入髓腔等,要用告知-显示-操作（TELL - SHOW - DO）的行为管理方法循序渐进地引导患儿参与治疗过程。

4. 在了解病史的情况下进行相关临床检查

（1）全身情况:患儿神清气平,表情自然。BP 90 mmHg/60 mmHg,P 84 次/min。

（2）口外检查，有无肿胀等：左右面部基本对称，无红肿，颌面部淋巴结未及明显肿大，开口度3指，开口型无偏斜，双侧关节未及明显弹响及压痛，其余未见明显异常。

（3）口内检查重点检查主诉牙和附近牙齿、牙龈、黏膜状况：右下第1乳磨牙（84）及右下第2乳磨牙（85）邻面之间见龋损，85龋洞较深，深达牙本质深层，84龋深达牙本质中层，84、85均无松动及叩痛，牙龈无明显红肿。75𬌗面见窝沟龋，探诊无不适，亦无松动及叩痛。

（4）口内检查余牙情况：余牙未见异常。

（5）辅助检查：84、85邻面龋损，85龋深及髓，84龋深近髓，髓腔内未见髓石、钙化等异常，84、85根周膜完整，硬骨板连续，根分叉及根尖区未见明显阴影，乳牙牙根未见吸收，44、45恒牙胚完整。

5. 诊断难点

（1）难以确定85牙髓感染的程度。

（2）乳牙牙髓温度及电活力测试可信度较低。

6. 形成初步诊断

结合主诉、现病史以及临床检查可形成初步诊断为：

（1）85慢性牙髓炎（部分或完全感染）。

（2）84深龋。

（3）75浅龋。

7. 治疗计划可选

（1）85活髓切断术＋预成冠修复＋84、75充填治疗。

（2）85根管治疗术＋预成冠修复＋84、75充填治疗。

三、病例分析

1. 病史特点

（1）患儿以食物嵌塞痛为主诉，且有冷刺激痛，刺激因素去除后持续0.5 min后方可缓解，说明牙髓有感染，符合牙髓炎的临床表现。

（2）病史与检查：本案例中患儿口内检查示84、85邻面之间见龋损，85龋洞较深，龋深达牙本质深层，84龋深达牙本质中层，84、85均无松动及叩痛，牙龈无明显红肿。75𬌗面见窝沟龋。X线示85穿髓，可基本诊断为85乳牙牙髓炎。

（3）个体情况：患儿年仅5岁半，第1次进行口腔治疗，初诊就诊无痛操作非常重要。

（4）85牙髓炎是局部感染还是完全感染不能完全判断，需结合术中情况并做不同的治疗。

2. 诊断与诊断依据

（1）85慢性牙髓炎：结合临床症状（疼痛持续较长时间等）、检查和X线可予判断。

（2）84深龋：结合临床检查和X线可判断。

（3）75浅龋。

3. 鉴别诊断

（1）慢性根尖周炎：慢性根尖周炎拍摄X线片常可在乳牙根分叉处见到低密度阴影，与本病例不符。

（2）深龋：深龋的牙齿常有一过性的冷热刺激痛，但刺激去除后即刻缓解，与本病例不符。

4. 治疗目标

（1）去除感染和慢性炎症，消除疼痛。

（2）防止疾病发展成根尖周炎从而对继承恒牙产生病理性的影响。

四、处理方案及基本原则

（1）与家属充分沟通，对治疗计划达成一致，并签署知情同意书。

（2）初诊处理：安抚患儿，在局麻下开髓，摘除冠髓，发现冠髓不成形，牙髓出血严重，呈暗红色且不能止血，故行根管治疗术（方案3）。测量根管工作长度（数码X线片测量），扩大锉面初步清理根管并用双氧水和大量生理盐水冲洗根管，然后干燥根管，氢氧化钙封药。

（3）1周后复诊：患儿无不适主诉。处理：打开暂封，去除氢氧化钙，再次清理根管（见图47-2），大量生理盐水冲洗，干燥根管后用Vitapex充填并暂封（见图47-3）。

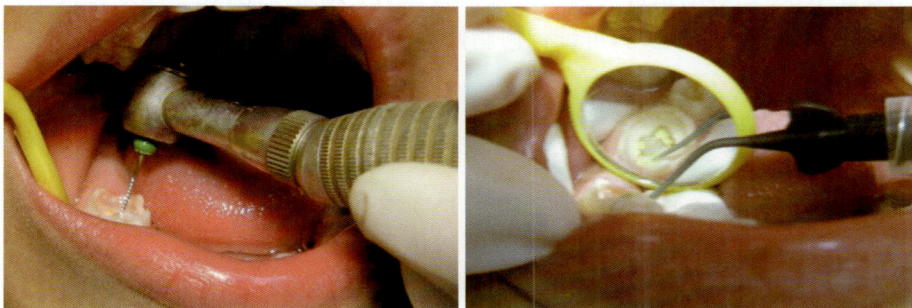

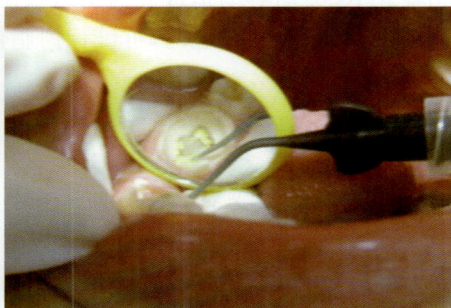

图47-2　清理根管　　　　图47-3　Vitapex充填并暂封

（4）再过1周后复诊：患儿无不适主诉。处理：打开暂封，根管内无臭无渗出，玻璃离子垫基，乳牙全冠修复患牙。

（5）再次复诊治疗84、75，进行龋病治疗。

五、讨论

（1）本病例中84、85龋损都较深，但在临床检查过程中不可贸然去探诊龋洞的深浅，因一旦产生剧烈的疼痛，患儿将无法配合完成后续治疗，甚至成年后都会对看牙有恐惧心理。我们在检查时应当轻柔，避免做疼痛性的检查，若治疗过程可能会产生疼痛的，尽量先作局部麻醉后再操作。总之，儿童口腔治疗的首次就诊体验非常重要，这是跟成人口腔科很大的区别。

（2）乳牙牙髓炎特点。有牙疼痛史表明牙髓有炎症或已坏死，但已病变或坏死的牙髓不一定都有症状，必须结合临床检查，进行综合判断；乳牙牙髓炎多为慢性过程，出现急性症状时多为慢性炎症急性发作。

（3）乳牙的牙髓治疗包括：直接盖髓术、活髓切断术、根管治疗术等。

直接盖髓术常用于机械性露髓（如外伤和临床治疗中的意外穿髓），且穿髓孔小于1 mm的新鲜露髓处的治疗，不适合乳牙龋源性露髓的情况。

活髓切断术用于乳恒牙冠髓炎，但如何判断牙髓感染仅限于冠髓是牙髓切断术成功的关键，主要依赖于术中出血的颜色和止血的情况做判断：如果切髓后发现牙髓出血呈鲜红色且可被止血，则可试行活髓切断术，但要求定期复查，一旦发现牙根出现内、外吸收应当立即改行根管治疗术；如果切髓后发现牙髓出血不止或出血呈暗红色，可再往冠髓深部切除，若出血仍不能止住，则说明牙髓感染可能已达根髓，不可再行活切术，应当改做根管治疗术。

根管治疗术广泛适用于乳牙急慢性牙髓弥漫性感染和根周围组织感染，它是保留牙齿的最后手段，一般来说，不能做RCT的乳牙意味着该牙不得不被拔除。

（4）关于乳牙根管治疗中工作长度的测定：乳牙 RCT 的工作长度可选用的方法有：数码 X 线片定长、手感法（经验法）定长、根管定长仪定长、牙胶尖定长法等，数码 X 线片及手感定长操作简便，在临床中应用普遍，但会有一定的误差存在，需在操作过程中随患儿的感觉调整工作长度；根管定长仪和牙胶尖定长法操作较麻烦，需要患儿有一定的配合度，但是准确度较高。本病例中应用了常用的数码 X 片定长，结合手感法定长。

（5）在根管治疗过程中，有一些操作要点需特别注意：①患儿通常年龄较小，操作时要轻柔，避免发生意外情况（譬如掉针入气管）的发生；②在牙髓失活时建议使用麻醉失活法，不提倡使用砷类失活剂，一定要使用的，需特别关照患儿及向家长说明注意事项；③根管预备时不强调"根管成型"，不可大量进行机械性根管预备，因为乳牙牙体组织薄，大量切削牙体组织后对预后不佳；④乳牙 RCT 充填时使用可吸收的材料；⑤乳牙 RCT 后容易造成牙齿折裂及继发龋，故 RCT 后的乳牙修复首选不修复预成冠，若考虑美观原因不能接受金属预成冠的，可试行树脂修复，但应定期复诊。

六、思考题

（1）如何判断乳牙牙髓炎是行牙髓切断术还是根管治疗术？
（2）通过本病例对于乳牙牙髓炎诊断和治疗有何体会？
（3）乳牙 RCT 定工作长度为什么不能用插针定长法？

七、推荐阅读文献

［1］葛立宏.儿童口腔医学［M］.4 版.北京：人民卫生出版社，2012.
［2］邓辉.儿童口腔医学［M］.北京：北京大学出版社，2005.
［3］Jimmy R Pinkam，等.儿童口腔医学［M］.4 版.北京：人民卫生出版社，2009.

（袁　斌）

年轻恒牙牙髓炎

一、病历资料

1. 主诉

上前牙撞断伴持续轻微不适 2 周。

2. 现病史

患儿,女,8 岁 4 个月,两周前放学骑自行车时不慎摔倒,磕伤两颗门牙,部分牙齿折断,断片未寻回。受伤当时折断牙齿疼痛明显,当夜即缓解,当时家长未送诊,原因不详。后在进食或刷牙碰到撞断牙时稍有疼痛,喝冷热水及呼吸甚至静息时也能感觉轻微不适,未发现明显诱发或缓解不适的因素。患儿及家属否认外伤后头晕昏迷呕吐史。

3. 既往史

否认口腔科治疗史;否认家族遗传病史;否认先天性疾病及系统病史;否认药物过敏史。

4. 临床检查

患儿神清气平,对答切题。BP 100 mmHg/70 mmHg,P 72 次/min。

1) 颌面部检查

(1) 面颊部:颜面部外形对称、无畸形、无瘢痕、红肿、伤口、溃烂、瘘管及增生物等。

(2) 唇及口角部:上唇见散在结痂,周围少量皮屑,未见畸形、缺损、无红肿、糜烂、溃疡等。

(3) 上下颌骨:大小、外形对称,无膨隆或缺损。

(4) 头颈部淋巴结:未扪及肿大淋巴结。

2) 口腔检查

(1) 口腔前庭:上唇见一处挫裂伤口近愈合,唇、颊系带的位置正常,唇颊及牙龈黏膜的色泽正常,无伤口、瘘管、溃疡或新生物。

(2) 牙齿、牙周及咬合:

牙列

6	E	D	C	2	1	1	2	C	D	E	6
6	E	D	C	2	1	1	2	C	D	E	6

前牙区深覆盖约 4 mm,磨牙远中关系。右上中切牙冠冠方 1/3 近远中向斜行折断,近中露髓孔约 1 cm,色暗红,叩诊轻微不适,松动度小于 I°。左上中切牙冠 1/2 近远中向横行折断,髓腔完全暴露,牙髓呈淡粉红色并增生,松动度约 I°。双侧上侧切牙萌出约 2/3,正常松动度,叩诊无不适。右下第 1 乳

磨牙远中见充填体,形态不佳,边缘探及继发龋。其他牙齿未及明显异常。

口腔卫生一般,龈缘探针探查可及软垢,龈缘稍红肿,有探诊出血。未及牙龈增生、肥大、萎缩、溢脓及牙周袋、牙结石。

(3)固有口腔:

① 腭:硬、软腭无红肿、溃疡、畸形及新生物,软腭运动正常,无发音、吞咽等功能障碍;

② 舌:舌形态颜色正常,舌系带附着位置及长度正常;舌背黏膜及乳头未及明显异常;舌感觉无异常;

③ 口底黏膜:无充血、肿胀、溃疡;颌下腺导管开口处无红肿、溢脓,扪诊无导管结石。

3)颞颌关节检查

关节区无压痛,张闭合无障碍、疼痛和弹响,两侧髁状突运动对称,安氏Ⅱ类错颌。

4)涎腺检查

腮腺、颌下腺及舌下腺无红肿、压痛、肿块,导管口无红肿,无导管结石、导管溢脓。

5. 辅助检查

X线检查显示:根尖片显示11、21冠折线近髓,根周膜均匀一致,牙根发育不完全,未见明显根折影,牙槽骨高度正常,根尖区见一圆形透射区,透射区周围见阻射带。上颌骨纹理均匀连续(见图48-1)。

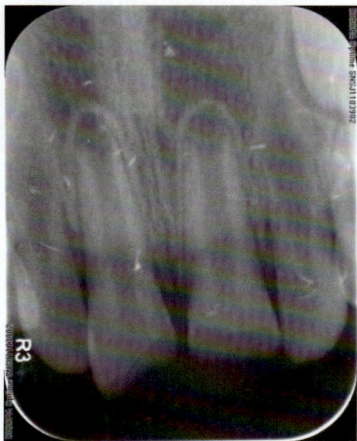

图48-1 11,21根尖片

二、诊治经过

1. 迅速判断患者整体情况

迅速判断患者整体情况,在确认无紧急全身状况的前提下进行病史询问及临床检查。

2. 询问病史,提取有价值的信息

(1)上前牙折断原因:骑车摔伤。

(2)上前牙折断时间:2周前。

(3)折断后是否经过处理,采取了哪些措施,效果如何:患牙未处理。

(4)本次就诊原因:患儿伤后在进食或刷牙碰到撞断牙时稍有疼痛,喝冷热水及呼吸甚至静息时亦能感觉轻微不适。

(5)外伤后有无其他症状:无其他明显不适。

(6)全身状况:否认先天性疾病及系统病史。

(7)有无药物过敏史:否认药物过敏史。

3. 在了解病史的情况下进行相关临床检查,发现有价值的体征

(1)口内检查外伤牙折裂及松动情况:右上中切牙冠冠方1/3近远中向斜行折断,近中露髓孔约1cm,色暗红,叩诊轻微不适,松动度小于Ⅰ°。左上中切牙冠1/2近远中向横行折断,髓腔完全暴露,牙髓呈淡粉红色并增生,松动度约Ⅰ°。

(2)口内检查余牙情况:右下第1乳磨牙远中见充填体,形态不佳,边缘探及继发龋。

(3)辅助检查:根尖片显示11、21冠折线近髓,根周膜均匀一致,牙根发育不完全。

4. 形成初步诊断

(1)11、21冠折。

(2)21慢性增生性牙髓炎。

（3）11 慢性溃疡性牙髓炎。

（4）84 不良修复体,继发龋。

5. 处理

（1）首次就诊:考虑到保存年轻恒牙健康牙髓对于其牙根继续正常发育的重要性,以及年轻恒牙特殊的解剖特点,拟试行氢氧化钙牙髓切断术。口腔内消毒,11、21 在局麻下开髓,观察牙髓断面渗血情况,决定牙髓切断的位置。两牙在牙颈部约釉牙骨质界处切断牙髓;此时牙髓断面有缓慢点丝状渗血,颜色鲜红;生理盐水、过氧化氢(双氧水)反复冲洗,无菌湿棉球轻压止血,无菌氢氧化钙糊剂轻压于牙髓断面,玻璃离子黏固粉封闭髓腔入口。预约 3 个月后复诊。医嘱若有疼痛及时就诊。

（2）第 2 次就诊(3 个月后):复诊摄片,牙髓切断断面有钙化桥形成,患牙根尖有缩窄,根管壁有增厚,根周无明显异常(见图 48-2)。牙髓电活力测试示:牙髓有活力,数值与对颌同名牙相近。11、21 叩诊无不适,无异常动度。医嘱继续观察随访。

（3）后期治疗计划:定期观察随访(3 个月),观察牙根继续发育情况,等待牙根发育完成,根尖孔闭合后,11,21 行根管治疗,后根管纤维桩成核,树脂冠临时修复恢复美观,等待成年后美容冠修复。期间患牙若出现症状则酌情处理。

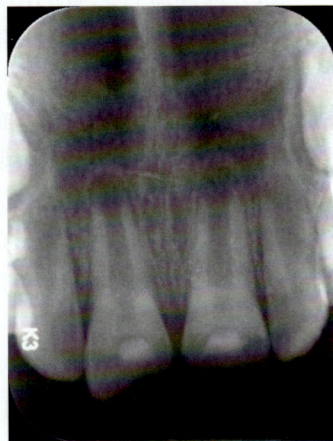

图 48-2　活髓切断术后 3 个月

三、病例分析

1. 病例特点

（1）患者 8 岁 4 个月,双侧上中切牙折断露髓,暴露在口腔有菌环境内近 2 周,牙髓已成慢性炎症状态。一方面,患儿的牙根未发育完成,宽大的根尖孔及丰富的血运意味着超乎想象的愈合能力;另一方面,长时间暴露在口腔内造成牙髓的炎症性状态,不能确定的感染范围又使预后变得不很乐观。

（2）双侧上中切牙牙根发育约 2/3,而将来的治疗计划以发育完成或根尖闭合为基础,因此选择治疗方案时首要考虑的是如何更好促进牙根的继续发育,形成具有生物学的功能的形态。

（3）患儿预后不可估计,需要长期密切定时的随访,需要患儿自身积极地护理清洁,这些情况在与患者及家长沟通时都需要清楚地说明。

2. 诊断与诊断依据

（1）11、21 冠折(11 牙冠冠方 1/3 近远中向斜行折断,21 牙冠 1/2 近远中向横行折断)。

（2）11 慢性溃疡性性牙髓炎(21 牙折断 2 周,近中露髓孔约 1 cm,色暗红)。

（3）21 慢性增生性牙髓炎(11 牙折断 2 周,髓腔完全暴露,牙髓呈淡粉红色并增生)。

（4）84 不良修复体,继发龋(84 远中见充填体,形态不佳,边缘探及继发龋)。

3. 鉴别诊断

（1）牙髓坏死。

（2）慢性根尖周炎。

4. 治疗目标

控制牙髓感染,促进牙根继续发育,使根管壁增厚,根尖孔闭合。

5. 可选择的治疗方案

（1）活髓切断术+定期复查+牙根形成后后续治疗。

（2）牙髓摘除术+根尖诱导成形术+根尖闭合后继续后续治疗。

（3）牙髓摘除术+根尖屏障术+后续治疗。

（4）牙髓摘除术+血管再生术+根尖闭合后继续后续治疗。

四、处理方案及基本原则

（1）选择适合患者的治疗方案：由于患者年龄较小，牙根未发育完全，而牙髓已成慢性感染状态，如按发育完成的恒牙的治疗方法将感染牙髓全部摘除，后续可选择的有根尖诱导成形术或根尖屏障术或牙髓血管再生术。根尖诱导成形术能够诱导根尖钙化闭合，根尖屏障术能够制造根尖封闭，但两者均无法有效使根管壁增粗增厚，而一旦不能形成形态功能良好的根管，将来则很难进一步利用牙根进行上部修复，远期的效果也不容乐观。牙髓血管再生术能够很好地诱导牙根继续发育，但是需要非常完善的根管消毒，且操作难度及要求甚高，并有一定的失败率，也不应当作为首选的治疗方案。本病例的特点是年轻恒牙，因其根尖未发育完全血运丰富，抗感染能力强，有研究显示：外份露髓的年轻恒牙，其炎症进展缓慢，甚至一月内也可仅局限于冠方 1～2 mm。考虑到年轻恒牙抗感染及修复能力的潜力，并基于长运修复时考虑。尝试做保存活髓的治疗具有非常重要的意义。

（2）牙髓切断术的预后与牙的发育程度，牙位及病变程度有关，牙髓炎症局限在冠髓的年轻恒牙，预后较好。牙髓切断术后如出现急性或慢性牙髓炎的临床表现，则可以进一步改行牙髓血管再生术或根尖诱导成形术。

（3）建议患者保持口腔清洁卫生，前牙勿咬硬物。

（4）建议患者每 3 个月复查拍片。

五、要点与讨论

1. 年轻恒牙的组织学特点

年轻恒牙牙髓不仅具有对牙齿的营养和感觉功能，并且与牙齿的发育有密切的关系，牙齿萌出后牙根的继续发育有赖于牙髓的作用。因此在牙髓病的治疗中，保存活的牙髓是最有益于年轻恒牙的首选治疗，治疗原则是：尽力保存活髓组织，如不能保存全部活髓，也应当保存根部牙髓，如不能保存根部牙髓，也应保存牙齿。年轻恒牙的牙髓组织比成熟恒牙疏松，未分化间充质干细胞较多，纤维成分较少，成纤维细胞多。牙髓血管丰富，生活力旺盛，因此其抗病能力及修复功能都比较强，有利于控制感染和消除炎症。这也是临床上能积极进行保存活髓疗法的有利条件。但值得注意的是由于牙髓抵抗力强，炎症容易局限成慢性过程，同时因为牙髓组织疏松，根尖孔大，血运丰富，感染也容易扩散，所以需要及时治疗，同时，更应该按时复诊，随访观察。

2. 年轻恒牙活髓保存的可能性

今年来有很多报道发现，即使有自发疼痛，夜间痛甚至是完全坏死的牙髓或是根尖周炎症的年轻恒牙，在控制感染后，同样可以有赢得牙根生理性发育的机会。因此，对于年轻恒牙可以采取更保守的治疗方法，相信其有不可估量的愈合能力。活髓保存治疗要取得成功，需要有完整的病史采集和完善的临床及影像学检查，对于牙髓状况的正确判断更是重中之重。

3. 牙髓切断术后组织学变化

牙髓切断术后，牙髓断面发生急性炎症或表层坏死。随着时间的推移可出现 3 种组织变化：①断面处形成牙本质桥；②断面处形成不规则的钙化物；③断面虽有部分牙本质桥形成，但根髓已经发展成为慢性炎症，或发生内吸收。在本病例中，4 个月后复查时可以见到明显的钙化牙本质桥的形成。

牙髓活力测试的结果与根尖片追踪牙根继续发育情况可以综合判断牙髓切断术的成功与否。

六、思考题

(1) 年轻恒牙牙髓的组织学特点。

(2) 年轻恒牙的治疗原则。

七、推荐阅读文献

[1] 葛立宏. 儿童口腔医学. [M]. 4 版. 北京：人民卫生出版社，2012.

[2] Jimmy R. Pinkam 等. 儿童口腔医学. [M]. 4 版. 北京：人民卫生出版社，2009.

[3] Amr M. Moursi 等. 儿童牙病临床病例解析[M]. 辽宁：辽宁科学技术出版社，2013.

[4] Antunes LS et al. The effectiveness of pulp revascularization in root formation of necrotic immature permanent teeth: A systematic review [J]. Acta Odontol Scand. 2015 Jul; 15:1 - 9.

[5] Gudkina J，Mindere A，Locane G，et al. Review of the success of pulp exposure treatment of cariously and traumatically exposed pulps inimmature permanent incisors and molars [J]. Stomatologija，2012，14(3):71 - 80(Review).

（盛　恺）

案例 49
乳牙根尖周炎

一、病历资料

1. 主诉
右侧面部肿胀 2 d 余。

2. 现病史
患儿，男，3 岁 8 个月，半年前患儿偶有进食时疼痛，家长发现右下后牙咬殆面有洞，去外院就诊，患儿不能配合，建议随访。约于 2 d 前右侧面部渐行性肿胀，伴右下后牙自发痛，咀嚼痛，无法进食，外院行"挂盐水"治疗，具体不详，无明显好转，故来我院就诊，否认发热史。患儿平日口腔卫生情况一般，早晚各刷一次牙，喜欢吃甜食。无定期牙科检查习惯。

3. 既往史
否认系统性疾病史，否认药物和食物过敏史，否认免疫接种史，否认家族遗传病史。

4. 临床检查
（1）口外检查：左右面部不对称，右侧面部肿胀，皮温升高，触痛，质中，未扪及波动感，未及开放性伤口。殆面淋巴结未及明显肿胀，关节未及弹响及扪痛。张口度正常，张口型无偏斜。

（2）口内检查：

牙列：

$$\begin{array}{c|c} \text{E D C B A} & \text{A B C D E} \\ \hline \text{E D C B A} & \text{A B C D E} \end{array}$$

右下颌第 2 乳磨牙殆面见大面积龋损，色棕，质软，叩诊疼痛，松动 Ⅱ 度，牙龈红肿。探诊可见直径约 0.5 mm 大小露髓点，无出血。右下第 1 乳磨牙远中殆面龋损深，探酸，叩诊无疼痛，松动 Ⅰ 度，牙龈红肿。余牙硬组织未见明显异常。

前牙浅覆合、浅覆盖。EE 远中平面关系，有隙牙列，口腔卫生情况差。

软组织：右下后牙颊侧牙龈红肿，未扪及波动感。余牙牙龈，黏膜，牙周，唇舌系带未见明显异常。

5. X 线检查
首次就诊所摄根尖片（见图 49 - 1）显示 85 深龋及髓，根周及根分叉大面积阴影，未见髓石，牙根未见明显内外吸收，84 深龋近髓，远中根根尖阴影，45 牙胚囊完整。牙冠尚未发育完全。

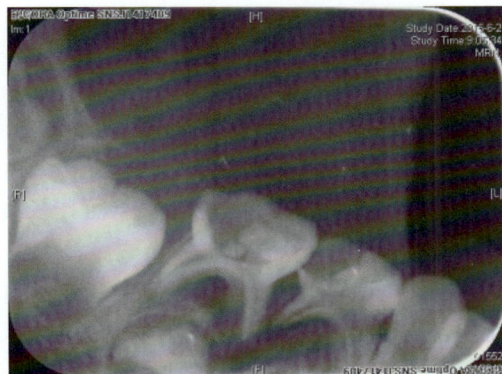

图 49-1 首次就诊

二、诊治经过

1. 迅速判断患儿整体情况

迅速判断患儿整体情况,在确认无紧急全身状况的前提下进行后继病史询问、临床检查等程序。

(1) 面色、神态、体态、步态:家长带患儿入诊室,右手捂脸,哭泣。

(2) 意识、沟通能力:神清,对答切题。

(3) R、P:气平,P 92 次/min。

(4) BP:90 mmHg/60 mmHg。

2. 围绕主诉有的放矢地询问病史

(1) 肿胀有无诱因:无诱因的突发性肿胀,否认咀嚼硬物,外伤史。

(2) 肿胀情况:持续 2 d,渐行性肿胀。

(3) 是否经过处理,采取了哪些措施,效果如何:附近医院行"挂盐水"治疗,无明显好转。

(4) 身体其他部位有无肿胀迹象:否认身体其他部位肿胀状况。

(5) 既往有无类似发作,如有是如何处置的:否认面颊部肿胀史。

(6) 全身状况,有无系统性疾病史:否认系统性疾病史。

(7) 用药情况:消炎治疗,抗炎药物具体不详。

(8) 有无药物过敏史:否认药物过敏史。

(9) 饮食习惯,家族史等:喜甜食,否认家族遗传病史。

3. 在了解病史的情况下进行相关临床检查

(1) 面型,有无肿胀,有无外伤等:张口度正常,张口型无偏斜,左右面部不对称,右侧面部肿胀,皮温升高,触痛,质中,未扪及波动感,未及开放性伤口。

(2) 查找肿胀部位,重点检查肿胀附近牙齿、牙龈、黏膜状况:右下颌第 2 乳磨牙𬌗面见大面积龋损,色黑,质软,叩诊疼痛,松动 Ⅱ 度,牙龈红肿。探诊可见直径约 0.5 mm 大小露髓点,无出血(讨论中体现为何不探诊)。右下第 1 乳磨牙远中𬌗面龋损深,探酸,叩诊无痛,松动 Ⅰ 度,牙龈红肿。余牙正常。

(3) 口内非肿胀部位的牙齿、牙龈、黏膜情况:口内其余牙龈及黏膜未见肿胀,余牙无明显龋坏,局部卫生不佳。

(4) 必要时查看身体其他部位有无肿胀。

4. 形成初步诊断

结合主诉、现病史及临床检查、辅助检查,可形成初步诊断为:

(1) 85 根尖周炎致右颊间隙感染。

(2) 84 深龋。

5. 处理

(1) 首次就诊:根据临床症状及 X 线检查情况,预估 85 根管工作长度,85 开髓,开放引流。全身服用抗生素,若有不适,及时就诊。

(2) 第 2 次就诊(4 d 后):面部肿胀消退,术后患儿无疼痛或其他不适;85、84 松动度好转,85 叩痛减轻,84 无叩痛,牙龈无红肿;处理:85 拔髓,扩根,氯双交替冲洗根管,FC 棉球,氧化锌黏固粉暂封。

(3) 第 3 次就诊(2 周后):临床检查 85 咬殆面氧化锌黏固粉暂封物完整,85、84 无叩痛,无病理性松动。处理:去 85 暂封物及根管内容物,氯双交替冲洗根管,根管干燥后,置 VITAPEX 糊剂于根管内,氧化锌黏固粉暂封。

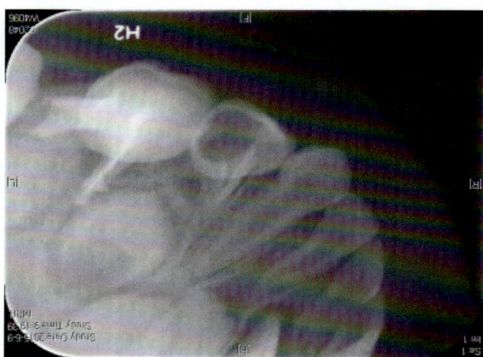

图 49-2 85 充填后

(4) 第 4 次就诊(3 周后):患儿无疼痛或其他不适;临床检查 85 咬殆面氧化锌黏固粉暂封物完整,85、84 无叩痛,无病理性松动,牙龈无红肿。处理:去除 85 暂封物及根管内容物,根管干燥,无活动性渗出,无异味。氯双交替冲洗根管,根管干燥后,VITAPEX 糊剂充填根管,玻璃离子水门汀垫底,复合树脂充填,调合,抛光。因牙色原因,患者家长拒绝金属预成冠修复(见图 49-2)。

(5) 第 5 次就诊(4 周后):患儿无疼痛或其他不适;临床检查 85 咬殆面复合树脂充填物完整,85、84 无叩痛,无病理性松动,牙龈无红肿。处理:84 去龋尽,近髓,征得家长同意后暂行保髓治疗,玻璃离子临时充填。告知家长,若 84 有疼痛等不适情况及时就诊。

三、病例分析

1. 病史特点

以面部肿胀为主诉,引起面部肿胀的病因较复杂,除牙源性因素外,全身因素也不可忽视,因此接诊此类疾病患者时,询问病史及临床检查需局部与全身并重,既要及时解决肿胀这一症状,又要查找出肿胀的根本原因,减少反复肿胀的可能。

2. 个体情况

患者为幼儿,牙科治疗配合度欠佳,家长可能由于辗转多家医院求治未果导致精神紧张等问题,因此在谈话及诊疗过程中要注意细心解释,安抚家长及患儿情绪,迅速处理患牙情况。

3. 病史与检查

本案例中患儿口腔内检查显示卫生状况不良,85、84 大面积深龋,牙龈红肿,牙齿松动,提示根尖周炎症的存在;2 d 前右侧面部渐性性肿胀,疼痛不适,无法进食,外院行"挂盐水"治疗,无明显好转,提示根尖周炎症引起间隙感染可能,未扪及波动感,肿胀部位可暂缓切排。追问病史,获知患儿有患牙疼痛史,既往无肿胀史,无发热,无药物和食物过敏史,否认免疫接种史,否认家族遗传病史,否认系统性疾病史。加上临床检查,排除非牙源性因素导致面部肿胀。首次就诊所摄根尖片显示 85 深龋及髓,根周及根分叉阴影,84 深龋近髓,远中根尖阴影,45、44 胚囊完整。提示炎症范围未波及恒牙胚,可行较为保守的保存乳牙牙体治疗。

4. 诊断与诊断依据

（1）85 根尖周炎致右颊间隙感染（根据如上分析）。

（2）84 深龋。

5. 鉴别诊断

（1）85、84 深龋。

（2）85、84 牙髓炎。

（3）85、84 根尖周炎。

（4）流行性腮腺炎。

（5）颌骨肿物。

6. 治疗目标

控制感染，恢复 85 牙齿外形及部分咀嚼功能。

四、处理方案及基本原则

（1）安抚患儿及家长情绪。

（2）85 行根管治疗术。

（3）若感染控制，患者肿胀、疼痛消失，85、84 松动缓解，则 84 行龋病治疗，若感染持续，85、84 松动无法缓解，84 出现自发痛，叩痛等，则 84 行根管治疗，必要时脓肿切排。

（4）术后 3、6、12 个月随访，如出现 85 牙根吸收，松动，炎症累及恒牙牙胚，考虑拔除行间隙保持治疗。

五、要点与讨论

乳牙根尖周炎的特点：可为活髓；最易累积根分叉处；可有病理及生理吸收同时进行，吸收较快；乳牙牙槽骨疏松，骨皮质薄，脓肿不易局限，处理不当，容易导致间隙感染；容易产生瘘管及脓肿。累及继承恒牙牙胚、破坏牙槽骨，影响恒牙的正常萌出。但与此同时，儿童牙周组织疏松，炎症容易引流，患牙容易恢复，可行较为保守的治疗，尽可能保存牙体。

乳牙根尖周炎治疗的评价分为临床评价及 X 线片评价，两者缺一不可。临床评价：有无症状或不适，有无异常松动，叩痛，龈瘘或脓肿。X 线片评价：根尖及根分叉区有无骨吸收或病变，继承恒牙胚的发育有无受累。

理想的根管消毒药物应该具备的条件是：能快速地消除和破坏根管内的细菌，不易产生耐药性，能中和和破坏根管内的毒性物质，药效维持时间长，对活体组织无毒性作用，对人体无害，能有效渗透到根管，牙本质小管，侧枝根管内和根尖周组织，不刺激根尖周组织，比较稳定，便于储存，不着色牙齿。现在乳牙根管治疗临床常用药物为氢氧化钙制剂。氢氧化钙有持续的消毒抑菌作用，同时具有收敛性，可使蛋白变性水解，且不致敏，并可诱导与促进根尖孔的钙化闭合，现在临床上有氢氧化钙和碘仿的成品糊剂 Vitapex，使用方便，消炎杀菌作用更强，但引流不畅，急性根尖脓肿牙齿不适用。

乳牙根尖周炎是常见的儿童牙科疾病之一，在疾病发展的不同时期，会合并疼痛，牙齿松动，面部肿胀等不同症状。若早期得不到有效的治疗，会进一步发展，导致更加严重的后果，如本案例患者，合并间隙感染，增加治疗难度，延误病情。因此，乳牙根尖周炎应注重诊断和鉴别诊断，在询问病史、临床检查、X 线检查过程中均应予以全面考虑，避免疏漏。

六、思考题

（1）通过本案例你对乳牙根尖周炎这一疾病的诊疗过程有何体会？

（2）口腔颌面部肿胀还可能发生在哪些情况下，临床诊治中应注意哪些方面？

七、推荐阅读文献

［1］葛立宏.儿童口腔医学.［M］.4 版.北京：人民卫生出版社，2012.

［2］Jimmy R Pinkam.儿童口腔医学［M］.4 版.北京：人民卫生出版社，2004.

［3］Amr M Moursi.儿童牙病临床病例解析［M］.沈阳：辽宁科学技术出版社，2013.

（曹轶婷）

年轻恒牙根尖周炎

一、病历资料

1. 主诉

右下后牙疼痛 2 周。

2. 现病史

患者，女性，11 岁，患儿于 2 周前出现右下后牙自发性疼痛，疼痛逐渐加重，现右下后牙仍有咬物痛，无自发性疼痛。一周前于脸部肿胀外院分别处理行"开髓引流"并抗炎治疗 3 d 后疼痛肿胀缓解。

3. 既往史

否认先天性疾病及系统病史。否认药物过敏史。

4. 临床检查

患儿神清气平，对答切题。BP 110 mmHg/65 mmHg，P 68 次/min。左右面颊基本对称，无肿胀，皮温正常，右下可触及 2 枚活动性淋巴结。张口度、张口型正常。

口内检查显示：牙列上颌 6—6，下颌 6—6，45 髓腔开放，叩痛明显，松动度正常，牙龈少许红肿，无窦道。35 牙殆面可见高耸牙尖，无探酸，无叩痛，牙龈无红肿。余牙未见异常。

5. 辅助检查

X 线检查显示：45 根尖片显示牙根发育不完全，根尖喇叭口，根尖周围硬骨板消失，可见低密度影（见图 50-1）。

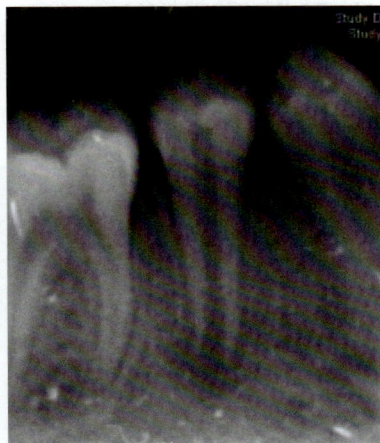

图 50-1 45X 片

二、诊治经过

1. 迅速判断患者整体情况

迅速判断患者整体情况，在确认无紧急全身状况的前提下进行后继病史询问、临床检查等程序。

（1）面色、神态、体态、步态：患者自主走入诊室。

（2）意识、沟通能力：神清，对答切题。

（3）R、P：气平，P 68 次/min。

（4）BP：110 mmHg/65 mmHg。

2. 围绕主诉有的放矢地询问病史

（1）右下后牙疼痛史：2 周前自发性疼痛，疼痛逐渐加重，现右下后牙仍有咬物痛，无自发性疼痛。

（2）急症处理病史：1 周前曾行"开髓引流"。

（3）本次就诊原因：咬物时疼痛。

（4）全身状况：否认先天性疾病及系统病史。

（5）有无药物过敏史：否认药物过敏史。

3. 在了解病史的情况下进行相关临床检查

（1）全身情况：患者神清气平，对答切题。BP 110 mmHg/65 mmHg，P 68 次/min。

（2）口外检查：左右面部基本对称，无肿胀，皮温正常，右下可触及 2 枚活动性淋巴结。张口度、张口型正常。

（3）口内检查：口内检查显示：牙列上颌 6—6，下颌 6—6，45 髓腔开放，叩痛明显，松动度正常，牙龈少许红肿，无窦道。

（4）口内检查余牙情况：35 牙𬌗面可见高耸牙尖，无探酸，无叩痛，牙龈无红肿。余牙未见异常。

4. 辅助检查

X 线检查显示 45 牙根发育不完全，根尖开放，根尖周围硬骨板消失，可见低密度影。

5. 形成初步诊断

结合主诉、现病史以及临床检查可形成初步诊断为：45 根尖周炎。

6. 处理

1）首次就诊

（1）根据首次辅助检查片预估 45 牙根管工作长度。

（2）45 根管预备、冲洗。

（3）根管封药：根管干燥后，将氢氧化钙水糊剂导入根管，45 玻璃离子黏固粉暂封，嘱再过 1 个月后复诊。

2）第 2 次就诊

1 月后，45 玻璃离子黏固粉暂封物完整，临床症状消失，无叩痛，无病理性松动，牙龈无红肿，复诊摄片，根尖仍可见低密度影（见图 50 - 2），去除玻璃充填体，根管冲洗，重新根管内封入氢氧化钙，玻璃离子黏固粉暂封；嘱再过 3 个月后复诊。

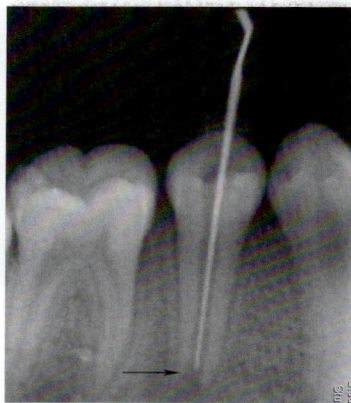

图 50 - 2　1 个月后复诊　　　图 50 - 3　3 个月复诊

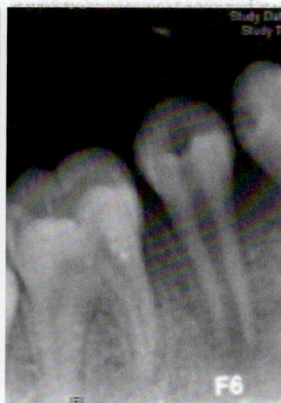

3）第 3 次就诊

3 个月后，患儿无疼痛或其他不适；45 玻璃离子黏固粉暂封物完整，无叩痛，无病理性松动，牙龈无红肿；复诊摄片：45 根尖区低密度影明显缩小，未见明显钙化桥（见图 50-3）。去除 45 暂封物及根管内容物，根尖双部可探及阻力，但局部有探痛。大量冲洗液进行根管冲洗，根管干燥后，再置氢氧化钙水糊剂于根管内,玻璃离子黏固粉暂封。嘱再过 6 个月后复诊。

4) 第 4 次就诊(6 月后)

6 个月后复诊,患儿无疼痛或其他不适;45 玻璃离子黏固粉暂封物完整,无叩痛,无病理性松动,牙龈无红肿;复诊摄片:45 根尖低密度影消失,45 根尖处可见钙化桥封闭根尖孔。去 45 暂封物,去除根管内氢氧化钙水糊剂,探查根尖钙化桥致密,根管冲洗、干燥后,AHplus+牙胶尖侧压充填,玻璃离子黏固粉垫底,复合树脂充填(见图 50 - 4)

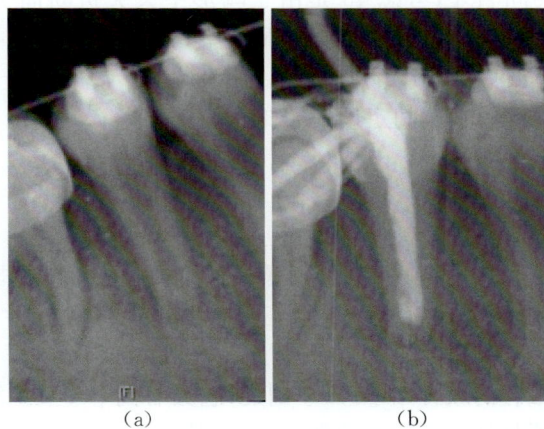

图 50 - 4 6 个月后复诊

(a) 根充前;(b) 根充后

三、病例分析

1. 病史特点

患儿以牙疼痛为主诉就诊,询问病史时按照疼痛的种类,是否冷热刺激痛、是否一过性疼痛,是否有夜间自发痛,还是咬物疼痛来鉴别诊断。此外,患儿 1 周时出现右侧𬌗面部肿胀史,急诊开髓引流,并静脉用抗生素进行抗炎治疗 3 d,肿胀逐渐消退,对于现病史仔细分析帮助诊断。

2. 检查

本案例中患者口内检查显示 45 髓腔开放,叩痛明显,松动度正常,牙龈少许红肿,无窦道。口外检查左右面部基本对称,无肿胀,皮温正常,右下可触及 2 枚活动性淋巴结。张口度、张口型正常。结合 X 线检查显示 45 牙根发育不完全,根尖喇叭口,根尖周围硬骨板消失,可见低密度影,基本诊断明确。

3. 诊断与诊断依据

45 根尖周炎。

4. 鉴别诊断

(1) 45 深龋。

(2) 45 牙髓炎。

5. 治疗目标

消炎止痛,促进牙根继续发育或闭锁,保留患牙,恢复咀嚼功能。

6. 治疗方案

(1) 根管清理消毒。

(2) 根尖诱导成形术。

(3) 根管治疗术。

(4) 充填治疗。

四、处理方案及基本原则

（1）选择适合患者的治疗方案：由于患者年龄较小，45 为年轻恒牙根尖未完全形成，本病例必须在根尖封闭后才能进行永久性根管充填。因此，选择根尖诱导成形术作为治疗方案。根尖诱导成形术后行永久性根管充填。

（2）由于对侧畸形中央尖同名牙，考虑 45 是由于畸形中央尖折断而引发根尖周炎，因此，35 的畸形中央尖需要树脂加固处理，使其不易折断并被逐渐调磨。

（3）建议患者保持口腔清洁卫生，45 勿咬硬物。

（4）建议患者在根尖诱导成形术期间定期复查拍片。

五、要点与讨论

（1）在进行根尖诱导成形术时，开髓时需充分暴露根管口，将髓室顶揭开，以防隐蔽于髓角处坏死的牙髓组织产生感染，使牙齿变色。年轻恒牙根管工作长度可通过 X 线片或纸尖法进行确定。根管预备时需限制机械性预备以防对根管壁的破坏。

（2）根管清理、干燥后在根管内放置 $Ca(OH)_2$ 制剂，它具有高 pH 及低溶解性，可长时间保留其抗菌性能。它也有助于根管清理，增加坏死组织的溶解。2～4 周后复诊，目的是进一步进行根管清理，去除第 1 次就诊时可能残留的组织。然后用根管充填器将 $Ca(OH)_2$ 糊剂输送到根管内。再次复诊时，如根尖硬组织屏障不完全，根管锉插入到根尖部位时患者有感觉，则需重复根尖诱导成形术步骤，直至根尖硬组织屏障完全形成。根尖屏障形成后，则可通过牙胶尖测压充填或热牙胶充填法进行根管永久性充填。

（3）由于这类患牙根管壁牙本质薄，易折断。因此，在进行根尖诱导成形术治疗时，需提醒患儿及家长这颗牙有可能会发生根折。

（4）如年轻恒牙在其牙根发育未达到其应有长度即发生牙髓坏死、根尖周感染时，根尖诱导成形术后，由于患牙牙根较正常发育完成的恒牙牙根短，其冠-根比不理想，从而影响患牙的预后。

（5）氢氧化钙根尖诱导成形术常需多次就诊以替换 $Ca(OH)_2$ 糊剂，因此需患儿及家长具良好的依从性；且其疗程长，根管内长期放置氢氧化钙会降低根管壁牙本质弹性模量，增加根折的概率。

（6）替代治疗方案：根尖屏障术，也称为一步法根尖诱导成形术；或牙髓血管再生术。

六、思考题

（1）对于年轻恒牙的根尖周炎行根尖诱导成形术时的操作要点有哪些？

（2）其他年轻恒牙根尖周炎的处理方法有哪些？

七、推荐阅读文献

［1］葛立宏. 儿童口腔医学［M］. 4 版. 北京：人民卫生出版社，2012.

［2］Jimmy R. Pinkam. 儿童口腔医学［M］. 4 版. 北京：人民卫生出版社，2009.

［3］Ralrh E. Mcdonald, David R. Avery, Jeffrey A. Dean et al. Dentistry for the Child and Adolescent ［M］. 8th ed, Mosby, Inc.

（陈　晖）

全脱位性牙外伤

一、病历资料

1. 主诉

左上前牙外伤脱落1 h。

2. 现病史

患儿,女性,10岁,1 h前在学校楼道里奔跑时被后方男生推倒,左上前门牙撞在栏杆上致使脱落在水门汀上。当时患儿有左上门牙区疼痛及出血,未行处理。门牙被立即捡起,未经处理10 min后由保健老师直接放在牛奶中带来我院就诊。患儿及家属否认呕吐昏迷史,否认意识丧失。患儿平日口腔卫生一般,早晚各刷一次牙,无特殊饮食习惯。无定期牙科检查史。

3. 既往史

否认药物和食物过敏史,无近期药物服用史及以免疫接种史,无家族遗传病史,无系统性疾病。

4. 临床检查

(1) 口外检查:神态自如,表情自然,意识清晰。殆面部基本对称,殆面淋巴结未及明显肿胀。未扪及有骨折,颞颌关节无弹响及触痛,开口度正常,张口型无偏斜。

(2) 口内检查:

牙列:

6EDC21	X2CDE6
6EDC21	12CDE6

21缺失(见图51-1),其牙槽窝内可见血凝块覆盖。21脱位牙牙齿完整,牙根发育完成。根面未见肉眼可见污染物。右上恒中切牙11外形完整,无松动,有轻叩痛。牙龈无红肿。余牙未见异常。全口牙列为浅覆盖、浅覆颌。第1恒磨牙为中性关系。

软组织:21牙槽窝内渗血,牙龈红肿。余牙牙龈及口内黏膜未见明显异常。舌体正常,活动自如。唇、颊、舌系带正常。

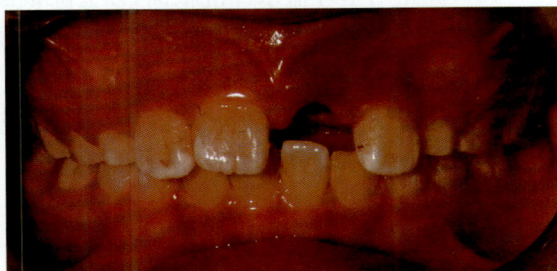

图 51-1　21缺失

5. 辅助检查

X线检查:X线片应延迟进行,缩短牙齿在口外时间。

二、诊治经过

1. 迅速判断患者整体情况

迅速判断患者整体情况,在确认无紧急全身状况的前提下进行后继病史询问、临床检查等程序。

(1)面色、神态、体态、步态:患者自主走入诊室。

(2)意识、沟通能力:神清,对答切题。

(3)R、P:气平,P 92 次/min。

(4)BP:90 mmHg/60 mmHg。

2. 围绕主诉有的放矢地询问病史

(1)左上中切牙全脱位原因:意外碰撞。

(2)左上中切牙全脱位时间:1 h 前。

(3)脱位后是否经过处理,采取了哪些措施,效果如何:脱位后门牙被立即捡起,10 min 后由保健老师直接放在牛奶中带来我院就诊。

(4)本次就诊原因:牙齿撞落就诊。

(5)外伤后有无其他症状:否认外伤后头晕昏迷呕吐史。

(6)全身状况:否认先天性疾病及系统病史。

(7)有无药物过敏史:否认药物过敏史。

3. 在了解病史的情况下进行相关临床检查

(1)全身情况:患者神清气平,对答切题。BP 90 mmHg/60 mmHg,P 92 次/min。

(2)口外检查:左右面颊基本对称,无红肿,未及开放性伤口。口外检查未见明显异常。

(3)口内检查:左上恒中切 21 区域缺失,牙齿完整,牙根发育完全。右上恒中切牙 11 外形完整,无松动,有轻叩痛。

(4)口内检查余牙情况:余牙未见异常。

(5)辅助检查:X线片应延迟进行,缩短牙齿在口外时间。

4. 形成初步诊断

结合主诉、现病史以及临床检查可形成初步诊断为:左上恒中切牙 21 全脱位。

5. 处理

1)首次就诊

(1)首先用生理盐水冲洗根面,以去除根面污染物及坏死细胞。

(2)全脱位复位,在复位时先检查牙槽窝骨壁是否有骨折,如有需要可以使用口镜末端进行复位。以手指力量再植牙齿。

(3)使用复合树脂夹板固定 2 周,夹板应包括相邻健康的牙齿。

(4)全身使用抗生素。

(5)2 周内使用氯己定含漱液,每天漱口 2 次

(6)在夹板去除前进软食。

(7)保持良好的口腔卫生。

2)第 2 次就诊(第 1 周)

行脱位牙牙髓摘除术。由于该牙牙齿根尖封闭,采取牙髓摘除术,使用氢氧化钙充填根管 4 周。

3)第 3 次就诊(第 2 周)

拆夹板。

4）第4次就诊（第4周）

①进行X线检查显示牙根无吸收。改行RCT；②术后1、3、6、12个月进行复查。

三、病例分析

1. 病史特点

（1）病史与检查：由于是全脱位外伤，因此脱位地点.时间，患牙保存方式，脱位牙牙根发育情况等都会影响预后。在询问病史时主要围绕影响脱位牙再植的因素仔细进行询问。

本病历中，患牙被撞落在水门汀上，脱落后立即捡起，未经处理。提示污物不多但根面未经处理。10 min后交由保健老师存放于牛奶中。可以得知患牙干燥保存了10 min，然后被储存于牛奶中。并在外伤后1 h内赶赴医院就诊，从保存方式和时间上来说，对患牙再植预后提供了机会。

另外外伤牙患儿还需排除患者是否存在全身其他部位的外伤，遇到特别紧急的颅脑外伤，骨折，开放性伤口等应先做急症处理。

（2）个体情况：患者为10岁女性，从年龄及脱位牙检查发现牙根发育已经完成。根尖发育完成的牙齿无法血运重建，因此需在再植后的7～10 d进行牙髓治疗。

2. 诊断与诊断依据

（1）诊断：上恒中切牙21为：全脱位。

（2）诊断依据：依据患者牙槽窝空虚，牙齿全脱出可予诊断。

3. 鉴别诊断

（1）前牙根折：根折牙牙齿不完整，如果断牙遗失，也可在牙槽窝内看见或探及断根。还能通过X线片发现是否有断根存在。

（2）牙嵌入：通常可以在牙槽窝内发现牙齿冠部，也可行X线诊断。

（3）牙移位：可通过牙齿外形，X线片诊断。

4. 治疗目标

行21牙再植术，重建咬合功能及美观，保持前牙三维间隙。

5. 治疗方案

（1）根面处理。

（2）全脱位复位。

（3）夹板固定2周。

（4）1周后行牙髓摘除术并氢氧化钙封药4周。

（5）全身使用抗生素1周及2周内使用氯己定含漱液。

（6）4周后行RCT。

（7）定期X线复查。

四、处理方案及基本原则

（1）选择适合患者的治疗方案：影响全脱位牙再植预后的因素很多，包括牙周膜细胞活性，脱位时间，保存媒介等。本病历中，患牙被撞落在水门汀上，脱落后立即捡起，未经处理。提示污物不多但根面未经处理。10 min后交由保健老师存放于牛奶中。可以得知患牙干燥保存了10 min，然后被储存于牛奶中。而无论是根面污染物，还是坏死的牙周膜细胞都会影响预后，因此首先须去除根面污染物及坏死的牙周膜细胞。本病例中用大量生理盐水冲洗根面。而根据患牙保存媒介种类及保存时间认为,脱位患牙保存于生理性储存溶液或等渗溶液中,并且溶液保存前口外干燥时间少于 60 min 也能取得比较好的效果;而干燥保存最不利于再植。本病例患牙脱落后由卫生老师将其保存于冷牛奶中,并在外伤后 1 h 内赶赴医院就诊,从保存方式和时间上来说,对患牙再植预后提供了机会。

（2）在处理完根面后,需对全脱位牙齿进行复位,在复位时先检查牙槽窝骨壁是否有骨折,如有需要可以使用口镜末端进行复位,以手指力量再植。

（3）夹板固定:使用弹性夹板固定,应包括相邻的牙齿,可以使用复合树脂夹板固定 10~14 d。

（4）辅助性治疗:包括全身使用抗生素及局部采用抗菌措施。例如,使用全身抗生素 1 周及氯己定含漱液,每天漱口 2 次。对于 12 岁以上患者,首选抗生素为四环素。12 岁以下患儿可选用青霉素类,如过敏则可使用红霉素类。

（5）在夹板去除前进软食,并保持良好的口腔卫生。

五、要点与讨论

1. 脱位患牙根面处理

无论是根面的污染物,还是坏死的牙周膜细胞在再植后都成为一种炎症性刺激因子,激发、加剧再植后的炎症性反应,导致牙根吸收,而这是再植牙丧失的主要原因。因此,根面处理,首先须去除根面污染物及坏死的牙周膜细胞,以促进再植后牙髓、牙周组织的愈合。

2. 患牙脱离牙槽窝的时间

传统观念认为全脱位牙在 30 min 内进行再植,90％患牙可避免牙根吸收。最新研究进一步发现,在全脱位后 5 min 内,绝大多数根面牙周膜细胞保持活性。若患牙在全脱位后 15~20 min 内再植,临床上可认为其根面绝大部分牙周膜细胞具有活力。

3. 患牙保存媒介种类及保存时间

脱位患牙保存于生理性储存溶液或等渗溶液中,且在其保存期内,溶液保存前口外干燥时间不超过 60 min 有利于再植预后;而干燥保存最不利于再植。生理性储存溶液主要包括组织培养液、细胞运送培养液等。由于难以获取,其应用十分有限。Hank 平衡盐溶液（HBss）、牛奶等,与牙周膜细胞生存的生理环境相近,可较长时间保存牙周膜细胞活性,有利于再植预后。

4. 患牙牙根发育程度

当患牙发生全脱位时,其根尖部血供被切断,根管内的牙髓组织被累及。因此,患牙牙根的发育程度可影响再植预后。①根尖孔闭锁或接近闭锁的患牙,无论其再植是否及时,发生牙髓血管再生的可能性微乎其微,应于再植后 7~10 d 进行牙髓治疗。②根尖孔开放的患牙,如再植及时,牙髓有恢复活力的可能,再植后可密切随访观察牙髓状况,在出现牙髓坏死的临床或 X 线证据前,应避免牙髓治疗;若出现牙髓坏死,可进行牙髓血管再生术或根尖诱导成形术以促进根尖硬组织沉积。但若再植被延时,再植后牙髓恢复活力的可能性极低。由于再植后不可避免地会发生替代性吸收,再植牙难逃短期内丧失的结局,则不宜进行牙髓血管再生术。对这类患牙,可在再植前去除牙髓,也可在再植后 7~10 d 进行根尖诱导成形术。

5. 再植牙固定

全脱位牙复位再植后,需要进行适当的固定,将再植牙保持在正确的位置,以促进其牙周组织的愈合。当根面有活性牙周膜细胞覆盖时,应对再植牙行生理性固定 2 周。而当大部分牙周膜细胞坏死（主要依据上述脱位时间及保存方式进行判断）,再植牙固定的目的是为了形成牙-牙槽骨的紧密结合体,延长患牙在口内保留的时间,则建议生理性固定 4 周。

六、思考题

（1）治疗牙齿全脱位最重要的原则是什么？

（2）对于未成熟的全脱位恒牙的处理与成熟牙齿有什么不同？

七、推荐阅读文献

［1］葛立宏.儿童口腔医学［M］.4版.北京：人民卫生出版社，2012.

［2］Jimmy R. Pinkam.儿童口腔医学［M］.4版.北京：人民卫生出版社，2009.

［3］Amr M. Moursi.儿童牙病临床病例解析［M］.沈阳：辽宁科学技术出版社，2013.

（赵是民）

案例 52

牙折断

一、病历资料

1. 主诉

右上前牙外伤折断1月余。

2. 现病史

患儿,男性,13岁,1月前交通意外致右上前牙折断并伴右臂骨折。曾于外院行骨折固定,患牙未做处理。近日牙齿出现松动,且咬物及刷牙时疼痛。求治于我院,要求治疗患牙。患儿及家属否认外伤后头晕昏迷呕吐史。患儿平日口腔卫生一般,早晚各刷1次牙,无特殊饮食习惯。无定期牙科检查史。

3. 既往史

否认药物和食物过敏史,无近期药物服用史及免疫接种史,无家族遗传病史,无系统性疾病。

4. 临床检查

(1) 全身情况:患儿神清气平,对答切题。BP 110 mmHg/70 mmHg, P 72 次/min。

(2) 口外检查:颌面部基本对称,无红肿,未及开放性伤口。颌面淋巴结未及明显肿胀。颌面部没有骨折,颞颌关节无触痛,开口度正常,张口型无偏斜。

(3) 口内检查:

牙列

7	6	5	4	3	2	1	1	2	3	4	5	6	7
7	6	5	4	3	2	1	1	2	3	4	5	6	7

11唇侧牙颈部有一近远中向横折线,折裂线斜向腭侧根方于龈下2 mm并与根面相连,折裂片松动Ⅲ度,牙根未松动。折裂片推向腭侧可见患牙露髓,探痛明显,叩痛明显,牙龈无红肿。余牙未见异常。全口牙列为浅覆盖、浅覆颌。第1恒磨牙为中性关系。口内黏膜未见明显异常。舌体正常,活动自如。唇、颊、舌系带正常。

5. 辅助检查

X线检查显示:11牙颈部及根方见折裂线,根尖孔基本闭合,牙周膜连续,略增宽(见图52-1)。

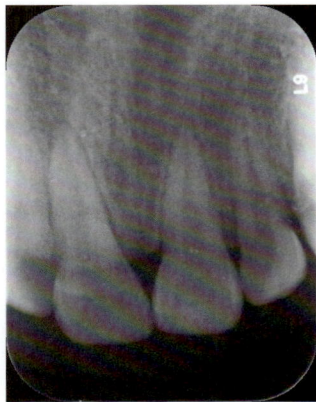

图52-1 X线片

二、诊治经过

1. 迅速判断患者整体情况

迅速判断患者整体情况,在确认无紧急全身状况的前提下进行后继病史询问、临床检查等程序。

(1) 面色、神态、体态、步态:患者自主走入诊室。

(2) 意识、沟通能力:神清,对答切题。

(3) R、P:气平,P 72 次/min。

(4) BP:110 mmHg/70 mmHg。

2. 围绕主诉有的放矢地询问病史

(1) 右上前牙折断原因:交通意外。

(2) 右上前牙折断时间:1 月前。

(3) 折断后为何不立即就诊:患儿右臂骨折。曾于外院行骨折固定。

(4) 折断后是否经过处理,采取了哪些措施,效果如何:患牙未处理。

(5) 本次就诊原因:近日牙齿出现松动,且咬物及刷牙时疼痛。

(6) 外伤后有无其他症状:否认外伤后头晕昏迷呕吐史。

(7) 全身状况:否认先天性疾病及系统病史。

(8) 有无药物过敏史:否认药物过敏史。

3. 在了解病史的情况下进行相关临床检查

(1) 全身情况:患者神清气平,对答切题。BP 110 mmHg/70 mmHg,P 72 次/min。

(2) 口外检查:左右面部基本对称,无红肿,未及开放性伤口。口外检查未见明显异常。

(3) 口内检查外伤牙折裂及松动情况:11 唇侧牙颈部有一近远中向横折线,折裂线斜向腭侧根方于龈下 2 mm 并与根面相连,折裂片松动Ⅲ度,牙根未松动。折裂片推向腭侧可见患牙露髓,探痛明显,叩痛明显,牙龈无红肿。

(4) 口内检查余牙情况:余牙未见异常。

(5) 辅助检查:X 线检查显示 11 牙颈部及根方见折裂线,根尖孔基本闭合,牙周膜连续,略增宽。

4. 形成初步诊断

结合主诉、现病史以及临床检查可形成初步诊断为:11 复杂性冠根折。

5. 处理

1) 首次就诊

(1) 拔除 11 冠部断冠经行常规根管治疗,拔髓,根管冲洗,封入 metapex。

(2) 13~22 上托槽,患牙处用正畸片段弓固定,以维持患牙间隙,3 周后复诊(见图 52 - 2)。

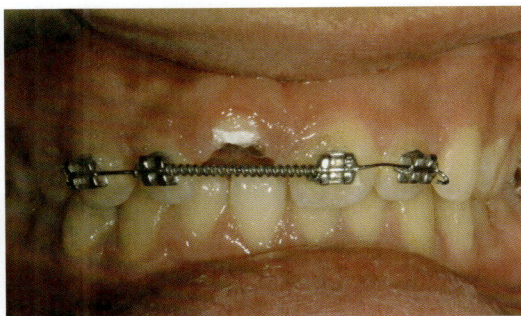

图 52 - 2 首次就诊

2) 第 2 次就诊

(1) 复诊摄片,患牙根尖孔完全闭合,根周无明显异常,折裂片拔出后也未见明显的根折线(见图 52 - 3)。

(2) 去除 METAPEX,定长扩根。嘱再过 2 周后复诊(见图 52 - 4)。

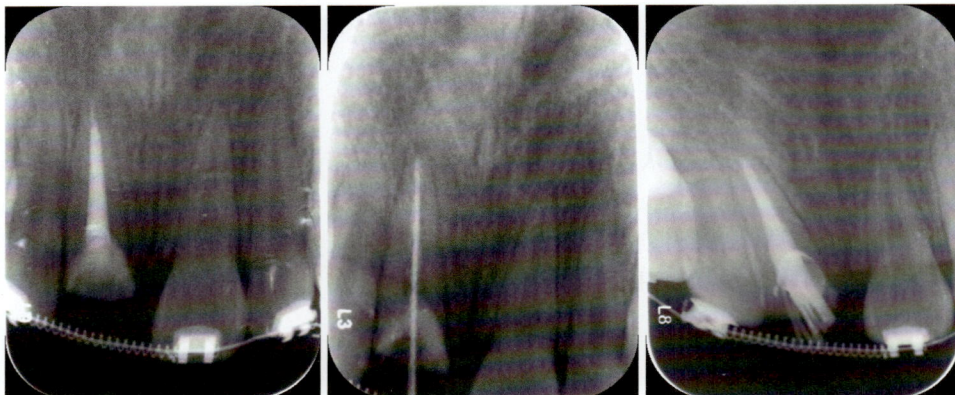

图 52-3　3 周后复查　　　　图 52-4　定根长　　　　图 52-5　根管充填

3）第 3 次就诊

11 根管充填,玻璃离子暂封,嘱 3 周后复诊(见图 52-5)。

4）第 4 次就诊

(1) 拆除玻璃离子暂封、正畸托槽及片段弓(见图 52-6)。

(2) 试纤维桩,断冠再黏(见图 52-7)。

(3) 唇侧使用复合树脂贴面加固,调合,抛光嘱半年后复诊(见图 52-8)。

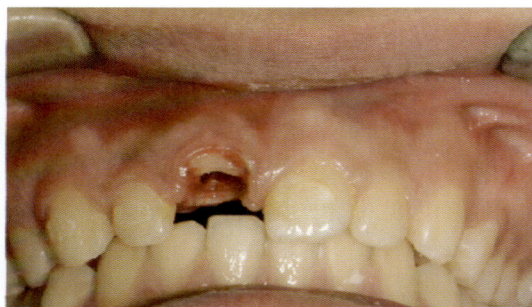

图 52-6　第 4 次就诊　　　　图 52-7　断冠再黏　　　　图 52-8　复合树脂贴面加固

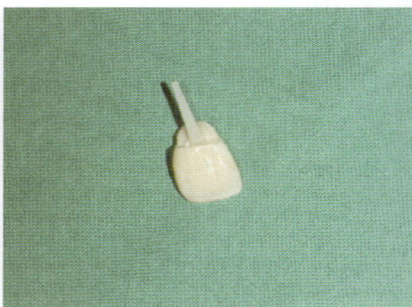

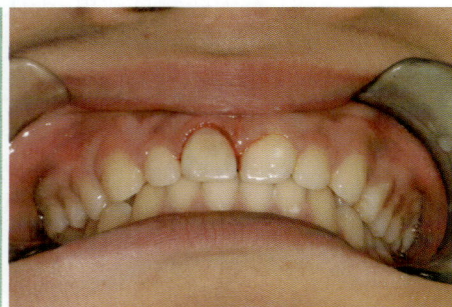

5）半年随访

(1) 患牙及牙龈形态色泽正常(见图 52-9)。

(2) X 线检查根周膜连续完整,根尖无异常(见图 52-10)。

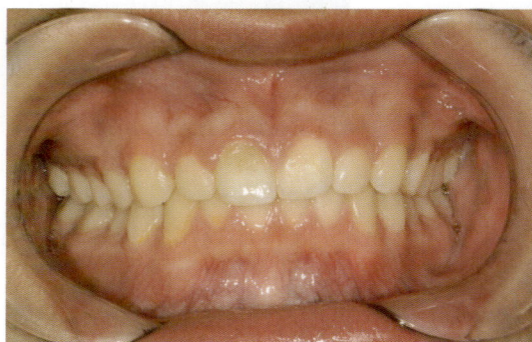

图 52-9　患牙及牙龈形态、色泽正常　　　　图 52-10　半年随访根周膜
连续完整,根尖
无异常

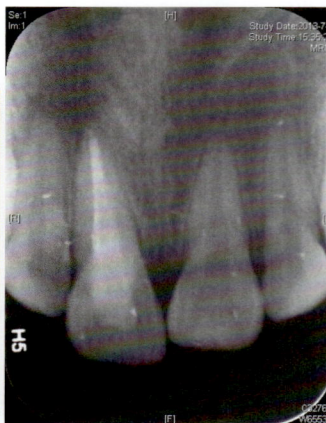

三、病例分析

1. 病史特点

（1）以牙折断为主诉，引起牙折断的病因多为外伤。因此，除牙外伤本身，全身症状更不可忽视。接诊此类疾病患者时，询问病史及临床检查需局部与全身并重。首先要排除患者存在全身其他部位的外伤，遇到特别紧急的颅脑外伤、骨折、开放性伤口等应先做急症处理。本病例中患者即为右臂骨折，曾于外院行骨折固定 1 个月后再来处理牙外伤。

（2）个体情况：患者为 13 岁男性，在确认全身情况良好及排除其他部位外伤后，则应对其牙外伤行酌情处理。由于患者是在牙折断后 1 个月才来就诊，因此必须要清楚的是，这类陈旧性外伤的牙髓的状况，折断面的对接及治疗的预后均不太理想，所有治疗都不会像新鲜牙外伤那样趋于保守，而且预后也不如新鲜牙外伤乐观。因此，在与患者及家长沟通时可做适当说明。

（3）病史与检查：本案例中患者口腔内检查显示 11 唇侧牙颈部有一近远中向横折线，折裂线斜向腭侧根方于龈下 2 mm 并与根面相连，折裂片松动Ⅲ度，牙根未松动。折裂片推向腭侧可见患牙露髓，探痛明显，叩痛明显，牙龈无红肿。结合 X 线检查显示 11 牙颈部及根方见折裂线，根尖孔基本闭合，牙周膜连续，略增宽。基本诊断明确。

2. 诊断与诊断依据

11 复杂性冠根折：累及髓腔的冠根折。

3. 鉴别诊断

（1）简单性冠根折：未累及髓腔的冠根折。

（2）牙颈部根折：在釉牙本质界以下的牙折。

（3）复杂性冠折：釉质折断暴露牙本质或釉质牙本质同时折断的牙折。

4. 治疗目标

维持间隙，修复外形，恢复部分咀嚼功能。

5. 治疗方案

1）拔除＋活动义齿

（1）优点：就诊次数少，治疗程序简单。

（2）缺点：活动义齿美观性差，佩戴不舒适；牙拔除后牙槽骨易吸收，无法保持牙槽嵴高度。

2）根管治疗＋活动义齿修复

（1）优点：保留牙根，保证牙槽嵴高度。

（2）缺点：活动义齿美观性差，佩戴不舒适。

3）根管治疗＋牙体修复（复合树脂修复/断冠再粘）

（1）优点：保留牙根，保证牙槽嵴高度；美观舒适。

（2）缺点：牙冠修复形态取决于医生技术及审美。

4）冠延长＋牙体修复

（1）优点：保留牙根，保证牙槽嵴高度，利于 18 周岁后永久性修复。

（2）缺点：对医生操作要求较高。

5）牙根牵引＋牙体修复

（1）优点：保留牙根，保证牙槽嵴高度，利于 18 周岁后永久性修复。

（2）缺点：就诊次数多，对医生操作要求高。

四、处理方案及基本原则

（1）选择适合患者的治疗方案：由于患者年龄较小，拔除患牙不利于患者牙槽骨的发育，因此暂不考虑拔除患牙。根管治疗后行活动义齿和复合树脂修复与使用断冠再粘相比均有欠美观性及操作繁琐的缺点。在对患牙进行断冠与断端对位后，若对位良好，均可使用断冠再粘的修复方法。而在此基础上在根管内行纤维桩修复更能增加断冠再粘后患牙的抗折性。因此，本病例选择根管治疗＋纤维桩＋断冠再粘的治疗方案。

（2）间隙保持：在治疗过程中需要注意的是首次就诊时患牙间隙的维持。一般牙外伤后间隙在前3个月内快速丧失。因此，本病例在就诊时除常规治疗外行13～22正畸片段弓固定，以维持患牙间隙。

（3）断冠再粘：这是本病例的操作难点，需要不断累积临床经验。具体操作方法可以是先常规根管内试纤维桩，粘结，再试冠后粘结；或者是同本病例中先试冠，粘结桩冠，最后将桩冠一同粘固于断根内。在断冠再粘后，为增加固位同时增强美观，可以在患牙唇侧使用复合树脂贴面加固。

（4）建议患者保持口腔清洁卫生，前牙勿咬硬物。

（5）建议患每半年复查拍片。

五、要点与讨论

1. 牙髓的处理年轻恒牙保髓治疗

年轻恒牙具有矿化度低，易脱矿的特点，一旦发生龋齿，进展迅速；牙本质小管粗大，感染易侵犯牙髓；继发性牙本质少，髓腔大，髓角高，易受外界感染等牙体硬组织特点。

年轻恒牙在萌出后3～5年牙根才能发育完成，由于根尖孔较大，髓腔内血液丰富，发生感染时易扩散，但这样也能使牙髓内的炎症产物被很快运送出去，使牙髓具有很强的修复能力。因此，如能及时治疗，年轻恒牙保存活髓，尤其是保存活的根尖牙乳头是牙根继续发育的关键。

年轻恒牙牙髓治疗的原则是：尽量多地保存活髓，尤其是保存活的根尖牙乳头使牙根继续发育完成。

年轻恒牙的牙髓治疗包括：间接牙髓治疗，直接盖髓术、活髓切断术、牙髓血管再生术、根尖诱导成形术、根管治疗术等。对年轻恒牙的牙髓治疗须对牙髓活力情况进行判断后选择合适的治疗方法。

本病例中患者由于折裂于牙龈下方且根尖已经形成，因此选择的治疗方法为根管治疗术。

2. 牙折分类

牙折断是青少年常见的牙齿外伤之一，多因外力直接撞击，或咀嚼时咬到硬物所致，临床上多见于上颌前牙。牙折按其折断部位分为冠折、根折、冠根联合折3种。

冠折为外伤性前牙多见，分横折、斜折。其诊断较明确，可见细微裂纹、釉质缺损或釉质及牙本质缺损，伴或不伴牙髓腔暴露。

根折多为横折，纵折少见。患牙可有不同程度的松动、叩痛，牙龈出血，根部黏膜触痛等症状。有的根折早期无明显症状，数日或数周后因水肿和咬合使根折断端分离才逐渐出现症状。X线片检查是诊断根折的重要依据。

冠根联合折临床较为少见，且多为斜行冠根折；患牙髓腔往往暴露，断片动度大，触痛明显。本病例即为这种类型。

3. 治疗原则

1）冠折

（1）缺损局限于少许釉质，牙本质未暴露，将其锐缘磨钝即可。

（2）牙本质已暴露敏感者，可行脱敏治疗。待 6～8 周后，牙敏感解除后使用在氢氧化钙垫底，复合树脂修复牙冠形态。

（3）若牙髓已暴露，成年恒牙可行牙髓摘除术；年轻恒牙则行活髓切断术，当其牙根发育完成后，再行根管治疗，同时修复牙冠形态。

（4）对于冠折在颈部的单根牙，可在根管治疗后作桩冠修复；若根尖尚未形成，可作根尖诱导形成术，以保留根尖处的牙乳头以利根尖继续发育。

2）根折

（1）根尖 1/3 处折断，多数只需用夹板固定、降低咬合，不需牙髓治疗；但如发生牙髓坏死，则应立即进行根管治疗。

（2）根中 1/3 处折断，可用夹板固定，如有冠端错位，应在固定前复位。术后每月复查 1 次，检查夹板是否松脱，必要时可更换。复查时如牙髓有炎症或坏死，则应做根管治疗术。

（3）颈部 1/3 处折断并与龈沟相通时，如折断线在龈下 1～4 mm，断根不短于同名牙的冠长，牙周情况良好者，可酌情选用切龈术、正畸牵引术或牙槽内牙根移位术＋桩冠修复。

3）冠根折

前牙冠根折，参考与口腔相通的牙颈部根折的治疗原则进行处理。

六、思考题

（1）通过本案例对于年轻恒牙的前牙冠根折的诊断和治疗有何体会？
（2）结合前牙移位性外伤的诊断和治疗原则对牙外伤进行归纳和总结。

七、推荐阅读文献

［1］葛立宏. 儿童口腔医学.［M］4 版. 北京：人民卫生出版社，2012.
［2］Jimmy R. Pinkam 等. 儿童口腔医学［M］. 4 版. 北京：人民卫生出版社，2009.
［3］Amr M Moursi，等. 儿童牙病临床病例解析［M］. 沈阳：辽宁科学技术出版社，2013.

（阳昕怡）

牙周脓肿

一、病历资料

1. 主诉

右下后牙牙龈肿痛 3 d。

2. 现病史

患者,男性,52 岁,右下后牙无诱因牙龈肿痛 3 d,牙松动浮起,咬物疼痛加剧,否认冷热刺激痛,否认张闭口运动受限,全身不适伴发热,自服头孢拉定无缓解。

3. 既往史

有长期刷牙出血史,偶有自发性出血,近 1 年双侧上下后牙牙龈反复肿胀疼痛伴牙齿松动,自服头孢类抗生素可缓解,未做任何口腔专业治疗。否认全身系统性疾病史。否认药物过敏史。有长期大量吸烟史,不嗜酒。

4. 临床检查

患者神清气平,自主体位,对答切题。T 39.0℃,BP 142 mmHg/85 mmHg,脉搏 83 次/min。双侧面型对称,无红肿异常。张闭口运动自如,咬合关系正常。全口牙牙龈红肿,牙石Ⅲ°,牙面色素沉着明显,牙龈退缩至根长 1/3,牙龈探诊出血。46 牙体未见异常,颊侧牙龈红肿,有波动感,根分叉暴露,叩痛(＋＋),松动度Ⅱ°,牙周袋 PD 5 mm,探诊溢脓。45 叩痛(±),15、16、27、37、45 松动度Ⅰ°,牙周袋 PD 4 mm。

5. 实验室及影像学检查

(1) 血常规检查示:WBC 11.2×10^9/L↑, N 74.4%↑,N♯ 8.1×10^9/L↑。

(2) 根尖 X 线片示:46 牙槽骨水平吸收至根长 2/3,根尖周未见异常。

二、诊治经过

1. 判断患者全身情况

判断患者全身情况,在确认无紧急全身状况的前提下进行后继病史询问、临床检查等程序。

(1) 面色、神态、体态、步态:患者自主体位。

(2) 意识、沟通能力:神清,对答切题。

(3) T、R、P:T 39.0℃,气平,P 83 次/min。

(4) BP:142 mmHg/85 mmHg。

2. 围绕主诉有的放矢地询问病史

（1）疼痛有无诱因：无诱因。

（2）疼痛特点：肿痛 3 d，咬物疼痛加剧，无冷热刺激痛。

（3）伴随症状：牙松动浮起，张闭口运动不受限，全身不适伴发热。

（4）采取了哪些措施，效果如何：自服头孢拉定无缓解。

（5）既往有无类似发作，如有是如何处置的：长期刷牙出血史，偶有自发性出血。近 1 年双侧上下后牙牙龈反复肿胀疼痛伴牙齿松动，自服头孢类抗生素可缓解，未作任何口腔专业治疗。

（6）全身状况，有无高血压、脑梗死、心脏病、肝病、糖尿病等疾病史：无。

（7）有无药物过敏史：否认药物过敏史。

（8）饮食习惯，烟酒嗜好、家族史等：长期大量吸烟史，不嗜酒。

3. 在了解病史的情况下进行相关临床检查

（1）口外检查：双侧面型对称，无红肿异常。

（2）口内疼痛部位检查：咬合关系正常，46 牙体未见异常，颊侧牙龈红肿，有波动感，根分叉暴露，叩痛（＋＋），松动度 Ⅱ°，牙周袋 PD 5 mm，探诊溢脓。

（3）口内其他部位情况：全口牙龈红肿，牙石 Ⅲ°，牙面色素沉着明显，牙龈退缩至根长 1/3，牙龈探诊出血，45 叩痛（±），15、16、27、37、45 松动度 Ⅰ°，牙周袋 PD 4 mm。

4. 形成初步诊断

结合主诉、现病史及临床检查可形成初步诊断为：

（1）46 急性牙周脓肿。

（2）全口牙周炎。

5. 相关实验室及影像学检查

（1）血常规检查：WBC $11.2 \times 10^9/L$ ［正常值：$(4 \sim 10) \times 10^9/L$］，N 74.4% ［正常值：$(50 \sim 70) \times 10\%$］，$N_\#$ $8.1 \times 10^9/L$ ［正常值：$(1.5 \sim 6.5) \times 10^9/L$］。

（2）根尖 X 线片示：46 牙槽骨水平吸收至根长 2/3，根尖周未见异常。

6. 进行脓肿切开引流、止痛、抗炎治疗及术后医嘱

46 颊侧牙龈红肿，已有波动感，牙周袋探诊虽有溢脓，但排脓不畅，选择尖刀片在 46 颊侧切开脓肿达深部，以使脓液充分引流。切开后采用氯霉素冲洗脓腔，然后放置碘仿纱条 1 条，碘仿纱条宽度应略窄于切排口宽度，便于放置。16、15、46 予以调𬌗。

术后给予抗生素口服用药：①头孢呋辛酯胶囊（达力新）0.25 g×12　0.25 g bid po；②甲硝唑片 0.2 g×20　0.2 g tid po；③复方氯己定含漱液 200 ml×1 瓶　10 ml tid 含漱。

告医嘱，24～48 h 复诊，建议待急性炎症控制后行牙周专科治疗。

三、病例分析

1. 病史特点

以牙龈肿痛为主诉，引起牙龈肿痛的病因较多，急症常见病为：牙槽脓肿、急性龈乳头炎、牙周脓肿、冠周炎等。因此，接诊此类疾病患者时，询问病史时需注意疼痛的性质及伴随症状，包括有无冷热刺激痛，有无咬合痛，有无张闭口运动受限等，还需询问牙龈肿痛是否反复发作，其他牙齿有无症状等。临床检查中要注意检查牙位、牙体牙周情况。有全身伴随症状患者，要检查血象，合理用药。

本案例患者口腔内检查显示卫生状况不良，牙龈退缩，多个牙齿松动，牙周袋形成，既往有刷牙出血，牙龈反复肿胀史，有长期大量吸烟史，提示全口慢性牙周炎的存在。局部 46 牙体组织完整无异常，颊侧牙龈红肿,有波动感,牙周袋PD 5 mm,探诊溢脓,提示脓肿形成。根尖X线片示:46牙槽骨水平吸收根长2/3,根尖周未见异常,排除牙槽脓肿。实验室检查显示:白细胞计数以及中性粒细胞升高,表明存在细菌感染、炎症。

2. 诊断与诊断依据

(1) 46急性牙周脓肿:46颊侧牙龈红肿,有波动感,牙周袋探诊溢脓,根尖X线片示:46牙槽骨水平吸收根长2/3,根尖周未见异常。

(2) 全口牙周炎:全口牙牙龈红肿,牙石Ⅲ°,牙面色素沉着明显,牙龈退缩根长1/3,牙龈探诊出血;46根分叉暴露,松动度Ⅱ°,牙周袋PD 5 mm;15、16、27、37、45松动度Ⅰ°,牙周袋PD 4 mm。

3. 鉴别诊断

(1) 牙槽脓肿:牙槽脓肿与牙周脓肿感染来源和炎症扩散途径不同,均可出现牙龈肿痛,牙齿松动,咬合痛等症状,临床上可根据表53-1加以鉴别诊断。

表53-1　牙槽脓肿与牙周脓肿的鉴别诊断

症状与体征	牙槽脓肿	牙周脓肿
感染来源	牙髓腔和根尖周组织	牙周袋
牙周袋	无	有
牙体情况	有龋齿、非龋疾病或修复体	一般无龋齿
牙髓活力	无	有
脓肿部位	较弥散,位于龈颊沟附近	局限于牙周袋壁接近龈缘
X线片	根尖周有骨质破坏,也可无	牙槽骨有破坏,可有骨下袋
病程	相对较长,脓液从根尖周向黏膜排出约需5～6 d	较短,一般3～4 d即可自行溃破

(2) 急性龈乳头炎:牙龈脓肿一般有异物刺入牙龈等明显的刺激因素,无牙周炎的病史,脓肿仅局限于龈乳头及龈缘,呈局限性肿胀,无牙周袋,X线片无牙槽骨吸收。牙周脓肿是牙周支持组织的局限性化脓性炎症,有较深的牙周袋,X线片可显示牙槽骨吸收。

(3) 冠周炎:下颌磨牙的牙周脓肿有时需与下颌智齿冠周炎加以鉴别。一般根据牙龈肿胀的部位,有无阻生牙可加以区分。智齿冠周炎可伴有不同程度的张口受限,牙周脓肿一般不发生张口受限。

四、处理方案及基本原则

牙周脓肿治疗原则:脓肿切开引流、止痛、抗炎治疗及进一步的牙周治疗。

(1) 脓肿切开引流:牙周脓肿初期脓液尚未形成前,可清除大块牙石,冲洗牙周袋,将防腐收敛药引入袋内。当脓液形成出现波动时,从牙周袋内或牙龈表面引流。过早地切开引流会造成创口流血过多和疼痛。本案例患者46颊侧牙龈已有波动感,选择尖刀片在46颊侧切开脓肿达深部,以使脓液充分引流,切排口放置碘仿纱条1条,以免切排口外部伤口闭合而深部脓液积聚。并需24～48 h后复诊评估,根据有无脓液继续渗出,酌情抽除碘仿纱条或换药处理。

(2) 止痛:牙周脓肿早期炎症浸润广泛,组织张力较大,疼痛较剧,脓肿形成可予以脓肿切排释放压力,有助于缓解疼痛。同时牙周脓肿时因牙周膜水肿,患牙有"浮起感",咬合痛,可做调𬌗处理。

(3) 抗炎治疗:牙周脓肿常伴有较明显的全身不适,治疗或不做治疗也均有可能引起菌血症,导致感染扩散引发全身不同部位的感染。需使用抗生素予以抗炎治疗,防止感染播散。

（4）进一步的牙周治疗：牙周脓肿并非独立的疾病，是牙周炎发展到晚期，出现深牙周袋后的一个常见的伴发症状，口腔内其他牙齿往往也有牙周炎，因此建议待急性炎症控制后需行进一步的牙周专科治疗。

五、要点与讨论

1. 牙周脓肿的病因

牙周脓肿是常见的口腔急症之一，是位于牙周袋壁或深部牙周组织中的局限性化脓性炎症，可引起周围胶原纤维和骨质的破坏。引起牙周脓肿的病因包括：

（1）深牙周袋内壁的化脓性炎症向深部结缔组织扩展，而脓液不能向袋内排出时，即形成袋壁软组织内的脓肿。

（2）迂回曲折的、涉及多个牙面或累及根分叉的深牙周袋，脓性渗出物不能顺利引流。

（3）洁、刮治时动作粗暴，将牙石碎片推入牙周袋深部组织，或损伤牙龈组织。

（4）深牙周袋刮治不彻底，袋口虽然紧缩，袋底炎症仍然存在，炎性渗出物得不到引流。

（5）有牙周炎的患牙（或无牙周袋的牙齿），遭受创伤或牙髓治疗时根管及髓室底侧穿、牙根纵裂等，有时也可引起牙周脓肿。

（6）机体抵抗力下降或有全身疾患。如糖尿病等，易发生牙周脓肿。

2. 牙周脓肿与牙槽脓肿的误诊

如表53-1所示牙周脓肿与牙槽脓肿的鉴别诊断只是一般情况下的鉴别原则，有些时候两者容易混淆误诊。如牙周-牙髓联合病变时，根尖周炎症可向龈沟内排脓；长期存在的深牙周袋中的感染，逆行性引起牙髓坏死；牙周炎症兼有创伤时，既可形成窄而深的牙周袋，又可影响根尖孔区的血运而致牙髓坏死；有的牙周脓肿可以范围较大，波及龈颊移行沟处，或因肿胀张力较大，探诊时疼痛严重，使牙周袋不易发现和深入，易被误诊为牙槽脓肿；有些慢性牙槽脓肿形成的瘘口靠近龈缘处，易误诊为牙周脓肿等。两者的鉴别诊断应依靠仔细地询问病史、牙体、牙髓和牙周组织的检查以及X线片的综合分析。

六、思考题

（1）通过本案例的分析你对牙周脓肿病例分析的过程和规范有何体会？

（2）急性牙周脓肿若不积极治疗或反复急性发作，可成为慢性牙周脓肿。慢性牙周脓肿的临床表现？如何治疗？

七、推荐阅读文献

［1］毛天球.口腔科急症诊断与治疗（修订版）［M］.西安：世界图书出版公司，2005：10-11.

［2］张勇，肖水清，杜毅.实用口腔临床诊疗技术［M］.济南：山东科学技术出版社，2007：62-65.

［3］林雪峰.现代口腔科治疗学［M］.广州：广东科技出版社，2002：77-78.

［4］王松灵.口腔疾病误诊误治与防范［M］.北京：北京科学技术文献出版社，2007：196-198.

［5］孟焕新.牙周病学［M］.3版.北京：人民卫生出版社，2008：184-186.

（赵隽隽）

案例 54

前牙牙槽脓肿

一、病历资料

1. 主诉

上前牙牙龈肿痛 1 周伴发热 1 天。

2. 现病史

患者，男性，49 岁，1 周前上前牙胀痛，咀嚼痛，疼痛剧烈。3 天前上前牙牙龈开始肿胀，疼痛感减弱。于外院就诊，给予口服抗生素治疗。近 3 d，口服药物无效，肿胀加剧，且上唇同时开始肿胀。患者自觉乏力，食欲变差，无法工作，发热。今自测 T 38.7℃，遂转至我院口腔急诊。否认上唇，上前牙受撞击病史，否认头面部外伤史。

3. 既往史

数年前上前牙由于蛀牙于外院诊治。因缺损面积较大，补牙多次均脱落，遂将上前牙烂神经后烤瓷牙修复治疗。修复后，上前牙时有酸胀不适，但牙龈从未肿胀。否认心脏病史。有糖尿病史，否认其他系统性疾病史。否认药物过敏史。嗜烟，不嗜酒。

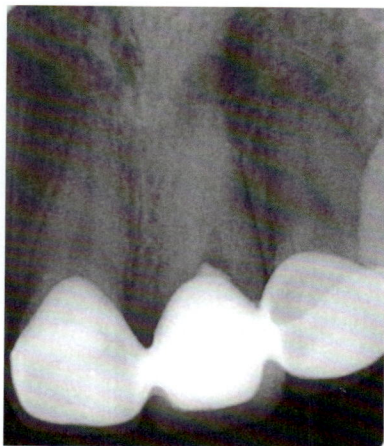

图 54-1　11,21,22 根尖 X 线片

4. 临床检查

患者神清气平，对答切题。张口度 3 指，张口型正常。11、21、22，可见烤瓷联冠修复。冷诊：11 反应正常，21、22 无反应。联冠修复体整体松动 I°。21 叩痛（＋），11、22 叩诊不适。唇侧根尖区牙龈肿胀明显，扪诊可触及波动感。上唇肿胀明显，皮温高。X 线根尖片示 11、21、22 连冠修复，21 根上 1/3 段可见高密度团影，根尖阴影（见图 54-1）。

5. 实验室检查

血常规检查示：WBC $12.6×10^9$/L；BS 8.3 mmol/L。

二、诊治经过

1. 患者一般情况

患者一般情况可，在确认无重度感染，无全身中毒状况需要抢救的前提下进行后继病史询问、临床检查等程序。

（1）患者神清,虽有家属陪同就诊,但可自主介绍疾病发生过程及先阶段主要症状。未见烦躁、焦虑、神情紧张,面色和皮肤苍白,口唇和甲床轻度发绀,肢端湿冷等重度感染、感染性休克前期症状。

（2）T 38.7℃,未及 39℃高热水平。

（3）患者呼吸平稳,未及重度感染,浅促呼吸。

2. 根据主诉,了解病史

（1）此次肿痛有无诱因:在无外伤的情况下,开始疼痛,后肿胀。

（2）此次肿痛发展过程:1 周前,上前牙开始闷痛,咀嚼痛,不可触碰。3 天前上前牙牙龈开始肿胀,肿胀逐渐加剧,蔓延,至昨天上唇开始肿胀,但疼痛好转。

（3）上前牙治疗史:多年前上前牙因大面积龋损就诊,多次充填脱落后,给予冠修复治疗。是否行完善的根管治疗,患者无准确回忆。

（4）既往有无类似发作:上前牙修复后,自觉常有闷痛感觉,但从未发生过类似此次肿痛情况。

（5）全身状况,有无高血压、脑梗死、心脏病、肝病、糖尿病等疾病史:糖尿病史 3 年,口服降糖药,血糖控制情况可。

（6）用药情况:3 d 前口服头孢拉定,甲硝唑。

（7）有无药物过敏史:否认药物过敏史。

3. 在了解病史的情况下进行相关临床检查

（1）面型、有无肿胀、有无外伤等:左右面部对称,上唇肿胀明显,未及眶下区肿胀。张口度 3 指,张口型正常。

（2）口内情况:11、21、22 可见烤瓷联冠修复,以 21 颊侧根尖区为中心肿胀,肿胀移行至 11、22 根尖区前庭沟,上唇。扪诊肿胀区,可及波动感。21 叩痛（＋）,11、22 叩诊不适。

（3）牙体特殊检查:冷诊,11 反应正常,21,22 无反应。

（4）X 线根尖片示 11、21、22 联冠修复,21 根上 1/3 段可见高密度团影,根尖阴影。

（5）实验室辅助检查:WBC 12.6×10^9/L；BS 8.3 mmol/L。

4. 形成初步诊断

根据主诉,病史以及临床检查可形成初步诊断为:

（1）21 牙槽脓肿。

（2）上唇蜂窝组织炎。

5. 急症处理

（1）在确认患者非空腹状态下,探摸到 21 根尖处脓肿体位最低处,1∶1 000 苯扎溴铵（新洁尔灭）消毒后切排,使用蚊式血管钳钝性分离脓腔,使脓液彻底引流。将碘仿纱条置于脓腔底部引流。

（2）给予补液抗炎,头孢拉定 4.0 g 加入 500 ml 生理盐水,0.5％甲硝唑注射液 100 ml,静脉滴注 bid。

6. 医嘱

（1）补液结束,若无特殊不适,体温无继续升高,可回家休息。

（2）明日复诊换药,继续使用抗生素。

（3）急性炎症消退后,门诊治疗上前牙。

三、病例分析

1. 病史特点

（1）患者主诉明确,上前牙疼痛开始,后局部开始肿胀,肿胀加剧,伴发热。根据这些患者主诉,首先考虑感染的可能性较大。通过仔细的病史询问和临床检查寻找感染源,针对感染源和患者的全身症状做出应对,这是急症所需要做的首要工作。

（2）临床检查：患者上前牙联冠修复，不能直接看清牙体的情况，给寻找感染源增加了困难。此时首先应采取扣诊的检查手法。扣诊检查首先判断肿胀部位脓肿是否形成，再者可以帮助确定肿胀的中心部位，根据肿胀的中心部位寻找最有可能的感染源。患者肿胀部位牵涉11，21，22，且中心区位于21根尖部。感染源极可能位于这些牙体中。特殊检查，确定牙体的活力非常重要，此类成年患者，患牙成为感染源之前往往牙髓已经彻底失去活力。急诊有条件的情况下，X根尖片对疾病的诊断也有十分重要的参考价值。根据活力检查以及X线片，基本确定了感染源。

（3）全身情况：患者全身情况尚可，只有乏力，发热等感染早期的症状，未及烦躁、焦虑、神情紧张、面色和皮肤苍白，口唇和甲床轻度发绀，肢端湿冷等重度感染、感染性休克前期症状。询问病史患者有糖尿病史。糖尿病对感染的控制不利。急诊在查血常规的同时加查血糖指数，餐后血糖在正常范围内。

（4）局部肿胀情况：除上前牙唇侧根尖区肿胀外，已蔓延至邻近的上唇，肿胀明显。检查双侧鼻唇沟未见变浅，双侧眶下间隙未见明显肿胀，触牙无疼痛，确保邻近重要间隙感染未波及。

2. 诊断与诊断依据

（1）21牙槽脓肿，根据肿胀的中心部位，21牙髓无活力，X根尖片示21根尖阴影。

（2）上唇蜂窝组织炎。

3. 鉴别诊断

（1）急性牙周脓肿。

（2）急性中央性颌骨骨髓炎。

（3）上唇血管神经性水肿。

四、处理方案及基本原则

（1）及时判断脓肿是否形成。判断的方法：①可根据肿胀发生的时间。一般脓肿形成于肿胀发生后的48～72 h；②肿胀表面是否形成波动感；③可使用一次性无菌针筒，在肿胀组织表面消毒后，刺入肿胀组织内，回抽查看是否有脓液抽出。一旦脓肿形成，及时行脓肿切开引流。切开部位，选择脓肿的最低位以利通过重力将脓液引流。应避开重要的血管神经。脓肿切开后使用钝性器械，进入切口，将脓肿内深部的脓腔捅开，引流条要放置于脓腔的深部，以便脓液的彻底引流。

（2）在有条件的情况下对患牙及时开放髓腔，清除根管内容物，疏通根管引流根尖炎症渗出物。对患牙适当调𬌗，减轻功能，得以休息。

（3）全身使用抗炎止痛药物。抗生素以广谱抗生素和针对厌氧菌的抗生素为首选。若体温过高，给予解热镇痛药对症治疗。全身给予支持疗法，以增强机体免疫能力。

（4）中医中药：通过辨证施治，可给予清热解毒、活血化瘀、软坚散结的药物，也可给些中成药。

（5）后续治疗：在急性炎症得到控制后，后续治疗，以彻底清除感染物质，保留患牙为主要治疗原则。对于适应保留条件的患牙，根管治疗是首选的治疗手段。根管治疗的目的在于彻底去除根管内感染物质，消毒根管，封闭根尖。对于此例患者在肿痛消退后，考虑拆除联冠，视牙体的情况，决定是否保留患牙。若可保留则完善根管治疗后重新冠修复。

五、要点与讨论

（1）牙槽脓肿多由牙源性感染引起。患牙由于龋病，外伤等原因，位于根管内的牙髓失去活力，使得细菌大量繁殖，细菌及感染物质通过根尖孔影响根尖周牙槽骨。通过检查确定感染源，是做出正确诊断的重要前提。

（2）由于牙槽脓肿，继发邻近间隙感染，应尽早预防、诊断、治疗以避免引起海绵窦血栓性静脉炎、脑脓肿、败血症等严重并发症。如此例患者前牙牙槽脓肿，若不及时切开引流，可能引起眶下间隙感染，再向上可向眶内直接扩散，形成眶内蜂窝织炎，也可沿面静脉、内眦静脉、眼静脉向颅内扩散，并发海绵窦血栓性静脉炎。

六、思考题

（1）前牙牙槽脓肿急症处理原则有哪些？

（2）脓肿切开的时机如何把握，如何判断，切排手术的注意点有哪些？

七、推荐阅读文献

[1] Siqueira JF Jr1，Rôças IN. Microbiology and treatment of acute apical abscesses. [J] Clin Microbiol Rev，2013 Apr；26(2)：255 - 273.

[2] Hodgdon A1. Dental and related infections. [J] Emerg Med Clin North Am. 2013 May；31(2)：465 - 480.

[3] 凌均棨.根尖周病治疗学[M].北京：人民卫生出版社,2005：79 - 93.

（周卓君）

案例 55

慢性阻塞性腮腺炎急性发作

一、病历资料

1. 主诉

右侧颜面部反复肿胀半年,再发伴疼痛1 d。

2. 现病史

患者,男性,45岁,半年前患者右侧颜面部进食后出现肿胀,无明显疼痛、发热等不适,未予特殊处理,肿胀自行缓解消退。此后肿胀症状频繁发生在进食中或进食后,大约每月发作1～2次。昨日患者在家进食晚餐后,右侧面颊部突然又开始肿胀并伴有轻微疼痛,至今日肿胀及疼痛明显加剧,并伴有发热、全身乏力症状,遂急就诊于我院。

患病以来,患者晨起时自觉腮腺区发胀,稍加按摩后即有"咸味"液体流出,随之局部胀感减轻。

3. 既往史

患者40年前曾患有双侧腮腺炎病史,治疗后至成年一直未再发作。1年前右上智齿拔除史。否认口干及眼干症状。否认心脏病、高血压病及糖尿病病史。否认其他系统性疾病史。无药物过敏史。无烟酒不良嗜好。

4. 临床检查

患者神志清,T 38.5℃,张闭口不受限。右侧腮腺区肿大,扪诊质韧,压痛,波动感不明显,皮肤充血,局部皮温增高。口内右侧颊部黏膜见瘢痕组织,腮腺导管口红肿,可扪及条索状腮腺导管,挤压腮腺区可从导管口流出淡黄色脓栓。

5. 实验室检查及影像学检查

(1)血常规检查提示:WBC 13.7×10^9/L,[正常值:$(3.5 \sim 9.5) \times 10^9$/L], N 77%(正常值:40%～75%), $N_{\#}$ 10.4×10^9/L[正常值:$(1.8 \sim 6.3) \times 10^9$/L], $LY_{\#}$ 3.0×10^9/L[正常值:$(1.1 \sim 3.2) \times 10^9$/L]。

(2)X线检查:右侧腮腺主导管侧位片及右侧腮腺鼓腮后前位片检查未见明显异物影。

(3)右侧腮腺区B超检查:腮腺区不均质低回声信号,边界欠清,占位效应不明显;导管壁增厚、变硬,加压不变形,其远端导管扩张。

二、诊治经过

1. 判断患者整体情况良好

判断患者整体情况良好,可进行病史询问、临床检查等程序。

(1)面色、神态、体态、步态:患者体型偏胖,可自主走入诊室。右侧颜面部肿胀,皮肤充血。

（2）意识、沟通能力：神清，与医生交流正常。

（3）R、P、BP：正常。

（4）T：38.5℃。

2. 围绕主诉有的放矢地询问病史

（1）患者病程漫长：半年前开始，右侧颜面部进食后出现肿胀。

（2）右侧颜面部肿胀诱因：进食中或进食后。

（3）肿胀情况：右侧颜面部突然又发肿胀并伴有疼痛，右侧颜面部皮肤充血，局部皮温增高。

（4）既往有无类似发作，如有是如何处置的：肿胀症状频繁发生在进食中或进食后，每月发作 1～2 次。肿胀可自行缓解消退。晨起时自觉腮腺区发胀，稍加按摩后即有"咸味"液体流出，随之局部胀感减轻。

（5）全身状况，既往其他疾病治疗史：体温偏高，全身乏力。否认其他系统性疾病。1 年前右上智齿拔除史。40 年前曾有双侧腮腺炎病史，治疗后至成年一直未再发作。否认口干及眼干。

3. 在了解病史的情况下进行相关临床检查

（1）面型，有无红肿热痛等：体温偏高，张闭口不受限。右侧腮腺区肿大，扪诊质韧，压痛，波动感不明显，皮肤充血，局部皮温增高。

（2）口内情况：口内右侧颊部黏膜见瘢痕组织，腮腺导管口红肿，可扪及条索状腮腺导管，挤压腮腺区可从导管口流出混浊淡黄色脓栓。

4. 相关实验室及影像学检查

（1）血常规检查提示：WBC $13.7 \times 10^9/L$[正常值：$(3.5～9.5) \times 10^9/L$]，N 77%（正常值：40%～75%），$N_\#$ $10.4 \times 10^9/L$[正常值：$(1.8～6.3) \times 10^9/L$]，$LY_\#$ $3.0 \times 10^9/L$[正常值：$(1.1～3.2) \times 10^9/L$]。

（2）X 线检查：右侧腮腺主导管侧位片及右侧腮腺鼓腮后前位片检查未见明显异物影。

（3）右侧腮腺区 B 超检查：腮腺区不均质低回声信号，边界欠清，占位效应不明显；导管壁增厚、变硬，加压不变形，其远端导管扩张。

5. 形成初步诊断

根据主诉、现病史，结合临床和实验室检查可形成初步诊断为：慢性阻塞性腮腺炎急性发作。

6. 初步处理

可全身给予大剂量青霉素应用（如青霉素钠注射液 480 万 U 溶于 250 ml 生理盐水中）或适量头孢类抗生素（如头孢替安注射液 2.0 g 溶于 250 ml 生理盐水中），静脉滴注，bid，持续 3～5 d。自后向前按摩腮腺，促使分泌物排出；咀嚼无糖口香糖或口含酸性食物，促进唾液分泌排出。嘱咐患者口腔门诊进一步诊治，明确梗阻原因和部位，去除病因，以防复发。

三、病例分析

1. 病史特点

（1）患者因右侧颜面部肿胀、疼痛及发热前来就诊。现病史提示患者半年前开始，右侧颜面部进食后出现肿胀，且无疼痛和发热症状，肿胀可自行缓解消退。因肿胀发生在进食中或进食后，且能够自行消退，首先排除腮腺区肿瘤的可能。其次患者病程较长，反复发作并有自限性，表现为慢性炎症特征。

（2）本次患者起病较急，同时伴有疼痛、发热、全身乏力等不适症状，考虑为疾病急性发作呈继发感染状态。

（3）个人情况：患者体型偏胖，口内右侧颊部黏膜见瘢痕组织，1年前有右上智齿拔除史，追问病史患者回忆智齿拔除前，咀嚼食物时偶有咬颊情况发生。考虑患者可能存在因瘢痕愈合而引起的腮腺导管狭窄。

（4）病史与检查：本案例中患者1 d前在进食时，右侧颜面部突然又发肿胀并伴有疼痛、发热、全身乏力症状。体格检查发现：患者神志清，T 38.5℃，张闭口不受限；右侧腮腺区肿大，扪诊质韧，压痛，波动感不明显，皮肤充血，局部皮温增高；口腔内右侧颊部黏膜见瘢痕组织，腮腺导管口红肿，可扪及条索状腮腺导管，挤压腮腺区可从导管口流出淡黄色脓栓。随后，实验室检查发现患者白细胞、中性粒细胞百分比及绝对值均偏高，再次证实患者处于急性细菌感染期。腮腺区影像学检查其中X线片排除腮腺阳性结石的可能；右侧腮腺区B超检查提示腮腺导管壁增厚、变硬，加压不变形，其远端导管扩张，可作为慢性阻塞性腮腺炎病变的直接征象。

2. 诊断与诊断依据

（1）诊断：慢性阻塞性腮腺炎急性发作。

（2）诊断依据：患者中年男性，有进食肿胀史，无口干及眼干症状，无其他系统性疾病史。右侧腮腺区肿大，扪诊质韧，压痛，波动感不明显，皮肤充血，局部皮温增高。口腔内右侧颊部黏膜见瘢痕组织，腮腺导管口红肿，可扪及条索状腮腺导管，挤压腮腺区可从导管口流出淡黄色脓栓。血常规检查提示白细胞计数、中性粒细胞百分比及绝对值均偏高。右侧腮腺区B超提示腮腺导管壁增厚、变硬，加压不变形，其远端导管扩张。

3. 鉴别诊断

（1）成人复发性腮腺炎。

（2）急性化脓性腮腺炎。

（3）舍格伦（干燥）综合征继发感染。

（4）腮腺内非特异性淋巴结炎。

（5）腮腺良性肥大继发感染。

四、处理方案及基本原则

慢性阻塞性腮腺炎多由局部原因引起，故以祛除病因为主。急性期以抗感染、促进唾液分泌、对症处理为主。可给予大剂量青霉素或适量头孢等抗革兰阳性球菌的抗生素。同时配合腮腺区按摩和咀嚼无糖口香糖或口含酸性食物，促进唾液分泌排出。至于腮腺梗阻原因和部位需门诊进一步检查明确。

稳定期治疗分保守治疗及手术治疗。有结石者去除结石；导管口狭窄者扩张导管口，也可向导管注入药物，如碘化油、各类抗生素等。保守治疗无效者，可考虑手术治疗。手术方式有2种：①导管结扎术，通过结扎导管使腮腺萎缩，从而控制炎症；②在保守治疗无效、导管结扎失败而患者有手术要求的情况下行保存面神经的腮腺腺叶切除术。

五、要点与讨论

慢性阻塞性腮腺炎大多由局部原因引起。如智齿萌出时，导管附近黏膜被咬伤，瘢痕愈合后引起导管狭窄。不良义齿修复后，使导管口、颊黏膜损伤，也可引起瘢痕而造成导管狭窄。少数由导管结石或异物引起。本案例临床检查发现患者口内右侧颊部黏膜见瘢痕组织，并且咀嚼食物时有咬颊情况及右上智齿拔除史。因此初步考虑患者慢性阻塞性腮腺炎的病因为瘢痕愈合而引起的腮腺导管狭窄。

慢性阻塞性腮腺炎挤压腮腺可从导管口流出混浊的"雪花样"或蛋清样唾液，急性发作期导管口可见脓栓。需要注意的是舍格伦(干燥)综合征继发感染时也会有混浊的雪花样唾液流出或脓液流出,因此这两者之间需要进一步鉴别诊断。

对怀疑腮腺结石的患者可行 X 线平片检查,判断是否有阳性结石,位于腮腺主导管前段者可拍主导管侧位片(口内含片)。怀疑腮腺后部或腺体内结石可拍摄腮腺鼓腮后前位片。腮腺造影检查可显示阴性结石、导管狭窄,但不适用于急性炎症期。B 超检测由于具有无创无痛的优点,也可在急性期进行。正常腮腺的 B 超表现:腮腺实质呈点状细小、均匀分布的中低回声,主导管一般不显示,有时隐约可见,呈平行的、菲薄的、略高回声区,加压有弹性。慢性阻塞性腮腺炎 B 超表现:腮腺导管增厚增强,管壁僵硬,加压不易变形,其远端导管扩张。因此,B 超检查具有较大的诊断意义。

不同于慢性阻塞性腮腺炎,慢性阻塞性颌下腺炎的病因大多是因为唾液腺结石引起。因此治疗方法是去除导管结石,如症状无法缓解或结石不易取出,可行颌下腺摘除术。

六、思考题

(1) 慢性阻塞性腮腺炎的主要诊断依据是什么?

(2) 在慢性阻塞性腮腺炎急性发作期间除了 X 线片外,还可采取哪些辅助检查手段帮助诊断?

七、推荐阅读文献

[1] 邱蔚六. 口腔颌面外科学[M]. 上海:上海科学技术出版社,2008:666-670.

[2] 郑家伟. 口腔颌面外科学精要[M]. 上海:上海科学技术出版社,2014:183-186.

[3] 王林. 口腔疾病诊断流程与治疗策略[M]. 北京:科学出版社,2008:353-356.

[4] 俞立英,朱亚琴,邹德荣. 口腔医学[M]. 上海:复旦大学出版社,2014:196-198.

(江 龙)

案例 56
牙脱位

一、病历资料

1. 主诉
上前牙外伤约半小时。

2. 现病史
患者,男性,20岁,半小时前打篮球时面部不慎被打伤,嘴唇轻微出血。门牙完整脱落于地上,无法放回原位,直接放置于新鲜牛奶中,立即来我院口腔急诊就诊。否认昏迷、呕吐史,否认记忆遗忘史。

3. 既往史
否认全身系统性疾病史,否认药物过敏史,否认磨牙症,否认嗜烟、嗜酒史。

4. 临床检查
患者神清气平,对答切题。BP 120 mmHg/80 mmHg,P 90次/min。左右面部对称,未及开放性伤口及明显骨折。张口度正常,张口型向下,咬合无紊乱,浅覆合、浅覆盖。上唇及上唇系带挫伤,略肿胀,未及活动性出血。11牙槽窝空虚,表面血凝块覆盖,牙龈无撕裂,牙槽嵴未及台阶样改变。11牙体完整,置于牛奶中,根尖孔已闭合。13、12、21、22、23无松动、无叩痛、牙龈无损伤。口腔卫生良好。

5. 影像学检查
X线片检查:牙片示11牙槽窝完整,牙槽窝内未及异物,牙槽骨无明显吸收未及骨折。邻牙牙根未及根折,牙周膜无增宽。

二、诊治经过

1. 迅速判断患者整体情况
迅速判断患者整体情况,在确认无紧急全身状况的前提下进行后继病史询问、临床检查等程序。
(1) 面色、神态、体态、步态:患者自主走入诊室。
(2) 神智,沟通能力:神清,对答切题。
(3) R、P:气平,P 90次/min。
(4) BP:120 mmHg/80 mmHg。

2. 围绕主诉有的放矢地询问病史
(1) 受伤过程及情况:打篮球时不慎被打伤,嘴唇轻微出血,门牙完整脱落。否认昏迷、呕吐史,否认记忆遗忘史。

（2）脱落牙齿情况及采取了哪些措施：门牙完整脱落于地上，无法放回原位，直接放置于新鲜牛奶中。

（3）脱落牙齿离体时间：外伤约半小时，立即来我院口腔急诊就诊。

（4）全身状况：否认系统性疾病史。

（5）有无药物过敏史：否认药物过敏史。

（6）有无磨牙症、烟酒嗜好：否认磨牙症，否认嗜烟，嗜酒史。

3. 在了解病史的情况下进行相关临床检查

（1）口外检查：左右面部对称，未及开放性伤口及明显骨折。

（2）张口情况，咬合关系：张口度正常，张口型向下，咬合无紊乱，浅覆合、浅覆盖。

（3）检查外伤情况：上唇及上唇系带挫伤，略肿胀，未及活动性出血。

（4）脱落牙情况：11 牙槽窝空虚，表面血凝块覆盖，牙龈无撕裂，牙槽嵴未及台阶样改变。11 牙体完整，置于牛奶中，根尖孔已闭合。

（5）检查邻牙状况：13、12、21、22、23 无松动、无叩痛、牙龈无损伤。

（6）口腔卫生情况：口腔卫生良好。

4. 形成初步诊断

结合主诉、现病史以及临床检查可形成初步诊断为：

（1）11 撕脱性损伤。

（2）上唇及上唇系带挫伤。

5. 相关影像学检查

X 线片检查：11 牙槽窝完整，牙槽窝内未及异物，牙槽骨无 明显吸收未及骨折。邻牙牙根未及根折，牙周膜无增宽。

6. 牙齿撕脱性损伤的治疗

脱落牙牙体完整、离体时间约半小时，保存方式为新鲜牛奶中，为保存牙周膜的活力，采取即刻撕脱牙再植。邻牙条件好，可以作为固定基牙，采用弹性夹板固定 2 周。再植后除有必要全身应用抗生素，加强口腔卫生外，使用漱口液也非常必要。

7. 术后医嘱

（1）术后最初 2 周适宜进食较软食物以保护患牙，应避免进食过冷和过热刺激性的食物，同时禁忌用患牙咬合任何东西。

（2）应及早仔细清洁牙齿和牙龈，有助于伤口快速愈合。同常口腔卫生应确保：每次饭后用软毛牙刷细心刷牙，用 0.1‰醋酸氯已定溶液彻底含漱，每天 2 次，持续一周。

（3）如患侧出现明显肿胀、患牙松动或夹板松脱，及时就诊。

（4）按医生约定的时间定期复诊。牙齿固定后 7～10 天内进行根管治疗。复诊周期一般为就首次就诊后一周、两周、一月，外伤后 3 个月、6 个月、1 年要进行随诊评估，其后每年 1 次持续至少 5 年。

三、病例分析

1. 病史特点

（1）外伤病史是诊断牙撕脱性损伤的重要依据之一。外伤发生后所导致牙齿脱落是牙外伤最严重的类型之一，此时患者及其家属情绪焦急心情激动，这就需要首先对患者和家属进行必要的安抚、耐心的谈话；其次，对受伤的经过要简单的回顾、受伤的程度进行评估；第三，对受伤及相关的部位要仔细的检查。

（2）保存时间和保存介质：牙再植的治疗效果与脱落牙在体外的时间及牙齿储存的介质有密切关

系。外伤后脱落牙牙周膜和牙髓组织即刻受损，脱落的牙齿在 30 min 内进行再植，90％的再植牙可以避免牙根的吸收。2 h 内也是较好的时机，但随着时间的推移，再植的成功率将大大下降，并发症的风险也相应增加。常用储存介质优先顺序为牛奶、口腔中的唾液或患者吐出的唾液、生理盐水。

（3）颌面部检查：颌面部基本检查排除面部其他部位复合伤可能，咬合关系检查可对患牙本身位置有初步了解，并有利于后续的复位固定。

（4）脱落牙及邻牙检查：通过仔细的临床检查，判断牙齿受伤部位、程度，邻牙做固定基牙的条件以及牙周组织是否受损。对脱落牙应检查牙体是否完整，有无裂痕，根尖孔有无闭合，牙根表面组织有无污染。术前常规 X 线片检查，了解牙槽窝内有无异物残留，牙槽骨有无吸收、有无骨折，邻牙牙根有无根折，牙齿是否移位，牙周膜是否增宽。以上检查对脱落牙的再植、复位、固定、后续治疗及预后非常重要。

（5）口腔一般检查：判断有无牙龈炎、牙周病，深覆合、深覆盖、磨牙症以及嗜烟等不利于再植牙预后的情况。

2. 诊断与诊断依据

（1）11 撕脱性损伤，依据临床检查及 X 线牙片。

（2）上唇及上唇系带挫伤，依据病史及临床检查。

3. 鉴别诊断

（1）牙槽骨骨折。

（2）牙嵌入性脱位。

（3）牙半脱位。

（4）牙震荡。

（5）牙根折。

（6）牙周炎。

四、处理方案及基本原则

治疗原则：尽最大可能保存患牙。

处理方案：

（1）评估疗效、术前谈话。

（2）脱落牙的准备：脱落牙因外伤伴有不同程度的污染，应手握牙冠部以保护牙周组织，轻轻用生理盐水清除表面的污染物，再浸入无菌等渗生理盐水中备用。如脱落牙牙根发育成熟，根尖孔已闭合，但体外干燥保存 1 h 以上，应行延期再植，需刮除牙根表面坏死的牙周膜，根管治疗后，用 2％氟化钠溶液浸泡 20 min，生理盐水冲洗干净后再植。

（3）牙槽窝的准备：生理盐水轻轻冲洗，去除牙槽窝内的碎片、异物和血凝块。如有牙槽骨塌陷，去除影响再植的障碍，可复位牙槽骨壁。如伴有牙龈组织撕裂，可先予以清创缝合。

（4）复位：脱落牙轻柔放入或旋入牙槽窝内，切忌使用暴力。如无法完全复位，则拿出脱落牙，再次检查牙槽窝，是否存在骨壁阻力，或按新的方向植入。复位后，要求患者轻轻咬合以观察复位效果，X 线片检查确认复位到位。

（5）固定与调𬌗：目前临床上常用弹性夹板固定，固定时间一般为 2～4 周。患牙与邻牙数目比例约为 1∶2，牙冠中 1/3 进行酸蚀，止血、隔湿下黏结，流动树脂＋纤维条带固定，表面抛光。最后咬合关系检查，进行必要的调𬌗，防止咬合创伤。

（6）予以抗感染药物治疗、漱口液。

（7）术后医嘱。

（8）预约复诊。

五、要点与讨论

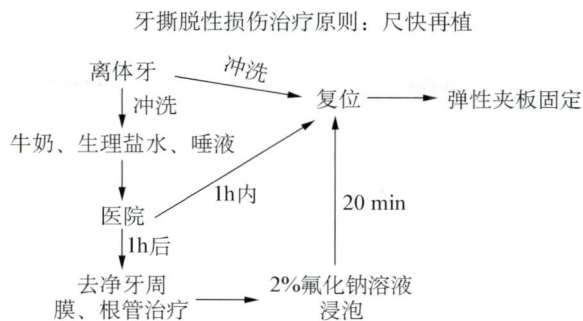

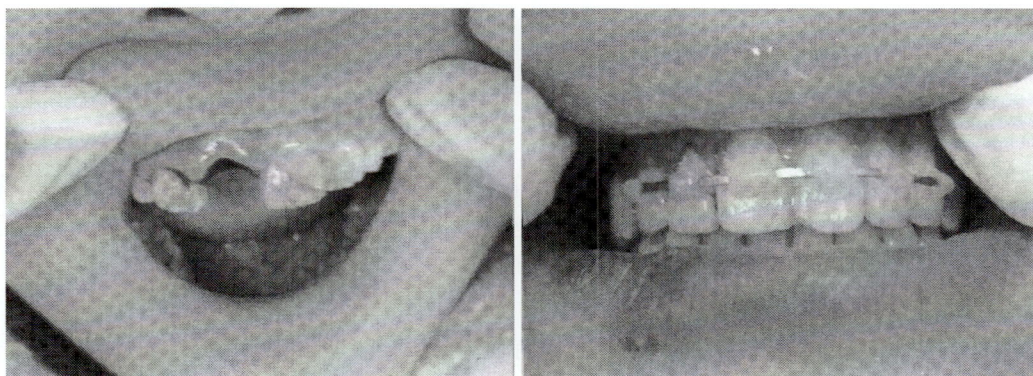

牙撕脱性损伤治疗原则：尽快再植

离体牙 —冲洗→ 复位 —→ 弹性夹板固定

离体牙 ↓冲洗

牛奶、生理盐水、唾液

↓

医院 —1h内→ 复位

↓1h后

去净牙周膜、根管治疗 —→ 2%氟化钠溶液浸泡 —20 min→ 复位

六、思考题

（1）通过本案例你对牙齿撕脱性损伤的诊疗过程有何体会？

（2）牙齿撕脱性损伤治疗疗效影响因素有哪些？

七、推荐阅读文献

［1］俞立英,朱亚琴,邹德荣.口腔医学［M］.上海:复旦大学出版社,2014:243-245.

［2］毛天球.口腔科急症诊断与治疗(修订版)［M］.西安:世界图书出版公司,2005:4-6.

［3］Stephen Cohen 著,刘荣森译.临床牙髓病学［M］.9 版.北京:人民军医出版社,2014:21-36.

（廖 骞）

案例 57

牙龈出血

一、病历资料

1. 主诉

右上后牙牙龈出血 3 h。

2. 现病史

患者，男性，69 岁，晚餐后突发右上后牙牙龈出血，持续近 3 h，有大口吐血情况，附近医院就诊予纱布紧咬后出血有所减少，去除纱布后再次出血，遂转至我院口腔急症。否认咀嚼硬物，否认使用牙签等工具，否认身体其他部位出血或紫癜等状况。

3. 既往史

半年来时有刷牙出血情况，近期晨起唾液内偶有血丝，未予处理，否认明显自发性出血史。有高血压病史 10 余年，服用氨氯地平（络活喜）控制良好。脑梗死（腔梗）3 年后，长期服用阿司匹林。有乙肝病史，否认脂肪肝、肝硬化等状况。否认心脏病、糖尿病史，否认其他系统性疾病史。否认药物过敏史。喜甜食，嗜烟，不嗜酒。

4. 临床检查

患者神清气平，对答切题。BP 160 mmHg/100 mmHg，P 82 次/min。左右面颊部基本对称，无红肿，未及放性伤口。口腔内有大量血凝块，去除血凝块后可见 16 残冠，14、15 和 17 残根，16 松动 Ⅰ°，有轻度叩痛，远中腭侧龈乳头红肿，质软，邻间隙内有食物残渣，探及深牙周袋，可见鲜红色活动性出血，无搏动感，口内其余牙龈及黏膜未见明显出血点。上下前牙伸长，Ⅰ°～Ⅱ°松动，牙龈退缩，根面暴露 1/3，边缘龈略肿，下前牙舌侧牙结石 Ⅱ°。右上及左右下后牙区可及多个龋齿与残根，局部卫生不佳。

5. 实验室检查

血常规示：PLT 136×10^9/L，WBC 8×10^9/L。

凝血功能：PT 12.6 s，APTT 38.7 s。

二、诊治经过

1. 迅速判断患者整体情况

迅速判断患者整体情况，在确认无紧急全身状况的前提下进行后继病史询问、临床检查等程序。

（1）面色、神态、体态、步态：自主走入诊室。

（2）意识、沟通能力：神清，对答切题。

（3）R、P：气平，P 82 次/min。

（4）BP：160 mmHg/100 mmHg。

2. 围绕主诉有的放矢地询问病史

（1）出血有无诱因：突发，否认咀嚼硬物，否认使用牙签。

（2）出血情况：持续 3 h，有大口吐血。

（3）是否经过止血处理，采取了哪些措施，效果如何：附近医院就诊予纱布紧咬后出血有所减少，去除纱布后再次出血。

（4）身体其他部位有无出血迹象：否认身体其他部位出血或紫癜等状况。

（5）既往有无类似发作，如有是如何处置的：时有刷牙出血情况，近期晨起唾液内偶有血丝，未予处理，否认明显自发性出血史。

（6）全身状况，有无高血压、脑梗死、心脏病、肝病、糖尿病等疾病史：有高血压病史 10 余年，脑梗死（腔梗）3 年后，有乙肝病史，否认脂肪肝、肝硬化等状况。否认心脏病、糖尿病史，否认其他系统性疾病史。

（7）用药情况：氨氯地平，阿司匹林。

（8）有无药物过敏史：否认药物过敏史。

（9）饮食习惯，烟酒嗜好，家族史等：喜甜食，嗜烟，不嗜酒。

3. 在了解病史的情况下进行相关临床检查

（1）面型、有无肿胀、有无外伤等：左右面部基本对称，无红肿，未及开放性伤口。

（2）迅速查找出血部位，重点检查出血点附近牙齿、牙龈、黏膜状况：口腔内有大量血凝块，去除血凝块后可见 16 残冠，14、15 和 17 残根，16 远中腭侧龈乳头红肿，质软，邻间隙内有食物残渣，探及深牙周袋，可见鲜红色活动性出血，无搏动感。

（3）口内非出血部位的牙齿、牙龈、黏膜情况：口内其余牙龈及黏膜未见明显出血点，上下前牙伸长，Ⅰ°～Ⅱ°松动，牙龈退缩，根面暴露 1/3，边缘龈略肿，下前牙舌侧牙结石Ⅱ°。右上及左右下后牙区可及多个龋齿与残根，局部卫生不佳。

（4）必要时查看身体其他部位有无紫癜、出血。

4. 形成初步诊断

结合主诉、现病史以及临床检查可形成初步诊断为：

（1）牙周炎，16、17 牙龈出血。

（2）16 残冠，14、15、17 残根。

5. 初步处理出血情况

予紧咬纱布行压迫止血，初步处理后尽快进行必要的实验室检查。

6. 相关实验室检查

（1）血常规检查：WBC 8×10^9/L［正常值：$(4\sim10)\times10^9$/L］；PLT 136×10^9/L［正常值：$(100\sim300)\times10^9$/L］。

（2）出凝血功能：PT 12.6 s（正常值：9.8～12.7 s），APTT 38.7 s（正常值：22～36 s）。

7. 进行有效止血措施，注意止血前告知以及止血后医嘱

因紧咬纱布止血效果不佳，予碘仿纱条填塞 16、17 牙间隙，观察 0.5 h，若出血停止则允许患者离院。

填塞纱条前应告知患者有胀痛感、异物感，如效果不佳还需另行其他方案处置。

出血停止后，可允许患者离院，嘱 48 h 后复诊抽除纱条，期间注意保持局部清洁卫生，不适随诊。嘱前往内科会诊，控制血压，酌情使用阿司匹林等抗凝药物。嘱口腔科门诊进一步诊治，择期拔除残根残冠，行牙周序列治疗控制牙周炎症等。

三、病例分析

1. 病史特点

（1）以牙龈出血为主诉,引起牙龈出血的病因较复杂,除口腔局部因素外,全身因素也不可忽视。因此,接诊此类疾病患者时,询问病史及临床检查需局部与全身并重,既要及时解决出血这一症状,又要尽可能查找出出血的根本原因,指导患者行必要的后继治疗,减少反复出血的可能。

（2）个体情况:患者为老年男性,口腔健康状况欠佳,同时患有多种全身系统性慢性疾病,尤其是心脑血管疾病。在口腔内出血不止甚至大口吐血的情况下,患者可能由于长时间出血以及辗转多家医院求治未果所导致的精神紧张、身体疲劳等诱发血压升高、心脏不适等问题,因此在诊疗过程中要时刻关注其全身状况的变化,迅速对局部出血做出行之有效的初步处理,并要细心解释,稳定患者情绪。

（3）病史与检查:本案例中患者口腔内检查显示卫生状况不良,多处残根残冠,牙龈退缩,牙齿松动,既往有刷牙出血,提示慢性牙周炎的存在,局部易出血因素显著;近期晨起唾液混有血丝,此次餐后无明显诱因下突发牙龈自发性持续性出血,且紧咬纱布不能有效止血,提示全身状况中可能有容易导致出血加剧的问题存在,追问病史,获知患者有高血压、肝病史,这些疾病增加了发生出血的可能性,尤其关键的信息是患者因脑梗病史而长期服用阿司匹林,该药可作用于血小板,降低血液凝固的能力,导致持续出血。相关实验室检查显示:白细胞及血小板计数在正常值范围内,由此可以基本排除白血病、血小板减少性紫癜等全身疾病的可能性;凝血功能指标 PT 正常,APTT 略高于正常值,是否有凝血功能异常有待进一步明确诊断。

2. 诊断与诊断依据

（1）牙周炎,16、17牙龈出血(依据同上述分析)。

（2）16残冠,14、15、17残根。

（3）凝血功能异常可能:长期服用阿司匹林,PT正常,APTT 38.7 s,略高于正常值。

（4）BP:160 mmHg/100 mmHg。

3. 鉴别诊断

（1）急性龈乳头炎出血。

（2）牙龈瘤出血。

（3）急性坏死性溃疡性龈炎出血。

（4）白血病致牙龈出血。

（5）血小板减少性紫癜致牙龈出血。

四、处理方案及基本原则

（1）安抚患者情绪,避免情绪激动、血压升高致出血加剧。

（2）清理患者口腔,寻找出血位置。

（3）止血:用纱布压迫数十秒后打开检查是否有大块牙石或肉芽组织,如有则轻柔清除,3%过氧化氢冲洗,予纱布紧咬压迫止血,也可以采用吸收性明胶海绵、止血粉、云南白药等敷在伤口上再行纱布压迫止血;在牙间隙内填牙周塞治剂、碘仿纱条等也可,需按时复诊去除填塞物。必要时可进行缝合止血。

（4）观察30 min,如无活动性出血可允许患者离院。

（5）建议患者至牙周科进行牙周序列治疗,及时拔除残根残冠。

（6）建议患者至综合性医院相关科室诊治全身系统性疾病。

五、要点与讨论

牙龈出血是常见的口腔急症之一,发病部位看似不会危及生命,多数情况下也就是处于炎症状态的牙龈受外力作用后损伤、出血,但在少数情况下可能是白血病、血友病、血小板减少性紫癜的首发症状,若不加以仔细鉴别诊断而仅仅予以局部止血处理,可能会贻误病情,导致更加严重的后果。因此,牙龈出血应注重病因分析,图 57-1 罗列了相关致病因素,在询问病史、临床检查、实验室检查过程中均应予以全面考虑,避免疏漏。

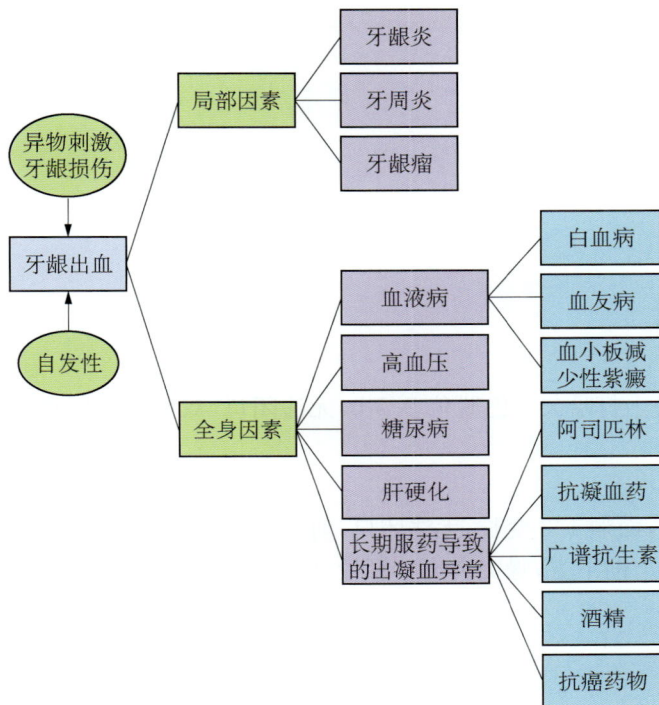

图 57-1 牙龈出血相关致病因素

六、思考题

(1) 通过本案例你对牙龈出血这一口腔急症的诊疗过程有何体会?

(2) 口腔颌面部非外伤性出血还可能发生在哪些情况下,临床诊治中应注意哪些方面?

七、推荐阅读文献

[1] 姬爱平.口腔急诊常见疾病诊疗手册[M].北京:人民卫生出版社,2013:177-178.

[2] 毛天球.口腔科急症诊断与治疗(修订版)[M].西安:世界图书出版公司,2005:132-133.

[3] 孟焕新.牙周病学[M].4 版.北京:人民卫生出版社,2012:150-166.

[4] Stanly F. Malamed.口腔急症处理[M].胡开进 译.6 版.北京:人民卫生出版社,2010:251-263.

(杜 嵘)

案例 58

颞下颌关节前脱位

一、病历资料

1. 主诉

打哈欠下巴脱位 1 h。

2. 现病史

患者,女性,33 岁,晚上打哈欠下巴脱位 0.5 h,无法闭口,双侧关节区疼痛,来我院急诊科就诊,否认外伤撞击等情况。

3. 临床检查

语言不清,唾液外流,面颊 1/3 变长,无法闭口,前牙开𬌗、反𬌗,后牙早接触。双侧耳屏前可扪到凹陷区,髁突突出于关节结节前下方,喙突突出于颧骨之下。余未见明显异常。

二、诊疗经过

急性前脱位很容易诊断,多出现在大张口运动或下颌在张口时受到外伤时,关节囊明显松弛以及肌肉运动不协调也可出现。X 线片显示髁突位于关节结节前上方。根据患者双侧耳屏前可扪到凹陷区,前牙开𬌗、反𬌗,未受撞击外伤,可以诊断为"急性双侧颞下颌关节前脱位"。予以对症治疗:①口内手法复位;②复位后立即用头颌绷带固定,限制张口活动 2 周左右,开口度不宜超过 1 cm。

三、病例分析

1. 概述

颞下颌关节脱位是指大张口时,髁突与关节窝、关节结节或关节盘之间完全分离,不能自行回复到正常的位置。在口腔急诊中,急性前脱位时发生率最高。急性前脱位的诊断主要依靠体格检查。本病例中检查可见下颌运动异常,呈开口状态而不能闭合,下颌前伸,颏部下移,面形相应变长,触诊时耳屏前可扪到凹陷区,符合急性双侧颞下颌关节前脱位的诊断。

2. 鉴别诊断

(1)复发性脱位:有反复发作的病史,老年人、重病患者更易发生。关节造影可见关节囊松弛,关节盘附着撕脱。关节 X 线片除表现为关节前脱位外,髁突、关节结节变平。

(2)陈旧性脱位:病程长,无牙颌患者、婴幼儿、重病患者易发生。关节 X 线片可见髁突位于关节结节前上方。

（3）下颌骨髁颈骨折：单侧骨折时合中线偏向患侧，而单侧关节脱位时合中线偏向健侧。双侧骨折时前牙呈开合状态，髁状突颈部有明显压痛，皮下血肿。X线有骨折影像，可以明确诊断。

四、处理方案

颞下颌关节急性脱位后，应及时复位，复位后应限制下颌运动。

1. 复位

安抚患者情绪，让患者做好思想准备，精神不宜紧张，肌肉要放松。复位方式分两种。口内法：患者端坐椅子上，头部紧靠墙壁。下颌𬌗面低于手术者两臂下垂时肘关节水平。术者立于患者前方，两拇指缠绕纱布进入患者口腔于下颌磨牙𬌗面上，并尽可能向后按压（见图 58－1），其余手指握住下颌体部下缘，复位时拇指压向下颌骨向下，逐步加力，其余手指将颏部缓慢上推，当髁状突移到关节结节水平以下时，再轻轻将下颌向后推动；此时髁状突即可滑入关节窝得以复位（见图 58－2）。当下颌复位时，由于咀嚼肌反射性收缩，上下牙紧咬合，因此当即将复位闭合时，术者拇指应迅速滑向颊侧口腔前庭，以免咬伤。当双侧同时复位困难时，可先复位一侧，紧接着复位另一侧。口外法：患者和术者的体位同口内法。复位时，术者两拇指放在患者两侧突出于颧弓下方的髁状突前缘，然后用力将髁状突向下后方挤压。此时，患者感觉下颌酸麻；患者同时用双手的示指、中指托住两下颌角，以无名指、小拇指托住下颌体下缘，各指配合，使下颌角部和下颌体部推向上前方，此时，髁状突下降并向后滑入关节窝得以复位。临床上，有时脱位时间长，导致肌肉痉挛，关节局部水肿或者患者无法配合，手法复位困难。此时，宜先局部热敷或行关节周围和咀嚼肌神经封闭后再用上述方法。

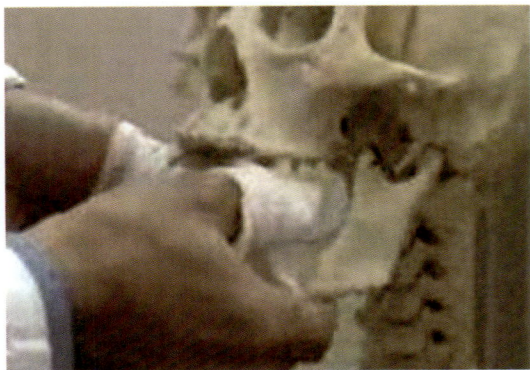

图 58－1　颞下颌关节前脱位口内复位术者手指位置

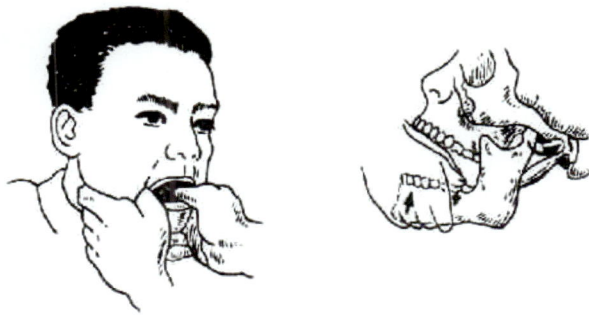

图 58－2　颞下颌关节前脱位口内复位用力方向

2. 限制下颌运动

下颌复位后，为了使被牵拉过度的韧带、关节盘诸附着和关节囊得到修复，必须在固定下颌 2～3 周，限制开颌运动，开口不宜超过 1 cm。固定的方法以采用颅颌绷带最便捷、适用。如果复位后未得到固定，或者固定时间太短，被撕裂的组织未能得到完全修复，可以继续复发脱位及颞下颌关节紊乱综合征。

五、讨论

颞下颌关节脱位是指大张口时，髁突与关节窝、关节结节或关节盘之间完全分离，不能自行回复到正常的位置。根据脱位的方向可分为前方脱位、后方脱位、上方脱位、内侧脱位与外侧脱位。根据脱位的性质分为急性前脱位、复发性和陈旧性脱位。前脱位：关节盘-髁突复合体越过关节结节并固定于关节结节前上方；后脱位：髁突可突出到外耳道鼓室以及茎突外侧；上方脱位：髁突进入颅中窝；内侧脱位：髁突达关节窝的内侧；外侧脱位髁突移至关节窝的外侧。后脱位、上方脱位及内侧脱位主要为外力损伤所致，同时可伴有关节窝、关节结节、髁突或下颌骨骨折及颅脑损伤，临床上少见。急诊临床上最常见的是颞下颌关节前脱位，主要有内源性与外源性两种因素。内源性因素包括打呵欠、唱歌、大笑、大张口进食、长时间大张口进行牙科治疗等。外源性因素是指在开口状态下，下颌受到外力的打击；经口腔气管插管、进行喉镜和食管内镜检查、使用开口器、新生儿使用产钳等，用力不当使下颌开口过大，髁突越过关节结节不能自行回位；关节囊和关节韧带松弛、习惯性下颌运动过度、下颌快速运动可增加前脱位的危险。如果患者有外伤撞击史，需和髁突骨折鉴别诊断，这时 X 线检查可以确诊，避免延误病情。

六、思考题

（1）试叙颞下颌关节前脱位的临床表现及治疗。

（2）颞下颌关节前脱位与髁突骨折、翼外肌功能亢进、关节囊扩张关节盘附着松弛的鉴别诊断有哪些？

七、推荐阅读文献

[1] Gunnar E. Carlsson，Tomas Magnusson. ，颞下颌关节紊乱病的诊治[M]王美青，吴尧平，译. 北京：人民军医出版社，2010：10.

[2] Jeffrey P. Okeson 著，颞下颌关节紊乱病及其咬合的诊断与治疗[M]王美青，译. 6 版. 北京：人民卫生出版社，2012.12.

（郭一波）

一、病历资料

1. 家长代诉

牙龈红肿出血糜烂伴发热 5 d。

2. 现病史

患儿，男性，21 个月，5 d 前出现高热，使用布洛芬混悬液（美林）、蒲地蓝消炎口服液对症治疗后有所好转，但精神不佳，烦躁不安。4 d 前出现牙龈红肿，易出血，少量，患儿拒食、哭闹。2 d 前家长发现患儿口腔内散在多个小水泡，并逐渐出现糜烂，高热症状又有反复。经儿科医院儿内科急诊转至我院口腔急诊就诊。

3. 既往史

患儿体质差，经常感冒发烧。1 月前开始入托，十余天前出现食欲不佳，流涎增多。未曾有过类似口腔炎症状。否认药物过敏史。否认全身性疾病，否认身体其他部位异常。

4. 临床检查

患儿神清，哭闹，查体不配合。T 38.7℃。左右面部基本对称，无红肿。可见口角少量血渍；上唇红及口角皮肤处可见表浅小溃疡面，约 2 mm。口内见上下牙列龈缘充血水肿明显，触诊出血；颊黏膜、下唇内侧、舌缘及上腭可见多处破溃糜烂面，部分覆有黄色假膜，边缘分布散在或成簇小水泡，针尖大小；软腭及咽峡部可见充血状。手部、脚部未见水泡及糜烂。

5. 实验室检查

外院血常规检查（2 h 前）：WBC 11.2×10^9/L，LY 46.7%。

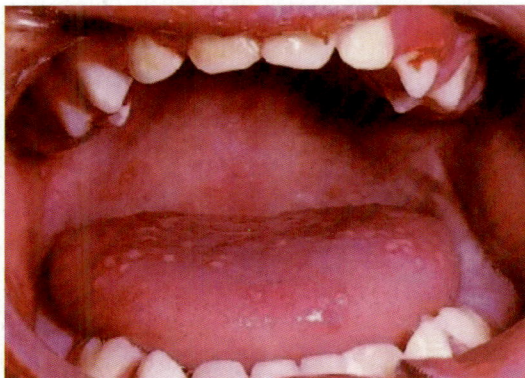

图 59-1 疱疹性龈口炎

二、诊治经过

1. 迅速判断患者整体情况

迅速判断患者整体情况，在确认无紧急全身状况的前提下进行后继病史询问、临床检查等程序。

（1）全身症状：T 38.7℃（已有儿内科诊治）；R 30 次/min，P 102 次/min。

（2）意识：神清。

2. 围绕主诉有的放矢地询问病史

（1）发热可能原因：体质差，入托一月。

（2）牙龈出血原因：发热 1 d 后牙龈红肿。

（3）出血情况：触碰出血，少量。

（4）口腔糜烂状况：出水泡后破溃成糜烂，渐重。

（5）是否已对症处理：儿科医院就发热予以治疗。

（6）身体其他部位有无异常：否认身体其他部位异常。

（7）既往有无类似发作：未曾有过类似口腔炎症状。

（8）全身状况：体质差，否认全身系统性疾病。

（9）用药情况：布洛芬混悬液、蒲地蓝消炎口服液。

（10）有无药物过敏史：否认药物过敏史（布洛芬混悬液和蒲地蓝消炎口服液均曾有使用）。

3. 在了解病史的情况下进行相关临床检查

（1）面型，有无肿胀等：左右面部基本对称，无红肿。

（2）口唇及殆面部症状：口角少量血渍；上唇红及口角皮肤处可见表浅小溃疡面，约 2 mm。

（3）口腔内部症状：上下牙列龈缘充血水肿明显，触诊出血；颊黏膜、下唇内侧、舌缘及上腭可见多处破溃糜烂面，部分覆有黄色假膜，边缘分布散在或成簇小水泡，针尖大小；软腭及咽峡部可见充血状。

（4）查看身体其他部位：手部、脚部未见水泡及糜烂。

4. 形成初步诊断

结合主诉、现病史以及临床检查可形成初步诊断为：疱疹性龈口炎。

5. 初步处理

予纱布行压迫止血。

6. 相关实验室检查（外院）

血常规：WBC 11.2×10^9/L［正常值：$(4 \sim 10) \times 10^9$/L］，LY 46.7％（正常值：20％～40％）。

7. 药物治疗及医嘱

（1）继续发热对症治疗：布洛芬混悬液，每次 4 ml 口服，可间隔 4—6 小时重复用药 1 次，24 小时不超过 4 次。

（2）继续抗病毒治疗：蒲地蓝消炎口服液，每次 1 支口服，一天 3 次。

（3）抗炎治疗：希刻劳干混悬液，按 10 mg/kg/次，口服，一天 3 次。

（4）口腔黏膜对症治疗：复方硼砂漱口液（Dobell 液），3—5 ml，擦拭，一天 3 次。

（5）支持疗法：保持口腔卫生，注意休息。

三、病例分析

1. 病史特点

（1）以牙龈红肿出血糜烂为主诉，引起该症状的病因较多，除口腔局部因素外，全身因素也不可忽视。因此，接诊此类疾病患者时，询问病史以及临床检查非常重要。

（2）个体情况：患者为 21 月龄幼童，从小体质较差，经常生病；1 月前刚入托，开始集体生活，容易经交叉感染传染病症。

（3）病史与检查：本案例中患者年幼体弱，是疱疹病毒的易感人群；且集体生活不久，免疫力差，增加了感染的风险。从发热、流涎开始，患儿口腔逐渐出现红肿、出血、水泡、糜烂和溃疡，病程及症状符合疱疹性龈口炎的诊断。

2. 诊断

疱疹性龈口炎

3. 诊断依据

（1）幼童,集体生活。

（2）高热,流涎。

（3）口角少量血渍;上唇红及口角皮肤处可见表浅小溃疡面,约 2 mm。口内见上下牙列龈缘充血水肿明显,触诊出血;颊黏膜、下唇内侧舌缘及上腭可见多处破溃糜烂面,部分覆有黄色假膜,边缘分布散在或成簇小水泡,针尖大小;软腭及咽峡部可见充血状。手部、脚部未见水泡及糜烂。

（4）血常规检查:WBC $11.2×10^9$/L, LY 46.7%。

4. 鉴别诊断

（1）口炎性口疮(疱疹样口疮)。

（2）三叉神经带状疱疹。

（3）手-足-口病。

（4）疱疹性咽峡炎。

（5）多形红斑。

（6）高热性龈口炎。

四、处理方案及基本原则

（1）安抚患儿情绪。

（2）清理患者口腔,压迫牙龈止血。

（3）全身用药及局部清洁用药相结合。

（4）告知家属用药方法及预防感染扩散措施。

（5）全身症状对症治疗。

（6）病症变化或病程延长,及时随访。

五、要点与讨论

　　疱疹性龈口炎是由单纯疱疹病毒引起的,病毒感染患者或病毒携带者为主要传染源,可通过飞沫、唾液及疱疹液接触而致。可分为原发性和复发性疱疹性口炎。而原发性则表现为一种较严重的龈口炎,即急性疱疹性龈口炎,好发于 6 岁以下儿童,其中 6 个月至 2 岁更多见。该病潜伏期一般 4～7 d,始发可见发热、疲乏、咽痛、流涎、拒食等症状,全身反应明显;继而出现口腔黏膜充血水肿、起泡、糜烂、溃疡,直至愈合,也可见疲乏损害,整个病程 7～10 d。疱疹性龈口炎是常见的口腔急诊之一,发病急,多数情况下不会危及生命,但在幼童主要与手-足-口病的鉴别,避免误诊。此外,应留意全身情况,极少数可能是血液系统疾病在口腔内的表现,若不加以区别,可能会贻误病情,导致更加严重的后果。因此,在询问病史、临床检查、实验室检查过程中均应予以全面考虑,避免疏漏。

六、思考题

　　（1）通过本案例你对疱疹性口炎的口腔急症诊疗过程有何体会?

（2）口腔黏膜急症病例还可能有哪些？临床诊治中应注意哪些方面？

七、推荐阅读文献

［1］姬爱平.口腔急诊常见疾病诊疗手册［M］.北京：人民卫生出版社，2013.

［2］李秉琦，周曾同.口腔黏膜病学［M］.2版.北京：人民卫生出版社，2006：18-19.

［3］钟瑾，董金涛，李建文，等.综合疗法治疗小儿疱疹性口炎临床疗效观察［J］.中国当代医药，2012，19（22）：78-79.

［4］刘晓玲.婴幼儿疱疹性龈口炎患者的口腔护理［J］.中国保健营养，2012（6）：1426.

（朱铭颐）

血管神经性水肿

一、病历资料

1. 主诉

上唇肿胀 2 h。

2. 现病史

患者,女,40 岁,2 h 前上唇出现瘙痒,逐渐发生肿胀。短时间内肿胀发展迅速,上唇紧绷感加剧,无疼痛,未经任何治疗,即于我院口腔科急诊,现自觉肿胀略缓解。患者自发病以来,无吞咽不适,全身其他部位未出现明显不适。追问病史,否认上唇外伤及感染史。否认牙痛史。近期因女儿参加中考,时常感到焦虑。今晨曾服用降压药物缬沙坦(代文),晚餐时曾进食海鲜。

3. 既往史

否认类似发作史。有高血压病史,长期服用降压药物缬沙坦。对青霉素、头孢、磺胺类药物过敏。否认家族遗传病史。饮食习惯以素食为主。无不良习惯。

4. 临床检查

患者神清气平,对答切题。BP 140 mmHg/80 mmHg,P 70 次/min。全身皮肤未见明显异常。上唇皮肤肿胀明显,颜色正常,表面光亮,边界不清(见图 60 - 1),压之无明显疼痛,质韧有弹性,无皮温升高。口内上唇黏膜肿胀,边界不清,无压痛。舌体未见明显肿胀,伸舌自如,无明显偏斜。其余黏膜组织未见明显异常。11、21 近中邻面树脂充填,无叩痛,无松动,牙龈无红肿。

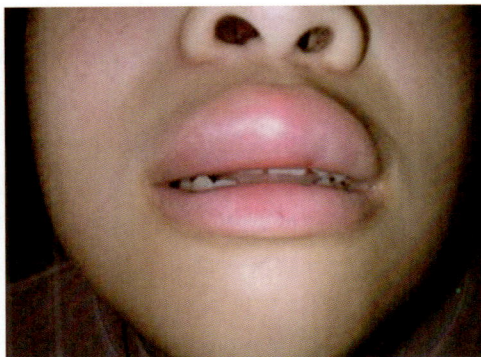

图 60 - 1 上唇肿胀肥厚

5. 实验室检查

血常规示:WBC 6×10^9/L,N 66%。

二、诊治经过

(1) 了解患者主诉"上唇肿胀 2 h"后,首先评估患者的全身情况,确认无危重情况后,再进行病史采集。

(2) 了解近期无牙痛史,口内检查未发现病灶牙,排除牙源性感染可能。

(3) 了解病程"短时间内发展迅速,现自觉肿胀略缓解"大致判断过敏反应可能。

（4）了解患者对多种药物过敏，可判断为过敏性体质，易发生过敏反应。

（5）颌面部检查：肿胀部位质韧，边界不清，无压痛，进一步确认非炎症性水肿可能。

（6）实验室检查：白细胞及中性粒细胞在正常范围值内，也可排除急性细菌性感染的可能。

（7）初步诊断：上唇血管神经性水肿。

（8）给予抗过敏对症治疗：西替利嗪（仙特明）片 10 mg po qd

三、病例分析

1. 病史特点

1）问诊

全面地展开病史的询问。其中必需包括对全身情况的了解。

（1）发病诱因：是否有上唇感染史，是否有上唇外伤史，是否有牙痛史，是否有局部接触史，是否有不良习惯，近期身体及精神情况，近期用药及饮食情况。

（2）发病过程：起病时间，肿胀发展的特点，其中包括肿胀是否可以消退及消退的条件。

（3）相关症状：肿胀的特点及程度，是否伴有疼痛，是否伴有其他部位的肿胀或瘙痒。

（4）类似发作史：首次发病或有类似发作史。

（5）系统疾病史：是否有相关系统性疾病。

（6）过敏史：是否有过敏史及相关过敏原。

（7）家族史：是否有家族遗传病史。

2）全面的临床检查，包括全身及局部检查

（1）全身情况：全身其他部位是否有肿胀。

（2）颌面部检查：面部是否对称，肿胀部位皮肤和唇红的颜色，表面是否有溃破及渗出，通过双合诊了解肿胀的程度，范围，质地及温度，包括是否有压痛。

（3）口腔检查：唇、颊、舌、腭、口底组织是否有颜色改变，是否有肿胀或溃破出现。牙体及牙周组织的检查，是否有龋洞，牙体缺损或不良修复体，牙龈的色、形、质是否正常。

2. 诊断与诊断依据

（1）上唇 2 h 前发生肿胀，短时间内肿胀发生迅速，出现紧绷感，就诊后肿胀略有缓解。疾病的发生突然而且急速，消退也较迅速，符合 I 型超敏反应的特点。

（2）发病前不久曾进食海鲜，可考虑为本次发病的反应原。近期情绪波动大，也可成为诱因。

（3）对青霉素，头孢，磺胺类药物过敏，推断患者为过敏体质。

（4）肿胀部位发生在上唇，符合血管神经性水肿好发于头面部疏松结缔组织的特点。

（5）上唇肿胀区皮肤和黏膜颜色正常，表面光亮，边界不清，压之无明显疼痛，质韧有弹性，无皮温升高，符合血管神经性水肿肿胀的特点。

综合以上观点，可做出初步诊断：上唇血管神经性水肿。

3. 鉴别诊断

（1）牙源性蜂窝织炎。

（2）肉芽肿性唇炎。

（3）腺性唇炎。

四、处理方案及基本原则

（1）处理原则：分析可疑过敏原，本次发病诱因判断：可能为进食海鲜或精神过度紧张。建议患者放松紧张情绪，暂时不再吃海鲜类食物，以控制病情。

（2）血管神经性水肿的特点为可自行消退，考虑患者发病至今肿胀已经有所缓解，且目前未出现舌部口底和喉部水肿等严重症状，可考虑暂不用药。

（3）密切关注病情进展，给予口服抗组胺药物，必要时服用。

（4）建议患者门诊复查，进行过敏原筛查检测，预防复发。

五、要点与讨论

血管神经性水肿的发病机制属Ⅰ型超敏反应，饮食、药物、情绪激动都可能为诱发因素。上述半抗原或抗原进入机体后作用于浆细胞，产生 IgE，附着于肥大细胞，释放组胺、缓激肽等生物活性物质，引起小血管和毛细血管扩张及通透性增加，使组织迅速肿胀（见图 60 - 2）。

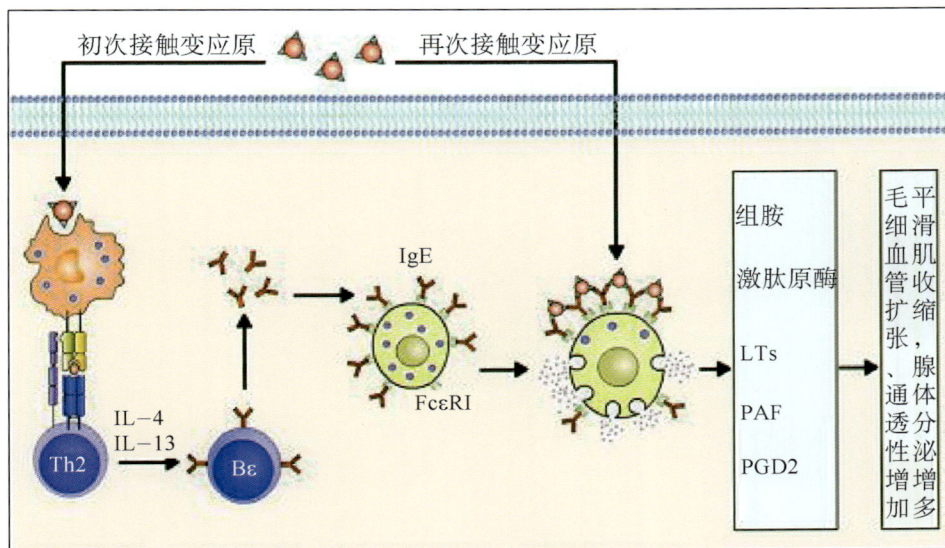

图 60 - 2　Ⅰ型超敏反应机制

临床表现为起病突然而迅速，病变可消失迅速，好发部位为疏松结缔组织。病变为局限性水肿，边界不清，按之韧有弹性。经过相关的病史采集，不难做出初步诊断：血管神经性水肿。在做出初步判断后，不能忽视颜面部其他部位水肿的出现，特别是舌及咽喉部的水肿，因为这些部位的水肿可影响呼吸，甚至可导致呼吸困难。问诊及临床检查时万不可遗漏。如出现这些严重的症状，必要时可使用肾上腺素和糖皮质激素治疗。治疗原则：强调确认过敏原，隔绝过敏原，才能从根本上解除症状，防止复发。

血管神经性水肿若有反复发作史，必须确认有无家族史，并进一步检查是否为常染色体显性遗传性疾病，以制订相应的治疗计划。

六、思考题

（1）通过本案例你对血管神经性水肿的病例分析有何体会？

（2）通过本案例你对血管神经性水肿的诊疗方法有何认识及提高？

七、推荐阅读文献

［1］邱蔚六,张志愿.口腔颌面外科临床手册［M］.2版.北京:人民卫生出版社,2001:256－257.

［2］陈谦明.口腔黏膜病学［M］.4版.北京:人民卫生出版社,2012:51－59.

［3］李秉琦.实用口腔黏膜病学［M］.北京:科学技术文献出版社,2011:146－163.

［4］吴淑娟,刘佳佳,罗小波.口腔黏膜过敏性疾病的过敏原检测方法［J］.临床口腔医学杂志,2015:63－66.

［5］刘全義,王如,齐殿锦.颌面部血管神经性水肿194例临床分析［J］.黑龙江医药科学,2013:105.

（钱庆慰）

面部软组织挫裂伤

一、病历资料

1. 主诉

头面部摔伤 1 h。

2. 现病史

患者，男性，24 岁，1 h 前骑电动车不慎摔倒路面，面部着地，发现伤口不断出血，随即到口腔急诊就诊。早餐正常饮食。伤后未出现恶心呕吐。

3. 既往史

否认眩晕史，否认其他全身系统性疾病史。否认药物过敏史。

4. 临床检查

患者神清，对答切题。BP 120 mmHg/85 mmHg，P 78 次/min。面颊部左右基本对称，左侧鼻底至上唇唇红纵形裂开，长 3.0 cm，深达肌层；左侧颏部自上而下见一反"Z"型伤口，长 3.0 cm，深达骨面；右上唇皮肤、右颏部、左下唇唇红各见 1.0 cm 裂口，深约 0.5 cm；所有伤口均未与口内前庭沟穿通（见图 61 - 1）。双侧耳屏前无压痛，下颌骨下缘无压痛，未见口角歪斜。张口度正常，咬合关系正常，牙齿无缺损、无明显松动。

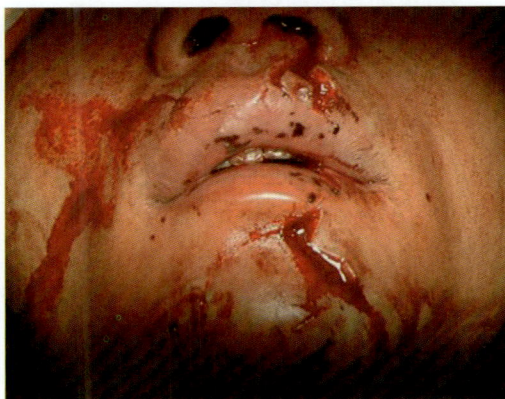

图 61 - 1　面部软组织挫裂伤

5. 实验室检查

血常规示：PLT 252×10^9/L，WBC 8×10^9/L，RBC 4.52×10^{12}/L，Hb 140 g/L。

6. 影像学检查

CT 平扫未发现颌面部骨折。

二、诊治经过

患者骑电动车不慎摔倒致面部损伤出血 1 h，于我院口腔急诊就诊。根据病史、体格检查及影像学检查，初步诊断为"上下唇、颏部软组织挫裂伤"，完善术前准备后，在局麻下行口腔颌面部软组织清创缝合术（见图 61 - 2）。术后给予 T. A. T 1 500 IU，肌注，口服抗生素头孢呋辛酯片 0.25 bid，3% 硼酸酒精外用消毒,常规医嘱。1周拆线。

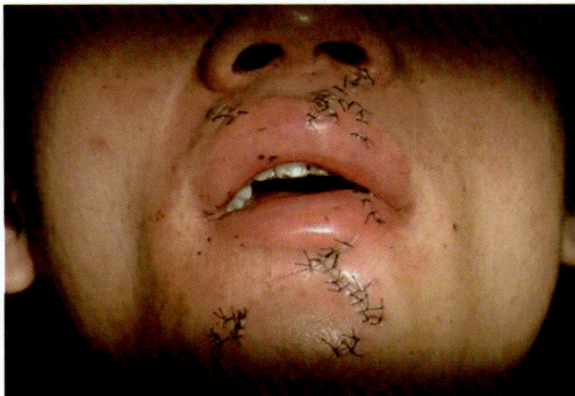

图 61‑2 面部软组织挫裂伤缝合后

三、病例分析

1. 病史特点或术前小结

(1)病史询问应包括患者损伤的原因、地点,有无晕厥、恶心呕吐等伴随症状。询问有无全身系统性疾病等。本例患者骑车摔倒在路面,创口存留异物可能较小。软组织挫裂伤可能损伤面神经,其检查结果应有所体现。体格检查与影像学检查均排除颌面部骨折。

(2)在诊治颌面部损伤时,要注意可能同时伴发的其他部位损伤和危及生命的并发症。对病员应做全面检查,迅速判断伤情,根据其轻重缓急,决定救治的先后步骤,妥善处理。

2. 诊断与诊断依据

(1)外伤致颌面部软组织挫裂伤,诊断明确。

(2)通过询问病史和体格检查,初步排除异物残留可能及面部骨折可能。

(3)未出现口角歪斜,提示面神经分支未受损伤。

(4)影像学检查排除颌面部骨折。

基于以上几点分析:初步诊断为上下唇、颏部软组织挫裂伤。

3. 鉴别诊断

软组织挫裂伤诊断明确,无须行鉴别诊断,但要注意排除颌面部异物残留和骨折可能。

四、处理方案及基本原则

1. 处理原则

(1)有休克症状出现时应先处理休克。

(2)有脑震荡或颅内其他并发症者请神经外科医师会诊处理,患者应绝对卧床休息,局部做简单包扎或清创缝合。待全身情况许可后再进一步处理。

(3)颅底骨折无须特殊处理,伴有颅脑外伤的按脑外伤处理。

(4)软组织损伤:原则上伤后48~72 h内均可行清创缝合术,大面积清创应在手术室进行。

2. 软组织挫裂伤的治疗方法是行清创缝合术

（1）先用消毒纱布保护伤口，然后以生理盐水或肥皂水洗净创口附近污染的皮肤。

（2）常规消毒、麻醉后再用大量生理盐水或 1.5%过氧化氢溶液冲洗创口，并尽可能清除创口表面异物、泥沙、碎片等。同时检查组织损伤的范围和程度。

（3）清理创口：创口冲洗后再消毒周围皮肤，铺消毒巾，进行清创处理。原则上尽可能保留组织，一般仅将破碎创缘略加修整，去除坏死组织，不必牺牲过多的正常组织。浅部异物，如为金属可借助磁铁吸出；深部异物应先做定位摄片，明确部位后再取出。

（4）缝合：在 48 h 甚至更久，如无明显感染均可做一期缝合，根据创口情况放置引流条。

（5）术后用药：T. A. T 1 500 U，肌注，口服抗生素头孢呋辛酯片 0.25 bid，3%硼酸酒精外用消毒。

五、要点与讨论

1. 麻醉选择及注射方法

本例可选择的麻醉方法有局部浸润和阻滞麻醉。皮肤挫裂伤选择局部浸润麻醉可减少术区出血；唇部挫裂伤选择眶下神经或颏神经阻滞麻醉，可避免局部注射后组织肿胀影响对位。

（1）眶下神经阻滞麻醉口外注射法：注射时左手示指扪出眶下缘，右手持注射器，自同侧鼻翼旁 1 cm 处刺入皮肤；注射针与皮肤成 45°，向上、后、外进针约 1.5 cm，可直接刺入眶下孔。口内注射法：牵引上唇向前向上，注射针与上颌中线成 45°角，于侧切牙根尖相应部位的前庭沟顶刺入，向上、后、外进针即可达到眶下孔。

（2）颏神经阻滞麻醉口内注射法：用口镜向外拉开口角，在下颌第 2 前磨牙根尖相应的口腔前庭沟进针，向前、下内方寻找颏孔，刺入孔内，注入麻药 0.5～1 ml。口外注射法：从下颌第 2 前磨牙根尖部稍后方皮肤进针，先注入少量麻药做一皮丘，然后推进到骨面，再用针尖向前、下、内方寻找颏孔，注入麻药 0.5～1 ml。

2. 清创术包括冲洗伤口、清理创口及缝合

清创的原则是尽可能保留受伤组织。除确已坏死的组织外，一般仅将创缘略加修整即可，可根据损伤组织的色泽、质地、有无出血方法判定损伤组织的预后。但对唇、舌、鼻、耳及眼睑等重要部位的撕裂伤，即使大部分游离或完全离体，只要没有感染和坏死，也应该尽量保留，争取原位缝合，仍有成活的可能。对于枪伤、爆炸伤创口，由于组织损伤比平时伤严重，可在清创时对损伤组织作少量切除，以利于创口愈合。

清理创口时应尽可能去除异物。可用刮匙、刀尖或止血钳去除嵌入组织内的异物。组织内如有金属异物，表浅者可用磁铁吸出，深部者要通过 X 线摄片或插针 X 线定位后取出。如创口有急性炎症、异物位于大血管旁、定位不准确、术前准备不充分或异物与伤情无关者，可暂不摘除。

缝合的原则是在彻底止血的基础上，自深而浅逐层进行严密而正确的对位缝合，以期达到一期愈合的目的。

3. 验面部缝合的基本要求

（1）切口两侧组织要接触良好，正确对位；各层次要分别缝合。

（2）两侧组织应等量、对称，避免留有无效腔导致感染。

（3）应在无张力或最小张力下缝合。

（4）缝合顺序为先游离侧，后固定侧。

（5）缝合时一般要防止创缘内卷及过度外翻。为此，缝合应包括皮肤全层，皮肤缘较薄时，还应带入部分皮下组织（为避免线头反应，皮下一般可不缝，或仅做几个定点缝合）；进针时，针尖与皮肤垂直，并使皮肤切口两侧进针间距等于或略小于皮下间距。

（6）一般整复手术缝合边距 2～3 mm、针距 3～5 mm，组织极易撕裂的舌组织缝合时，边距和针距应增至 5 mm 以上。

（7）选用合适缝线，常用 1－0、3－0 和 1 号线。

4. 缝合的方法：单纯间断缝合和连续缝合

口腔颌面部手术中，肌肉、筋膜、皮肤等以间断缝合为主。一般用正缝法，即结扣在上；若为缝合皮下，为减少线头对组织愈合的影响，也可采用反缝法，即结扣在下。连续缝合可分为单纯连续缝合和连续锁边缝合；后者现多用于牙槽黏膜的缝合。

5. 面部几个特殊部位软组织损伤的处理特点

（1）颊部损伤：原则上应尽早关闭创口，特别注意预防张口受限，尤其是磨牙后区的损伤。如无组织缺损，应将黏膜、肌肉、皮肤分层相对缝合。颊部贯通伤皮肤缺损较多而口腔黏膜无缺损或缺损较少者应立即缝合口腔黏膜，消除口内外穿通创口。对皮肤的缺损在无感染的情况下应立即行转瓣修复；如皮肤缺损较多，应力争作带蒂皮瓣或游离皮瓣移植，遗留的畸形后期再行矫正。如颊部贯通伤口腔黏膜及口外皮肤均有大面积缺损，应将创缘的皮肤和口内的黏膜相对缝合，遗留的洞穿缺损，待后期整复。

（2）鼻部损伤：鼻部软组织撕裂伤，如无组织缺损，应按正常的解剖位置做准确的对位缝合。如组织缺损不大，创面无感染，应立即行转瓣或游离植皮关闭创面。组织缺损过大，有时还伴有软骨和骨组织的缺损，在清创缝合时，需将软骨置于软骨膜中，再行缝合皮肤，切忌暴露软骨。对骨创面也应尽力关闭，遗留畸形待后期修复。在清创缝合时，应特别注意鼻腔的通畅，以免鼻腔阻塞，引起呼吸障碍。

（3）唇部损伤：唇部的撕裂伤，特别是全层撕裂时，在清创后要特别注意缝合口轮匝肌，恢复其连续性，然后按正常的解剖形态（如唇弓、唇峰）准确对位，缝合皮肤和黏膜。唇部的贯通伤有时内口大、外口小，通道内还可存留牙碎片。清创时，应先缝合黏膜，然后再冲洗，最后缝合皮肤，以减少感染机会。唇部损伤缺损大者，切忌强行拉拢缝合，以免张口受限，如有可能可立即用唇周围组织瓣转移修复，遗留的小口畸形或缺损畸形留待后期矫正。

（4）腭部损伤：多见于儿童，也可见于成人。腭部损伤如无组织缺损，清创后应立即对位缝合，较小的损伤也可不缝合。腭部损伤如有组织缺损而致口腔鼻腔穿通，不能直接缝合时，应转移邻近黏骨膜瓣以关闭穿通口。

（5）舌部损伤：舌部创口大或有组织缺损，缝合时，应最大限度地保持舌的纵长度，以免功能障碍。舌腹部的创面，在清创缝合时应避免与口底和牙龈粘连，应先缝合舌组织，其余创面可视情况进行转瓣或游离植皮以关闭创面。舌组织较脆，在缝合时应采用大针粗线，缝合进针点应距离创缘至少 5 mm 以上，并多带深层组织和作贯穿缝合。

（6）眉、睑部损伤：眉损伤在清创后应及时做准确对位缝合，避免出现眉毛的断裂和上下错位畸形。睑部的损伤在清创缝合时应尽量保持眉的下缘到上睑缘的垂直长度，如有组织缺损应在无感染的情况下立即进行全厚皮片移植术，避免日后睑外翻畸形。注意当眼睑撕裂伤损及睑缘时，必须准确对位、妥善缝合，以免眼睑内翻或外翻畸形。

（7）腮腺及腮腺导管损伤：清创时应将损伤的腺泡缝扎并缝合腮腺筋膜，严密缝合皮下组织和皮肤，局部加压包扎。腮腺导管损伤时，应及时找出两断端，插入细塑料管，通至口腔内并固定于口腔黏膜上，然后缝合导管断端及其周围组织。塑料管保持 10 d 左右，待断端愈合抽出。如有导管缺损而吻合困难时，可做导管再造术，或将断端结扎，配合腮腺区加压，使用药物抑制腺体分泌，使腮腺萎缩而达到治疗目的。

（8）面神经损伤：颜面部开放性损伤应检查面神经功能，发现面瘫体征，清创时应探查面神经分支，如发现神经断裂而无神经缺损应行神经吻合术，如有神经缺损可取耳大神经作神经移植术，以免贻误治疗时机，造成晚期修复困难。

六、思考题

（1）通过本案例的分析你对口腔颌面部软组织挫裂伤的诊治有什么认识？

（2）口腔颌面部不同部位软组织损伤的处理有什么不同？

七、推荐阅读文献

[1] 张志愿. 口腔颌面外科学. [M]. 7 版. 北京：人民卫生出版社，2012：236 - 239.

[2] 邱蔚六，张志愿. 口腔颌面外科临床手册[M]. 2 版. 北京：人民卫生出版社，2001：93 - 100.

（马宏涛）

案例 62

干槽症

一、病历资料

1. 主诉

右下后牙拔牙后伤口疼痛 3 d。

2. 现病史

患者,女性,29 岁,3 d 前于外院拔除右下后牙,术后疼痛,疼痛呈放射状,往下颌下区及耳颞部放射。术后当天发热,自测 T 38.5℃,口服阿莫西林胶囊及芬必得,仍未见缓解,晚餐中仍无法正常进食,遂至我院口腔急诊就诊。否认术后使用拔牙侧咀嚼食物。

3. 既往史

否认糖尿病、高血压、心脏病史,否认其他系统性疾病史。否认药物过敏史。有吸烟史 10 年,有口服避孕药史半年。为控制体重长期节食。

4. 临床检查

患者神清气平,对答切题。BP 120 mmHg/80 mmHg, P 72 次/min。左右面部不对称,右颌下区略有肿胀,张口度 3 指,48 拔牙创空虚,见坏死血凝块于其中,有臭味。拔牙创内有少量食物残渣,探之无明显出血。全口牙石 Ⅱ°,见拔牙侧大量软垢,局部口腔卫生较差。

5. 实验室检查

血常规示:WBC:$13×10^9$/L。

二、诊治经过

1. 迅速判断患者整体情况

迅速判断患者整体情况,在确认无紧急全身状况的前提下进行后继病史询问、临床检查等程序。

(1) 面色、神态、体态、步态:患者自主走入诊室。

(2) 意识、沟通能力:神清,对答切题。

(3) R、P:气平,P 72 次/min。

(4) BP:120 mmHg/80 mmHg。

2. 围绕主诉有的放矢地询问病史

(1) 了解发作起因及持续时间:3 d 前于外院拔除右下后牙。

(2) 掌握疼痛性质及特征:术后疼痛,疼痛呈放射状,往下颌下区及耳颞部放射。

（3）是否伴有其他症状，采取了哪些措施，效果如何：术后当天发热，自测 T 38.5℃，口服阿莫西林胶囊及布洛芬（芬必得），仍未见缓解。

（4）有无其他因素引起创面疼痛：否认术后使用拔牙侧咀嚼食物。

（5）全身状况，有无高血压、脑梗死、心脏病、肝病、糖尿病等疾病史：否认糖尿病、高血压、心脏病史，否认其他系统性疾病史。

（6）吸烟情况（吸烟者干槽症发生率上升）：有吸烟史 10 年。

（7）有无药物过敏史：否认药物过敏史。

（8）育龄女性有无避孕习惯（服避孕药的妇女患干槽症比例明显增加）：有口服避孕药史半年。

（9）患者身材瘦小：有长期节食习惯。

3. 在了解病史的情况下进行相关临床检查

（1）面型、有无肿胀、是否对称，张口情况等：左右面部不对称，右颌下区略有肿胀，张口度 3 指。

（2）迅速查找主诉部位，重点检查附近牙齿、牙龈、黏膜状况：48 拔牙创空虚，见坏死血凝块于其中，有臭味。拔牙创内有少量食物残渣，探之无明显出血。

（3）口内非出血部位的牙齿、牙龈、黏膜情况：全口牙石Ⅱ°，见拔牙侧大量软垢，局部口腔卫生较差。

4. 形成初步诊断

根据主诉、现病史以及临床检查可形成初步诊断为：48 干槽症。

5. 初步处理

在局部麻醉下，用 3％过氧化氢液小棉球反复擦拭牙槽窝多次，除去腐败坏死物质，更换棉球擦拭，直至拔牙窝清洁（清洁的棉球闻时无臭味）为止。再用生理盐水冲洗，然后填入碘仿纱条。为避免纱条脱落，将末端塞入深部，缝合牙龈 1 针。初步处理后尽快进行必要的实验室检查。

6. 相关实验室检查

血常规检查：WBC $13×10^9/L$［正常值：$(4～10)×10^9/L$］。

7. 根据实验室检查结果的处理及医嘱

（1）由于实验室检查血常规中，白细胞结果高出正常值，给予头孢呋辛酯片 1 盒，用法：1 片，tid，po。

（2）因患者有发热及疼痛，继续服用家中自备的布洛芬胶囊，用法：1 粒，p. r. n. po。

（3）医嘱：拔牙创经急症处理后，绝大多数可完全止痛或基本止痛，患者可于 10 d 后至门诊复诊，若牙槽窝骨壁见一薄层肉芽组织覆盖，可去除纱条待其自然愈合。一般愈合过程为 1～2 周。

（4）填塞纱条后偶有胀痛不适感及异物感，如效果不佳 1～2 d 后于口外门诊进一步诊治，可能还需另行其他方案处置。

（5）期间注意保持局部清洁卫生，可配合使用漱口水，不适随诊。

三、病例分析

1. 病史特点

（1）牙拔除术后并发症在临床上较多，病因也比较复杂，除口腔局部因素外，全身因素也不可忽视。因此，接诊此类疾病患者时，询问病史及临床检查需局部与全身并重。既要及时找出主要病因，又要尽可能查找出其他的易感因素或间接原因，指导患者进行必要的后继治疗，去除可控因素对症状的影响，使得症状尽快得到缓解。

（2）个体情况。患者为年轻女性，口腔健康状况一般，同时有 10 年吸烟史，有半年口服避孕药史，患者为控制体重,有长期节食的习惯。而全身慢性消耗性疾病,营养不良等,由于抗感染力低,干槽症发生率相应也增加。另外,不少学者报道,口服避孕药的妇女,干槽症发生率明显增加,其原因可能为纤维蛋白溶解活动增加之故。月经期拔牙者,吸烟者拔牙后干槽症发生率上升也有报道。

(3) 病史与检查:本案例中患者拔牙后 3 d,仍有剧烈疼痛,并向耳颞部,下颌下区放射,疼痛时间及方式符合干槽症的诊断标准。口腔内检查显示 48 拔牙创空虚,首先提示该牙位为干槽症好发牙位。干槽症最多见于下后牙,占 58%~92%,发生率依次为:下颌智齿,下颌第 1 磨牙,下颌第 2 磨牙,其他牙少见。下颌阻生智齿拔出后,因骨腔大,凝血块不易附着,因而增加了干槽症发生的机会,这是干槽症发病的主要解剖因素。其次,拔牙创空虚,见坏死血凝块于其中,有臭味。拔牙创内有少量食物残渣,探之无明显出血,提示为干槽症的典型症状。全口牙石 II °度,见拔牙侧大量软垢,局部口腔卫生较差,提示慢性牙周炎的存在,加上拔牙后剧烈的疼痛,导致患者不敢刷牙,增加了感染因素。相关实验室检查显示:白细胞计数高于正常值范围,由此提示拔牙创感染。

2. 诊断与诊断依据

48 干槽症(依据如上所述)。

3. 鉴别诊断

(1) 拔牙术后感染。

(2) 拔牙后疼痛。

(3) 面颊部肿胀反应。

(4) 拔牙术后出血。

四、处理方案及基本原则

(1) 安抚患者情绪,避免情绪激动、加重疼痛。

(2) 清理患者口腔,便于快速做出诊断。

(3) 局麻下,用 3% 过氧化氢液小棉球反复擦拭牙槽窝多次,除去腐败坏死物质,更换棉球擦拭,直至拔牙窝清洁(清洁的棉球闻时无臭味)为止。再用生理盐水冲洗,然后填入碘仿纱条。为避免纱条脱落,必要时可将末端塞入深部,缝合牙龈一针。初步处理后尽快进行必要的实验室检查。

(4) 建议患者至口外门诊复查,做进一步诊治。

五、要点与讨论

牙拔除术后并发症较多,常见有:

1) 拔牙术后出血

(1) 原发性:软组织撕裂,牙槽突骨折,残留炎性肉芽组织等。

(2) 继发性:反复吸吮拔牙区,过热饮食,反复漱口等。

2) 拔牙术后感染

多发生于翻瓣去骨手术后。异物的残留也是引起感染的常见原因。

3) 拔牙后疼痛

主要与干槽症鉴别,前者开始于拔牙后即日,疼痛多不严重,3~5 d 内消失;后者则疼痛严重,拔牙创内有腐败坏死并具恶臭之分解物,疼痛持续可长达十余日。

4) 面颊部肿胀反应

翻瓣去骨后发生率最高,可能为组织渗出物沿龈颊沟扩散所致。

5) 干槽症

其病因主要为感染、创伤、解剖及纤维蛋白溶解等综合性的因素所致,而非单一因素引起。

六、思考题

(1) 通过本案例你对干槽症的诊疗过程有何体会?

(2) 牙拔除术后的主要并发症有哪些?

七、推荐阅读文献

邱蔚六,张震康.口腔颌面外科学[M].7版.北京:人民卫生出版社,2003:132-134.

(刘　义)

案例 63

牙龈异物（鱼骨）刺伤

一、病历资料

1. 主诉

右上后牙牙龈鱼骨刺伤 3 d 伴肿痛加重 1 d。

2. 现病史

患者，男性，45 岁，3 d 前因进食鱼肉，不慎被鱼刺刺伤右上后牙牙龈。当时患者本人自行拔除鱼刺，未予以其他处理。3 d 来患者右上后牙牙龈肿痛不适，近 1 d 肿痛加重，同时伴有冷热刺激痛。近几日患者有感冒病史，未到医院就诊。

3. 既往史

有食物嵌塞史，偶有牙龈肿痛，刷牙牙龈出血史。有高血压病史 5 余年，服用珍菊降压片控制良好。有糖尿病史 2 年余，血糖基本控制稳定。有胃溃疡史，无胃出血、胃穿孔史。否认心脏病，否认其他系统性疾病史。否认药物过敏史。喜甜食，嗜烟酒。

4. 临床检查

患者神清气平，对答切题。T 37.9℃，BP 150 mmHg/95 mmHg，P 80 次/min。左右面部基本对称，无红肿，未及开放性伤口。16、17 牙龈乳头鲜红肿胀，触痛明显，探诊易出血。16、17 牙间隙见食物嵌塞，探及小段鱼刺残留。16 远中邻𬌗面见大面积充填物，Ⅰ°松动，轻度叩痛。17 未及叩痛，Ⅰ°松动。冷诊 16 测试敏感，17 正常。余牙牙龈边缘龈略肿，多处牙间隙有食物嵌塞。下前牙舌侧牙结石Ⅱ°。口腔局部卫生不佳。咽喉部见红肿。

5. 实验室检查

血常规检查示：WBC 11×10^9/L。

6. X 线检查

16、17 间隙见一点高密度影像。16 远中未及充填物悬突，充填物影像密实，未及继发龋影像。16、17 牙槽骨略有吸收影像。

二、诊治经过

1. 迅速判断患者整体情况

迅速判断患者整体情况，在确认无紧急全身状况的前提下进行后继病史询问、临床检查等程序。

（1）面色、神态、体态、步态：患者自主走入诊室。

（2）神智、沟通能力：神清，对答切题。

（3）R，P：气平，P 80 次/min。

（4）BP：150 mmHg/95 mmHg。

（5）T：37.9℃。

2. 围绕主诉有的放矢地询问病史

（1）牙龈肿痛病因：鱼刺刺伤，有食物嵌塞史。

（2）牙龈肿痛情况：局部胀痛、放射痛、冷热刺激痛、咬合痛。

（3）是否经过局部处理，采取了哪些措施，效果如何：自行去除鱼刺，未及时到医院就诊，近 3 d 肿痛逐渐加重。

（4）身体有无其他不适：有感冒病史，有低热。

（5）既往有无类似发作，如有是如何处置的：偶有牙龈肿痛史，伴有刷牙出血情况，未予处理。

（6）全身状况，有无高血压、心脏病、糖尿病等疾病史：有高血压病史 5 余年，糖尿病史 2 年余，有胃溃疡史，无胃出血、胃穿孔史。否认心脏病史，否认其他系统性疾病史。

（7）用药情况：珍菊降压片、阿卡波糖（拜糖苹）。

（8）有无药物过敏史：否认药物过敏史。

（9）饮食习惯，烟酒嗜好、家族史等：喜甜食，嗜烟酒。

3. 在了解病史的情况下进行相关临床检查

（1）面型，有无肿胀，有无外伤等：左右面部基本对称，无红肿，未及开放性伤口。

（2）查找肿痛部位，重点探查牙间隙：16、17 牙龈乳头鲜红肿胀，触痛明显，探诊易出血。16、17 牙间隙见食物嵌塞，探及小段鱼刺残留。

（3）X 片检查：16、17 间隙见一点高密度影像。16 远中未及充填物悬突，充填物影像密实，未及继发龋影像。16、17 牙槽骨略有吸收影像。

4. 形成初步诊断

结合主诉、现病史以及临床检查可形成初步诊断为：

（1）16、17 牙龈鱼刺刺伤，鱼刺残留，急性龈乳头炎。

（2）16、17 牙周炎，16 充填后。

5. 初步处理情况

予以去除鱼刺，局部 3% 过氧化氢溶液冲洗 16、17 牙邻间隙，涂布碘甘油。初步处理后进行必要的实验室检查。

6. 相关实验室检查

血常规：WBC $11×10^9$/L［正常值：$(4～10)×10^9$/L］

7. 结合检查结果进行后续消炎治疗，以及告医嘱

结合验血报告，白细胞计数升高，同时伴有感冒、低热予以口服消炎药治疗以及后续自行局部涂布药物。

（1）头孢呋辛酯胶囊（达力新）0.25×1 盒　　sig：1#，bid，PO。

（2）奥硝唑片 0.25×1 盒　　sig：1#，tid，PO。

（3）复方碘甘油×1 盒　　sig：tid，局部涂抹。

（4）该患者有胃溃疡史，告知药物可能的不良反应。

（5）炎症消退后，建议牙周序列治疗；对于易食物嵌塞牙，建议使用牙线。

（6）嘱平时积极控制好血压，血糖。

三、病例分析

1. 病史特点

（1）以牙龈刺伤及肿痛为主诉，要详细询问病史，考虑是否有鱼刺残留。同时也要考虑是否有充填物悬突。当然除口腔局部因素外，全身因素也不可忽视，询问病史以及临床检查需局部与全身并重，还要了解患者的一般状况。

（2）个体情况：患者为中年男性，口腔健康状况不佳，同时患有多种全身系统性慢性疾病，尤其是糖尿病，还同时有感冒病史，身体抵抗力较差。追问一般情况，患者最近较劳累，有熬夜工作经历。

（3）病史与检查：本案例中患者口腔内检查显示卫生状况不佳，多处牙间隙有食物嵌塞，偶有牙龈肿痛，刷牙牙龈出血史，提示牙周情况不佳。患者有鱼刺刺伤史，提示局部创伤感染可能，同时需要注意是否有异物残留可能。肿痛处邻牙有充填物，要考虑充填物悬突是否存在。追问病史，获知患者有糖尿病史，感冒病史，同时患者最近较劳累，这些情况增加了发生感染的可能性。相关实验室检查显示：白细胞计数高于正常范围。X 片检查验证了有异物残留但排除了充填物悬突刺激因素。

2. 诊断与诊断依据

（1）16、17 牙龈鱼刺刺伤，鱼刺残留，急性龈乳头炎（依据如上述分析）。

（2）16、17 牙周炎，16 充填后。

3. 鉴别诊断

（1）急性牙髓炎。

（2）慢性龈炎。

（3）急性坏死性溃疡性龈炎。

四、处理方案及基本原则

（1）局部对症处理，消炎止痛。

（2）探查牙间隙，明确病因。

（3）去除残留异物，3％过氧化氢局部冲洗，涂布碘甘油。

（4）结合血液检查、全身情况来参考是否给予消炎药物。

（5）建议门诊就牙周情况进一步诊治。

（6）建议患者至综合性医院相关科室诊治全身系统性疾病。

五、要点与讨论

牙龈鱼刺刺伤及急性龈乳头炎是较常见的口腔急诊之一，发病部位虽然较容易定位，但需要仔细探查。该病例有鱼刺刺伤史，要考虑局部创伤感染可能，同时需要注意是否有异物残留可能。患处邻牙有充填物，要考虑充填物悬突是否存在。询问病史、临床检查需要注重局部与全身相结合。该患者有糖尿病史，感冒病史伴有低热，同时患者最近较劳累，这些情况增加了发生感染的可能性。一般急性龈乳头炎给予局部处理就可。但本病例有其特殊性，要结合全身状况来看。这时实验室检查不可或缺。参考实验室检查结果及全身状况来决定是否给予口服消炎药物。该患者有胃溃疡史，药物使用时，要告知可能的不良反应。该病例发病症状可能易与急性牙髓炎混淆，需要进行仔细鉴别。

六、思考题

(1) 引起牙龈病损的刺激因素有哪些?

(2) 牙龈刺伤及炎症的治疗原则是什么?

七、推荐阅读文献

[1] 姬爱平.口腔急诊常见疾病诊疗手册[M].北京:人民卫生出版社,2013:32-40,156-158.

[2] 毛天球.口腔科急症诊断与治疗(修订版)[M].西安:世界图书出版公司,2005:7-11.

[3] 孟焕新.牙周病学[M].4版.北京:人民卫生出版社,2012:150-166.

(徐　震)

案例 64

黏膜血疱

一、病历资料

1. 主诉

右上腭起疱 1 h。

2. 现病史

患者，男性，58 岁，晚餐进食过急，吞咽时有硬食摩擦右上腭，自行冷水漱口，疼痛有所缓解，但自觉迅速有异物突出，局限，舔之质软，似有液体包含其中，照镜子发觉有紫黑色疱形成，无破损，异物感明显，至我院口腔急诊。否认身体其他部位出血或紫癜等状况。

3. 既往史

喜热食，进食急躁，时有烫及口腔黏膜而引起口腔溃疡或咬舌致溃疡史，未曾有类似口腔血疱发生。否认血小板减少性紫癜和贫血史。有高血压病史 10 余年，服用氨氯地平(络活喜)，控制良好。否认心脏病、糖尿病史，否认其他系统性疾病史。否认药物过敏史。

4. 临床检查

患者神清气平，言语不便，对答切题。BP 145 mmHg/85 mmHg，P 80 次/min。左右面部基本对称，无红肿，面部皮肤及口周未及破损。口腔内未及异物，见右上软硬腭交界处有 2 cm×3 cm 大小卵圆形血疱，疱壁完整，质软，内含紫黑色液体，无搏动感，波动感明显。口内其余牙龈及黏膜未见明显出血点，无疱形成。四肢皮肤未见明显出血点及瘀斑。

5. 实验室检查

(1) 血常规：PLT 234×10⁹/L，Hb 145 g/L，WBC 8×10⁹/L。

(2) 凝血功能：PT 10.6 s，APTT 28.7 s。

二、诊治经过

1. 迅速判断患者整体情况

迅速判断患者整体情况，在确认无紧急全身状况的前提下进行后继病史询问、临床检查等程序。

(1) 面色、神态、体态、步态：患者自主走入诊室。

(2) 意识、沟通能力：神清，对答切题。

(3) R、P：气平，P 80 次/min。

(4) BP：145 mmHg/85 mmHg。

2. 围绕主诉有的放矢地询问病史

(1) 血疱有无诱因:突发,进食过急,有异物摩擦。

(2) 血疱情况:迅速增大,无破损,无活动性出血,局限。

(3) 身体其他部位有无出血迹象:否认身体其他部位出血或紫癜等状况。

(4) 既往有无类似发作:时有烫及口腔黏膜而引起口腔溃疡或咬舌致溃疡史,未曾有类似口腔血疱发生。

(5) 全身状况:有高血压病史 10 余年,否认心脏病、糖尿病史,否认其他系统性疾病史。

(6) 用药情况:氨氯地平。

(7) 有无药物过敏史:否认药物过敏史。

(8) 饮食习惯:喜热食,进食急躁。

3. 在了解病史的情况下进行相关临床检查

(1) 面型、有无肿胀、有无外伤等:左右面部基本对称,无红肿,面部皮肤及口周未及破损。

(2) 口腔内部情况:无明显异物,右上软硬腭交界处有一 2 cm×3 cm 大小血疱,疱壁完整,质软,内含紫黑色血液,无搏动感,口内其余牙龈及黏膜未见明显出血点,无疱形成。舌活动度正常。

(3) 身体其他部位:四肢皮肤未见明显出血点及瘀斑。

4. 形成初步诊断

结合主诉、现病史以及临床检查可形成初步诊断为:黏膜血疱。

5. 初步处理

用消毒针筒抽取疱血,尽量保留疱壁完整。

6. 相关实验室检查

血常规检查:WBC $8×10^9$/L[正常值:$(4～10)×10^9$/L], Hb 145 g/L[正常值:$(120～160)$g/L], PLT $234×10^9$/L[正常值:$(100～300)×10^9$/L]。

出凝血功能:PT(凝血酶原时间)10.6 s(正常值:9.8～12.7 s),APTT(活化部分凝血酶时间)28.7 s(正常值:22～36 s)。

7. 后续治疗及医嘱

(1) 保持口腔卫生,复方氯己定漱口液含漱消毒。

(2) 若疱壁脱落破溃成糜烂面,局部涂布复方皮质散、青黛散等防腐消毒止痛的散剂。

(3) 若有继发感染,应口服广谱抗生素。

(4) 吃东西不宜过快,进软食以减轻对创面的刺激。

三、病例分析

1. 病史特点

(1) 以口腔内黏膜起疱为主诉,病因明确,主要是由物理性、机械性引起的黏膜损害。疱迅速增大,有局限性,内含紫黑色血液。

(2) 病史与检查:本案例中患者喜热食,进食急躁,此次发病由于硬食摩擦上腭黏膜发生,病损局限,起疱,内含淤血,无搏动感,口腔内其他部位及全身其他部位无明显出血点和瘀斑。相关实验室检查显示血红蛋白和血小板计数在正常值范围内,凝血功能指标 PT、APTT 也均在正常值范围内,由此可以排除血小板减少性紫癜等全身疾病的可能性。

2. 诊断

黏膜血疱。

3. 诊断依据

（1）晚餐时，硬食摩擦上腭引起黏膜起疱。发生迅速，部位局限。

（2）口腔内见右上软硬腭交界处有 2 cm×3 cm 大小卵圆形血疱，疱壁完整，质软，内含紫黑色血液，无搏动感，口内其余牙龈及黏膜未见明显出血点，无疱形成。四肢皮肤未见明显出血点及瘀斑。

（3）实验室检查显示血红蛋白、血小板计数、凝血功能指标 PT、APTT 均在正常值范围内。

4. 鉴别诊断

（1）血小板减少性紫癜性口腔血疱。

（2）口腔黏膜血管瘤。

（3）天疱疮。

（4）类天疱疮。

四、处理方案及基本原则

（1）小的口腔黏膜血疱一般无须特殊处理，可自行吸收。

（2）对较大的未破黏膜血疱，可用消毒针筒抽取疱血，或刺破疱壁放去淤血。

（3）对已破血疱可用消毒手术剪刀修整残余疱壁，然后用防腐消毒止痛的散剂局部涂布。

（4）保持口腔卫生，局部可用氯己定等漱口液含漱消毒。

（5）创面大、有感染时应口服广谱抗生素。

（6）饮食应进软食为主，以减轻对创面的刺激。

五、要点与讨论

黏膜血疱是由物理性、机械性或化学性刺激引起的病因明确的黏膜损害。在临床可多见发生于老年人和一部分中青年患者。因急食擦伤引起的血疱往往比较大，易发生于咀嚼一侧的软腭、腭垂、舌腭弓和软硬腭交界处。血疱迅速扩大，疼痛不明显，有异物感，近咽喉处的大血疱可引起反射性恶心。起初疱液鲜红，旋即变为紫黑色，疱壁薄，容易破裂，淤血流尽后留有鲜红色疱底创面，疼痛明显，影响吞咽。一般愈合较快，有继发感染则形成糜烂或溃疡。因咀嚼不慎误伤引起的血疱常位于口角区或两颊咬合线附近，血疱较小，有时可伴有溃疡和糜烂，愈合较快。黏膜血疱是常见的口腔急诊之一，多数情况下不危及生命，但应与血小板减少性紫癜的口腔黏膜血疱鉴别。后者好发于牙龈、腭、颊等摩擦较多的部位，疱壁较厚，可反复发生。无明显的急食史。血常规检查血小板计数极低，凝血功能降低。若不加以鉴别，易延误病情，导致更加严重的后果。因此，在询问病史、临床检查、实验室检查过程中均应予以全面考虑，避免疏漏。

六、思考题

（1）通过本案例你对黏膜血疱这一口腔急症的诊疗过程有何体会？

（2）有哪些疾病可以引起黏膜起疱？临床诊治中应如何鉴别？

七、推荐阅读文献

陈谦明. 口腔黏膜病学[M]. 北京：人民卫生出版社，2013：78 - 80.

（汪　轶）

复发性阿弗他溃疡

一、病历资料

1. 主诉

右侧舌部溃疡 3 周。

2. 现病史

患者,男性,35 岁,3 周前无明显诱因出现右侧舌部刺痛,之后舌部出现溃疡并且越来越大,疼痛明显,进食和言语时加重,于社区医院就诊,诊断"口腔溃疡",给予每天 1～2 次用西瓜霜外涂,口服维生素 B_2 tid,1 次 10 mg,使用 1 周未见明显好转,今为求进一步诊治来我院门诊。

3. 既往史

有口腔溃疡反复发作史 10 余年,部位不固定,劳累或者咬伤后易复发。每次发作 1～2 个溃疡,如不用药 7～10 d 也可自愈,发作周期为 1～2 个月发作 1 次。近年来因工作值夜班,感溃疡发作加重。

（1）家族史:母亲有反复口腔溃疡发作史。

（2）用药史:见现病史。

（3）过敏史:否认。

（4）否认生殖器溃疡史,否认眼炎及皮肤病损史。否认高血压、心脏病、糖尿病史,否认其他系统性疾病史。否认药物过敏史。无烟酒嗜好。

4. 临床检查

患者面容痛苦,右侧舌缘可见一椭圆形溃疡,直径 15 mm,溃疡大而深,表面覆盖黄色假膜、周围组织红肿微隆起、中央凹陷、触痛明显,基底微硬,无浸润性。患侧局部可扪及肿大淋巴结。口内未及龋齿和残根残冠。下前牙舌侧牙结石 I°。

5. 实验室检查

血常规检查:无异常。

二、诊治经过

患者口腔溃疡 3 周,在社区医院就诊,拟诊"口腔溃疡"给予每天 1～2 次用西瓜霜外涂,口服维生素 B_2 tid,1 次 10 mg,使用 1 周未见明显好转来我院门诊就诊,根据口腔黏膜专科检查和辅助检查,初步诊断为"重型复发性阿弗他溃疡",给予抗炎止痛促愈等对症治疗:①复方林可霉素散,每天两次适量涂于患处;②重组牛碱性成纤维细胞生长因子凝胶局部涂布,每天 1 次;③口服泼尼松片,每片 5 mg,每日

15 mg，晨服；④1 周后口腔黏膜科随访复查。

三、病例分析

1. 病史特点

1）病史询问

注重问诊技巧和病史资料的真实、系统及全面。应该注意主诉症状的特征、程度、性质，发作时间的规律等。

（1）发作期：每次发作几个？部位是否固定？持续多少时间？

（2）间歇期：间隔多久发作一次？

（3）自愈性：不经治疗是否可以自愈，需要多久时间？

（4）缓解或加重因素：有什么情况可使溃疡发作、缓解或加重？

（5）伴随症状：有什么其他症状伴随口腔溃疡吗？

（6）疼痛的程度或性质：疼痛评分打几分？

（7）家族史：家族患病的情况如何？

（8）治疗和用药情况。

（9）个人的烟酒嗜好等。

2）全身情况

除了上述重要的主诉问询，同样要询问患者的就诊经过和全身情况。同时应询问患者有无眼炎、生殖器溃疡、皮肤病损等，排除贝赫切特综合征（白塞病）的可能；有无创伤因素，排除创伤性溃疡可能；有无肠息肉，排除克罗恩病可能；以及有无结核病史，排除结核性溃疡。

2. 诊断与诊断依据

（1）口腔溃疡 3 周。

（2）有口腔溃疡反复发作史。

（3）溃疡大而深，表面覆盖黄色假膜、周围组织红肿微隆起、中央凹陷、触痛明显，基底微硬，无浸润性。

（4）否认眼、生殖器、皮肤病损。

（5）辅助检查显示未见阳性指标。

基于以上几点分析：初步诊断为重型阿弗他溃疡。

3. 鉴别诊断

（1）创伤性溃疡：有创伤因素存在，溃疡深浅不一，形态不规则，与创伤因素契合。

（2）结核性溃疡：结核病史，溃疡深在，周围轻度浸润，呈鼠噬状，底部肉芽组织。

（3）坏死性唾液腺化生：多见于硬腭或者软硬腭交界处，溃疡深及骨面。病理为小唾液腺坏死。

（4）白塞氏病：伴有有眼炎和生殖器溃疡，皮肤结节红斑或者针刺反应阳性等。

（5）克罗恩病：有局限性节段性肠炎。

（6）癌性溃疡：溃疡深大，底部有菜花状细小颗粒突起，边缘隆起翻卷，扪诊有基底硬结，疼痛不明显。

四、处理方案及基本原则

1. 治疗原则

全身治疗和局部治疗相结合、中医治疗和西医治疗相结合、生理治疗和心理治疗相结合。

2. 治疗方法

（1）局部治疗：目的是消炎、止痛、防止继发感染、促进愈合。可用的药物有含漱剂（康复新、西帕依固龈液、复方硼砂含漱液、双花含漱液等）；散剂或粉剂（复方皮质散、外用溃疡散、西瓜霜、锡类散等）；喷雾剂（贝复济、金因肽等）；确炎舒松针剂。

（2）全身治疗：目的是对因治疗、减少复发、争取缓解。可用的药物有肾上腺皮质激素［泼尼松、地塞米松、甲泼尼龙（美卓乐）等］；免疫抑制剂（沙利度胺）；中成药（复方珍珠口疮颗粒、复方甘草锌颗粒冲剂、万应胶囊、六味地黄丸等）。

3. 治疗方案的选择

依据复发性阿弗他溃疡（recurrent aphthous ulcer，RAU）的疼痛程度、溃疡复发频率、临床分型，可将 RAU 分为轻度、中度、重度，推荐以下治疗方案。

1）轻度 RAU

若溃疡复发次数少，发作间歇期长，溃疡数目少，疼痛可耐受，不需要药物治疗，或者以局部治疗为主。

2）中度 RAU

（1）在溃疡的前驱期（出现刺痛、肿胀）时，及时应用糖皮质激素终止其发展。

（2）优先选择局部治疗。局部应用糖皮质激素；局部止痛制剂；局部抗炎制剂；对重型 RAU，可行糖皮质激素病损局部黏膜下注射。

（3）对于顽固的病例，可全身短期应用糖皮质激素。

3）重型 RAU

以全身用药为主，配合局部用药和中成药。

（1）局部治疗同上。

（2）全身应用糖皮质激素或者其他免疫抑制剂如沙利度胺。例如泼尼松 15 mg，每天早上饭后顿服，持续 1 周；沙利度安片 25～50 mg，每天睡前顿服，持续 2 周。

（3）对于免疫功能低下者（结合患者全身情况及免疫学检查结果综合判断），可选用免疫增强剂。

五、要点与讨论

（1）溃疡是口腔黏膜病中最常见的症状之一，溃疡的基本病理变化及其与糜烂的区别（见表65-1）。

表 65-1 溃疡的基本病理变化及其与糜烂的区别

鉴别要点	溃疡	糜烂
定义	上皮完整性发生持续性缺损或破坏，表层坏死脱落形成凹陷	表浅缺损，上皮部分损伤，不损及基底细胞
累及	表层上皮（轻型），黏膜下层（重型）	角化层、粒层、棘层
基底膜	可不完整	完整
外形	圆形，界清，被覆假膜	形状不定，界不清，表面光滑
疾病	RAU，贝赫切特综合征（白塞病）、创伤性溃疡、球菌性口炎、梅毒、口腔结核等	单纯疱疹、带状疱疹、天疱疮等
共同点	炎细胞浸润，毛细血管扩张，纤维素性渗出物，炎性反应	

（2）复发性口腔溃疡的临床分型，如表65-2所示。

表65-2　复发性口腔溃疡的临床分型

鉴别要点	轻型	重型	疱疹样
溃疡特征	黄、红、凹、痛,小(2~4 mm),散在孤立小溃疡,无瘢痕	大而深,似弹坑(1~3 cm)有缺损,留瘢痕	多、浅、散,满天星,数不清
病程	7~10天	月余,数月~年余	同轻型
数量	1~5	常为1个	>10个
好发部位	非角化区	由前至后	舌、唇、口底
全身症状	不明显	明显,淋巴结肿大	可有发热头痛,淋巴结肿大
构成比%	80	共20	

（3）复发性口腔溃疡的诊断。

复发性阿弗他口腔溃疡是最常见的口腔黏膜溃疡类疾病,目前病因及发病机制仍不明,无确切的实验室指标可作为诊断依据。因此,复发性阿弗他溃疡的诊断主要根据病史特点（复发性、周期性、自限性）及临床特征（黄、红、凹、痛）,一般不需做实验室检查和活检。但是,还有许多全身疾病也可引起口腔黏膜溃疡,它可能是贝赫切特综合征（白塞病）、克罗恩病、结核甚至是一些血液疾病在口腔的表现,若不加以仔细鉴别诊断而仅仅予以口腔溃疡的对症治疗,可能会贻误病情,导致严重后果。因此,一些常规检查如血常规检查,对及时发现与复发性阿弗他溃疡相关的营养不良、血液疾病或潜在的消化道疾病有积极作用;免疫球蛋白的检查有助于指导治疗方案的选择。复发性阿弗他溃疡预后良好,但是对大而深、病程长的溃疡、应警惕癌性溃疡的可能,必要时做活检明确诊断。

（4）良性溃疡与恶性溃疡的鉴别,如表65-3所示。

表65-3　良性溃疡与恶性溃疡的鉴别

鉴别要点	良性溃疡	恶性溃疡
年龄	中青年较多	老年人多
溃疡深度	深在	深在或浅
溃疡周围	炎症浸润	浸润广且硬
溃疡底部	微凹下,上有假膜	呈菜花状
自限性	有	无
全身情况	较好	弱或恶病质
病理	慢性炎症	癌变
复发史	有	无

六、思考题

（1）通过本案例你对口腔溃疡的诊疗过程有何体会？

（2）能出现口腔溃疡的疾病有哪些？临床诊治中应注意哪些方面？

七、推荐阅读文献

[1] 陈谦明. 口腔黏膜病学.[M]4 版. 北京：人民卫生出版社. 2012：64 - 86.

[2] 周曾同. 口腔内科学[M]. 上海：世界图书出版公司. 2011：161 - 171.

[3] Talacko AA，Gordon AK，Aldred MJ. The patient with recurrent oral ulceration [J]. Aust Dent J. 2010 Jun；55 Suppl 1：14 - 22.

（葛姝云）

案例 66

口腔扁平苔藓

一、病历资料

1. 主诉

发现两颊黏膜白纹 1 月余

2. 现病史

患者，男性，52 岁，1 月前发现两颊白色花纹，伴白色斑点分布，自觉有粗糙感。进食辛辣、热、酸、咸等刺激性食物，病损部位有灼痛感。于当地医院就诊，服用"罗红霉素"及中药颗粒（药名不详），服后未见好转。无其他皮肤及指（趾）甲其他部位病损。

3. 既往史

斑秃史，否认高血压史，否认心脏病、糖尿病史，否认消化系统病史，否认肝肾病史，否认其他系统病史，否认吸烟史，否认过敏史。

4. 临床检查

患者开口度正常。两侧颊部黏膜见网状白色花纹对称分布，并散布有淡白色斑点，稍突出黏膜表面，质软。白色病损区黏膜轻微充血（见图 66-1）。身体其他部位未见明显皮肤病损，指（趾）甲未见明显病损。

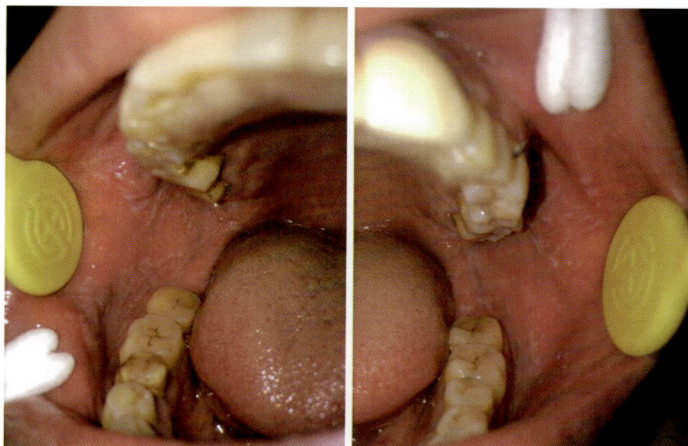

图 66-1 两颊黏膜扁平苔藓

5.　实验室及影像学检查或特殊检查

就诊1周前的实验室检查显示：真菌培养阴性,血糖、肝功能、肾功能正常,电解质正常。

二、诊治经过

1.　迅速判断患者整体情况

迅速判断患者整体情况,在确认无紧急全身状况的前提下进行后继病史询问、临床检查等程序。

（1）面色、神态、体态、步态：患者神态焦虑,自主走入诊室。

（2）意识、沟通能力：神智清醒,对答切题。

（3）呼吸：气平。

2.　围绕主诉有的放矢地询问病史

（1）有何不适：自觉两颊黏膜有粗糙感,观察有白色花纹分布；进食辛辣、热、酸、咸等刺激性食物,病损部位有灼痛感。

（2）采取了哪些措施,效果如何：当地医院就诊,服用"罗红霉素"、中药颗粒（药名不详）,病损未见好转。1周内实验室检查示真菌培养阴性,血糖、肝功能、肾功能正常,电解质正常。

（3）身体其他部位皮肤、指（趾）甲是否存在病损：身体其他部位未见明显皮肤病损,指（趾）甲未见明显病损。

（4）全身状况：斑秃史,否认高血压史,否认心脏病、糖尿病史,否认消化系统病史,否认肝肾病史,否认其他系统病史。

（5）精神状态：精神焦虑。

（6）用药情况："罗红霉素",中药颗粒（药名不详）。

（7）有无过敏史：否认过敏史。

（8）烟酒嗜好：否认吸烟史,偶有饮酒。

3.　在了解病史的情况下进行相关临床检查

（1）迅速检查口腔状况：患者开口度正常。两侧颊部黏膜见网状白色花纹对称分布,并散布有淡白色斑点,稍突出黏膜表面,质软。白色病损区黏膜轻微充血。

（2）身体其他部位皮肤、指（趾）甲情况：身体其他部位未见明显皮肤病损,指（趾）甲未见明显病损。

4.　形成初步诊断

结合主诉、现病史及临床检查可形成初步诊断：口腔扁平苔藓。

5.　进行初步处理

（1）宣教：保持乐观开朗的精神状态,缓解思想压力,注意生活的规律性,保证充足的睡眠,戒烟戒酒。

（2）补充实验室检查：血常规,凝血功能,血清免疫球蛋白 IgE、IgA、IgG、IgM。

（3）建议实验室检查完毕后进行病理组织学检查,明确诊断。

（4）药物治疗：复方绞股蓝颗粒×4盒　2片　tid；1‰碳酸氢钠含漱液×4瓶　含漱　tid。

6.　进行颊部黏膜白色病损切取活检术

（1）无手术禁忌证：无酒精过敏；实验室检查示：真菌培养阴性,血常规正常,凝血功能正常,血糖正常,肝功能正常,肾功能正常,电解质正常,血清免疫球蛋白 IgE、IgA、IgG、IgM 正常。

（2）在局麻下行右颊黏膜白色病损切取活检术,缝合止血,送往病理科进行病理组织学检查。嘱患者2h内不得进食,24h内不得吃过烫食物,1周后复查取活检病理报告并拆线。

（3）1周后病理报告显示："右颊"黏膜局部上皮瘤样增生,上皮角化不全,基底细胞液化变性,基底膜界限不清。真表皮交界处带状淋巴细胞浸润,表皮下层及真皮浅层可见胶样小体。病变符合口腔扁平苔藓。

7. 调整处理方案：

（1）药物治疗：复方甘草酸苷片×6　2 片 tid；1‰碳酸氢钠含漱液×4 次　含漱 tid；复方林可霉素散×6 局部涂布 tid。

（2）1 月后复查。

三、病例分析

1. 病史特点

（1）以两颊黏膜白纹为主诉，可引起口腔黏膜产生白色斑纹的疾病较多，如口腔扁平苔藓、口腔白斑、口腔白色角化症、口腔黏膜下纤维性变等；询问病史并进行临床检查不仅需要结合局部与全身状况，而且要有针对性地在诊疗过程中不断通过所获信息排查可疑疾病。

（2）个体情况：患者为中年男性，有斑秃史，提示可能受自身免疫问题或精神异常影响。患者就诊时精神焦虑，这类心理异常可导致机体功能紊乱，促使口腔扁平苔藓发生、发展、迁延不愈。因此在诊疗过程中，需要仔细询问患者全身状况，把握引起病损的可疑病因，并针对可疑病因考虑调整用药方案。对于精神焦虑的患者，要求医生进行耐心疏导，嘱患者自我调整，转移注意力，缓解焦虑情绪。

（3）病史与检查：本案例中患者口腔检查显示患者开口度正常，两侧颊部黏膜见网状白色花纹对称分布，并散布有淡白色斑点，稍突出黏膜表面，质软。白色病损区黏膜轻微充血。符合口腔扁平苔藓的临床表现。进一步检查全身其他部位皮肤及指（趾）甲，未见明显病损。患者就诊 1 周前的实验室检验报告显示：真菌培养阴性，血糖、肝功能、肾功能正常，电解质正常。提示非白念珠菌感染。为确诊疾病类型，排除手术禁忌证，确认正常后行局麻下右颊黏膜白色病损切取活检术。病理报告显示："右颊"黏膜病变符合口腔扁平苔藓，局部上皮瘤样增生。

2. 诊断与诊断依据

（1）口腔扁平苔藓的口腔损害可发生在口腔黏膜任何部位，包括舌、牙龈、前庭、唇、腭、口底等部位，以颊部最为多见。

（2）损害多呈双侧对称性。

（3）口腔黏膜出现典型的珠光白色损害，可表现为网纹型、斑块型、丘疹型、萎缩型、水疱型、糜烂型等 6 型；根据病损基部黏膜状况分型，可分为糜烂型与非糜烂型。

（4）若有皮肤损害，则可表现为紫红色多角形扁平丘疹，病损多左右对称，主要分布于四肢屈侧，尤其是踝部和腕部。

（5）指甲损害常呈对称性，甲体变薄无光泽，按压时有凹陷。甲体表面可表现为细鳞纵沟、点隙、切削面严重者形成纵裂。

（6）患者自觉黏膜粗糙、烧灼感，口干，遇辛辣、热、酸、咸味食物刺激时，病损局部敏感、灼痛。

（7）通过组织病理学检查可以获得明确诊断。

3. 鉴别诊断

（1）口腔白色角化症。

（2）口腔白斑病。

（3）口腔黏膜下纤维性变。

（4）颊白线。

四、处理方案及基本原则

口腔扁平苔藓一般治疗原则。

（1）保持乐观开朗的精神状态，缓解思想压力，注意生活的规律性，保证充足的睡眠，戒烟戒酒。

（2）去除局部刺激因素。

（3）积极治疗全身系统性疾病（特别是胃肠道疾病、肝炎、糖尿病）。

（4）临床提倡长期正规综合治疗，局部治疗与全身治疗相结合，达到减轻疼痛、控制病变发展、治愈糜烂、降低癌变潜能的目标。

（5）对于无症状的口腔扁平苔藓，一般可予以观察随访，不需要治疗。

五、要点与讨论

口腔扁平苔藓是一种常见的口腔黏膜慢性炎性疾病，好发于中年，女性多于男性，多数患者有疼痛、粗糙不适等临床症状，皮肤及黏膜可单独或同时发病。而口腔黏膜白色斑纹是多种口腔黏膜疾病可表现出的病症。临床上，记录病史及临床检查要注意局部与全身结合。要认真询问记录患者黏膜白色斑纹的可能发生诱因、全身系统性疾病状况，仔细检查和分辨白色斑纹的特征及感官表现，并结合身体其他部位病损情况，对可疑疾病进行排查鉴别。活检病理报告是鉴别诊断口腔黏膜疾病的金标准。临床上要根据患者病损的严重程度调整用药，并注意坚持用药及随访观察。

六、思考题

（1）口腔黏膜出现白色损害需要考虑哪些疾病？如何明确诊断？

（2）为何口腔扁平苔藓称作潜在性恶性疾病？

七、推荐阅读文献

［1］周红梅,周刚,周威.口腔黏膜病药物治疗精解［M］.北京:人民卫生出版社,2010:121-130.

［2］陈谦明.口腔黏膜病学［M］.4版.北京:人民卫生出版社,2012:103-110.

［3］唐志凌.扁平苔藓临床与治疗进展［J］.2013,12(6):395-398.

［4］Ryan K,Hegarty AM,Hodgson T. Aetiology, diagnosis and treatment of oral lichen planus［J］. Br J Hosp Med (Lond),2014,75(9):492-496.

［5］Alves MG,do Carmo Carvalho BF,Balducci I,et al. Emotional assessment of patients with oral lichen planus［J］. Int J Dermatol,2015,54(1):29-32.

［6］Zhang J,Zhou G. Green tea consumption:an alternative approach to managing oral lichen planus［J］. Inflamm Res,2012,61(6):535-539.

（邵彦雄　周海文）

案例 67

单纯疱疹

一、病历资料

1. 主诉

下唇起疱伴疼痛 3 d。

2. 现病史

患者,男性,29 岁,下唇起疱伴有烧灼样疼痛 3 d,患者自诉 1 周前有轻度感冒发热,并因出差而感觉身体疲乏劳累。在水疱发生的第 1 天于出差地医院诊疗,医生处方"维生素 B₂、牛黄解毒片"治疗,效果不佳。患者否认类似发作史。否认皮肤损害。

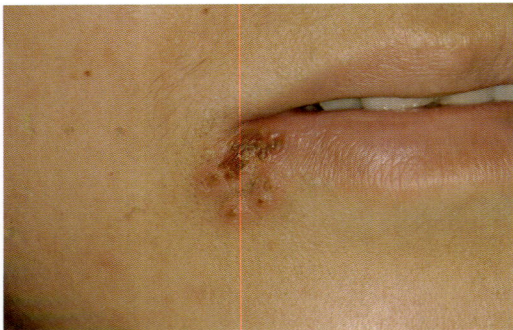

图 67-1 右下唇水疱

3. 既往史

乙肝携带者,否认肝功能异常。否认心脏病、高血压、糖尿病史,否认其他系统性疾病史。否认药物过敏史。健康饮食,不吸烟,不喝酒。否认家族史。

4. 临床检查

右侧下唇唇红黏膜及口周皮肤见成簇水疱,部分水疱破溃结痂。口腔内黏膜未见明显色泽、质地及形态上异常损害(见图 67-1)。

5. 实验室及影像学检查或特殊检查

暂无。

二、诊治经过

1. 围绕主诉有的放矢地询问病史

(1) 水疱出现前唇部损害区域是否有前驱症状:水疱发生的地方有烧灼样不适。

(2) 最近全身情况:轻度感冒发热,并疲乏。

(3) 是否经过外院诊疗,效果如何:出差地医院就诊予维生素 B₂、牛黄解毒片,效果不佳,依然疼痛不适。

(4) 有无全身其他部位皮肤,尤其是面部皮肤损害:否认身体其他部位出现水疱疼痛。

(5) 既往有无类似发作,如有是如何处置的:否认。

(6) 全身状况,有无高血压、心脏病、肝病、糖尿病、血液病等系统疾病史:乙肝病毒携带者,否认肝功能异常。否认高血压、心脏病、糖尿病史,否认其他系统性疾病史。

（7）用药情况:维生素 B_2、牛黄解毒片。

（8）有无药物过敏史:否认药物过敏史。

（9）饮食习惯,烟酒嗜好、家族史等:健康饮食,不吸烟,不喝酒。否认家族史。

2. 在了解病史的情况下进行相关临床检查

（1）水疱位置、形态等:右侧下唇唇红及口周皮肤见成簇水疱,部分水疱破溃结痂。

（2）水疱损害是否累及口内黏膜:口内黏膜未见明显充血、水疱及糜烂损害。

（3）面部皮损是否有疱样损害:面部皮肤未见水疱及充血糜烂损害。

3. 形成初步诊断

结合主诉、现病史及临床检查可形成初步诊断为:单纯疱疹。

4. 初步处理情况

（1）复方硼砂溶液 250 ml×1 瓶,bid 1∶5 稀释后唇部湿敷;

（2）3％阿昔洛韦软膏 10 g×1 支,6～7 次/d 唇部涂搽;

（3）阿昔洛韦片 0.2 g×24# ×1 瓶,1# qid po。

5. 医嘱

适当补充维生素 B、维生素 C,注意休息,保证饮入量。

三、病例分析

1. 病史特点

患者以唇部起疱伴疼痛为主诉,口腔黏膜疾病中出现水疱损害的疾病除了单纯疱疹、带状疱疹外,还有多形性红斑等。虽然局部水疱破裂出现结痂,但该患者左侧下唇部出现典型的成簇小水疱。患者发作前有感冒发热及身体疲乏,而且患者除了右侧唇部及唇周皮肤外,面部及身体皮肤没有水疱及充血糜烂损害。

2. 诊断与诊断依据

单纯疱疹,诊断依据同上。

3. 鉴别诊断

（1）疱疹型 RAU。

（2）三叉神经带状疱疹。

（3）手足口病。

（4）多形性红斑。

四、处理方案及基本原则

（1）处理方案分为局部用药及全身用药;

（2）基本原则为抗病毒治疗及全身对症和支持疗法。

五、要点与讨论

单纯疱疹是临床上比较常见的黏膜疾病,疾病以典型成簇的水疱伴疼痛为主。临床上主要与疱疹型 RAU（以反复发作、无发疱期、损害部位为口腔非角化黏膜及无皮肤损害为特点）、三叉神经带状疱疹

（以三叉神经分支排列的皮损和黏膜水疱损害为特点）以及多形红斑（以大面积糜烂、渗出、易出血的皮肤黏膜损害且急性发作为特点）等疾病相鉴别。

六、思考题

通过这一疾病案例,在临床中,你将对口腔黏膜水疱类疾病如何进行诊断及鉴别诊断?

七、推荐阅读文献

[1] 陈谦明. 口腔黏膜病学[M]. 北京:人民卫生出版社,2012:23 - 29.
[2] 周曾同. 口腔黏膜病学[M]. 北京:人民卫生出版社,2010:138 - 139.

（杜观环）

一、病历资料

1. 主诉

右舌腹破溃 1 个月。

2. 现病史

患者,男性,68 岁,1 个月前右舌腹出现进刺激性食物稍有疼痛,静止时疼痛不明显。自检发现右舌腹有一块灰白色破溃。遂于 2 周前前往附近医院就诊,给予西瓜霜、锡类散局部涂擦,无明显好转。此次因恐癌心理前来我院口腔黏膜科就诊。否认咀嚼硬物咬伤,否认近期低热、盗汗、消瘦和食欲缺乏。

3. 既往史

患者有复发性口腔溃疡病史。每次发作时 1~2 处破溃,绿豆大小,1 周左右可以自愈,部位不定,此起彼伏,间歇 1 个月左右再次复发。溃疡发作时疼痛明显,影响进食。有抽烟史 40 余年,每天大约 1 包,4 年前已戒烟。有鼻咽癌病史,4 年前行放射治疗,定期随访病情稳定无复发迹象。有高血压病史 8 年,服用硝苯地平血压控制正常范围内。否认心脏病、糖尿病史,否认结核病史,否认其他系统性疾病史。否认药物过敏史。否认喜好酸辣等刺激性食物。

4. 临床检查

(1) 口外检查:患者神清,体态健康,未见消瘦贫血貌。BP 150 mmHg/90 mmHg, P 82 次/min。左右面部基本对称,张口度约 3 指。左面部皮肤干燥,色素沉着。

(2) 口内检查:口内唾液分泌减少、黏稠,口腔黏膜表面干燥、萎缩、变薄。舌背丝状乳头、菌状乳头萎缩、光滑、充血。右上及左右下后牙区可及多个龋齿与残根。右舌腹靠近舌根部见约 1.2 cm × 1.0 cm 的溃疡面,溃疡深及黏膜下层,边缘轻度隆起,色泽灰白。溃疡边界清楚,底部未见颗粒状结节,扪诊质地偏韧,基底无硬结,疼痛不明显。溃疡部位对应 46 残冠,47 和 48 残根,边缘尖锐,与溃疡面相契合。

二、诊治经过

1. 迅速判断患者整体情况

迅速判断患者整体情况,在确认无紧急全身状况的前提下进行后继病史询问、临床检查等程序。

(1) 面色、神态、体态、步态:患者自主走入诊室。

(2) 意识、沟通能力:神清,对答切题。

2. 围绕主诉有的放矢地询问病史

(1) 溃疡有无诱因:突发,否认咀嚼咬伤、硬物摩擦伤。

(2) 溃疡情况:左舌腹靠近舌根部,疼痛不明显。

(3) 是否经过治疗,采取了哪些措施,效果如何:附近医院就诊给予常规局部用药,无明显效果。

(4) 口内黏膜其他部位有无类似发作史,如有是如何处置的:有复发性口腔溃疡病史,每次好发在口腔前部黏膜,疼痛明显,局部用药1周左右可以愈合。

(5) 既往有无结核病史:否认结核病史,否认近期低热、盗汗和消瘦。

(6) 全身状况,有无肿瘤病史,有无高血压、心脏病、糖尿病等慢性系统性疾病史:有鼻咽癌病史,4年前行放射治疗,定期随访病情稳定无复发迹象。有高血压病史8年,服用硝苯地平血压控制在正常范围内。否认心脏病、糖尿病史,否认其他系统性疾病史。

(7) 用药情况:硝苯地平。

(8) 有无药物过敏史:否认药物过敏史。

(9) 饮食习惯,烟酒嗜好、家族史等:否认喜好酸辣等刺激性食物。已戒烟,不嗜酒。

3. 在了解病史的情况下进行相关临床检查

(1) 面型、是否对称、有无外伤等:左右面部基本对称,左颌面部因为鼻咽癌放疗皮肤干燥、色素沉着。

(2) 口腔总体状况:口内唾液分泌减少、黏稠,口腔黏膜表面干燥、萎缩、变薄;舌背丝状乳头、菌状乳头萎缩、光滑、充血;右上及左右下后牙区可及多个龋齿与残根。

(3) 重点检查溃疡情况:右舌腹靠近舌根部见约1.2 cm×1.0 cm的溃疡面,溃疡深及黏膜下层,边缘轻度隆起,色泽灰白。溃疡边界清楚,底部未见颗粒状结节,扪诊质地偏韧,基底无硬结,疼痛不明显。

(4) 溃疡周边牙齿情况:溃疡部位对应46残冠,47和48残根,边缘尖锐,与溃疡面相契合。

4. 形成初步诊断

结合主诉、现病史以及临床检查可形成初步诊断为:

(1) 创伤性溃疡。

(2) 46残冠,47和48残根。

(3) 慢性放射性口炎。

5. 祛除局部刺激因素

磨改过尖残根残冠边缘嵴和牙尖。

6. 创伤性溃疡的治疗

局部封闭治疗:溃疡边缘2 mm处于黏膜下层局部注射曲安奈德10 mg,紧咬纱布止血观察0.5 h,若患者无不适离院。治疗前告知患者局部封闭治疗有胀痛感。

其次局部涂布复方皮质散、外用溃疡和贝复济等消炎防腐止痛促进创面愈合的药物;含漱复方硼砂溶液、氯己定溶液等以防继发感染。嘱1~2周复诊,长期不愈的深大溃疡应做切取或者切除活检,排除癌变。

嘱口腔外科门诊进一步诊治,择期拔除残根残冠,治疗慢性放射性口炎。

三、病例分析

1. 病史特点

(1) 以舌腹破溃为主诉,引起口腔黏膜破溃的病因较复杂,破溃可以是糜烂也可以是溃疡。糜烂为黏膜表浅缺损形成的红色创面。仅有上皮的部分损伤,基底细胞不受累。口腔黏膜糜烂常见于上皮内疱破溃后,可有痛感,愈后不留瘢痕。例如,单纯疱疹、天疱疮等。诸多口腔黏膜疾病或全身疾病的口腔表征均可表现为口腔溃疡。溃疡可分为浅溃疡和深溃疡,浅溃疡只破坏上皮层,愈合后不留瘢痕。例如,轻型口疮。深溃疡波及黏膜下层甚至肌层,愈合后留有瘢痕。例如,重型口疮(腺周口疮),溃疡的表面被覆假膜,常引起疼痛。溃疡边缘往往整齐,但也有不规则的。例如,结核性溃疡,边缘微隆,呈鼠啮状,并向中央卷曲,形成潜掘形边缘。溃疡还可以分为良性和恶性。因此接诊此类疾病患者时,询问病史及临床仔细检查很重要。

(2) 个体情况:患者为老年男性,有复发性口腔溃疡病史。以往溃疡发作疼痛明显,影响言语、进食。此次溃疡发生在舌腹,口底舌腹是口腔黏膜癌变的危险部位。而且疼痛不明显,局部用药效果不明显,患者又有恶性肿瘤病史,因而精神紧张,害怕新发癌症、癌症转移和复发。因此,在诊疗过程中要细心解释,稳定患者情绪。

(3) 病史与检查:本案例中患者有鼻咽癌放疗史,口腔内检查显示口内唾液分泌减少、黏稠,口腔黏膜萎缩变薄,可见多数残根残冠。右舌腹溃疡面积较大,边界清楚,周缘轻微隆起,色泽灰白,扪诊疼痛不明显,质地较韧,与周缘有炎性粘连。溃疡部位对应 46 残冠,47 和 48 残根,边缘尖锐,与溃疡面相吻合。

2. 诊断与诊断依据
(1) 创伤性溃疡(依据如上述分析)。
(2) 46 残冠,47 和 48 残根。
(3) 慢性放射性口炎:依据放疗病史以及口腔内检查。

3. 鉴别诊断
(1) 结核性溃疡。
(2) 癌性溃疡。
(3) 腺周口疮。

四、处理方案及基本原则

(1) 去除局部刺激因素:磨改过尖残根残冠边缘嵴和牙尖。
(2) 溃疡边缘曲安奈德局部封闭治疗。
(3) 局部使用消炎防腐止痛促进创面愈合的药物;含漱复方硼砂溶液、氯己定溶液等以防继发感染。
(4) 嘱 1～2 周复诊,长期不愈的深大溃疡应做切取或者切除活检,排除癌变。
(5) 解释病情,安抚患者情绪,消除恐癌心理。
(6) 建议患者至口腔外科及时拔除残根残冠。
(7) 建议患者溃疡愈合后治疗慢性放射性口炎。

五、要点与讨论

口腔溃疡是口腔黏膜科最常见疾病,溃疡可分为浅溃疡和深溃疡,浅溃疡只破坏上皮层,愈合后不留瘢痕。例如,轻型口疮。深溃疡波及黏膜下层甚至肌层,愈合后留有瘢痕。例如,重型口疮(腺周口疮)。根据溃疡病因又可以分为结核性溃疡、创伤性溃疡,溃疡边缘往往整齐,但也有不规则的。例如,结核性溃疡,边缘微隆,呈鼠啮状,并向中央卷曲,形成潜掘形边缘。根据病理溃疡还可以分为良性和恶性。因此,接诊此类疾病患者时,询问病史以及临床仔细检查很重要。

六、思考题

（1）口腔黏膜溃疡、糜烂的鉴别及各自代表的疾病？

（2）简述口腔溃疡临床分类。

（3）口腔黏膜良、恶性溃疡如何进行鉴别诊断？

七、推荐阅读文献

［1］周红梅,周刚,周威,等.口腔黏膜病药物治疗精解［M］.北京:人民卫生出版社,2010.

［2］周曾同.口腔黏膜病学［M］.北京:人民卫生出版社,2010.

［3］徐治鸿.中西医结合口腔黏膜病学［M］.北京:人民卫生出版社,2008.

［4］陈谦明.口腔黏膜病学［M］.4 版.北京:人民卫生出版社,2012.

［5］周曾同.口腔黏膜病学(研究生教材第 1 版)［M］.北京:人民卫生出版社,2010.

（吴　岚）

口腔白色念珠菌感染

一、病历资料

1. 主诉

口腔黏膜灼痛伴口干1周。

2. 现病史

患者,女性,67岁,一周前出现口腔黏膜发红烧灼痛,现黏膜表面出现白色斑点,进食时有刺激痛并伴有口干症状。曾自行使用"西瓜霜"、"复合维生素 B"等,症状无明显改善。附近医院就诊给予抗生素类含漱液及清热解毒类中药后,自觉症状加重,推荐至口腔黏膜专科治疗。否认眼干、鼻干。

3. 既往史

2周前因"天疱疮"至皮肤科就诊,使用大剂量肾上腺皮质激素治疗,现病情控制。有高血压病史10余年,服用"珍菊降压片"控制良好。否认心脏病、糖尿病史,否认其他系统性疾病史。否认药物过敏史。两便正常,无特殊饮食嗜好,不嗜烟、酒。

4. 临床检查

患者神清气平,对答切题。左右面部基本对称,无红肿,左颊及前额皮肤可见水疱破溃后结痂。张口度正常,舌背、双颊黏膜充血(见图69-1、图69-2),表面被覆点状绒毛状假膜,假膜多紧贴在黏膜上不易剥离,如强行剥离可发生渗血。唾液分泌畅通,未及明显减少。

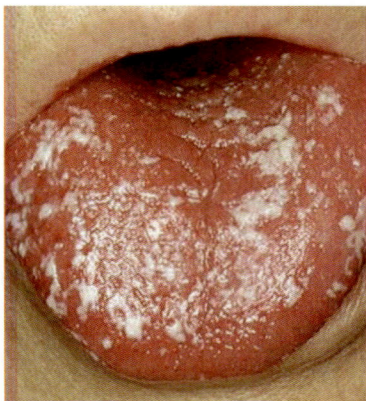

图 69-1　舌背黏膜白色假膜

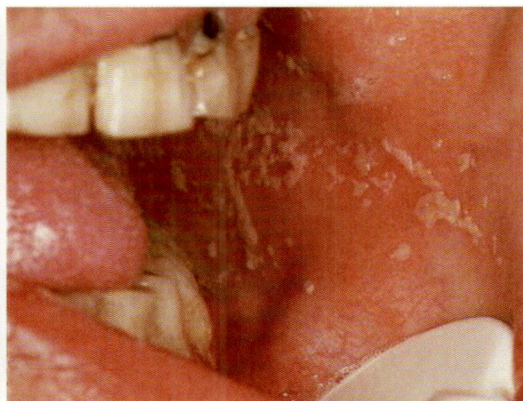

图 69-2　颊黏膜白色假膜

5. 实验室检查

（1）假膜涂片镜检：镜下可见折光性强的芽生孢子和假菌丝。

（2）真菌培养及鉴定：白色念珠菌。

二、诊治经过

1. 围绕主诉有的放矢地询问病史

（1）有无诱因：大剂量肾上腺皮质激素使用2周。

（2）治疗是否好转：使用抗生素后症状加重。

（3）是否有其他干燥症状：否认眼干、鼻干。

（4）全身状况，有无系统疾病史：有高血压病史10余年。否认心脏病、糖尿病史，否认其他系统性疾病史。

（5）用药情况：珍菊降压片。

（6）有无药物过敏史：否认药物过敏史。

（7）饮食习惯，烟酒嗜好、家族史等：无特殊饮食嗜好，不嗜烟，酒。

2. 在了解病史的情况下进行相关检查

（1）检查口腔黏膜状况：舌背、双颊黏膜充血，表面被覆点状绒毛状假膜。

（2）假膜性状：多紧贴在黏膜上不易剥离，如强行剥离可发生渗血。

（3）唾液分泌情况：分泌畅通，未及明显减少。

（4）假膜涂片镜检：镜下可见折光性强的芽生孢子和假菌丝。

（5）真菌培养及鉴定：白色念珠菌。

3. 形成初步诊断

结合现病史及临床检查及直接涂片镜检可形成初步诊断为：口腔念珠菌感染。

4. 初步处理

给予碱性含漱液：2%碳酸氢钠含漱，口服氟康唑胶囊200 mg qd po（首日），此后100 mg qd po。1周后复诊。

三、病例分析

1. 病史特点

口腔黏膜灼痛的疾病有很多，包括口腔溃疡类疾病、口腔斑纹类疾病、口腔感染类疾病、口腔大疱类疾病、超敏反应性疾病等，但主诉反应同时伴有口干症状就将考虑范围缩小。因此，需要全面、系统、详细地询问疾病发生发展的过程。

病史中，该病发作仅1周时间，黏膜刺激痛伴有白色斑点出现，应考虑口腔黏膜出现白色病损的疾病及鉴别要点。使用抗生素等药物症状加重则提示非细菌感染类疾病。同时否认鼻干、眼干等症状，则提示与口干与干燥综合征无关。

仔细询问全身情况，该病例1月前开始接受大剂量肾上腺皮质激素治疗，因而机体的免疫功能受到抑制，容易产生机会感染。

临床检查，发现口腔内唾液分泌正常，口腔黏膜表面的白色绒毛状假膜可被擦去，涂片镜下可见折光性强的芽生孢子和假菌丝，进一步真菌培养显示为白色念珠菌，有助于明确诊断。

2. 诊断及诊断依据

主要依靠病史、临床特点并结合真菌学检查做出诊断。

3. 鉴别诊断

（1）球菌性口炎（膜性口炎）：黏膜充血水肿明显，有成片的灰黄色假膜，表面光滑致密，且易被拭去，遗留糜烂面而有渗血，区域淋巴结肿大，可伴有全身反应。。

（2）灼口综合征：口腔烧灼样疼痛，可伴有口干、麻木、味觉迟钝等，感觉异常，症状呈现晨轻晚重的时间节律性改变。但不影响进食，无刺激痛，无白色假膜。

（3）干燥综合征：口腔唾液分泌减少，舌乳头萎缩，舌质红，可有进食刺激痛，同时伴有眼干、鼻干或伴发结缔组织病。

（4）放射性口炎：有放射线接触史。急性期口腔黏膜充血、糜烂、溃疡，被覆白色假膜，易出血，触痛明显，可出现唾液腺萎缩导致的口干症状，慢性期主要有口干、味觉异常等症状。

四、处理方案及基本原则

本病治疗原则为去除诱发因素，积极治疗基础病，必要时辅以支持治疗。分为局部治疗及全身治疗。

1. 局部药物治疗

由于念珠菌不适合在碱性环境中生长繁殖，用 2%～4% 碳酸氢钠（小苏打）溶液漱口，可以起到抑制念珠菌生长繁殖的作用。氯己定液与碳酸氢钠液交替漱洗，可消除白色念珠菌的协同致病菌如某些革兰阴性菌。制霉菌素、咪康唑等能局部涂布抑制或杀灭真菌。

2. 全身抗真菌药物治疗

（1）氟康唑（fluconazole）：为一种双三唑类衍生物，能抑制真菌细胞膜的主要成分——麦角固醇的合成。该药极易溶于水，口服吸收完全，生物利用度高。本品在组织内具有持久的抗真菌作用，氟康唑是目前临床应用最广的抗真菌药物，抗菌谱广，为治疗白色念珠菌的首选药物。剂量：首次 1 d 200 mg，以后每天 100 mg，连续 7～14 d。

（2）伊曲康唑（itraconazole）：是一种三唑类抗真菌药，包括口服、静脉制剂。口服制剂主要用于治疗浅表真菌感染，它可治愈 80% 以上的浅部皮肤黏膜真菌或酵母菌感染，抗菌谱广。剂量：每日口服 100 mg。

（3）支持治疗：加强营养，增强机体免疫力。

五、要点与讨论

口腔念珠菌感染是由念珠菌感染所引起的口腔黏膜疾病，是人类最常见的口腔真菌感染。念珠菌是一种条件致病菌，大量使用抗生素、糖皮质激素及免疫抑制剂等药物时容易导致口腔念珠菌感染。目前，临床分为有假（伪）膜型念珠菌病、急性红斑型（萎缩型）念珠菌病、慢性红斑型（萎缩型）念珠菌病和慢性增殖性念珠菌病。总体上讲，口腔念珠菌病的临床症状主要为口干、发黏、口腔黏膜烧灼感、疼痛、味觉减退等，主要体征为舌背乳头萎缩、口腔黏膜任何部位的白色凝乳状斑膜、口腔黏膜发红、口角湿白潮红、白色不规则增厚、斑块及结节状增生等。糜烂较少见，仅见于口角及极少数唇红部，在红斑的基础上发生皲裂及糜烂。发病的主要部位是舌背、口角，约占 80%。本病例为假（伪）膜型念珠菌病，继发于大剂量使用肾上腺皮质激素后。白色绒状假膜，为念珠菌的菌丝、孢子及坏死脱落的上皮汇集而成。对于口腔念珠菌感染的诊断，除病史和临床表现外，还要结合实验室检查，包括镜下表现及真菌培养等。

六、思考题

（1）通过本案例的分析你对口腔念珠菌感染的诊疗有何体会？

（2）通过本案例的分析你对临床用药如何更好地规避不良反应有何想法？

七、推荐阅读文献

[1] 陈谦明. 口腔黏膜病学[M]. 4版. 北京. 人民卫生出版社 2012，34-45.

[2] 戚中田. 医学微生物学[M]. 北京：科学出版社. 2009.

[3] Odd FC. Candida and Candidosis [M]. 2nd ed. London，1988.

[4] Greenberg MS，Glich M. Burket's Oral Medicine：diagnosis and treatment [M]. Onario：B. C. Decker Inc.，2008.

（王海燕）

慢性盘状红斑狼疮

一、病历资料

1. 主诉

下唇破溃伴出血、痂皮反复3月余。

2. 现病史

患者，女性，59岁，自今年4月起，患者自觉唇部有干燥脱屑感，自检见唇红部位有少量白色条纹状损害，后损害逐渐扩大，并伴有局部皲裂出血症状，唇部可形成紫黑色痂皮，脱落后又反复形成，触碰易出血伴疼痛感；近1个月来口腔内两侧颊部进食和刷牙时有刺激痛，自检两颊发红；近1个月来，面部皮肤易发生瘙痒，有时发红，未接受治疗。因自觉症状加重无缓解，今就诊。追问病史，否认日常涂擦唇膏、润唇膏等；否认曾进食海鲜、芒果等；否认进食刺激性食物，如辣椒、花椒等；否认有长时间参加户外活动的情况，但最近一次在海南地区度假旅游后症状有所加重。10 d前于外院接受下唇的组织病理学检查，已拆线，未接受治疗。

3. 既往史

Ⅰ型糖尿病史5年余，目前注射胰岛素针剂控制血糖，自诉日常血糖控制稳定，空腹血糖长期保持在6.5 mmol/L以下；类风湿关节炎史2年余，目前服用中药汤剂，早晨起床时手指偶有轻微僵硬感；甲型肝炎史，10年前子宫肌瘤手术史，否认眼病史，否认眼干、口干史，否认结核病史，否认其他系统病史，否认药物过敏史。喜清淡饮食，否认吸烟史，偶饮红酒，无酗酒史。

4. 临床检查

患者神清气平，对答切题。身高154 cm，体重58 kg，BP 110 mmHg/70 mmHg，P 82次/min。左右面部发育良好，无明显贫血貌。鼻翼两侧皮肤略显红色，基本对称，呈蝶形。下唇唇红见白色放射状的细短条纹损害，局部呈盘状，中央略显萎缩凹陷，伴有充血，局部伴有渗出和痂皮。损害的唇红缘边缘见黑褐色色素沉着带，损害超过唇红皮肤界，皮肤侧有少量鳞屑（见图70-1、图70-2）。

张口度3指，张口型对称无偏侧，张口过程无关节弹响；口腔内湿润度良好，挤压两侧腮腺与颌下腺导管区域，可见清亮液体自导管开口挤出；口内检查见两侧颊部白色放射状条纹，呈盘状，伴充血，无糜烂、溃疡、水疱表现；口腔黏膜其他部位未见明显损害；伸舌居中，无偏倚，活动自如；牙石Ⅰ°，牙龈萎缩，下颌牙列舌侧牙龈轻度充血；无明显松动牙。

掌指关节活动度良好，中指和示指关节略显肿大，无明显变形表现。

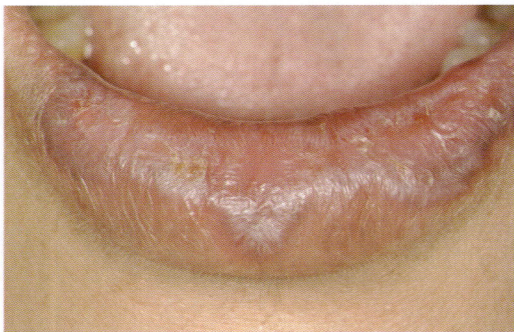

图 70-1　唇部损害

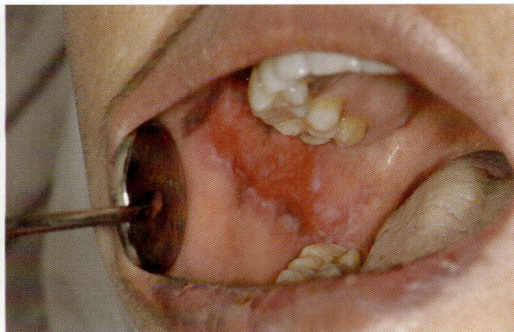

图 70-2　颊部损害

5. 实验室检查

（1）血常规检查：WBC 7.9×10^9/L，RBC 3.7×10^{12}/L，Hb 108 g/L，MCV 92 fl，PLT 153×10^9/L，其余均属正常范围。

（2）肝功能检查：丙氨酸氨基转移酶（ALT）25 IU/L，天冬氨酸氨基转移酶（AST）26 IU/L，其余均属正常范围。

（3）肾功能检查：均属正常范围。

（4）空腹血糖检查：6.1 mmol/L。

（5）组织病理学检查："下唇"黏膜上皮过度不全角化，上皮棘细胞层萎缩，上皮钉突伸长，基底细胞液化变性，基底膜不清晰；固有层血管扩张，血管内见玻璃样栓塞，血管周围见淋巴细胞密集浸润；固有层胶原纤维玻璃样变、水肿、断裂；进一步行直接免疫荧光法检查，见上皮基底膜区连续的荧光带，局部呈块状表现。

二、诊治经过

1. 迅速判断患者整体情况

迅速判断患者整体情况，在确认无紧急全身状况的前提下进行后继病史询问、临床检查等程序。

（1）面色、神态、体态、步态：患者自行步入诊室。

（2）意识、沟通能力：神清，对答切题。

（3）R、P：气平，P 82 次/min；

（4）BP：110 mmHg/70 mmHg。

2. 围绕主诉有的放矢地询问病史

（1）损害的发生有无诱因：否认日常涂擦唇膏、润唇膏等；否认曾进食海鲜、芒果等；否认进食刺激性食物，如辣椒、花椒等；否认有长时间参加户外活动的情况，但最近一次在海南地区度假旅游后症状有所加重。

（2）损害的发展情况：损害逐渐扩大，并伴有局部皲裂出血症状，唇部可形成紫黑色痂皮，脱落后又反复形成，触碰易出血伴疼痛感；近1个月来口腔内两侧颊部进食和刷牙时有刺激痛，自检两颊发红；近1个月来，面部皮肤易瘙痒，有时发红。

（3）既往病史中有无潜在的相关疾病：类风湿关节炎史，服用中药汤剂；否认眼病史，否认眼干、口干史，否认结核病史。

（4）既往病史中有无可能影响疾病相关治疗的系统病史：Ⅰ型糖尿病史；甲型肝炎史，10年前曾行子宫肌瘤手术史，否认其他系统病史，否认药物过敏史。

（5）用药史：Ⅰ型糖尿病史 5 年余，目前注射胰岛素针剂控制血糖；类风湿关节炎史 2 年余，目前服用中药汤剂；

（6）药物过敏史：否认药物过敏史。

（7）其他：喜清淡饮食，否认吸烟史，偶饮红酒，无酗酒史。

3. 临床检查

（1）全科检查：患者神清气平，左右面部发育良好，无明显贫血貌；张口度 3 指，张口型对称无偏侧，张口过程无关节弹响。

（2）有关损害的专科检查：下唇唇红见白色放射状的细短条纹损害，局部呈盘状，中央略显萎缩凹陷，伴有充血，局部伴有渗出和痂皮。损害的唇红缘边缘见黑褐色色素沉着带，损害超过唇红皮肤界，皮肤侧有少量鳞屑。口腔内湿润度良好，挤压两侧腮腺与颌下腺导管区域，可见清亮液体自导管开口挤出；口内检查见两侧颊部见白色放射状条纹，呈盘状，伴充血，无糜烂、溃疡、水疱表现；口腔黏膜其他部位未见明显损害。

（3）与损害相关部位的专科检查：牙石Ⅰ°，牙龈萎缩，下颌牙列舌侧牙龈轻度充血；无明显松动牙。

（4）全身其他部位的相关检查：鼻翼两侧皮肤略显红色，基本对称，呈蝶形；掌指关节活动度良好，中指和示指关节略显肿大，无明显变形表现。

（5）组织病理学检查和免疫荧光检查：基底细胞液化变性，基底膜不清晰；固有层血管扩张，血管内见玻璃样栓塞，血管周围见淋巴细胞密集浸润；固有层胶原纤维玻璃样变、水肿、断裂；上皮基底膜区连续的荧光带，局部呈块状表现。

4. 形成初步诊断

结合主诉、病史和临床检查和组织病理学结果可形成主要的初步诊断为：下唇、颊部及面部皮肤慢性盘状红斑狼疮。

5. 处理方案

1）实验室检查和特殊检查

判断患者的系统性基础情况，为疾病的诊断和后续的治疗提供参考；①颊部损害行组织病理学切片检查；②完善血清免疫学检查（血沉、类风湿因子、抗核抗体等）。

2）局部和全身相结合的治疗方案

（1）复方硼砂含漱液 200 ml×1 瓶，用法：10 ml bid，唇部湿敷；

（2）有严重的渗出糜烂时，可用曲安奈德注射液 40 mg×1 瓶，用法：5 mg qd 局部注射。

（3）泼尼松片 5 mg×10 片，用法：5 mg qd 口服；

（4）硫酸羟氯喹片 0.1 g×14 片，用法：0.1 g bid 口服。

3）医嘱

（1）日常清淡饮食，禁食刺激性食物及烫食；

（2）避免过度日晒或长时间暴露于紫外线环境下；

（3）保持唇部和面部湿润，防止皲裂，冬季干冷环境下建议戴口罩防护；

（4）1～2 周后复诊。

三、病例分析

1. 病史特点

（1）患者以下唇破溃伴出血为主诉，可引起唇部破溃和出血的疾病较为复杂，需考虑局限性疾病和全身系统性疾病的可能，按疾病的类型来看需要分为几类：①感染性疾病：如细菌感染（下前牙的慢性根尖周炎、结核杆菌感染等）、病毒感染（单纯疱疹、带状疱疹）等；②变态反应性疾病：接触过敏性口炎、多形红斑等；③斑纹类疾病：口腔扁平苔藓、盘状红斑狼疮等；④局限性唇部疾病：慢性非特异性唇炎、腺性唇炎、光化性唇炎、变态反应性唇炎等。

（2）以该案例来分析，下唇的损害为患者的始发损害，病史上呈慢性损害的特点，后逐渐出现面部及颊部损害，提示该疾病与急性感染或超敏反应缺乏关联性；病史中提到，在户外阳光充足的地区旅游后症状有加重表现，提示该疾病可能与疲劳、日光照射等因素有关。

（3）损害的临床检查方面，唇部的损害具有特征性，损害呈盘状，中央充血凹陷，唇红黏膜侧有放射状白色细短条纹，皮肤侧可见条带状褐色的色素沉着带，且损害突破唇红皮肤界。颊部的损害同样以盘状的反射状白纹和萎缩充血面为特点。从口腔和唇部损害的表现上特别需要注意与口腔扁平苔藓的损害加以鉴别。另外，头面部鼻翼两侧的蝶形红斑是红斑狼疮类疾病的诊断依据之一。

（4）组织病理学检查是诊断疾病的重要依据，其中基底细胞液化变性、基底膜不清晰、固有层血管内玻璃样栓塞，尤其是基底膜区域连续的荧光带具有高度的诊断价值，是为慢性盘状红斑狼疮的典型表现。

2. 诊断与诊断依据

（1）损害发生发展表现为慢性病史。

（2）最近一次在海南地区度假旅游后症状有所加重。

（3）唇颊部损害呈盘状凹陷，周围有放射状白色细短条纹，中央凹陷充血，唇部皮肤有色素沉着带，且累及唇周皮肤。

（4）面部鼻翼两侧的蝶形红斑。

（5）组织病理学检查和免疫荧光检查的结果。

（6）类风湿关节炎史。

3. 鉴别诊断

（1）口腔扁平苔藓。

（2）光化性唇炎。

（3）慢性非特异性唇炎。

四、处理方案与基本原则

1. 明确诊断

2. 强调局部治疗与全身治疗相结合

局部治疗以抗炎、减少痂皮、促进愈合及防止继发感染为主要原则，其中以抗炎为主要治疗原则，因其损害的基础是自身免疫性炎症；全身治疗以免疫抑制为主要原则，有证据认为，慢性盘状红斑狼疮可以转变为系统性红斑狼疮，而部分系统性红斑狼疮的早期表现，也可以表现为局限的盘状红斑狼疮样损害，故此认为，全身的免疫抑制治疗是必要的。

3. 医嘱

告知日常生活中的注意事项，强调阳光和紫外线对疾病的诱发作用。

4. 注意全身系统疾病对药物治疗的限制

五、要点与讨论

引起唇部损害的疾病种类较为繁杂，其症状和损害既有不同，也有相似之处，导致疾病的诊断和鉴别诊断较为复杂，容易误诊。唇部损害多伴有渗出和痂皮，有时可因大范围的痂皮覆盖损害表面，使得原发损害无法直接检查判断,此时应当采用湿敷的方法,尽量去除唇部痂皮,减轻渗出后,再行检查和判断临床原发损害,不应盲目猜测。

因唇部损害严重影响外观,需要注意治疗方案对外观的影响,在可能的条件下,也应尽量减少唇部的创伤性检查,以免造成不必要的医源性损伤。

在诊疗唇部疾病的过程中,应当注意局部和全身的关联性,局部损害可能是全身系统性疾病在局部的表现,全身的系统疾病背景也可能是局部损害的促进因素,另外也需要注意全身用药时,系统病史背景和合并用药情况对药物选择的限制性和干扰性。

六、思考题

(1) 慢性盘状红斑狼疮的治疗原则是什么?

(2) 伴有渗出和痂皮的唇部疾病有哪些? 如何进行鉴别诊断?

(3) 以肾上腺皮质激素和羟氯喹为例,分析全身使用免疫抑制剂需要注意哪些方面的问题?

(4) 慢性盘状红斑狼疮与口腔扁平苔藓的病因和病理表现上有何区别?

七、推荐阅读文献

[1] 周曾同. 口腔黏膜病学[M]. 北京:人民卫生出版社,2010:116-119.

[2] Li J, Leng X, Li Z, et al. Chinese SLE treatment and research group registry: Ⅲ. association of autoantibodies with clinical manifestations in Chinese patients with systemic lupus erythematosus [J]. J Immunol Res, 2014;2014:809389.

(王宇峰)

案例 71

慢性唇炎

一、病历资料

1. 主诉

双唇脱屑3个月。

2. 现病史

患者,女性,24岁,双唇3个月来干燥、脱屑、痂皮,有痒感,下唇严重。自用唇膏无效,来我科就诊。近来生活压力大,睡眠不足,大便2d1次,喜食辛辣,不嗜烟酒。否认口内及眼部干燥。否认时常日晒。否认贫血及抗生素持续使用。

3. 既往史

近5年来双唇反复干燥、脱屑、痂皮,偶有痒感。自觉时好时坏,春季明显,迁延不愈。曾于外院中药和外用糠酸莫米松(艾洛松)治疗,效果不明显。患者述7年前胃镜检查确诊有消化性溃疡。否认高血压、心脏病、糖尿病史,否认其他系统性疾病史。过敏史不明。

4. 临床检查

患者神清气平,对答切题。BP 115 mmHg/80 mmHg,P 74 次/min。患者就诊期间舔唇数次。双唇略肿,干燥、脱屑、痂皮。未见糜烂及渗出(见图71-1)。口内黏膜未见异常,口腔卫生良好。

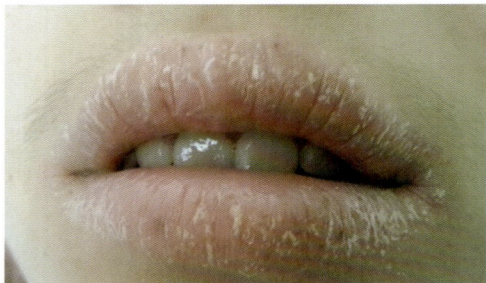

图 71-1 唇脱屑

5. 实验室检查

免疫球蛋白示正常;血常规检查正常;真菌培养未见生长。

二、诊治经过

1. 迅速判断患者整体情况

迅速判断患者整体情况,在确认无紧急全身状况的前提下进行后继病史询问、临床检查等程序。

(1) 面色、神态、体态、步态:患者自主走入诊室。

(2) 意识、沟通能力:神清,对答切题。

(3) R、P:气平,P 74 次/min。

（4）BP：115 mmHg/80 mmHg。

2. 围绕主诉有的放矢地询问病史

（1）唇炎有无诱因：近日压力大，喜食辛辣，有慢性浅表性胃炎。无日晒，贫血，长期抗生素使用史。

（2）唇炎情况：持续 3 个月，迁延不愈。

（3）是否用过药物，采取了哪些措施，效果如何：自用唇膏，无效。

（4）身体其他部位有无病损迹象：7 年前胃镜确诊有消化道溃疡。

（5）既往有无类似发作，如有是如何处置的：5 年来反复发作，于外院用艾洛松治疗，效果不明显。

（6）全身状况，有无高血压、脑梗死、心脏病、肝病、糖尿病等疾病史：否认高血压、心脏病、糖尿病史，否认其他系统性疾病史。

（7）用药情况：中药，糠酸莫米松（艾洛松）。

（8）有无药物过敏史：否认药物过敏史。

（9）饮食习惯、烟酒嗜好、家族史等：喜辛辣，不嗜烟酒。

3. 在了解病史的情况下进行相关临床检查

（1）面部有无湿疹、斑块等：面部皮肤色泽质地正常，未见皮损。

（2）检查唇红及唇周皮肤状况：双唇略肿，干燥、脱屑，痂皮。未见糜烂及渗出。

（3）口内黏膜情况：口内黏膜未见异常。口腔卫生良好。

（4）必要时查看身体其他部位有无皮损。

4. 形成初步诊断

结合主诉、现病史以及临床检查可形成初步诊断为：慢性唇炎。

5. 相关实验室检查

（1）过敏原筛查：正常。

（2）血常规检查：正常。

（3）真菌培养：未见生长。

6. 对患者进行有效处理措施

（1）复方硼砂含漱液 250 ml×1/10 ml tid 湿敷。

（2）唇甘油 5 ml×2/适量 tid 外用。

（3）用复方硼砂湿敷，微波治疗仪 25 W 理疗 15 min。

理疗前告知患者理疗仪可促进愈合，使用时会有发热感。理疗结束后，擦净患者唇部药物，并涂抹适量唇甘油。告知患者唇炎为慢性疾病，无法彻底根治，发作时需复诊治疗。医嘱复诊。患者饮食宜清淡为主，注意卫生，合理搭配膳食，户外注意戴口罩防护，缓解生活压力。

三、病例分析

1. 病史特点

（1）发病方式为唇肿、干燥、脱屑、痂皮。这些症状贯穿整个病程。部分患者唇周皮肤也可受累。慢性反复发作时，肿胀渗出，炎症浸润，可引起持久的淋巴回流障碍，致使唇部长期肿胀，局部淋巴组织可因反复慢性感染而增生。有时局部干、胀、发痒，患者常伸舌舔唇，试图用唾液湿润干唇。发痒时用手揉搓唇，用牙咬唇，唇部出现脱屑时用手撕扯屑皮，使唇破溃裂口、出血渗出，继发感染后唇部充血肿胀明显，甚至影响唇部的活动。反复发作，时轻时重，寒冷、干燥季节易发，下唇为好发部位。

（2）个体情况：慢性脱屑性唇炎以年龄＜30 岁的女性为多发。慢性唇炎的病因并不十分明确，可能与寒冷、干燥的季节、烟酒、过热的食物、舔唇、咬唇等不良习惯有关系；有时也与精神因素有关，如烦躁、焦虑、愤怒等。

（3）病史与体格检查：本案例中患者近日生活压力大，睡眠不足且有食辛辣嗜好，患有消化性溃疡，就诊期间数次舔唇，是慢性唇炎的诱发因素之一。正值春季，空气干燥寒冷，天气变换，同样容易诱发唇炎。相关实验室检查显示患者无过敏原，血常规正常，无真菌感染，排除过敏性唇炎，贫血所致唇炎及念珠菌感染诱发的唇炎。患者否认眼干，糖尿病，日晒等病史，且唇部及口内未见白纹、糜烂、充血等异常，全身无其他皮损，可排除其他唇部疾病。

2. 诊断与诊断依据

（1）双唇略肿，干燥、脱屑，可见痂皮。唇部未见糜烂、渗出。

（2）生活压力大，睡眠不足，喜食辛辣。

（3）春季好发，有舔唇习惯。

（4）口内黏膜未见充血异常，口腔卫生良好。

3. 鉴别诊断

（1）慢性唇炎。

（2）盘状红斑狼疮。

（3）腺性唇炎。

（4）肉芽肿性唇炎。

四、处理方案及基本原则

（1）为患者进行理疗，初步减轻患者病痛。

（2）根据患者病情开对症药物。外用复方硼砂湿敷可控制唇部炎症，保持唇部湿润等。外用唇Ⅱ号可滋润唇部防止干燥。建议患者生活饮食规律，戒除不良习惯。

（3）建议患者定期复诊，用药不适停药复诊。

五、要点与讨论

慢性唇炎又称慢性非特异性唇炎，是口腔黏膜科常见慢性疾病之一。患者常为青少年，女性多见。该病不会危及生命却反复发作，迁延不愈，严重影响患者生活质量。该病易与盘状红斑狼疮、腺性唇炎、肉芽肿性唇炎等唇部疾病混淆，需根据患者病史及检查合理诊断，对症下药。

表71-1所罗列的慢性唇炎与其他唇部疾病的鉴别诊断要点，在询问病史、临床检查、实验室检查过程中均应予以全面考虑，避免误诊。

表71-1　慢性唇炎鉴别诊断

疾病名称	鉴别要点
慢性唇炎	下唇好发，以干燥、脱屑、结痂为主要表现。春季好发，患者多为年龄＜30岁女性
盘状红斑狼疮	下唇好发，病损区可越过唇红缘到达皮肤，中心略凹陷呈盘状，病损周围可见放射状细白条纹
腺性唇炎	下唇为主，唇部浸润性肥厚，以小腺体明显增生为特征，唇部有明显肿胀感
肉芽肿性唇炎	上唇较多，唇肥厚肿胀，有垫褥感，压之无凹陷性水肿。是梅-罗综合征的表现之一

六、思考题

（1）慢性唇炎应如何与其他唇部疾病进行鉴别诊断？

（2）通过本病例你对慢性唇炎的诊疗过程有何体会？

七、推荐阅读文献

［1］ Boisnic S. Cheilitis ［J］. Rev Prat. ，2002,52(4):370 - 374.

［2］ 陈谦明. 口腔黏膜病学［M］. 3 版. 北京：人民卫生出版社,2008:138 - 140.

（蒋伟文）

案例 72

口腔黏膜白斑

一、病历资料

1. 主诉

发现左颊白色无痛斑块1个月。

2. 现病史

患者，男性，52岁，于1个月前偶然发现左颊粗糙不适，对镜自检发现左颊黏膜一白色斑块突出于黏膜表面，呈方形，约小拇指甲大小，触之无疼痛。斑块1个月来无明显变化，无破溃出血，否认快速增大史，否认消长史。追问病史，患者近年来常有刷牙出血，口腔异味，否认口腔疾病治疗史。

发病来，胃纳可，睡眠可，无发热，无体重骤变，二便无殊。

3. 既往史

高血压病史10年，长期服缬沙坦控制，现血压稳定。否认糖尿病、心脏病等其他系统病史。否认手术史。除缬沙坦外否认长期服其他药史。否认药物过敏史。

吸烟史20年，每天约20支。偶尔饮白酒。清淡饮食。否认咀嚼烟草、槟榔等不良习惯。

4. 临床检查

患者神清气平，对答切题。BP 130 mmHg/85 mmHg，P 72次/min。双侧面部基本对称无畸形。

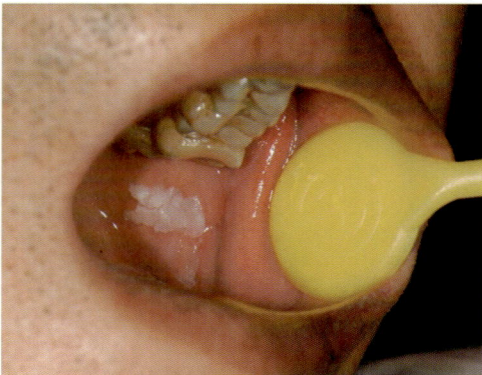

图72-1 左颊皱纹纸状白色斑块

口内恒牙列，左侧后牙对应颊黏膜处见一约10 mm×5 mm大小白色斑块，呈皱纹纸状突起于黏膜表面。斑块表面完整无破溃，边缘清晰，扪之质软无压痛，未及明显基底；口内其余部位黏膜未见明显病损。口腔卫生情况差，有异味；全口牙颊、舌面见大量色素沉着，牙石Ⅲ°，无牙齿缺失、残根残冠，无不良修复体，牙龈红肿，探诊出血，全口牙探诊深度约3～5 mm。双侧颌下及颈部未扪及肿大淋巴结。

5. 实验室检查

血常规检查：PLT 185×10⁹/L，WBC 6.5×10⁹/L，RBC 3.75×10¹²/L，Hb 127 g/L。

凝血功能：PT 12.3 s，APTT 35.2 s。

二、诊治经过

1. 围绕主诉层次渐进询问病史

（1）斑块的自觉症状：无痛，有粗糙感。

（2）斑块的色形质：色白，方形，高出黏膜表面。

（3）病情的发展：1 个月来无明显变化，无破溃出血，无消长，无快速增大。

（4）全身情况：发病来，胃纳可，睡眠可，无发热，无体重骤变，二便无殊。

（5）生活习惯：吸烟每天约 20 支，已 20 年；偶尔饮白酒。无咀嚼烟草槟榔等习惯。

2. 在了解病史的情况下进行相关临床检查

（1）口外检查：面部基本对称，无畸形。

（2）主诉部位检查：左侧后牙对应颊黏膜处见一约 10 mm×5 mm 大小白色斑块，呈皱纹纸状突起于黏膜表面。

（3）斑块性质检查：斑块表面完整无破溃，边缘清晰，扪之质软无压痛，未及明显基底。

（4）局部刺激因素检查：无牙齿缺失、残根残冠，无不良修复体。

（5）口腔其他情况：全口牙颊、舌面见大量色素沉着，牙石Ⅲ°，牙龈红肿，探诊出血，全口牙探诊深度 3～5 mm。

3. 形成初步诊断

结合主诉、现病史及临床检查可形成初步诊断为：

（1）口腔白斑，均质型。

（2）广泛型慢性牙周炎，中度。

4. 初步处理

生活习惯及口腔卫生宣教：口腔白斑为有潜在恶变可能的疾病，忌烟、酒及辛辣刺激性食物；通过刷牙、漱口、牙线、定期洁牙等方法保持口腔卫生。

5. 相关实验室检查

血常规检查示：PLT $185×10^9$/L，WBC $6.5×10^9$/L，RBC $3.75×10^{12}$/L，Hb 127 g/L。

凝血功能：PT 12.3 s，APTT 35.2 s。

6. 治疗计划

（1）牙周基础治疗。

（2）择期在局部麻醉下行左颊病损切除活检术；或可选择药物保守治疗。

（3）定期随访。

三、病例分析

1. 病史特点

（1）患者自觉症状不明显：在偶然情况下发现颊部粗糙后自检发现白色斑块，无疼痛。

（2）病损情况：无破溃、无快速增大，提示为良性病变；无疼痛，无消长，无发热等，提示非炎性病变。

（3）患者有长期大量吸烟史。

（4）专科检查：颊部为口腔白斑好发区域，该患者左颊白色斑块突出黏膜表面，呈皱纹纸状，边界清楚，质软无基底。

2. 诊断与诊断依据

（1）口腔白斑，均质型（依据如上述分析）。

（2）广泛型慢性牙周炎，中度；依据：患者全口牙龈红肿，探诊出血，全口牙均有牙周袋且深达 3～5 mm。

3. 鉴别诊断

（1）口腔扁平苔藓。

（2）口腔白色过角化。

（3）白色海绵状斑痣。

（4）二期梅毒黏膜斑。

（5）口腔黏膜下纤维化。

四、处理方案及基本原则

（1）告知患者疾病性质为有潜在恶变可能的疾病。

（2）宣教，告知患者戒烟酒、忌辛辣刺激饮食，保持口腔卫生。

（3）告知患者因其病损局限，边界清楚，全身情况可耐受手术，可在局部麻醉下切除左颊白斑并送组织病理学检查以进一步明确诊断及上皮异常增生程度；也可暂缓手术，予维甲酸等促进上皮正常代谢药物及复方绞股蓝等活血化瘀的中成药控制其病情发展，虽病损无法消除，但可降低其恶变可能。

（4）定期随访，以检测白斑病损情况，若有恶变迹象，宜早行手术以防病情进一步发展。

（5）建议患者至牙周科进行牙周基础治疗，治疗后进一步评估牙周情况。

五、要点与讨论

世界卫生组织曾将口腔白斑归入癌前病变，近年改称为有潜在恶变可能的疾病（potentially malignant disorders），是一类较为常见的口腔黏膜斑纹类疾病，好发于中年以上患者，男性略多于女性。当发现口腔黏膜上的白色斑块，并不能诊断为其他疾病，即可初步诊断为口腔白斑，可通过组织病理学活检做出进一步确诊。该病因其有恶变可能，且无法用药物根治，临床上往往采取定期随访，必要时采用早期手术的方法，尤其是对于疣状白斑、溃疡型白斑等非均质型白斑，建议患者早行手术切除以防其恶变。我国中医学将口腔白斑分为痰湿凝聚、气血亏虚及瘀血内阻 3 种症型并辨证施治，可用于口腔白斑患者的长期治疗。

六、思考题

（1）通过本案例你对口腔白斑的诊疗思路有何体会？

（2）还有哪些发生于口腔黏膜有潜在恶变可能的疾病？试从本病例的诊疗经验中分析这一类疾病的防治方法。

七、推荐阅读文献

［1］ 周曾同，周来生，吴世尧. 口腔内科学［M］. 上海：上海世界图书出版公司，2011：177 - 179.

［2］ 周曾同. 口腔黏膜病学［M］. 北京：人民卫生出版社，2010：86 - 91.

［3］ Liu W，Shi LJ，Zhou ZT，et al. Oral Cancer Development in Patients with Leukoplakia—Clinicopathological Factors Affecting Outcome ［J］. PLoS One，2012，7（4）：e34773.

（宋　杨　周曾同）

寻常型天疱疮

一、病历资料

1. 主诉

口腔黏膜广泛溃烂 3 月余。

2. 现病史

患者,男性,52 岁,自 3 月余前起口腔内多处溃烂,疼痛明显,影响进食和吞咽,并伴有咽喉部疼痛、眼部疼痛。外院就诊,用"头孢霉素"等抗生素,无明显疗效。

3. 既往史

有高血压病史 5 年余,服用抗高血压药控制良好。否认心脏病、糖尿病史,否认其他系统性疾病史。否认药物食物过敏史。不嗜烟,不嗜酒。

4. 临床检查

口内黏膜充血,双颊、腭部、舌背、口底等黏膜糜烂,糜烂边缘见残留疱壁。揭皮试验(+)。口腔卫生差,牙石(++),软垢(++)。27、26 残冠,边缘锐利。眼睛结膜充血、糜烂、渗出。BP 130 mmHg/80 mmHg,P 70 次/min,体重 65 kg。

5. 实验室检查

(1) 血常规检查示:WBC 7.4×10^9/L;RBC 4.78×10^{12}/L。

(2) 肝功能:ALT 13 U/L,AST 12 U/L。

(3) 肾功能:尿素氮 2.9;mmol/L,血清肌酐 88 μmol/24 h。

(4) BS 5.8 mmol/L。

(5) 电解质:K^+ 4.66 mmol/L,Na^+ 142 mmol/L。

二、诊治经过

1. 判断患者整体情况

判断患者整体情况,进行后继病史询问、临床检查等步骤。

(1) 面色、神态、体态、步态:患者自主走入诊室,久病面容,口角流涎。

(2) 意识、沟通能力:神清,对答切题,但言语欠清晰。

(3) R、P:气平,P 70 次/min。

(4) BP:130 mmHg/80 mmHg。

2. 围绕主诉有的放矢地询问病史

（1）口腔黏膜溃烂有无诱因：患者3月前进食硬物碰伤硬腭，导致黏膜糜烂，经久未愈。

（2）溃烂情况：硬腭出现糜烂后，双颊、软腭、舌背、口底等部位黏膜亦陆续出现糜烂，进食后黏膜破损更明显，疼痛，吞咽困难，流涎。

（3）是否经过治疗，效果如何：外院拟诊为"口腔溃疡"，口服"头孢霉素"等抗生素，外用西瓜霜喷剂，无明显疗效。

（4）身体其他部位有无病损：眼睛疼痛，眼结膜充血。

（5）既往有无类似发作，如有是如何处置的：否认既往发作史。

（6）全身状况：有高血压病史5年余，服用抗高血压药控制良好。否认心脏病、糖尿病史，否认其他系统性疾病史。

（7）其他用药情况：氨氯地平（络活喜）。

（8）有无药物过敏史：否认药物过敏史。

（9）烟酒嗜好、家族史等：不嗜烟，不嗜酒。否认家族史。

3. 在了解病史的情况下进行相关临床检查

（1）整体情况：左右面部基本对称，张口度2指，口角流涎，言语不清晰。

（2）口腔黏膜糜烂情况：口臭，双颊、腭部、舌背、口底等部位黏膜糜烂，糜烂边缘见残留疱壁。糜烂面被覆黄白色假膜（见图73-1）。

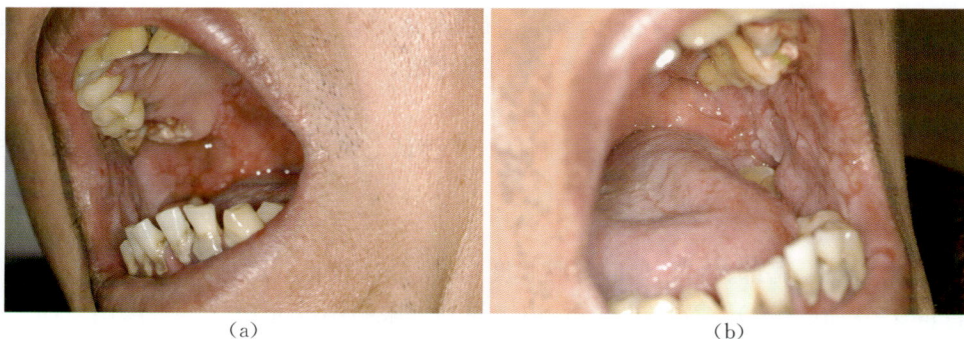

(a)　　　　　　　　　　　　　　　(b)

图73-1　双颊黏膜糜烂，糜烂边缘见残留疱壁

（3）揭皮试验：将疱壁提取时，常连同邻近外观正常的黏膜一并无痛性的撕去，遗留鲜红的创面。

（4）牙齿情况：口腔卫生差，牙石（＋＋），软垢（＋＋），牙龈红肿，龈缘糜烂。27、26残冠，边缘锐利。

（5）眼睛损害：眼结膜明显充血，伴有脓性分泌物（见图73-2）。

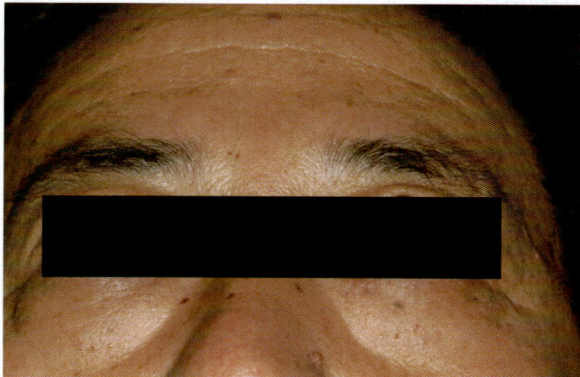

图73-2　眼结膜明显充血，伴有脓性分泌物

4. 形成初步诊断

结合主诉、现病史以及临床检查可形成初步诊断为：

（1）天疱疮。

（2）27、26 残冠。

5. 初步处理情况

给予消炎止痛漱口水和散剂，初步局部处理后尽快进行必要的实验室检查。

6. 相关实验室检查

（1）血常规检查示：WBC 7.4×10^9/L，RBC 4.78×10^{12}/L。

（2）肝功能：ALT 13 U/L，AST 12 U/L。

（3）肾功能：尿素氮 2.9 mmol/L，血清肌酐 88 μmol/24 h。

（4）BS 5.8 mmol/L。

（5）电解质：K^+ 4.66 mmol/L，Na^+ 142 mmol/L。

（6）活组织检查加免疫荧光：左颊黏膜上皮基底层上方见棘细胞层松解，上皮内疱，疱内见有松解的单个棘细胞。固有层可见炎细胞浸润，以淋巴细胞为主。直接免疫荧光检查显示棘细胞层间有网状荧光带。

7. 治疗方案

本病例拟诊为自身免疫性疾病寻常型天疱疮，治疗原则分 3 个方面：

（1）支持治疗：高营养易消化的饮食，注意水电解质平衡，充足睡眠，防止受凉和继发感染。

（2）局部治疗：消炎、防腐、止痛、促愈。

（3）全身治疗：治疗药物首选糖皮质激素。使用糖皮质激素需遵循"足量、从速、渐减、忌躁"的原则；还可以配合使用其他免疫抑制剂，如硫唑嘌呤、环磷酰胺等。

三、病例分析

1. 病史特点

（1）患者自 3 月余前起口腔内多处溃烂，可能出现口腔黏膜广泛糜烂的疾病有天疱疮、糜烂型扁平苔藓、多形性红斑、药物过敏性口炎、大疱性表皮松解症等。从患者的患病时间可以排除药物过敏性口炎，因为药物过敏性口炎起病急，属于急性病程，并有自限性，与患者情况不符。

（2）病史与检查：本案例中患者口腔内检查显示双颊、腭部、舌背、口底等部位黏膜糜烂，糜烂边缘见残留疱壁。糜烂面被覆黄白色假膜。伴有特殊口臭。临床检查时需做揭皮试验，并做活组织检查合并直接免疫荧光。

2. 诊断与诊断依据

（1）寻常型天疱疮（依据如上述分析）。

（2）26、27 残冠。

（3）高血压：BP 130 mmHg/80 mmHg。

3. 鉴别诊断

（1）类天疱疮：临床表现与天疱疮类似，但揭皮试验阴性，直接免疫荧光显示在上皮基底膜区。

（2）糜烂性扁平苔藓：主要损害为珠光白色网纹，病损呈弥散性、对称性，严重者伴有广泛糜烂，但糜烂边缘无残留疱壁，揭皮试验阴性。

（3）剥脱性龈炎：表现为牙龈缘及附着龈弥散性红斑，亮红色，上皮易剥脱，严重者全口牙龈疼痛，脱皮，表面覆以坏死的假膜，易出血。

（4）大疱性表皮松解症：是少见的先天性家族遗传性皮肤病。口腔黏膜受到摩擦后剥脱糜烂，反复发作,揭皮试验阴性。

　　(5) 多形性红斑:起病急,口内黏膜呈大小不等的红斑、糜烂,揭皮试验阴性。

四、处理方案及基本原则

　　(1) 首先要向患者说明天疱疮的严重性和治疗的复杂性,对治疗药物可能产生的不良反应做详细介绍。天疱疮的治疗是一个长期的过程,患者的病情、机体状况、对糖皮质激素的敏感性、心理状态、医从性对疗效都有影响。临床治疗提倡个体化治疗方案,该患者伴有眼睛损害,应到眼科进行会诊。治疗前对患者进行血压、全血图、血糖、肝肾功能、大便、尿、电解质、心、肺和感染性疾病的检查;酌情考虑肿瘤筛查,以排查副肿瘤性天疱疮的可能。天疱疮的治疗目的在于控制新发病损,促进愈合,防止继发感染,治疗的关键就是糖皮质激素等免疫抑制剂的合理应用,同时防止各种并发症。

　　(2) 及时拔除 26、27 残冠。

　　(3) 推荐起始方案:泼尼松片 40 mg/天或地塞米松片 4.5 mg/天,硫唑嘌呤片 50 mg/天,同时给予补钾补钙,1%碳酸氢钠含漱液,成纤维细胞生长因子,复方林可霉素散。

　　(4) 起始方案治疗 1 周后,旧损害趋向愈合且无新发损害,逐渐减少糖皮质激素用量。

五、要点与讨论

　　治疗的关键就是糖皮质激素等免疫抑制剂的合理应用。长期使用糖皮质激素,要注意防止和减轻各种并发症,常见的有消化道溃疡、糖尿病、高血压、骨质疏松、库欣综合征、各种感染和中枢神经系统的毒性等。为预防和减轻激素治疗的并发症应适当给予一些辅助用药,如维生素 AD,钙制剂预防骨质疏松;给予抗酸和胃黏膜保护剂;适当补钾;给予碱性漱口水,防止念珠菌感染;注意肺部有无合并感染。治疗期间应定期检测血压、血常规、肝肾功能、电解质、血糖等指标等变化。

六、思考题

　　(1) 能出现口腔黏膜广泛糜烂的疾病有哪些?

　　(2) 使用糖皮质激素有何注意事项?

七、推荐阅读文献

　　[1] 陈谦明.口腔黏膜病学[M].4 版.北京:人民卫生出版社,2012:87-102.

　　[2] 周曾同.口腔黏膜病学[M].北京:人民卫生出版社,2010:121-132.

(沈雪敏)

带状疱疹

一、病历资料

1. 主诉

左面部疼痛 3 日余。

2. 现病史

患者,男性,65 岁,约 3 日前出现左下面部烧灼样疼痛,出现散在小水疱,后有渗出结痂,左下唇黏膜疼痛,进食时疼痛加剧,遂至我院口腔黏膜科就诊。自诉 1 周前有感冒史,否认咀嚼硬物、创伤史,否认类似发作史,否认治疗史。

3. 既往史

有糖尿病史 20 余年,注射胰岛素控制良好,现空腹血糖 7.0 mmol/L。否认心脏病、高血压病史,否认其他系统性疾病史。否认药物过敏史。否认喜食烫辣等刺激性食物,否认吸烟饮酒史。

4. 临床检查

患者神清气平,对答切题。BP 130 mmHg/80 mmHg,P 78 次/min。患者左下面部见散在成簇小水疱,部分表面见渗出结痂,病损未过中线,张口度、张口型未见明显异常。左下唇唇红呈不规则糜烂面,充血明显,病损未过中线。腭部、舌体和两颊未见糜烂充血面。

二、诊治经过

1. 围绕主诉有的放矢地询问病史

(1)疼痛有无诱因:1 周前有感冒史,否认咀嚼硬物、创伤史。

(2)疼痛情况:大约在 3 d 前出现左下面部烧灼样疼痛,出现散在小水疱,后有渗出结痂,左下唇黏膜疼痛,进食时疼痛加剧。

(3)是否有发作、治疗史:否认类似发作史,否认治疗史。

(4)全身状况,有无高血压、糖尿病、心脏病等全身系统性疾病史:有糖尿病史 20 余年,注射胰岛素控制良好,现空腹血糖 7.0 mmol/L。否认心脏病、高血压病史,否认其他系统性疾病史。

(5)用药情况:注射胰岛素控制糖尿病。

(6)有无药物过敏史:否认药物过敏史。

(7)饮食习惯、烟酒嗜好、家族史等:否认喜食烫辣等刺激性食物,否认吸烟饮酒史。

2. 在了解病史的情况下进行相关临床检查

（1）患者整体情况：神清气平，对答切题。BP 130 mmHg/80 mmHg，P 78 次/min。

（2）检查患者面部情况：患者左下面部见散在成簇小水疱，部分表面见渗出结痂，病损未过中线，张口度张口型未见明显异常。左下唇唇红不规则糜烂面，充血明显，病损未过中线。

（3）口内黏膜情况：腭部、舌体和两颊未见糜烂充血面。

（4）必要时查看身体其他部位有无水疱出现。

3. 形成初步诊断

结合主诉、现病史以及临床检查可形成初步诊断为：带状疱疹。

4. 治疗

（1）抗病毒治疗：盐酸伐昔洛韦片 0.3 g bid po。

（2）局部治疗：复方硼砂含漱液 tid 漱口/湿敷；盐酸丁卡因凝胶 p. r. n. 局涂。

三、病例分析

1. 病史特点

（1）病史询问：注重问诊技巧和病史资料的真实性、系统性及全面性。以面部疼痛为主诉，需要围绕疼痛的发生时间、部位进行仔细询问。否认类似发作史、治疗史。

（2）全身情况：除了上述重要主诉问询，同样要询问患者疾病的诱因、就诊经过和全身情况。该名患者有糖尿病这一全身系统性疾病，需详细询问血糖控制情况。

（3）病史与检查：本案例中患者左下面部见散在成簇小水疱，部分表面见渗出结痂，病损未过中线，张口度张口型未见明显异常。左下唇唇红不规则糜烂面，充血明显，病损未过中线。有特征的单侧性皮肤-黏膜疱疹，易于诊断。

2. 诊断与诊断依据

诊断依据：患者左下面部见散在成簇小水疱，部分表面见渗出结痂，张口度张口型未见明显异常。左下唇唇红不规则糜烂面，充血明显，病损未过中线。

带状疱疹根据具有特征的单侧性皮肤-黏膜疱疹，沿神经支分布及剧烈疼痛，临床症状较典型，一般可不依赖实验室做出诊断。必要时也可通过涂片法、组织培养法、单克隆抗体免疫荧光法等实验室方法明确诊断。

3. 鉴别诊断

（1）单纯疱疹：由单纯疱疹病毒所致的皮肤黏膜病，临床上以出现簇集性小水疱为特征，有自限性，易复发。

（2）疱疹型阿弗他口腔溃疡：为散在分布的单个小溃疡，病程反复，不经过发疱期；溃疡数量较多，主要分布于口腔内角化程度较差的黏膜处，不造成龈炎，儿童少见，无皮肤损害。

四、处理方案及基本原则

带状疱疹的治疗目标是缓解急性期疼痛，限制病损扩散，缩短病损持续时间，预防或者减轻带状疱疹后神经痛（postherpetic neuralgia，PHN）及其他急性或慢性并发症。需注意若有其他并发症，则请其他专科医生会诊。

1. 抗病毒药物治疗

带状疱疹是一种自限性疾病,即使不使用抗病毒药物治疗,不伴危险因素的躯干带状疱疹及年轻患者四肢的带状疱疹通常可自愈,且无并发症。除上述范围以外的患者,抗病毒药物治疗可以缩短病程,并能降低 PHN 的发生率、严重程度及持续时间。

早期系统性抗病毒药物治疗的指征包括有:年龄＞50 岁、免疫功能低下或缺陷、有恶性原发性疾病、脑神经受累(特别是眼带状疱疹和耳带状疱疹)及伴有严重的特应性皮炎或严重湿疹。此外,如果皮疹发生超过一个皮区、有出血性皮损和(或)黏膜受累,也需要接受系统性抗病毒药物治疗。

抗病毒药物有伐昔洛韦、泛昔洛韦和阿昔洛韦。这 3 种药都是鸟嘌呤腺苷类似物,对病毒有特殊的亲和力,但对哺乳动物宿主细胞毒性低。其中,伐昔洛韦是阿昔洛韦的前药,口服吸收迅速,生物利用度高,因而相对疗程短,患者依从性高。昔洛韦与阿昔洛韦作用相似,对单纯疱疹病毒、水痘-带状疱疹病毒均有效果。对于肾功能受损患者,用药剂量要予相应调整。

2. 糖皮质激素疗法

目前其应用有争议。一般在带状疱疹急性发作早期的治疗中,系统应用大剂量糖皮质激素可以抑制炎症过程,缩短急性疼痛的持续时间和皮损愈合时间,但对慢性疼痛基本无效。在没有系统性抗病毒药物治疗时不推荐单独使用皮质激素。对 50 岁以上、相对健康的局部带状疱疹患者,抗病毒药物和糖皮质激素联合治疗能改善患者的生活质量。

3. 神经痛治疗

口服药包括非类固醇镇痛药(如扑热息痛等)、麻醉性镇痛药(如曲马多、吗啡等)。也可局部使用利多卡因凝胶、丁卡因凝胶等表面麻醉剂,使用方便,且无全身不良反应。

4. 局部治疗

口内黏膜病损,若有糜烂溃疡,可用消毒防腐类药物含漱;口周和颜面部疱疹或破溃渗出者可用纱布浸消毒防腐药水湿敷,可减少渗出,促进炎症消退。

5. 物理治疗

半导体激光、氦氖激光等均可作为带状疱疹的辅助治疗方法,有促进皮损干涸结痂、有助于缓解疼痛等辅助作用。

五、要点与讨论

1. 带状疱疹发病的基本特点

随着年龄增长及疾病、药物等对细胞免疫的损害,带状疱疹的发病率呈显著上升趋势。50 岁以上的带状疱疹患者及免疫功能低下的人,其生活质量可能会明显下降。

2. 带状疱疹后神经痛(PHN)

PHN 定义为皮疹消退后其受累皮肤出现疼痛或持续性疼痛达 3 个月以上。将近 $10\%\sim20\%$ 的带状疱疹患者会发生 PHN,儿童罕见。除年龄因素外,罹患 PHN 的其他危险因素包括:带状疱疹发作时疼痛的程度、皮损数量,周围神经痛的轻重、持续时间、精神状态与性别。其病理学表现为轴突与细胞体变性、脊髓背角萎缩、背根神经节瘢痕形成、受累区域丧失表皮神经支配。神经损伤的原因可能是病毒进行性复制。疼痛将持续时间近数周、数月,偶可达数年。疼痛性质可为从轻微到极度的疼痛;持续的、间断的、或由极小刺激诱发的疼痛。在带状疱疹患者中,可根据患者的年龄、前驱疼痛及出疹后疼痛的严重程度、皮疹的范围、三叉神经和眼的受累情况、病毒血症等来预测是否会发生 PHN。

3. 对于免疫功能健全的急性带状疱疹患者的药物治疗

可参考表 74-1。

表 74-1   免疫功能健全的急性带状疱疹患者的药物治疗

药物	剂量/频率	治疗时间	作用	注释
伐昔洛韦	1 000 mg 每天 3 次	7 d 一个疗程	减轻急性疼痛和 PHN 发展	尽早应用,皮肤症状出现的 72 h 内最有效
泛昔洛韦	500 mg 每天 3 次	7 d 一个疗程	减轻急性疼痛和 PHN 发展	尽早应用,皮肤症状出现的 72 h 内最有效
阿昔洛韦	800 mg 每天 5 次	7～10 d 一个疗程	减轻急性疼痛和 PHN 发展	尽早应用,皮肤症状出现的 72 h 内最有效
嗅夫定	125 mg 每天 1 次	7 d 一个疗程	减轻急性疼痛和 PHN 发展	建议短期(7 d 内)使用
阿米替林	25 mg 每天 1 次	3 个月	减少 PHN 发生率;对急性疼痛的作用不明	对老年患者谨慎使用。使用前应做心电图

六、思考题

(1) 通过本案例你对带状疱疹的诊疗过程有何体会?

(2) 通过本案例你对带状疱疹的用药有什么认识,如何确保用药安全?

(3) 通过本案例你对抗病毒药物有何认识?

七、推荐阅读文献

[1] 陈谦明. 口腔黏膜病学[M]. 4 版. 北京:人民卫生出版社,2012:29-32.

[2] Opstelten W, Eekhof J, Neven AK, et al. Treatment of herpes zoster [J]. Can Fam Physician, 2008 Mar; 54(3):373-377.

[3] Staikov I, Neykov N, Marinovic B, et al. Herpes zoster as a systemic disease [J]. Clin Dermatol, 2014 May-Jun; 32(3):424-429.

[4] Bennett GJ, Watson CP. Herpes zoster and postherpetic neuralgia: past, present and future [J]. Pain Res Manag. 2009 Jul-Aug; 14(4):275-282.

[5] Wareham DW, Breuer J. Herpes zoster [J]. BMJ, 2007 Jun 9;334(7605):1211-1215.

[6] Johnson RW, Dworkin RH. Treatment of herpes zoster and postherpetic neuralgia [J]. BMJ, 2003 Apr 5;326(7392):748-750.

(刘丽俊   蒋伟文)

药物过敏性口炎

一、病历资料

1. 主诉

口腔溃疡 1 天半。

2. 现病史

患者,男性,46 岁,2 d 前自觉舌下发溃疡,第 2 天到药房自购蜂胶口腔膜局部贴敷于患处,2 h 后感觉双唇、舌头麻木肿胀,逐渐出现唇部,舌下发红、起疱、溃疡。否认身体其他部位糜烂、溃疡等状况。

3. 既往史

有高血压病史 1 余年,服用硝苯地平(拜新同)控制良好。否认心脏病、糖尿病史,否认其他系统性疾病史。对青霉素药物过敏。嗜烟,不嗜酒。

4. 临床检查

上下唇内侧黏膜、舌腹黏膜广泛充血糜烂、发红水肿,舌腹黏膜见 2 个直径约为 1 cm 水疱及数个小水疱和血疱。

5. 实验室检查

血常规检查示:WBC $7 \times 10^9/L$;PLT $136 \times 10^9/L$;$N_{\#}$ $5.6 \times 10^9/L$;$E_{\#}$ $0.7 \times 10^9/L$。

二、诊治经过

1. 围绕主诉有的放矢地询问病史

(1)口腔溃疡有无诱因:平时劳累,着凉后易发。

(2)溃疡情况:发生溃疡 2 d,第 2 天变成大面积溃疡。

(3)是否经过治疗处理,效果如何:到居住地附近药房自购蜂胶口腔膜局部贴敷于患处,第 2 天发生更大,更多的溃疡。

(4)身体其他部位有无糜烂、溃疡损害:否认身体其他部位糜烂、溃疡损害等状况。

(5)既往有无类似发作,如有是如何处置的:时有口腔溃疡情况,一般不用药 7 d 自愈,以往无这么大面积的溃疡发生。

(6)全身状况,有无高血压、糖尿病等系统疾病史:有高血压病史 1 年。否认心脏病、糖尿病史,否认其他系统性疾病史。

(7)用药情况:硝苯地平,蜂胶口腔膜。

（8）有无药物过敏史：有青霉素药物过敏史。

（9）饮食习惯，烟酒嗜好、家族史等：喜甜食，嗜烟，不嗜酒。

2. 在了解病史的情况下进行相关临床检查

（1）检查口腔黏膜损害，重点检查牙龈、硬腭黏膜状况：口腔内大面积糜烂、溃疡，尤其是上下唇内侧黏膜、舌腹黏膜充血糜烂，舌腹黏膜见 2 个直径约为 1 cm 水疱及数个小水疱和血疱。牙龈和硬腭黏膜完好，无损害。

（2）必要时查看身体其他部位有无水疱、糜烂和溃疡。

3. 形成初步诊断

结合主诉、现病史以及临床检查可形成初步诊断为：药物过敏性口炎。

4. 相关实验室检查

血常规：WBC $7 \times 10^9/L$［正常值：$(3.5 \sim 9.5) \times 10^9/L$］，PLT $136 \times 10^9/L$［正常值：$(125 \sim 350) \times 10^9/L$］，$N_\#$ $5.6 \times 10^9/L$［正常值：$(1.8 \sim 6.3) \times 10^9/L$］，$E_\#$ $0.7 \times 10^9/L$（正常值：$0.02 \sim 0.52 \times 10^9/L$）。

三、病例分析

1. 病史特点

病史与检查：本案例中患者由口腔小溃疡变成口腔内黏膜大面积溃疡，发病急性，检查显示上下唇内侧黏膜、舌腹黏膜充血糜烂，舌腹黏膜见 2 个直径约为 1 cm 水疱及数个小水疱和血疱。牙龈和硬腭黏膜完好，无损害。可以提供与天疱疮、疱疹性口炎鉴别的信息，追问病史，获知患者使用蜂胶口腔膜局部贴敷于患处，此病史提示有发生药物过敏的可能性，尤其关键的信息是：患者为青霉素过敏体质。相关实验室检查显示：白细胞以及血小板计数在正常值范围内，而嗜酸性粒细胞计数升高有助于明确诊断。

2. 诊断与诊断依据

诊断，依据病史及临床损害、发病部位等。血常规检查嗜酸性粒细胞计数升高。

（1）起病急，发病前有局部用药史，用药和发病时间有时间关联和因果关系。

（2）临床检查发现口腔黏膜广泛充血水肿，其上有水疱或血疱。

（3）停用可疑致敏药物后病损愈合。

3. 鉴别诊断

（1）天疱疮：药物过敏性口炎多可追溯到用药史，为急性发病，损害多为皮肤黏膜红斑或水疱；天疱疮发病原因不明，慢性发病，损害为外观正常的皮肤黏膜上出现薄壁大疱。

（2）疱疹性口炎：药物过敏性口炎多有用药史，较少累及牙龈，皮损多累及手足及躯干，无传染性，复发与药物相关；疱疹性口炎多有感冒、发热史，可伴有牙龈炎症，仅累及口周皮肤，有一定的传染性，多发生于抵抗力低下的患者。

四、处理方案及基本原则

查清致敏药物，避免再次使用；抗过敏治疗、全身支持疗法和局部对症处理。

（1）找出可疑致敏药物，并立即停药。

（2）抗过敏治疗：给予抗组胺药物（如氯雷他定）抑制炎症介质释放。病情严重者可给予肾上腺皮质激素口服、肌内注射或静脉滴注。

（3）支持疗法：输液或多饮水加速致敏药物的排出。10％葡萄糖酸钙注射加维生素 C 静脉给药或口服,以之拮抗缓激肽和组胺的作用,减少毛细血管通透性,减少渗出和炎症反应。适当补充体液,维持水、电解质平衡。

（4）局部对症治疗:以消炎、止痛、预防继发感染及促进愈合。可用 0.05% 氯己定溶液,0.1% 依沙吖啶溶液含漱或唇部湿敷,病损局部涂抹外用软膏等。

（5）避免再次接触可疑的致敏药物。

五、要点与讨论

药物过敏性口炎的治疗首先要找出可以致敏药物,并立即停用。尽量避免全身用药,以免引起新的过敏反应。常用药物包括肾上腺皮质激素如泼尼松,抗组胺药物如氯雷他定。局部用药包括 0.05% 氯己定溶液,0.1% 依沙吖啶溶液含漱或唇部湿敷,病损局部涂抹外用皮质激素软膏如 0.1% 曲安奈德口腔软膏等。

口腔溃疡是常见的口腔黏膜病主诉症状之一,但是发生口腔溃疡的病因复杂,不同的诊断治疗方案不同,使用药物的种类、剂量和疗程各不相同,错误的诊断会导致疾病的转归不够理想,可能会贻误病情,导致更加严重的后果。一些口腔溃疡是变态反应性,一些是自身免疫性的,另外一些是感染性的,还有一些是机械、理化原因引起的,甚至还有是癌性溃疡。因此,口腔溃疡应注重病因分析,在询问病史、临床检查、实验室检查过程中均应予以全面考虑,避免疏漏。

六、思考题

（1）通过本案例你对口腔黏膜大面积的溃疡这一口腔黏膜病主诉症状的诊疗过程有何体会?

（2）口腔黏膜大面积的溃疡发生在哪些情况下,鉴别诊断中应与哪些疾病鉴别?

七、推荐阅读文献

[1] 陈谦明,曾昕. 案析口腔黏膜病学[M]. 北京:人民卫生出版社,2014:36-42.

[2] 华红,刘宏伟. 口腔黏膜病学[M]. 北京:北京大学医学出版社,2014:183-185.

[3] 王林. 口腔疾病诊断流程与治疗策略[M]. 北京:科学出版社,2008:252-254.

（姚　辉）

案例 76

灼口综合征

一、病历资料

1. 主诉

舌部以及腭部烧灼感样不适3月。

2. 现病史

患者,女性,50岁,3月前在无明显诱因下出现舌背部麻木,烧灼感,逐渐加重,后扩大至腭部。进食无影响,进食后明显不适,早上起床症状较轻,后逐渐加重,到晚上特别明显,同时伴有口干。有频繁自检习惯。绝经1年左右。无明显更年期症状。

3. 既往史

曾在外院就诊,给予中药,多种维生素片,无效。否认高血压、心脏病、高血脂史,有糖尿病史十几年,服用拜唐苹(阿卡波糖),现空腹血糖控制在6.5 mmol/L左右。有颈椎病史,无胃病等慢性疾病史,无吸烟嗜酒史。失眠数十年,未服药。大便正常。否认药物、食物过敏史。

4. 临床检查

患者神清,表情焦虑,对答切题。左右面部基本对称,无红肿。张口无受限,耳前区张闭口时无压痛,无明显弹响。口内两颊黏膜光滑,略显干燥,无溃疡、糜烂、充血。未触及肿块,无明显触痛。腭部未见糜烂、充血,未触及肿块,无触痛。舌苔可,舌运动自如,两侧舌根部压痛,未触及肿块。24~26金属冠修复,全口牙龈萎缩,牙石Ⅱ°~Ⅲ°,尤以下前牙舌侧为甚,牙龈充血红肿。两侧腮腺、颌下腺分泌量可,液清。咽喉壁充血、干燥,可见淋巴滤泡。未触及肿大淋巴结。

5. 实验室检查

(1) 血常规检查:正常。

(2) 空腹血糖:6.1 mmol/L。

二、诊治经过

1. 围绕主诉有的放矢的询问病史

(1) 神态:患者表情焦虑。

(2) 沟通能力:对答切题。

(3) 疼痛性质:无明显诱因下出现舌背部麻木,有烧灼感,且逐渐加重,后扩大至腭部。进食无影响,进食后明显不适,早上起床症状较轻,后逐渐加重,到晚上特别明显,同时伴有口干。

(4) 有无不良习惯:有频繁自检习惯。

（5）全身状况：否认高血压、心脏病、高血脂史，有糖尿病史十几年，有颈椎病史，无胃病等慢性疾病史。无明显更年期症状。

（6）用药情况：服用阿卡波糖（拜唐苹）。

（7）有无过敏史：否认药物、食物过敏史。

（8）烟酒嗜好：无吸烟嗜酒史。

2. 进行相关的临床检查

（1）口内黏膜有无病损：口内两颊黏膜光滑，略显干燥，无溃疡、糜烂、充血。未触及肿块，无明显触痛。腭部未见糜烂、充血，未触及肿块，无触痛。舌苔可，舌运动自如，两侧舌根部压痛，未触及肿块。

（2）其他部位有无相应体征：24～26 金属冠修复，全口牙龈萎缩，牙石Ⅱ°～Ⅲ°，尤以下前牙舌侧为甚，牙龈充血红肿。咽喉壁充血、干燥，可见淋巴滤泡。

（3）相关症状的检查：两侧腮腺、颌下腺分泌量可，液清。

3. 初步诊断

结合主诉、现病史以及临床检查可形成初步诊断：灼口综合征

4. 相关实验室检查

血常规检查：正常；空腹血糖：6.1 mmol/L。

5. 治疗以及医嘱

（1）解释以消除恐癌疑虑。

（2）纠正患者频繁伸舌自检的不良习惯。

（3）消除局部刺激因素：进行牙周序列治疗，去除牙结石。

（4）局部用药：疼痛明显时，可局部涂布达克罗宁或利多卡因液，含漱碳酸氢钠溶液。

（5）全身用药：白芍总苷胶囊改善口干症状，给予维生素 B_1 片剂口服，抑郁、失眠可给予谷维素、艾司唑仑。

三、病例分析

1. 病史特点

（1）以舌部以及腭部烧灼样不适为主诉，引起此症状的病因复杂，除口腔局部因素以外，全身因素也不能忽视。因此，询问病史时要详细，不能忽略全身疾病的因素，包括其在服用的药物以及精神状况。在临床检查时要仔细，以明确有无阳性体征。

（2）个体情况：患者为中老年妇女，口腔情况欠佳，同时精神面貌不振，焦虑。且患有糖尿病多年，失眠，在外院多次就诊，症状无改善，更加重其心理负担，故在检查得出初步诊断后，要耐心解释，稳定患者情绪。

（3）病史与检查：本案例患者的舌部以及腭部烧灼样不适，与进食无关，反而有早上起床症状较轻，后逐渐加重，到晚上特别明显的规律，口腔内无糜烂等阳性病损，未触及肿块，临床症状和体征明显不协调，基本排除舌部肿瘤、溃疡等器质性疾病。实验室检查血常规正常，可排除贫血引起的可能性。

2. 诊断与诊断依据

（1）疼痛为烧灼样，且与进食无关。

（2）早上起床，不适症状较轻，后逐渐加重，到晚上特别明显的规律。

（3）临床检查无阳性体征，与患者的症状不符。

（4）焦虑，失眠。

3. 鉴别诊断

（1）舌淀粉样变性。

（2）扁平苔藓。

（3）舌癌。

（4）萎缩性舌炎。

（5）三叉神经痛。

（6）干燥综合征。

四、处理方案及基本原则

1. 心理疏导

对于灼口综合征的患者，应向其解释以消除恐癌疑虑。

2. 去除局部刺激因素

去除局部刺激因素：如牙结石、残根、残冠、不良修复体等。

3. 戒除不良伸舌自检习惯

戒除不良伸舌自检习惯，停用可疑药物。

4. 治疗

目前缺乏特异性的治疗，药物治疗主要包括局部和全身治疗。

（1）局部治疗：给予达克罗宁、氯硝西泮等涂布，缓解疼痛症状，漱口液保持口腔卫生。

（2）全身治疗：对因治疗，积极治疗糖尿病等系统性疾病，有白色念珠菌感染的给予抗真菌治疗，有维生素缺乏的给予补充维生素。中成药制剂，如加味地黄丸等。

（3）中医辨证治疗。

五、要点与讨论

灼口综合征（burning mouth syndrome，BMS）是指发生于口腔黏膜、以烧灼样疼痛感觉为主的综合征，不伴有明显的临床病变体征，不能诊断为其他疾病，也无组织病理学特征的变化。有的称为舌痛症、舌灼痛等。临床上常有症状与体征不符、症状变化具有一定规律性、伴随症状复杂性等特征。

该病患者常伴有焦虑和抑郁等心理疾患，以口腔黏膜灼痛为主，也可伴有味觉改变、口干等症状，病程持续3～6个月以上。临床检查未发现明显的临床病变体征。全面检查排除可能的器质性病变，故在询问病史、临床检查、实验室检查过程中要全面，避免疏漏。

六、思考题

（1）通过本案例，你对灼口综合征的诊疗过程有何体会？

（2）能引起舌部疼痛的原因还有哪些（举3种可能性），在诊疗过程中应该注意的地方有哪些？

七、推荐阅读文献

［1］陈谦明. 案例分析口腔黏膜病学［M］. 北京：人民卫生出版社，2015：192－194.

［2］华红，刘宏伟. 口腔黏膜病学［M］. 北京：北京大学口腔医学教材，2015：175－177

［3］郑际烈. 口腔黏膜病诊断学［M］. 南京：江苏科学技术出版社，1998：299－301

［4］徐治鸿. 中西医结合口腔黏膜病学［M］. 北京：人民卫生出版社，2008：439－448

（周永梅）

萎缩性舌炎

一、病历资料

1. 主诉

舌背发红疼痛 3 月余。

2. 现病史

患者,男性,78 岁,3 个月前无明显诱因下出现舌背发红,伴有口干及进食时刺激痛,并逐步加重,近 3 个月来因进食时舌部疼痛,食量减少,时有头晕。1 个月前于外院就诊,诊断为"口腔溃疡",予"西瓜霜",1 天 3 次局部应用,"维生素 B_2"5 mg/片,1 天 3 次,每次 1 片口服,治疗近 1 个月后无明显好转,后自行停用,遂于我院口腔黏膜科就诊。否认有类似发作史。否认有晨轻夜重节律性改变的舌部疼痛;否认进食吞咽困难;否认眼干;否认有多饮、多食、多尿症状。

3. 既往史

平素身体健康情况一般,有高血压病史 10 余年,服用(厄贝沙坦)安博维控制良好。有慢性胃炎病史,最近一次外院胃镜检查病理报告为"慢性浅表性胃炎,幽门螺杆菌(一)",现不服药。3 年前拔除全部牙齿,于我院口腔修复科行全口义齿修复,无不适。否认心脏病、糖尿病史,否认其他系统性疾病史。否认药物过敏史。平素饮食清淡,以素食为主,无烟酒等不良嗜好。

4. 临床检查

患者神清气平,对答切题。BP 135 mmHg/90 mmHg,P 88 次/min。殆面部外形基本对称,无肿胀及包块,张口度 3 指,张口型垂直向下,双侧颞下颌关节未及弹响。面色略苍白,巩膜及手指甲床色泽较浅。上下牙列缺失,全口义齿修复,义齿固位与稳定可。双侧颊黏膜及牙槽黏膜色泽较苍白,舌背舌乳头萎缩,光滑,无舌苔,舌背色泽偏红(见图 77 - 1)。口腔黏膜未见明显假膜,上颌义齿组织面见少量食物残屑,无明显假膜。口腔黏膜湿润,唾液分泌量可,清澈。

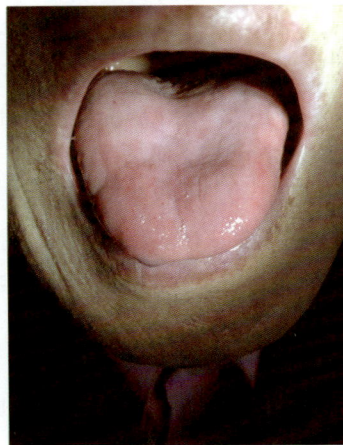

图 77 - 1　舌背舌乳头萎缩,光滑,无舌苔,舌背色泽偏红

5. 实验室检查

(1)血常规检查:

① RBC $3.1×10^{12}$/L↓;

② Hb 98 g/L↓;

③ HCT 0.33L/L↓;

④ MCV 69 fl↓;

⑤ MCH 22.8 pg↓；

⑥ MCHC 301 g/L↓；

⑦ RDW – CV 18%↑；

⑧ 血清铁及总铁结合力检测：血清铁(Fe) 7.8 μmol/L↓，血清总铁结合力(TIBC) 80 μmol/L↑；

⑨ 血清叶酸与维生素 B_{12} 检测：正常。

（2）义齿组织面食物残屑及口腔黏膜拭子涂片镜检：未见假菌丝。

（3）义齿组织面食物残屑及口腔黏膜拭子真菌培养：未见真菌生长。

（4）空腹血糖 5.6 mmol/L，正常。

二、诊治经过

1. 初步判断患者整体情况

（1）面色、神态、体态、步态：患者自主走入诊室，面色略苍白。

（2）意识，沟通能力：神清，对答切题。

（3）R，P：气平，P 88 次/min。

（4）BP：135 mmHg/90 mmHg。

2. 围绕主诉有的放矢地询问病史

（1）舌背发红疼痛有无诱因：无明显诱因下出现舌部症状。

（2）舌背疼痛持续情况：发病 3 个月来持续疼痛，并逐步加重，否认晨轻夜重节律性改变。

（3）是否经过治疗，采取了哪些措施，效果如何：外院就诊，诊断为"口腔溃疡"，予西瓜霜，tid 局部应用，维生素 B_2，5 mg/片，tid，每次 1 片口服，治疗近 1 个月后无明显好转，后自行停用。

（4）身体其他部位有无相关症状：发病以来时有头晕。

（5）既往有无类似发作，如有是如何处置的：否认类似发作史。

（6）全身状况，有无高血压、脑梗死、心脏病、肝病、糖尿病等疾病史：有高血压病史 10 余年，服用厄贝沙坦(安博维)控制良好。有慢性胃炎病史，最近一次外院胃镜检查病理报告为"慢性浅表性胃炎，幽门螺杆菌(－)"，现不服药。3 年前拔除全部牙齿，于我院口腔修复科行全口义齿修复，无不适。否认心脏病、糖尿病史，否认其他系统性疾病史。

（7）用药情况：厄贝沙坦(安博维)。

（8）有无药物过敏史：否认药物过敏史。

（9）饮食习惯，烟酒嗜好、家族史等：平素饮食清淡，以素食为主，无烟酒等不良嗜好。

3. 在了解病史的情况下进行相关临床检查

（1）口外等部位检查：殆面部外形基本对称，无肿胀及包块，张口度 3 指，张口型垂直向下，双侧颞下颌关节未及弹响。

（2）口内检查，其中重点检查舌背及其他口腔黏膜状况：双侧颊黏膜及牙槽黏膜色泽较苍白，舌背舌乳头萎缩，光滑，无舌苔，舌背色泽偏红。口腔黏膜未见明显假膜，上颌义齿组织面见少量食物残屑，无明显假膜。口腔黏膜湿润，唾液分泌量可，清澈。

（3）义齿情况检查：上下牙列缺失，全口义齿修复，义齿固位与稳定可。上颌义齿组织面见少量食物残屑，无明显假膜。

（4）必要时查看身体其他部位：面色略苍白，巩膜及手指甲床色泽较浅。

4. 形成初步诊断

结合主诉、现病史以及临床检查可形成初步诊断为：

（1）萎缩性舌炎。

（2）缺铁性贫血（小细胞低色素性贫血）。

（3）急性红斑型念珠菌性口炎待排。

（4）上下牙列缺失。

5. 初次就诊处理

血常规、血清铁及总铁结合力、血清叶酸与维生素 B_{12}、空腹血糖检测；义齿组织面食物残屑及口腔黏膜拭子涂片镜检及义齿组织面食物残屑及口腔黏膜拭子真菌培养。

6. 相关实验室检查

- RBC 3.1×10^{12}/L↓；

  HGB 98 g/L↓；

- HCT 0.33 L/L↓；

  MCV 69 fl↓；

- MCH 22.8 pg↓；

- MCHC 301 g/L↓；

- RDW - CV 18%↑；

- 血清铁及总铁结合力检测（初次就诊后 14 天获得检验结果）：血清铁（Fe）7.8 μmol/L↓，血清总铁结合力（TIBC）80 μmol/L↑；

- 血清叶酸与维生素 B_{12} 检测（初次就诊后 14 天获得检验结果）：正常；

- 义齿组织面食物残屑及口腔黏膜拭子涂片镜检（初次就诊当天即可获得检验结果）：未见假菌丝；

- 义齿组织面食物残屑及口腔黏膜拭子真菌培养（初次就诊后 7 天获得检验结果）：未见真菌生长；

- 空腹血糖：5.6 mmol/L 正常（初次就诊当天即可获得检验结果）。

7. 初次就诊后用药及医嘱

根据初次就诊时的症状、体征、实验室检查，基本确定为：萎缩性舌炎，缺铁性贫血（小细胞低色素性贫血）的诊断；并排除舌灼痛、糖尿病、干燥综合征的可能性。

1）用药

（1）维铁控释片（福乃得），0.25 g×7♯×2 盒，sig 1♯ qd po 饭后。

（2）外用重组牛碱性成纤维细胞生长因子（贝复济），15 ml×1 瓶，sig tid 舌背局喷。

（3）1% 碳酸氢钠含漱液，200 ml×2 瓶，sig 10 ml tid 含漱饭后。

2）医嘱

告知患者加强营养摄入，例如增加鸡蛋、牛奶、鱼肉、瘦肉类食物摄入。

8. 2 周后复诊的治疗计划

患者 2 周后复诊，已获得所有检验报告结果，确诊为：萎缩性舌炎，缺铁性贫血（小细胞低色素性贫血），并排除急性红斑型念珠菌性口炎可能，续用初次就诊时用药 1 个月，并嘱加强营养，建议 1 个月后复诊，并复查血常规、血清铁及总铁结合力。

三、病例分析

1. 病史特点

（1）以舌背发红疼痛为主诉，引起舌背发红疼痛的病因较复杂，除口腔局部因素外，全身因素也不可忽视，因此接诊此类疾病患者时，询问病史及临床检查需局部与全身并重，既要考虑到引起该症状的局部原因，又要尽可能查找可能的全身因素，指导患者进行必要的局部与全身治疗，减少疾病复方的可能。

（2）个体情况：患者为老年男性，平素身体健康状况一般，同时患有多种全身系统性慢性疾病，包括高血压和慢性胃炎。患者在舌背发红疼痛病情持续并加重3个月后仍然不能确诊，为获得较好疗效的前提下于我院就诊。患者可能由于长时间舌背疼痛，伴有进食时刺激痛，导致影响患者正常进食。而且患者戴有全口义齿，年龄偏大，咀嚼效率大不如前，并且平时以素食为主，这些因素势必加重患者营养不良的状况，加重贫血及舌背及口腔症状，形成恶性循环。因此，在诊疗过程中要关注其全身状况的改变，对反映全身系统性疾病的口腔黏膜症状做出正确判断，并进行行之有效的初步处理，细心解释，加强患者教育，鼓励患者加强改善饮食结构，加强营养。

（3）病史与检查：本案例中患者口腔内检查显示舌背舌乳头萎缩，光滑，无舌苔，舌背色泽偏红提示萎缩性舌炎的存在，同时见双侧颊黏膜及牙槽黏膜色泽较苍白，伴有巩膜甲床色泽较浅，提示患者有贫血的可能性，提示需要进一步进行血液检查。患者戴用全口义齿，结合其舌背发红疼痛的症状，提示需要排除口腔念珠菌感染的可能性。追问病史，获知患者戴用全口义齿3年余，平素以素食为主，这些因素均会增加营养不良的可能性。相关实验室检查显示：红细胞计数、血红蛋白、血细胞比容均降低，提示患者患有贫血。血常规见平均红细胞体积、平均血红蛋白含量、平均血红蛋白浓度降低，提示患者患有小细胞低色素性贫血，同时见红细胞体积分布宽度升高，血清铁降低，血清总铁结合力升高，提示缺铁性贫血。义齿组织面食物残屑及口腔黏膜拭子涂片镜检及真菌培养均阴性可以排除口腔黏膜念珠菌感染。空腹血糖正常，排除糖尿病。

2. 诊断与诊断依据

（1）萎缩性舌炎（依据如上述分析）。

（2）缺铁性贫血（依据如上述分析）。

（3）上下牙列缺失。

3. 鉴别诊断

（1）急性红斑型念珠菌性口炎。

（2）巨幼红细胞性贫血。

（3）干燥综合征。

（4）灼口综合征。

（5）糖尿病。

四、处理方案及基本原则

（1）对症治疗：贝复剂，15 ml×1瓶，sig tid 舌背局部喷用；1%碳酸氢钠含漱液，200 ml×2瓶，sig 10 ml tid 含漱（饭后用）。

（2）对因治疗：补充铁剂，福乃得，0.25 g×7#×2盒，sig 1# qd po（饭后），并告知患者加强营养摄入，例如增加鸡蛋、牛奶、鱼肉、瘦肉类食物的摄入。

（3）预防：注意饮食均衡，积极治疗贫血，注意口腔卫生，提高机体抵抗力。

五、要点与讨论

舌背疼痛发红是口腔黏膜科常见的症状之一，虽然疼痛不剧烈，但影响患者进食及患者生活质量。该症状除了口腔真菌感染等局部因素外，也有可能是干燥综合征、糖尿病、贫血等的局部表现。若不加以仔细鉴别诊断而仅予以局部对症处理，可能会贻误病情，导致更加严重的后果。因此，舌背疼痛应注重局部与全身病因分析相结合，在询问病史、临床检查、实验室检查过程中均应予以全面考虑，避免疏漏。

六、思考题

（1）通过本案例你对舌背疼痛发红这一病例的诊疗过程有何体会？

（2）舌背疼痛发红还可能发生在哪些情况下，临床诊治中应注意哪些方面？

七、推荐阅读文献

［1］陈谦明.口腔黏膜病学［M］.4 版.北京：人民卫生出版社，2012：163－165；185－188.

［2］吴蕊苏.临床检验报告单解读［M］.2 版.北京：中国医药科技出版社，2014：1－7；147－150.

（施琳俊　周曾同）

案例 78

恒磨牙深窝沟

一、病历资料

1. 主诉

要求检查口腔健康状况。

2. 现病史

患者，男性，8周岁2个月，患者家长要求对患儿进行定期口腔检查。半年来患儿上下乳门牙发生替换，家长近期发现"6龄牙"萌出，要求检查。曾于2年前因"口内多蛀牙"于我科进行补牙治疗及根管治疗，半年前因"下前牙新牙萌出"进行拔牙治疗。现否认有牙齿疼痛等不适。3周岁前有含奶瓶睡觉习惯。无使用牙线、牙签等习惯。在家长监督下每日刷牙2次，每次2分钟，无刷牙出血史。

3. 既往史

否认系统性疾病史，否认药物过敏史。

4. 临床检查

患者神清，配合检查，面部对称，张口度Ⅲ°，口内见牙列

6EDC1	1CDE6
6EDC21	12CDE6

52、62脱落，12、22未萌，11、21萌出冠2/3，牙冠略向远中倾斜，41、31已完全萌出，42、32萌出牙冠2/3。55、75、85远𬌗面见大面积树脂充填体，54、74、84近𬌗面树脂充填体，65𬌗腭面见树脂充填体。64、65间食物嵌塞，16、36、46已完全萌出，探及深窝沟，无龋坏，26萌出冠2/3，深窝沟，未探及龋坏，远中部分牙龈瓣覆盖，无红肿，见少量食物残渣。口腔局部卫生不佳，软垢Ⅰ°，口内余牙未及明显龋坏，口腔黏膜正常。

5. 辅助检查

全景摄片显示：11、21、31、41、16、26、36、46牙根形成2/3，根尖孔未完全形成，12、22牙根形成1/2，55、54、75、74、85根管内高密度充填影，牙根无明显吸收，恒牙胚存在。

二、诊治经过

1. 围绕主诉进行详细口腔检查

患者处于乳恒牙列交替阶段，口腔状况复杂，因此根据患者乳恒牙不同情况进行口腔牙列详细的检查，并进行相应的治疗及预防措施。

2. 根据检查情况,形成初步诊断

(1) 替牙期。

(2) 16、26、36、46 深窝沟。

(3) 54、55、65、74、75、84、85 充填治疗后。

3. 根据诊断采取相应的处理

患儿口腔卫生状况不佳,乳磨牙均因龋损进行充填治疗或根管治疗,属于易患龋患儿,因此在第 1 恒磨牙萌出阶段,建议患者进行窝沟封闭。此阶段因 16、36、46 已完全萌出,探及深窝沟,因此建议 16、36、46 进行窝沟封闭。26 因未完全萌出,有远中龈瓣覆盖,因此建议待完全萌出后择期再行窝沟封闭。

4. 窝沟封闭应严格掌握适应证及非适应证

1) 窝沟封闭的适应证

(1) 深窝沟,特别是可插入或卡住探针的。

(2) 其他牙齿,特别对侧同名牙患龋或有患龋倾向。

(3) 牙齿萌出后达到合平面即适宜作窝沟封闭,一般是萌出后 4 年之内,年龄选择:乳磨牙 3～4 岁,第 1 恒磨牙 6～7 岁,第 2 恒磨牙,双尖牙 11～13 岁为最适宜封闭时间。

2) 窝沟封闭的非适应证

(1) 𬌗面无深的沟裂点隙、自洁作用好。

(2) 患较多邻面龋损者。

(3) 患者不合作,不能配合正常操作。

(4) 已作充填的牙。

5. 窝沟封闭后注意事项告知

完成封闭的牙还应定期(3 个月、半年或 1 年)复查,观察封闭剂保留情况。发现脱落应及时重新进行封闭,则封闭剂保留率和龋齿降低率都会得以提高。

三、病例分析

1. 病史特点

(1) 患儿家长代诉以口腔检查为目的,根据此年龄段儿童特点,需仔细检查患者的口腔乳恒牙列替换情况,特别是六龄牙的萌出情况、有无龋坏及窝沟深浅,口腔卫生状况等,以判断做窝沟封闭的必要性。

(2) 个体情况:患者为 8 岁儿童,口腔卫生情况不佳,尚未能形成很好的口腔保健习惯,且乳牙曾有较多蛀牙进行过充填治疗,患龋率高。同时处于第 1 恒磨牙萌出阶段及龋病高发时期。

(3) 口内检查见患者处于混合牙列期,乳磨牙皆因龋损进行过充填或根管治疗,患龋率高,除左上第 1 恒磨牙外,其余 3 颗第一恒磨牙已完全萌出,窝沟深,符合窝沟封闭的适应证。

2. 诊断与鉴别诊断

(1) 替牙期。

(2) 16、26、36、46 深窝沟。

(3) 54、55、65、74、75、84、85 充填治疗后。

此病例诊断明确,不需行鉴别诊断。

四、处理方案及基本原则

(1) 16、36、46 进行窝沟封闭。

(2) 建议 26 待完全萌出后再行窝沟封闭。

(3) 建议养成良好的口腔卫生习惯,认真刷牙,必要时使用牙线。

(4) 建议定期口腔检查,包括乳恒牙交替情况、龋病情况、封闭剂保留情况等。

五、要点与讨论

窝沟封闭是指不损伤牙体组织,将窝沟封闭材料涂布于牙冠咬殆面、颊舌面的窝沟点隙,当它流入并渗透窝沟后固化变硬,形成一层保护性的屏障,覆盖在窝沟上,能够阻止致龋菌及酸性代谢产物对牙体的侵蚀,以达到预防窝沟龋的方法。循证医学研究表明,窝沟封闭是预防窝沟龋的有效方法,使用树脂型窝沟封闭剂能够有效降低恒磨牙龋齿发病率。窝沟封闭的防龋效果与封闭剂的保留率直接相关,因此操作必须严格、规范。封闭失败(封闭剂脱落)的主要原因一是酸蚀不充分,牙面干燥后没有呈现白垩状外观,二是唾液或者气枪压缩空气中混有水/油,污染了酸蚀后的牙面,致使封闭剂脱落。影响封闭质量的其他原因还有适应证的选择、临床操作技能等方面。窝沟封闭成功的标志是封闭剂能够完整存在,可有磨耗但不能脱落,因此需要封闭后定期(3 个月、半年或 1 年)复查,观察封闭剂保留情况,脱落时应重作封闭。

六、思考题

(1) 通过本病例你对窝沟封闭的诊疗过程有何体会?

(2) 窝沟封闭的适应证和非适应证?

七、推荐阅读文献

[1] 卞金有.预防口腔医学[M].北京:北京大学医学出版社,2006:194 - 207.

[2] 卞金有.预防口腔医学[M].5 版.北京:人民卫生出版社.2008:155 - 172.

(杨雯洁)

乳前牙龋

一、病历资料

1. 主诉

家长代诉门牙蛀牙3月余。

2. 现病史

患者,男性,3周岁,3个月前家长发现患儿前门牙间隙有白色斑点,然后慢慢变为褐色,近日来发现前门牙间隙变大,变成黑色。无自发痛史,无夜间痛史,无冷热刺激痛病史。

3. 既往史

前门牙时有食物嵌塞情况,近日来发现门牙缝隙由白色变成黑色,间隙稍变大。否认心脏病、糖尿病、高血压等系统性疾病史,否认药物过敏史,喜甜食,喜含饭。

4. 临床检查

患儿神清气平,认知正常,左右面部基本对称,无红肿。口内检查:口腔唇、颊、牙龈黏膜、唇颊沟及唇颊系带色正常,未见其他明显异常。51、61邻面见黑褐色龋坏组织,探诊有粗糙感,勾探针,但龋坏组织较为硬实;叩诊(一),无松动,牙龈色正常,无红肿,未探及牙周袋。

X线片检查:51、61邻面可见透色区位于牙釉质内,根尖部及根尖周未见明显异常,牙周膜间隙未见明显增宽。

二、诊疗经过

1. 迅速判断患者整体情况

迅速判断患者整体情况,在确认没有紧急全身情况的前提下进行后续病史的询问、临床检查等程序。

(1)面色、神态、体态、步态:患儿神清气平。

(2)意识、沟通能力:正常。

2. 围绕主诉有的放矢的询问病史

(1)龋病从什么时候开始:3个月前家长发现患儿前门牙有白色斑点。

(2)龋病的发展情况:3个月来由白色斑块变成深褐色,慢慢变成黑色,前门牙缝隙变大。

(3)患儿有无感觉:否认自发痛,否认食冷热食物有刺激痛史。

(4)询问是否有系统性疾病及遗传病史,有无药物过敏史,饮食情况:有无夜奶史,刷牙情况,是否喜好甜食和甜饮料。

3. 在了解病史的情况下进行相关的临床检查

（1）口腔外检查：殆面部情况，面部是否对称，有无肿胀，有无红肿。

（2）口腔内检查：口腔前庭检查，依次检查唇颊龈黏膜、唇颊沟以及唇颊系带问题；牙及咬合状况检查；龋坏牙的视诊、叩诊、冷热诊检查。

4. 口腔 X 片检查

51、61 邻面可见透色区位于牙釉质内，根尖部及根尖周未见明显异常，牙周膜间隙未见明显增宽。排除牙髓炎和根尖周病变。

5. 形成初步诊断

结合主诉、现病史及临床检查初步诊断为 51、61 近中邻面浅龋。

三、病例特点

1. 病史特点

（1）以蛀牙为主诉。引起牙齿变黑的病因不是很复杂，对于儿童来说，最常见的是龋病和黑色素沉着，所以除口腔局部因素以外，还要针对全身情况进行询问。

（2）个体情况：患者为 3 岁幼儿，主诉不清，只能由家长代为叙述。

（3）病史与检查：详细询问疾病的发生和发展情况，有没有自发痛，特别是夜间自发痛，或食冷热食物疼痛史。口内检查的时候，手法一定要轻柔，尽量不要让儿童感觉到不适和疼痛，儿童诉说不清，所以一定要注意观察儿童的面部表情。51、61 邻面见黑褐色龋坏组织，探诊有粗糙感，勾探针，但龋坏组织较为硬实；无叩诊痛，无松动，牙龈色正常，无红肿，未探及牙周袋。可初步判断是静止性的浅龋。X 线片：51、61 邻面可见透色区位于牙釉质内，根尖部及根尖周未见明显异常，牙周膜间隙未见明显增宽。基本排除牙髓病和根尖周炎。

2. 诊断

51、61 近中邻面浅龋（静止性）。

3. 鉴别诊断

（1）釉质钙化不全：白垩色出现在牙面的任何部位，而浅龋有一定的好发部位，牙体表面光洁，不粗糙，质硬。

（2）釉质发育不全：牙面有变黄或变褐的情况，轻度釉质发育不全牙釉质表面可见大小不等，深浅不一的窝或沟，累及整个牙冠或牙尖；探查患处时表现为质硬而光滑，具有对称性特征，有别于浅龋。

（3）氟牙症：受损牙面呈现白垩色或褐色的斑块，患牙为对称性分布，有地区流行情况。

四、处理方法和基本原则

因本次患者为 3 岁患儿，配合度较差，无法完成充填治疗，在征得家长知情同意之后，我们为其选择了静止性浅龋的药物治疗-涂氟再矿化治疗，并预约其 3 个月随访观察龋病的进展情况。具体步骤如下：

（1）去龋。先用慢机去除牙齿表面的软龋。

（2）清洁。使用含氟涂料前将牙齿清洁干净，保证涂料在牙齿表面附着且延长附着时间。

（3）隔离和干燥。用棉卷隔湿，吹干牙面，同时吸唾。

（4）涂布含氟涂料（多乐氟）。用小刷子或棉签将 0.3～0.5 ml 涂料直接涂抹于牙上，使涂料成一薄层,并可借助牙线将涂料带到邻面,避免流向软组织。

(5) 固化。含氟涂料在涂布后几分钟凝固,用压缩空气轻吹牙面可以加速涂料凝固。

注意事项:含氟涂料必须由口腔专业人员操作;使用含氟涂料后 2~4 h 禁食水,同一天不要刷牙和使用牙线;每年重复使用含氟涂料 2~4 次。

五、要点和讨论

龋病是口腔最常见的疾病之一,大部分的医生都会检查与诊断,本病例是 3 岁幼儿,所以需要结合儿童口腔的知识加以判断,51、61 邻面见黑褐色龋坏组织,探诊有粗糙感,勾探针,但龋坏组织较为硬实;无叩诊,无松动,牙龈色正常,无红肿,未探及牙周袋。可初步判断是静止性的浅龋。X 线片:51、61 邻面可见透色区位于牙釉质内,根尖部及根尖周未见明显异常,牙周膜间隙未见明显增宽。基本排除牙髓病和根尖周炎。结合患儿年纪太小,难以长时间地高度配合治疗,所以我们针对静止性浅龋的特点选择操作时间短,操作简单,患儿不易恐惧体验感较好的涂氟再矿化治疗。

六、思考

1. 通过本案例,你对浅龋的诊断和治疗过程有何体会?
2. 龋病按照其进展程度分为几种类型,各有哪些治疗原则?

七、推荐阅读文献

陈曦,芮昕,陈恒恒,等.儿童乳牙龋和乳牙黑色素沉着关系研究[J].口腔医学,2012,32(3):173 - 175.

(陈　琳)

案例 80

妊娠中期刷牙时牙龈出血

一、病历资料

1. 主诉

刷牙出血 3 月余。

2. 现病史

患者,女性,28 岁,3 月前开始出现刷牙出血,伴有牙龈红肿。现妊娠 5 月余,妊娠期间刷牙次数减少,后出现刷牙出血症状,否认就医治疗史。否认身体其他部位出血或紫癜。

3. 既往史

未妊娠时偶有刷牙出血,未予处理,否认明显自发出血史,妊娠以来未使用药物。否认系统疾病史,否认药物过敏史,否认家族遗传史,否认吸烟史。

4. 临床检查

患者神清气平,BP 110 mmHg/70 mmHg,P 84 次/min。双侧面部对称,张口度 3 指。牙列上颌 7～7,下颌 7～7,全口牙无松动无叩痛,全口龈缘鲜红色,表面光亮,牙周袋深度 3～4 mm,附着丧失 0～1 mm,探诊出血阳性,散在龈上牙石,有大量软垢和菌斑。

5. 实验室检查

血常规检查:PLT $200×10^9$/L[参考值$(100～300)×10^9$/L],RBC $4.5×10^{12}$/L[参考值$(3.8～5.1)×10^{12}$/L],WBC $6×10^9$/L[参考值$(3.5～9.5)×10^9$/L]。

凝血功能:PT 12 s(参考值 11～15 s),APTT 37 s(参考值 32～43 s)。

二、诊治过程

1. 判断患者整体情况

判断患者整体情况,在确认无紧急全身状况的情况下进行后续诊疗。

意识及生命体征:患者神清气平,BP 110 mmHg/70 mmHg,P 84 次/min。

2. 围绕主诉询问病史

(1) 出血有无诱因:刷牙时出血。

(2) 伴随症状:偶有牙龈红肿。

(3) 是否有治疗史:否认就医治疗史。

(4) 是否有其他部位出血情况:否认身体其他部位出血或紫癜。

（5）既往是否有出血情况：未妊娠时偶有刷牙出血，未予处理，否认明显自发出血史。

（6）全身情况：妊娠 5 月余，否认系统疾病史，否认药物过敏史，否认家族遗传史。

（7）用药情况：妊娠以来未使用药物。

（8）吸烟史：否认吸烟史。

3. 临床检查

（1）口外情况：双侧面部对称，张口度 3 指。

（2）牙列情况：牙列上颌 7～7，下颌 7～7，全口牙无松动无叩痛。

（3）牙周情况：全口龈缘鲜红色，表面光亮，牙周袋深度 3～4 mm，附着丧失 0～1 mm，探诊出血阳性。

（4）口腔卫生情况：散在龈上牙石，大量软垢和菌斑。

4. 作出诊断

结合主诉、病史及临床检查，初步诊断为：妊娠期牙龈炎。

5. 治疗方案

（1）全口超声龈上洁治。

（2）口腔卫生宣教：改良巴氏刷牙法、牙线的使用、适当漱口；告知患者每日应至少刷牙 2 次，每次不少于 3 min。

三、病例分析

1. 病史特点

（1）以刷牙出血为主诉，引起牙龈出血的病因较为复杂，除了口腔局部因素外，全身因素也不可忽视。因此，接诊此类患者时，询问病史和临床检查需局部与全身并重，检查出血的根本原因，指导患者进行后续必要的治疗和预防。

（2）妊娠期妇女：妊娠期间，由于激素水平变化引起的内分泌功能紊乱，同时伴有饮食习惯的改变，加上口腔内原有局部刺激因素（如牙石、软垢等）存在，妊娠期妇女易发生妊娠期龈炎，对孕妇的口腔健康和胎儿的健康成长造成影响。因此，应加强对妊娠期妇女的口腔卫生健康教育和口腔健康维护，减少妊娠期龈炎的发生。

（3）病史与检查：本案例中患者口腔检查显示口腔卫生不佳，牙龈出血，但没有附着丧失，提示龈炎的存在，同时患者处于妊娠期间，提示龈炎的出现可能与妊娠有关。患者否认系统疾病史，否认药物过敏史，否认家族遗传史等，提示可排除全身疾病引起的牙龈出血。

2. 诊断与诊断依据

1）诊断

妊娠期牙龈炎。

2）依据

（1）病史：妊娠 5 月余，3 月前开始出现刷牙出血，有时伴有牙龈红肿。否认系统疾病史，否认药物过敏史，否认家族遗传史。

（2）口腔检查：牙周情况：全口龈缘鲜红色，表明光亮，牙周袋深度 3～4 mm，附着丧失 0～1 mm，探诊出血阳性。

（3）口腔卫生情况：散在龈上牙石，大量软垢和菌斑。

3. 鉴别诊断

（1）慢性牙周炎：口腔卫生较差，牙龈红肿，有牙周袋且出现附着丧失，X 线检查可见牙槽骨吸收，病损进展可出现牙松动移位。

（2）慢性龈炎：口腔卫生较差，牙龈红肿，探诊出血，可出现牙周袋但无附着丧失。

（3）牙龈瘤出血：牙龈瘤是牙龈上特别是龈乳头处局限生长的炎性反应性瘤样增生物，常由于牙石、菌斑刺激或激素水平改变引起。口腔检查可见局部牙龈上有明显的瘤样增生，可发生自发性出血。

（4）白血病致牙龈出血：最常见于急性单核细胞白血病和急性粒细胞白血病，可表现为牙龈肿大，颜色暗红发绀或苍白，有明显出血倾向，血常规可见血细胞计数异常。

四、处理方案和原则

1. 菌斑控制

菌斑控制：超声波龈上洁治、改良巴氏刷牙法、牙线使用、适当使用漱口水。

2. 改良巴氏刷牙法操作要点

（1）将刷头放置于牙颈部，刷毛指向牙根方向（上颌牙向上，下颌牙向下），与牙长轴约呈 45°角，轻微加压，使刷毛部分进入牙龈沟内，部分置于牙龈上。

（2）从后牙颊侧以 2～3 颗牙为一组开始刷牙，用短距离水平颤动的动作在同一部位数次往返，然后将牙刷向牙冠方向转动，拂刷颊面。刷完第 1 个部位之后，将牙刷移至下一组 2～3 颗牙的位置重新放置，注意与前一部位保持有重叠的区域，继续刷下一部位，按顺序刷完上下牙齿的唇颊面。

（3）用同样的方法刷后牙舌腭面。

（4）刷上前牙舌面时，将刷头竖放在牙面上，使前部刷毛接触龈缘，自上而下拂刷。刷下前牙舌面时，自下而上拂刷。

（5）刷咬𬌗面时，刷毛指向咬𬌗面，稍微用力前后向短距离来回刷。

3. 牙线使用方法

（1）取一段长 20～25 cm 的牙线，将线的两端合拢打结形成一个线圈；或取一段 30～40 cm 长的牙线，将其两端各绕在左右手的中指上。

（2）清洁右上后牙时，用右手拇指及左手示指掌面绷紧牙线，然后将牙线通过接触点，拇指在牙的颊侧协助将面颊牵开。

（3）清洁左上后牙时转为左手拇指及右手示指执线，方法同上。

（4）清洁所有下牙时可由双手食指执线，将牙线轻轻通过接触点。

（5）进行（2）～（4）操作步骤时，两指间牙线长度为 1～1.5 cm。

（6）牙线通过接触点，手指轻轻加力，使牙线到达接触点以下的牙面并进入龈沟底以清洁龈沟区。应注意不要用力过大以免损伤牙周组织。如果接触点较紧不易通过，可牵动牙线在接触点以上作水平向拉锯式运动，逐渐通过接触点。

（7）将牙线贴紧牙颈部牙面并包绕牙面使牙线与牙面接触面积较大，然后上下牵动，刮除邻面菌斑及软垢。每个牙面要上下刮剔 4～6 次，直至牙面清洁为止。

（8）再以上述同样方法进行另一牙面的清洁。

（9）将牙线从𬌗面方向取出，再次依上法进入相邻牙间隙逐个将全口牙邻面菌斑彻底刮除。

五、要点与讨论

本案例中，患者为妊娠期妇女，在诊疗过程中应尽量减少对胎儿的刺激，避免 X 线照射和使用致畸药物，妊娠 4～6 个月是治疗口腔疾病的适宜时期，此时母体处于相对较为稳定的时期。本案例中患者处在妊娠 4～6 个月时期，因此在尽量减少刺激的情况下，对患者进行超声龈上洁治。

临床上,以刷牙出血为主诉前来就诊的患者不在少数,而可能导致牙龈出血的病因较多,需要临床医生结合患者的主诉、病史、口腔检查和全身情况进行综合分析并作出诊断,尤其不能忽视病史的询问和全身情况的检查。临床上最常见的牙周疾病主要包括:慢性龈炎、慢性牙周炎、妊娠期龈炎等,如图80-1所列出以上3种疾病的治疗原则。

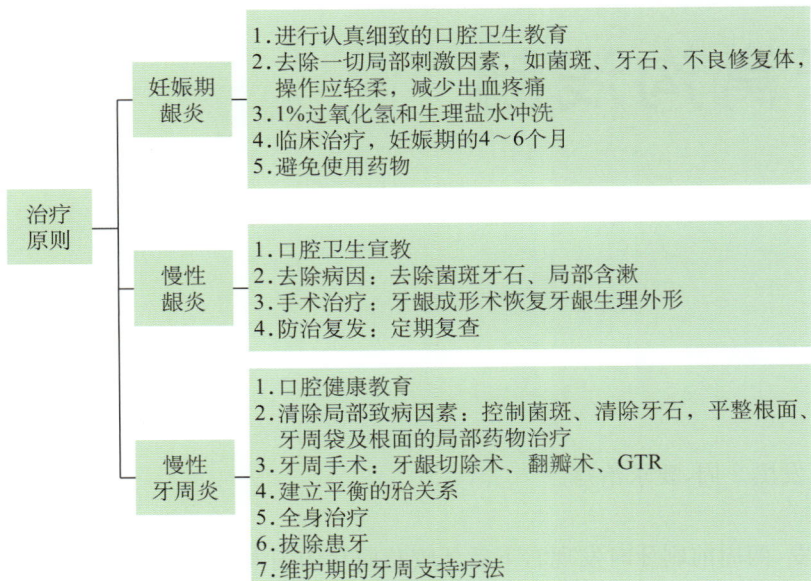

妊娠期龈炎
1. 进行认真细致的口腔卫生教育
2. 去除一切局部刺激因素,如菌斑、牙石、不良修复体,操作应轻柔,减少出血疼痛
3. 1%过氧化氢和生理盐水冲洗
4. 临床治疗,妊娠期的4~6个月
5. 避免使用药物

慢性龈炎
1. 口腔卫生宣教
2. 去除病因:去除菌斑牙石、局部含漱
3. 手术治疗:牙龈成形术恢复牙龈生理外形
4. 防治复发:定期复查

慢性牙周炎
1. 口腔健康教育
2. 清除局部致病因素:控制菌斑、清除牙石、平整根面、牙周袋及根面的局部药物治疗
3. 牙周手术:牙龈切除术、翻瓣术、GTR
4. 建立平衡的殆关系
5. 全身治疗
6. 拔除患牙
7. 维护期的牙周支持疗法

图80-1 常见牙周疾病治疗原则

六、思考题

(1)常用的自我口腔保健方法有哪些?刷牙的注意事项有哪些?
(2)妊娠期妇女的口腔保健应注意哪些问题?

七、推荐阅读文献

[1] 胡德渝.口腔预防医学[M].6版.北京:人民卫生出版社,2012:144-155,171-173.
[2] 孟焕新.牙周病学[M].4版.北京:人民卫生出版社,2012:150-166.

(于 阗)

案例 81

恒磨牙窝沟浅龋

一、病历资料

1. 主诉

右下后牙牙面发黑 2 周，要求治疗。

2. 现病史

患者，女性，7 岁，两周前刷牙时发现右下后牙咬殆面窝沟内发黑，刷牙时黑色不能刷掉，否认疼痛，故来我科就诊。

3. 既往史

患者平时身体健康，无不适症状，否认其他系统性疾病史，无服药史，无含漱药物史，无充填史。喜甜食。

4. 临床检查

患者智力正常，神清气平，回答切题。口腔内见右下第 1 恒磨牙已完全萌出，殆面窝沟黑褐色，探诊质硬，略粗糙，能卡住探针，冷热诊同对侧同名牙，叩诊无疼痛，无松动，牙龈颜色正常，X 线未见明显异常。口内牙列完整，未见缺损，正常覆殆覆盖，其余牙未见龋坏，牙龈颜色正常。口腔卫生状况良好。

二、诊治经过

1. 首先判断患者整体情况

首先判断患者整体情况，在确认无紧急全身状况的前提下进行后继病史询问、临床检查等程序。

2. 围绕主诉有的放矢地询问病史

（1）有无自觉症状：否认牙齿疼痛，仅刷牙时发现牙面发黑。

（2）饮食习惯，家族史等：喜甜食，无家族性疾病。

3. 在了解病史的情况下进行相关的临床检查

（1）视诊，观察牙齿的色泽改变：牙齿窝沟处发黑，其他部位无异常改变。

（2）探诊，探查牙齿组织有无缺损、龋洞，受损组织的质地软硬程度：牙齿无缺损，窝沟处质硬，略粗糙，能卡住探针。

（3）叩诊（用于观察根尖区的反应或牙周膜的病损情况），无疼痛、无松动。

（4）温度诊检查，冷热诊或其他牙髓活力试验时，牙齿反应一般同正常牙：冷热诊同对侧同名牙。

（5）X 线检查，以确定不易探查到的龋损，如邻面龋和隐匿龋：X 线显示未发现明显异常。

4. 形成初步诊断

结合主诉、现病史以及临床检查可形成初步诊断为：46 窝沟浅龋。

三、病例分析

1. 病史特点

（1）患者无自觉症状，主诉因牙齿发黑而就诊，否认疼痛，否认服药或含漱药物史，根据检查可诊断为窝沟浅龋，未出现牙髓症状。

（2）个体情况：患者为儿童，喜甜食，结合其饮食情况，自主刷牙能力欠佳及该年龄阶段特点等情况，可推断其具有患龋倾向。

（3）病史与检查：本案例中患者口腔卫生状况良好，其他牙未见龋坏，结合其年龄，六龄齿为刚萌出后 1 年，可能由于其窝沟较深，因而出现早期龋的症状。

2. 诊断与诊断依据

46 窝沟浅龋（依据如上述分析）。

3. 鉴别诊断

窝沟龋主要发生在咬𬌗面窝沟或邻面，呈白垩色或浸墨状、黑褐色；釉质疏松粗糙、质地较软；利用探针检测可以卡住探针，如图 81-1 所示。

窝沟龋主要应同下面几种情况进行鉴别诊断：

（1）正常窝沟伴色素沉着。牙面可见色素沉着，呈黄褐色或黑色；无釉质缺损；质地较硬；主要发生在咬𬌗面及颊舌面；去除色素后牙体组织无缺损。

（2）釉质发育不全。釉质呈黄色或褐色；釉质不规则缺损；质地硬而光滑；可累及全部牙冠或牙尖；呈对称性。通常为釉质发育期间由于全身疾患、营养障碍或严重的乳牙根尖周感染导致。

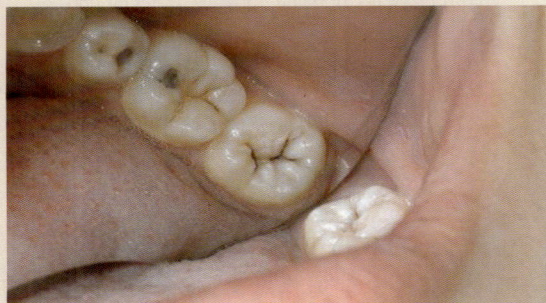

图 81-1　窝沟龋

（3）釉质钙化不全。牙冠呈白垩状，无釉质缺损，质地较硬，可发生在牙面任何部位，表面光洁；通常因釉质发育期间由于全身疾患、营养障碍或严重的乳牙根尖周感染导致。

（4）氟牙症。釉质呈白垩色或褐色；有斑块状损害；质地硬而光滑；累计牙冠 1/4 至全部；呈对称性分布。通常在釉质发育期间有过量氟摄入史，呈地区流行趋势。

四、处理方案及基本原则

对于本病例中的窝沟浅龋可以进行预防性树脂充填。根据缺损范围、深度和使用的充填材料，可将预防性树脂充填分为 3 种类型。

（1）类型 A：脱矿釉质需用最小号圆钻去除，用无填料的封闭剂充填。

（2）类型 B：龋损组织用小号或中号圆钻去除，洞深基本在釉质内，通常用流动树脂材料充填。

（3）类型 C：龋坏组织用中号或较大圆钻去除，洞深已达牙本质故应垫底，之后涂布牙本质或釉质黏结剂，最后用复合树脂材料充填。

具体操作步骤如下：

（1）用高速涡轮去除点隙窝沟处的龋坏组织，依据龋坏范围选择圆钻大小，不做预防性扩展。

（2）清洁牙面，彻底冲洗干燥、隔湿。

（3）C 型酸蚀前应先将暴露的牙本质用氢氧化钙垫底。

（4）酸蚀𬌗面及窝洞。

（5）C 型在窝洞内涂布一层釉质黏结剂后用复合树脂充填；B 型用流动树脂材料或加有填料的封闭剂充填，固化后在𬌗面上涂布一层封闭剂；A 型仅用封闭剂涂布𬌗面窝沟及窝洞。

（6）充填后检查充填及固化情况，有无漏涂、咬合是否过高等。

操作中术者特别注意避免唾液污染酸蚀后的釉质和保持酸蚀面绝对干燥。

五、要点与讨论

对于较小的窝沟龋和窝沟可疑龋可进行预防性树脂充填，该方法仅去除窝沟处的病变釉质或牙本质，根据龋损的大小，采用酸蚀技术和树脂材料充填龋洞并在牙面上涂布一层封闭剂，是一种窝沟封闭与窝沟龋充填相结合的预防性措施。由于不采用传统的预防性扩展，只去除少量的龋坏组织后即用复合树脂或玻璃离子材料充填龋洞，而未患龋的窝洞使用封闭剂保护。保留了更多的健康牙体组织的同时又阻止了早期龋的发展。

预防性树脂充填应当掌握其适应证：

（1）𬌗面窝沟和点隙有龋损能卡住探针。

（2）深的点隙窝沟有患龋倾向，可能发生龋坏。

（3）沟裂有早期龋迹象，釉质浑浊或呈白垩色。

六、思考题

（1）通过本案例你对窝沟龋的诊疗过程有何体会？

（2）预防性树脂充填有哪些优点？与传统的充填治疗及窝沟封闭有何区别？

七、推荐阅读文献

[1] 胡德渝.口腔预防医学[M].6 版.北京：人民卫生出版社，2012：118－119.

[2] 高学军，沙月琴.现代口腔内科学诊疗手册[M].北京：北京医科大学出版社，2000：3－7.

（孙　琴）

牙源性中央性颌骨骨髓炎

一、病历资料

1. 主诉

左侧颌下区肿胀 2 周余。

2. 现病史

患者,男,26 岁,左下后牙松动不适,自行拔除左下后牙后出现拔牙后出血、疼痛,后出现左侧颌下区肿胀,表面皮肤色泽发红,左颏部及左下唇逐渐出现麻木感。

3. 临床检查

面部外形欠对称,左侧颌下区稍肿胀,皮肤色泽无变化,未及压痛,左颌下区可见瘘管,挤压可见少量溢脓,左侧下唇、颏部麻木不适,𬌗面部表浅淋巴结未及明显肿大。左鼻及左上唇可见一竖向陈旧性瘢痕,长约 6 cm。张口度 3 指,张口型正常。口内恒牙列,37 缺失,拔牙创愈合良好,36、38 无叩痛无松动,牙龈及黏膜色泽无变化,触压无痛,触及 36 颊侧牙槽骨有吸收。左下后牙区黏膜,麻木不适。

二、影像学资料

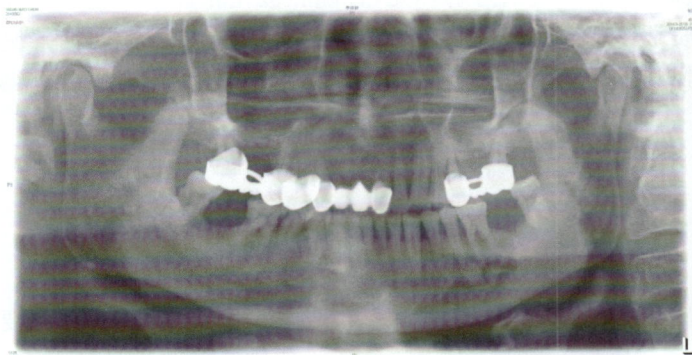

图 82-1　全景片

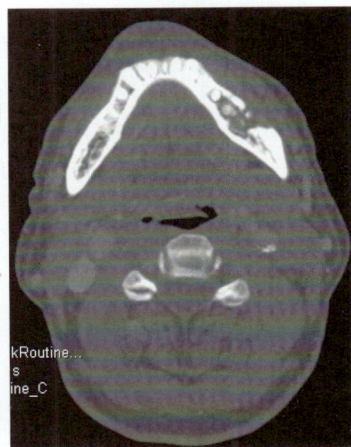

图 82-2　CT

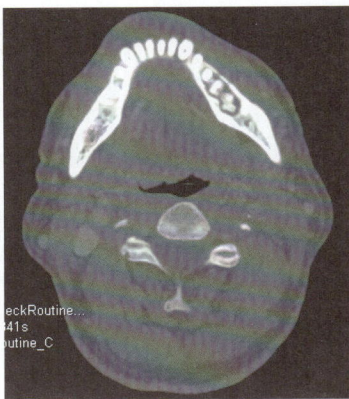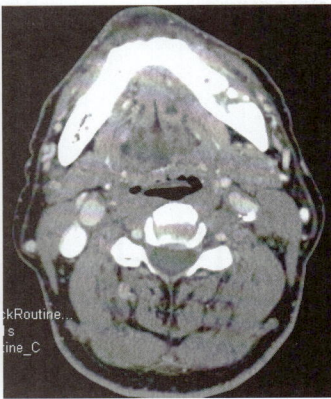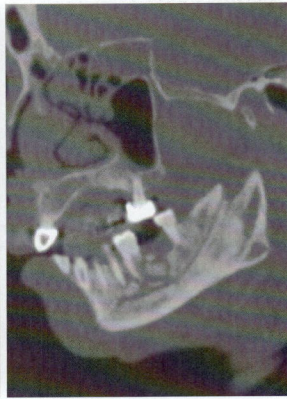

图 82-3　　　　　　　　　　图 82-4　　　　　　　　　　图 82-5

三、读片分析

全景片(见图 82-1):左下 4~6 根方牙槽骨内可见斑片状低密度影,其内密度不均匀,见片状高密度影。

CT 检查(见图 82-2~图 82-5):病灶边缘清晰,大小约 10 mm×19 mm,其唇颊侧骨皮质欠连续,局部软组织可见增厚。

四、诊断和鉴别诊断

1. 诊断

左侧下颌骨中央性骨髓炎。

2. 鉴别诊断

(1) 边缘性化脓性骨髓炎:中央性化脓性骨髓炎多在根尖周炎及根尖脓肿基础上发病,也可见于血源性感染及外伤,骨密度破坏不明显时,颌骨周围无间隙感染或感染轻微;边缘性化脓性骨髓炎以智齿冠周炎为主,恒压胚牙囊外硬骨板影消失是其特征性表现,腺源性感染也较常见,累及咬肌间隙及翼颌间隙,间隙感染表现明显。

(2) 颌骨恶性肿瘤:中央性化脓性骨髓炎骨质溶骨性骨破坏时要与恶性肿瘤鉴别。中央性化脓性骨髓炎骨破坏是在骨髓组织充血、炎症的基础上,组织溶解坏死,骨髓腔被化脓性渗出物和坏死物质充满,形成脓肿,低密度破坏区周围骨松质常较正常组织密度增高,破坏区常有一定形态,可有蜂窝组织间隙感染;颌骨恶性肿瘤溶骨性骨破坏时骨破坏区常无一定形态,边缘常呈切迹状,无脂肪间隙感染。

五、要点和讨论

1. 急性期

(1) 临床表现:青壮年多见,一般以 16~30 岁发生率最高,男性多于女性,比率约 2:1,主要发生在下颌骨。初期,全身寒战、高热;食欲缺乏、嗜睡。此时。炎症常局限于牙槽突或颌骨骨髓腔内,因为炎症被致密骨包绕,不易向外扩散,患者自觉病变区牙有剧烈疼痛,疼痛可向一侧颌骨或三叉神经分支放射,受累牙区松动,有伸长感,不能咀嚼;进入化脓期后,患者全身抵抗力下降,常出现中毒症状及局部症状加重；如经血行播散，可引起败血症。急性期若不能控制，可见受累部位牙龈明显充血，有脓液溢出；继续发展，破坏骨板，溶解骨膜后，可有口腔黏膜及面部皮肤溃疡。下颌中央性颌骨骨髓炎可沿下牙槽神经管扩散，波及一侧下颌骨，甚至越过中线累及对侧；下牙槽神经受损时，可出现下唇麻木。如累及下颌支、髁突及喙突时，翼内肌、咬肌受到炎症激惹而出现不同程度张口受限。

（2）病理学检查：骨髓组织高度充血和炎症性水肿，并见大量中性粒细胞浸润；随炎症进展，组织溶解坏死，骨髓腔以化脓性渗出物和坏死物质充满，形成脓肿；病变区骨小梁的成骨活性降低，破骨活动增高；残存于脓肿内或坏死组织内的海绵状骨小梁，由于失去血供而导致成骨细胞和骨细胞的完全消失，形成死骨，其周围有炎性肉芽组织。

（3）X线检查：对两周以内急性骨髓炎无诊断价值。一般分四期：弥散破坏期、病变局限期、新骨形成期、痊愈期。

（4）CT扫描：初期，因骨髓组织充血和炎症性水肿，表现为骨松质骨小梁紊乱，边缘模糊，骨松质密度均匀或不均匀增高，骨密度正常，下颌管壁正常，管腔可变细或增粗。进展期，骨松质组织溶解破坏，病变区骨小梁稀少或消失，骨松质密度弥漫性减低或表现为虫蚀样低密度影。当骨髓腔化脓性渗出物和坏死组织充填时，形成脓肿，脓肿区骨小梁消失，表现为团块状低密度脓腔，形态不规则，边缘毛糙。

2. 慢性期

（1）临床表现：常由急性阶段治疗不及时，方法不正确，治疗不彻底引起。急性期的红肿和发热症状已经消退。患者体温正常或有低热，局部脓肿及疼痛减轻，饮食睡眠恢复正常；主要特点：空腔及𬌗面部皮肤形成多个瘘孔，大量炎性肉芽组织增生，触之易出血，长期排脓，有时从瘘孔排出坏死骨片。如有大块死骨或多数死骨形成，在下颌骨可发生病理性骨折，出现咬合错乱与面部畸形。

（2）组织病理学检查：有明显骨吸收和死骨形成的化脓性病灶。死骨主要表现为骨细胞消失，骨陷窝空虚，骨小梁周围缺乏成骨细胞。死骨周围有炎症性肉芽组织，使死骨与肉芽组织分离。小块死骨可从瘘管排除，大块死骨周围有纤维结缔组织围绕。死骨摘除后，纤维组织增生活跃，分化出成骨细胞，并形成反应性新骨。

（3）CT扫描：肉芽组织形成、脓腔周围骨质增生硬化、死骨、骨质增生硬化、骨膜反应及骨骼变形。

六、思考题

中央性化脓性颌骨骨髓炎感染途径、临床及影像表现、鉴别诊断有哪些？

七、推荐阅读文献

［1］马绪臣，王松灵，王虎. 口腔𬌗面医学影像诊断学［M］. 4版. 北京：人民卫生出版社，2004：90 - 96.

［2］Baltensperger, Marc M Eyrich, Gerold K H. Osteomyelitis of the Jaws［M］. Springer Berlin Heidelberg，2009：5 - 56.

（刘　玉　姚林艳　董敏俊）

案例 83
牙源性边缘性颌骨骨髓炎

一、病历资料

1. 主诉
左面颊部自觉肿胀一月余。

2. 现病史
患者,男,29 岁,左面颊部肿胀不适随后张口受限。

3. 临床检查
口腔颌面部左右基本对称,轻度张口受限,张口型未及明显异常,张闭口未闻及明显弹响及杂音。双侧下颌 8 阻生,左颊部为触及明显肿块,未及明显疼痛,口内黏膜色泽尚可。双侧颈部未及明显肿大淋巴结。

二、影像资料

影像资料如图 83-1~图 83-5 所示。

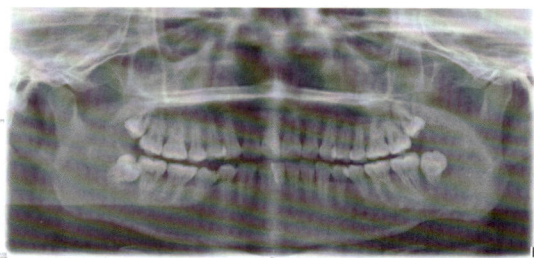

图 83-1　全景片

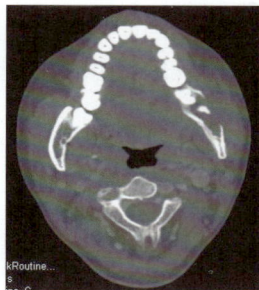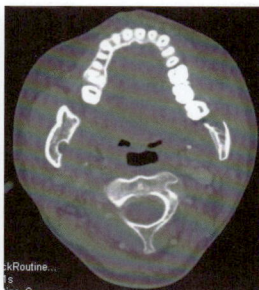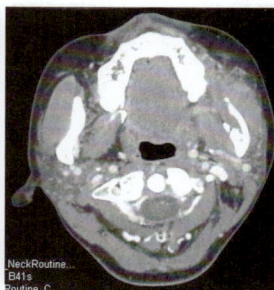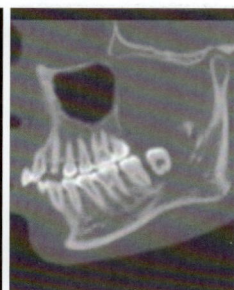

图 83-2　CT(一)　　图 83-3　CT(二)　　图 83-4　CT(三)　　图 83-5　CT(四)

三、读片分析

全景片(图 83-1):左侧下颌 8 近中水平阻生,冠周见异常低密度影,邻近牙槽骨及下颌骨升支骨质密度不均匀。

CT(见图 83-2~图 83-4):病灶局部骨髓腔密度不均匀增高,其内见低密度影,邻近骨皮质可见层状骨膜反应,周围软组织肿胀明显,边界欠清晰,累及左侧咬肌、颞肌小头及相应间隙。

四、诊断和鉴别诊断

(1) 诊断:左下颌骨边缘性骨髓炎伴周围软组织感染。

(2) 鉴别诊断:恶性颌骨肿瘤:边缘性急性化脓性颌骨骨髓炎溶骨性骨破坏时形成脓肿,低密度破坏区周围骨松质较正常组织密度增高,破坏区常有一定形态,可有蜂窝组织间隙感染;颌骨恶性肿瘤溶骨性骨破坏时骨破坏区常无一定形态,边缘常呈切迹状,无脂肪间隙感染,仅表现为软组织肿胀或包块。

五、要点和讨论

1. 急性期

(1) 临床:边缘性化脓性颌骨骨髓炎感染来源、感染途径是病源牙,常见于冠周炎。临床表现主要是腮腺咬肌区肿胀、变硬、压痛伴明显张口受限。首先累及咬肌间隙或翼下颌间隙,然后侵犯下颌骨骨膜,发骨膜炎,形成骨膜下脓肿,以后在损害继发于骨膜炎或骨膜下脓肿的骨密质外板的炎性病变,好发于下颌骨。

(2) 病理:骨髓组织高度充血和炎症性水肿,并见大量中性粒细胞浸润;随炎症进展,组织溶解坏死,骨髓腔以化脓性渗出物和坏死物质充满,形成脓肿;增生型病理组织学检查可见有骨密质增生,骨松质硬化,骨膜反应活跃,有少量新骨形成;溶解破坏型组织学检查,骨膜、骨密质溶解破坏,骨膜或黏膜下脓肿形成,脓性肉芽组织及小块薄片状或广泛死骨形成。

(3) CT 扫描:初期,骨密质无明显改变,因骨髓组织充血和水肿,骨松质密度局限性或弥漫性增高,下颌管和下颌孔可正常或变细、扩大。进展期,骨密质溶解破坏,表现为变薄、密度减低;进而骨密质断裂,表现线状低密度影。骨松质仍表现为充血、水肿,显示为局限或弥漫性高密度影或骨小梁减少而密度减低。进而,骨质溶解破坏可累及骨松质,骨松质表现为低密度影,下颌管影消失。病变严重时,骨密质呈断续样或局部破坏消失,骨松质呈大片状低密度影或低密度脓肿形成。

2. 慢性期

(1) 常由急性阶段治疗不及时,治疗方法不正确,治疗不彻底引起。临床以下颌支及下颌角为中心的咬肌区肿胀、变硬、压痛伴明显张口受限。腮腺咬肌区呈弥漫性肿胀,局部组织坚硬、轻微压痛、无波动感。病程延续较长而不缓解,或缓解后再反复发作。由于炎症侵犯咬肌,多有不同程度张口受阻,进食困难,全身症状一般不严重。

(2) 病理学检查:死骨逐渐分离,小块死骨可从窦道排出,大块死骨不能排出又难以吸收,周围有纤维组织包绕。慢性期骨修复现象越来越明显,纤维组织增生活跃,分化出骨细胞,并形成新骨。

(3) CT 扫描:骨质增生硬化、死骨、骨膜反应、骨膜新骨破坏及骨骼变形。

六、思考题

边缘性化脓性颌骨骨髓炎感染途径、临床及影像表现、鉴别诊断有哪些？

七、推荐阅读文献

［1］ 马绪臣，王松灵，王虎. 口腔颌面医学影像诊断学［M］. 4 版. 北京：人民卫生出版社，2004：90－96.

［2］ Baltensperger，Marc M. Eyrich，Gerold K. H. Osteomyelitis of the Jaws ［M］. Springer Berlin Heidelberg，2009：5－56.

（刘　玉　姚林艳　董敏俊）

案例 84
下颌骨多发骨折

一、病历资料

1. 主诉
面部外伤 2 小时。

2. 现病史
患者，男，35 岁，面部外伤 2 小时。

3. 临床检查：下颌颏部、髁突区肿胀疼痛，压痛明显，张口受限。

二、影像资料

影像资料如图 84 - 1～图 84 - 4 所示。

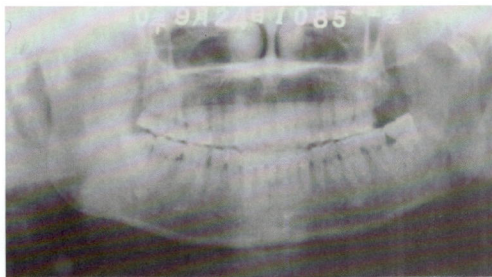

图 84 - 1 𬌗面部曲面断层成像

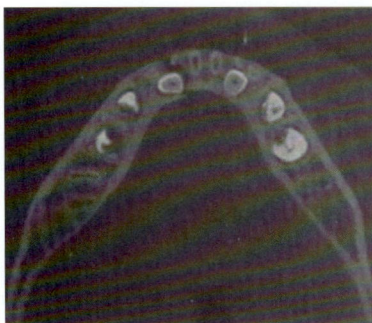

图 84 - 2 CB CT 示：右下颌骨颏部纵行骨折线

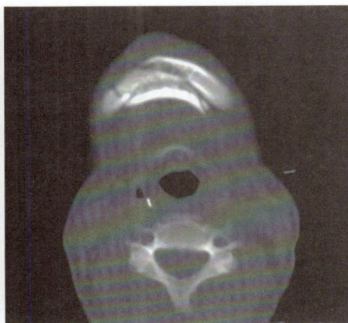

图 84 - 3 螺旋 CT 扫描下颌骨颏部多发骨折线

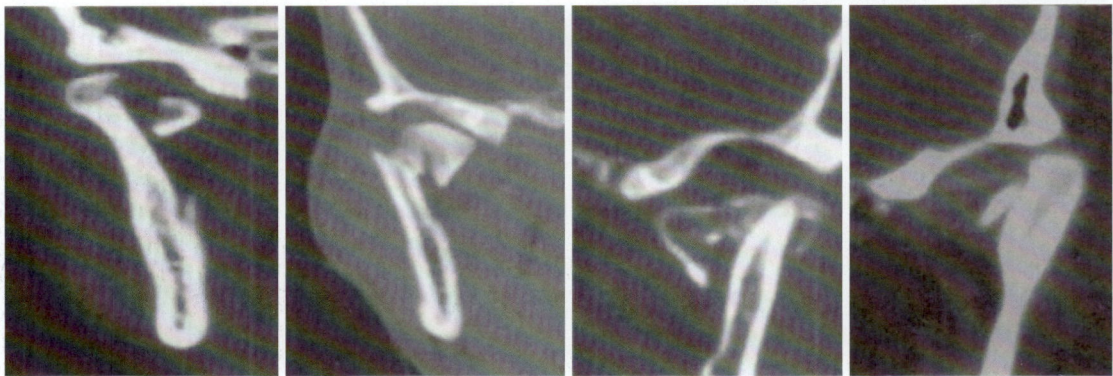

图 84-4 4 种不同移位方向的髁突囊内骨折

三、读片分析

(1) 图 84-1 示：颌面部曲面断层成像，示下颌骨颏部、双侧髁突骨折。

(2) 图 84-2 示：CBCT（口腔颌面锥形来 CT），示右下颌骨颏部纵行骨折线，伴轻度移位。

(3) 图 84-3 示：螺旋 CT，下颌骨颏部多发骨折线。

(4) 图 84-4 示：4 种不同移位方向的髁突囊内骨折。一个患者会出现 4 个方向移位？

四、诊断和鉴别诊断

(1) 诊断：下颌骨颏部（颏孔区）及角部，双侧髁突多发骨折。

(2) 鉴别诊断：假骨折线可由骨性管道中的透亮影产生。①营养管：常被误认为是骨折；②下牙槽神经管：常在下颌骨内下，在皮质部，有颏孔开孔；③颏孔：下颌骨前外侧的小开口，汇集下牙槽神经和血管。位于下颌骨中线旁 1/3，可复现；④下颌小舌：自下颌骨中部向外延伸的舌状骨性突起，覆盖下颌孔。通常成对称的三角形。

五、要点和讨论

1. 好发部位

下颌骨骨折是颌面部最常见的骨折，通常发生在下颌骨外形和结构比较薄弱的部位，如下颌髁突，髁突颈部，颏孔区，下颌角和正中联合部等。

2. 分型

下颌骨骨折的发生有直接和间接之分。

(1) 直接骨折：一侧下颌骨颏孔区或正中联合部受外力直接作用发生的骨折。

(2) 直接骨折后，同时出现一侧或双侧下颌骨髁突骨折。

3. 临床症状

骨折区肿胀疼痛，活动受限，压痛明显，可扪及骨折台阶和张口受限等。

4. 影像学检查

X 线和 CT 检查是诊断下颌骨骨折的主要影像学检查方法。对于在 X 线检查中显示模糊的下颌骨髁突骨折和骨折移位而言，CT 检查是必不可少的。首选检查为下颌骨及颞颌关节轴位薄层螺旋 CT 骨窗。诊断依据是下颌骨骨皮质局部非皮层下的透亮影。由于下颌骨呈环形：2 处骨折常见（50%）——双侧颏部骨折通常伴有对侧的下颌角/体骨折或髁突下骨折；反之，单侧的下颌骨骨折可合并对侧的颞颌关节脱位。

1）CT 表现

（1）非皮质下的透亮线影，伴多变的扩大，成角或粉碎性改变。

（2）骨折沿长轴方向延至牙齿。

（3）髁突颈部骨折，髁突顶部受翼外肌牵拉内移。

（4）横断位 CT 可显示由颞颌关节脱位引起"空颞颌关节"征。

2）各不同骨折部位的影像学表现

（1）下颌骨髁突和髁突颈部骨折：可根据骨折后是否发生移位区分之。发生移位的髁突骨折比较多见，可向前下，内和前上移位。CT 扫描可显示骨折线在髁突前后走向的矢状骨折。儿童多为青枝骨折。

（2）下颌骨颏孔区骨折：伴或不伴移位。移位时，一般短段骨折多向上、后和内移位；长段骨折向下、后和内移位。一侧颏孔区骨折可同时伴对侧髁突骨折。双侧颏孔区骨折，其中间骨折段可进行后、下移位。

（3）下颌角骨折：是否移位取决于骨折线的走向。如骨折线自牙槽部向后下方走行，其短段可以向上、后、内移位；如骨折线从牙槽侧向前，下方走行，则一般不发生移位。

（4）下颌骨正中联合部骨折。其移位与骨折线类型和走向有关。如单线骨折，则较少出现骨折段的移位；如斜行骨折，则移位方向和单侧颏孔区骨折的移位情况相同。

六、思考题

（1）下颌骨骨折的好发部位和相应临床表现有哪些？

（2）试叙下颌骨骨折的移位方向。

七、推荐阅读文献

［1］邱蔚六,余强,燕山,等.骆面颈部疾病影像学图鉴［M］.济南:山东科学技术出版社,2002:16-22.

［2］R. Brooke Jeffrey, B. J. Manaster MD PhD FACR, Anne G. Osborn MD,et al. Diagnostic Imaging Emergency［M］. AMIRSYS, 2014:70-71.

［3］沙晓雁,祁森荣,王昊等.锥形束 CT 与曲面断层在诊断下颌骨骨折中的比较研究［J］,北京口腔医学,2011,19(3):160-163.

（乐维婕）

案例 85

颧-上颌骨骨折

一、病历资料

1. 主诉
左侧面部外伤 1 小时。

2. 现病史
患者,女,40 岁,左侧面部外伤 1 小时。

3. 临床检查
左侧面颊部肿胀疼痛,压痛明显,可及骨摩擦感。

二、影像资料

如图 85-1~图 85-3 所示。

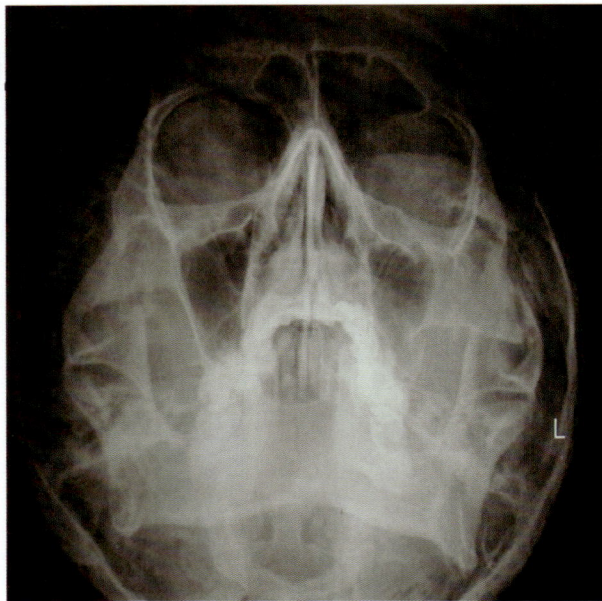

图 85-1 华氏位示:左上颌窦外侧壁、颧弓透亮骨折

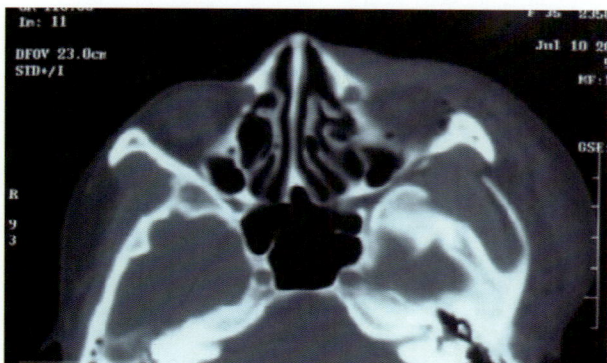

图 85-2　螺旋 CT 横断位

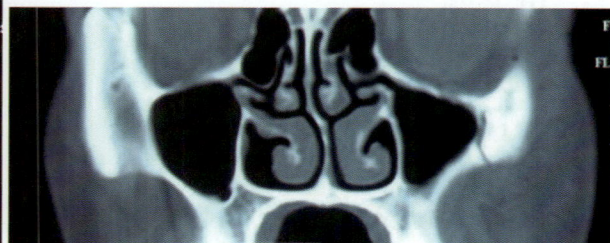

图 85-3　矢状位

三、读片分析

(1) 华氏位,示左上颌窦外侧壁、颧弓透亮骨折线(见图 85-1)。
(2) 螺旋 CT 横断位,示左侧颧弓骨折,断端错位,近左眶底游离小骨片影(见图 85-2)。
(3) 螺旋 CT 冠状位重建,示左上颌窦外侧壁纵行骨折线(见图 85-3)。

四、诊断和鉴别诊断

1. 诊断
左侧颧上颌骨复合骨折。

2. 鉴别诊断
(1) 复杂的面中部骨折:Le Fort Ⅲ°骨折(累及翼突的所有 3 种类型,仅 Le Fort Ⅲ型累及颧弓)。
(2) 颧弓骨折(不伴有上颌窦壁或眼眶外侧壁的骨折,一侧颧突塌陷)。
(3) 眶下骨折(骨折累及眶底,伴或不伴有眶缘骨折,颧弓、眶外侧壁,上颌窦壁不受累)。

五、要点和讨论

1. 定义
累及颧弓、眼眶外侧壁、上颌窦上、外侧壁和眶底的复杂性骨折也称为"三角"骨折,"颧上颌骨骨折"这个术语可能更精准,因其常伴有眶底骨折。

2. 影像学
1) 基本征象
(1) 最佳诊断依据:累及颧弓、眼眶外侧壁、上颌窦上、外侧壁和眶底的复杂性骨折。
(2) 部位:骨折线围绕颧突周围。
2) CT 扫描表现
(1) CT 骨窗(首选)示:透亮的骨折线。
(2) 眶外侧壁(颧额和颧颞缝)。
(3) 自眶下裂至眶底壁(近眶下神经管)。
(4) 上颌骨前部下移(经颧骨上颌骨缝);

（5）上颌窦后壁上抬至眶下裂；

（6）颧弓骨折。

六、思考题

（1）颧上颌骨骨折的定义是什么？

（2）颧上颌骨骨折的鉴别诊断有哪些？

七、推荐阅读文献

［1］邱蔚六,余强,燕山,等,颌面颈部疾病影像学图鉴［M］.济南:山东科学技术出版社,2002:22-32.

［2］R. Brooke Jeffrey, B. J. Manaster MD PhD FACR, Anne G. Osborn MD,et al. Diagnostic Imaging Emergency［M］, AMIRSYS, 2014:68-69.

（乐维婕）

成釉细胞瘤

一、病历资料

1. 主诉

右面部肿胀 2 月余。

2. 现病史

患者,男,25 岁,2 个月前自觉右面部略肿胀,并逐渐加重,无痛,无红肿,无高热,无寒战,当地行抗炎治疗,效果不佳。

3. 临床检查

患者右面部隆起,面部皮肤皮温正常,无红肿破溃,无明显触痛,无明显面瘫征象,颌下区及颈部未触及肿大淋巴结。张口无受限,口内:恒牙列,18~28、38~47。右上 8 平对侧颊黏膜处可见一约 6 mm×6 mm溃疡,右下颌骨前外侧可及一 35 mm×35 mm 肿物,前界约右下 5 远中,后界达翼下颌皱襞,颊侧膨隆明显,舌侧略有膨隆,右下唇麻木。

二、影像资料

影像资料如图 86-1~图 86-5 所示。

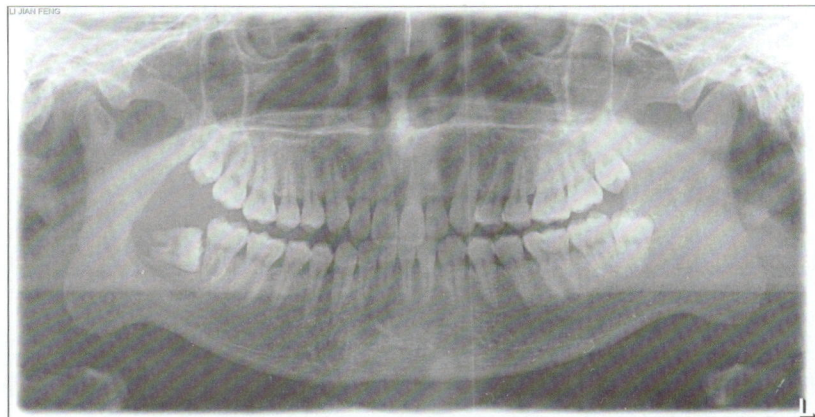

图 86-1　全景片

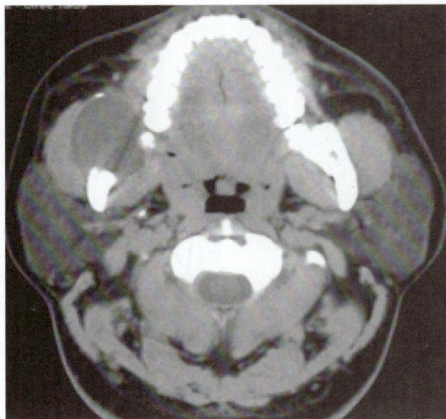

图86-2　CT平扫横断位

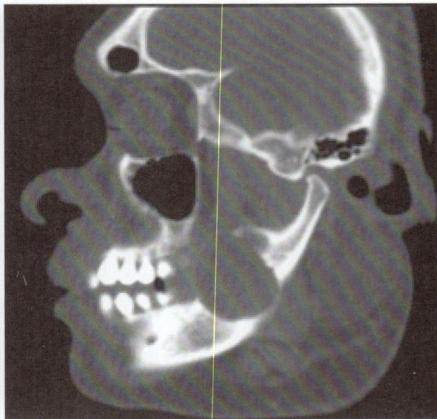

图86-3　CT斜矢状位

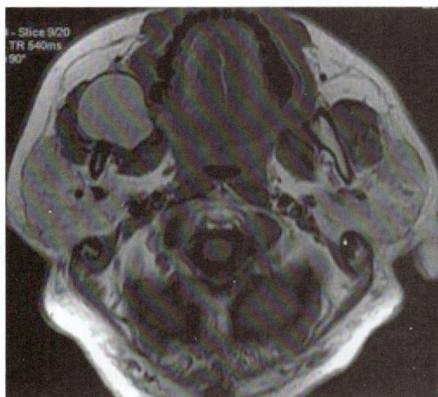

图86-4　横断面 T_1W

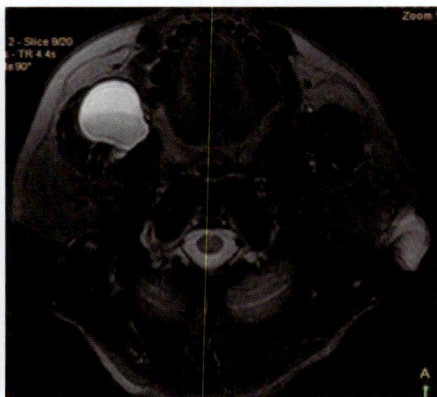

图86-5　横断面 T_2W

三、读片分析

如图86-1示：右下颌骨角部及升支见囊性密度影，境界清楚，前界为右下7远中下，右下8横行阻生，位于其中，邻近牙根未见明显吸收改变。发病部位符合成釉细胞瘤。图86-2、图86-3 CT平扫示：右下颌骨内一类圆形低密度影，内成液性密度，CT值约17 Hu，境界清楚，病灶向颊舌侧膨胀明显，局部骨皮质中断，邻近软组织未见明显侵犯。图86-4、图86-5，MRI显示：T_1WI 成稍高信号，可能与内部含蛋白成分有关，T_2WI 呈高信号，略呈分层改变，病灶与周边组织分界清楚。

四、诊断和鉴别诊断

1. 影像诊断

右下颌骨成釉细胞瘤。

2. 鉴别诊断

（1）牙源性角化囊性瘤：成釉细胞瘤多可致颌骨膨胀，牙源性角化囊性瘤多沿颌骨长轴生长，颌骨膨胀不明显；前者的侵袭性特点较后者明显，如牙根吸收，牙槽骨和颌骨骨皮质破坏等；多囊改变中，前者多表现为分房大小不等，后者多接近一致。

（2）含牙囊肿：病变内含牙常为仅有牙冠而无牙根的恒牙；囊壁常附着于所含牙之牙釉质-牙本质

交界线(冠根交界处);与囊肿相邻的牙根少有吸收表现。

(3)根侧牙周囊肿:好发于下颌切牙至双尖牙区,外形较小。

(4)单纯性骨囊肿:其X线表现特点为病变与牙体牙周组织无关(无牙根和牙槽骨的破坏吸收)。

五、要点和讨论

1. 诊断要点

(1)部位,下颌骨较上颌骨多见,约80%的下颌骨成釉细胞瘤位于下颌磨牙区和下颌升支;上颌骨成釉细胞瘤多位于上颌磨牙区。

(2)形态和边缘,多数呈类圆形肿块表现,边界清楚,周围有骨皮质样硬化线。少数边界不清,形态不规则(多见于促结缔组织增生型或继发感染者)。

(3)内部结构,影像学上基本分为2型,即单囊型和多囊型。X线表现为单囊或多囊的低密度影,内部少有钙化影。多囊型分房多大小不等,分隔可为骨嵴或纤维组织。内部可含牙或不含牙。CT扫描示:平扫CT值接近水密度(10~20 Hu),增强CT示:纤维分隔和实质部分可有强化,囊性成分无强化。MRI扫描示:T_1WI表现为低或等信号,T_2WI呈高信号。

(4)邻近结构,由于成釉细胞瘤具有侵袭性特点,在影像学上有侵蚀牙体和牙槽骨的表现,表现为牙移位、牙根锯齿状或截断状牙根吸收,牙槽骨破坏等;多引起颌骨膨隆,可突破骨皮质侵犯周围组织。

2. 讨论

成釉细胞瘤是发生于颌骨或牙龈黏膜的牙源性上皮性肿瘤。起源于牙源性上皮,包括牙板、成釉器、Malassez上皮剩余和牙源性囊肿的上皮。该肿瘤生长缓慢,但有局部侵袭性。该肿瘤有多种亚型,包括实体/多囊型,骨外/外周型、促结缔组织增生型和单囊型。实体/多囊型:多见于30~60岁,囊性部分有单囊和多囊之分,以多囊为多见,可使颌骨骨皮质变薄,扪有乒乓球样感。促结缔组织增生型:相对少见,侵袭性较强。单囊型:发病年龄小于其他类型成釉细胞瘤,占5%~15%。骨外/外周型:平均发病年龄约50岁,男多于女,无侵袭性,部分病变完全位于牙龈结缔组织内,最为少见。

六、思考题

(1)成釉细胞瘤的分型有哪些?

(2)成釉细胞瘤的鉴别诊断有哪些,如何鉴别?

七、推荐阅读文献

[1] 余强,王平仲,石慧敏.颌面颈部肿瘤影像诊断学[M].上海:上海世界图书出版公司,2009:41-47.

[2] 马绪臣,王松灵,王虎.口腔颌面医学影像诊断学[M].6版.北京:人民卫生出版社,2013:121-123.

(杨功鑫 朱 凌)

案例 87
牙源性角化囊性瘤

一、病历资料

1. 主诉
左下颌后牙区肿痛不适 1 月余。

2. 现病史
患者,女性,36 岁,自觉左下颌后牙区肿痛不适 1 月余。

3. 临床检查
殆面部基本对称。口内见:33 近中至 36 远中颊侧骨质膨隆较明显,质硬,边界较清,按压后未触及明显乒乓球样感;33～36 颊侧牙龈肿胀明显,33、36 颊侧触及瘘管开口,溢脓明显;按压双侧腮腺和颌下腺可见清亮液体溢出。

二、影像资料

影像资料如图 87 - 1～图 87 - 5 所示。

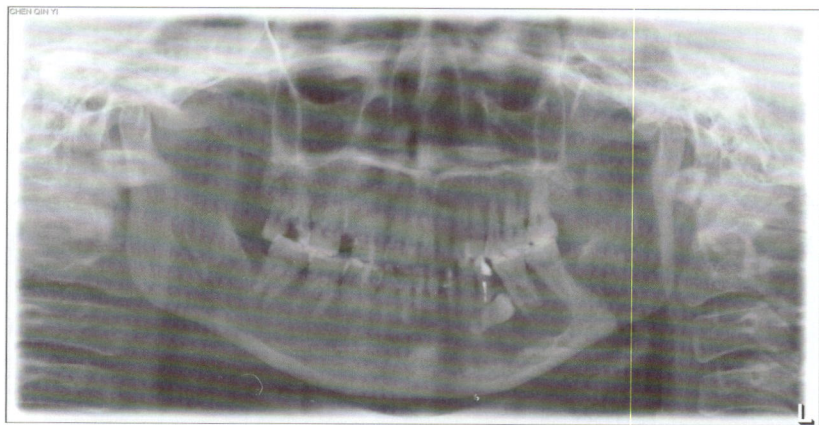

图 87 - 1　全景片

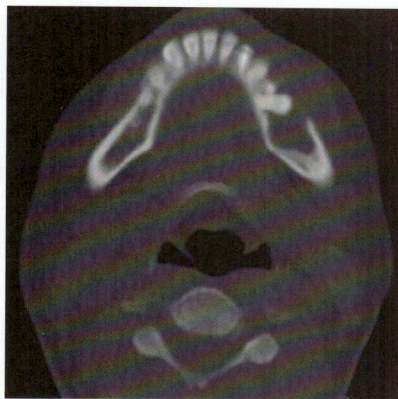

图 87-2 CT 横断位

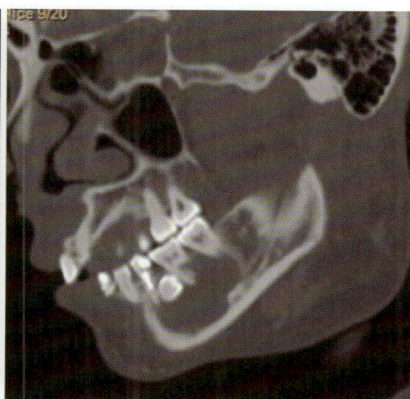

图 87-3 CT 斜矢状位

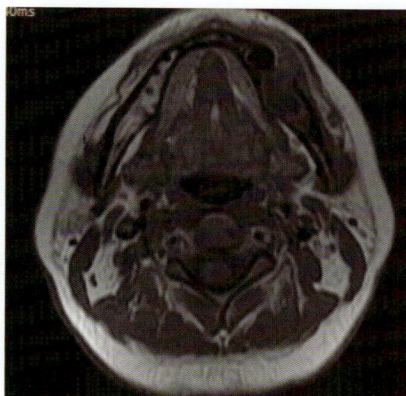

图 87-4 T$_1$WI

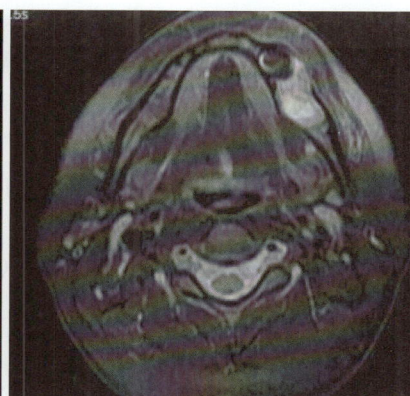

图 87-5 T$_2$WI

三、读片分析

多房或单房性囊性病变，膨胀性生长，含牙或不含牙。好发于下颌第 3 磨牙和下颌支，为本病的主要影像表现。如伴有皮肤基底细胞痣，叉状肋，脑镰钙化，颅骨异常等基底细胞痣综合征表现者，更支持本病诊断。

牙源性角化囊性瘤的全景片如图 87-1 所示，左下 1～左下 7 根近中根方牙槽骨内见不规则低密度影，境界清楚，边缘可见硬化缘。左下 5 埋伏，位于其中，牙冠朝向远中，邻近根尖吸收不明显。CT 扫描表现为左下颌骨体部髓腔内见低密度影，边缘光整，沿下颌骨长轴生长，病灶略向颊侧膨隆，局部骨皮质变薄、吸收，但膨胀并不明显。颊侧软组织略增厚（见图 87-2、图 87-3）。MRI 扫描时，T$_1$WI 呈等、稍高混杂信号，T$_2$WI 呈高信号，颊侧软组织增厚（见图 87-4、图 87-5）。

四、诊断和鉴别诊断

1. 影像诊断

牙源性角化囊性瘤伴感染。

2. 鉴别诊断

（1）含牙囊肿：通常为单房、囊壁光滑锐利，周围有硬化缘。所含牙齿的牙冠朝向囊腔中央，囊壁包绕牙颈为其特征性表现。

（2）成釉细胞瘤：好发于下颌角磨牙及升支区。常为囊实混合性，又可见壁结节及乳头状突起。常为多房型，单房型少见。多房者，分房常不规则，大小不一，间隔较厚。周围骨质常有明显的破坏、中断现象，病变常侵及临近重要结构（鼻腔、上颌窦等）。

（3）单纯性骨囊肿：好发于下颌骨颏部、体部，与牙无关。一般为边缘清楚的单囊状透射区，其上界在牙根之间延伸，呈特征性扇形并有硬骨线。

五、要点和讨论

1. 诊断要点

（1）下颌比上颌多见，下颌者主要发生于下颌后部（90％出现在尖牙以后区域）和下颌支（超过50％），且多位于下颌神经管上方。上颌者多见于第1磨牙后区。

（2）分单囊和多囊，单囊为主，达70％以上；可含牙或不含牙。

（3）波及颌骨范围大，沿颌骨长轴发展，颌骨向舌侧膨胀。

（4）多囊牙根无吸收者囊腔大小相差不明显。牙根吸收少见，多呈斜面状；囊壁通常较薄且厚度均一，囊肿依囊内容物含角化物的量的不同及有无囊内感染可有多种表现，囊壁和分隔增强扫描一般无强化。

（5）术后易复发，复发者可侵及颌骨和软组织，CT和MRI检查呈圆形或类圆形改变，有典型的囊壁和囊液密度和信号。

2. 讨论

牙源性角化囊性瘤是一种良性、单囊或多囊、发生于骨内的牙源性肿瘤。其特征为不全角化的复层鳞状上皮衬里，并具有潜在的侵袭性和浸润性生长的生物学行为。

病理组织检查，囊壁的上皮为复层鳞状上皮，表面覆盖角化层，囊内为白色或黄色的角化物或油脂样物。基底层界限清晰，常呈栅栏状排列，由柱状或立方状细胞组成。柱状基底细胞的细胞核常远离基底膜排列，并呈较深的嗜碱性染色，是其重要特征。

临床特点是：有潜在的侵袭性、复发率高及多发性倾向。发病年龄有两个高峰：20～30岁和50岁，男多于女。病变75％发生于下颌骨，特别好发于下颌第3磨牙区及下颌支；发生于上颌者通常在尖牙区，位于上颌后部者可累及上颌窦，颌骨膨胀多向舌侧；病变可单发，也可多发。多发者可伴有基底细胞质综合征，出现皮肤、肋骨、颅骨和颅内的异常改变；病灶可为单房，也可为多房。

六、思考题

（1）角化囊性瘤的诊断要点是什么？

（2）角化囊性瘤的鉴别诊断主要有哪些？如何鉴别？

七、推荐阅读文献

［1］马绪臣,王松灵,王虎.口腔颌面医学影像诊断学[M].6版.北京:人民卫生出版社,2013:123-25.

［2］余强,王平仲,石慧敏.颌面颈部肿瘤影像诊断学[M].上海:上海世界图书出版公司,2009:52-57.

［3］郭启勇.实用放射学[M].3版.北京:人民卫生出版社,2011:356.

（岳秀慧　朱凌）

颞颌关节紊乱综合征

一、病历资料

1. 主诉

张口受限伴双侧耳前区疼痛近 2 个月。

2. 现病史

患者,女,40 岁,1 年前无明显诱因下出现晨起张口受限,双侧关节均有绞锁感,一次明显弹响后患者张口可以恢复。之后患者绞锁出现的频率上升。外院就诊后考虑为咬合不良所致,建议正畸治疗。患者一个半月前接受拔牙正畸治疗,拔除部分牙后出现张口受限加重,并且无法诱导弹响出现并再次张口,咀嚼进食时关节疼痛明显。至我院颞下颌关节门诊就诊,行 MRI 检查发现双侧颞下颌关节(TMJ)关节盘不可复性前移位。患者否认既往喜食质地坚硬类食物,否认夜磨牙。病程中,患者否认不明原因发热,二便正常,睡眠可。

3. 既往史

一个半月前接受拔牙正畸治疗。

4. 临床检查

患者神清,体位自主,对答切题,闭眼抬眉正常,无口角偏斜,伸舌不偏。张闭口过程中双侧 TMJ 区未及弹响杂音,双侧髁突滑行运动减小,耳前髁突区无压痛,局部软组织无明显肿胀。外耳道未及明显异常。张口度 15 mm,张口型无偏斜,前伸及双侧侧方运动度均为 3 mm。口内恒牙列,3～3 开合,牙列托槽固定中,左下 4,右下 5,双侧上 4 缺失,拔牙创愈合,双侧下 6 残冠。

5. 影像学检查或特殊检查影像资料

影像学资料如图 88-1～图 88-5 所示。

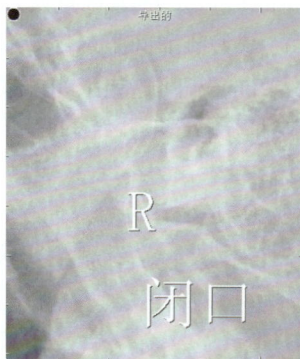

图 88-1 颞颌关节薛氏位片(一)

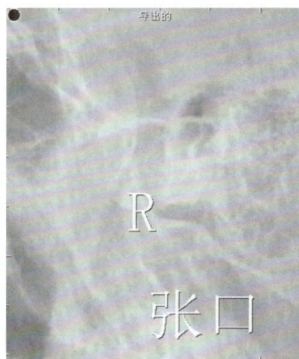

图 88-2 颞颌关节薛氏位片(二)

右侧关节上间隙变窄,关节诸骨皮质完整、连续,张口时,右侧髁突位于关节结节后下方

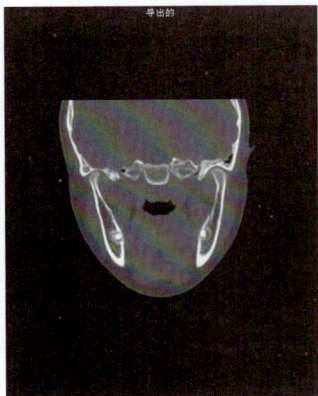

图 88-3 CT 冠状面   图 88-4 CT 横断位

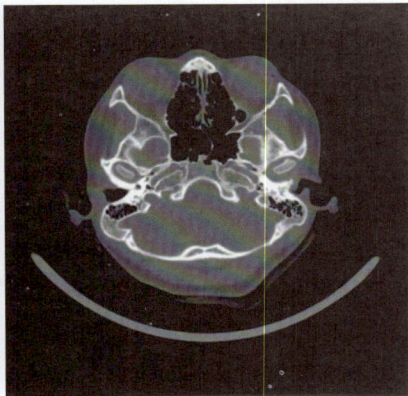

双侧关节间隙尚存,双侧髁突形态不对称,左侧较对侧稍大,骨皮质尚完整,骨髓腔密度未见明显异常。软组织密度均匀,脂肪带清晰

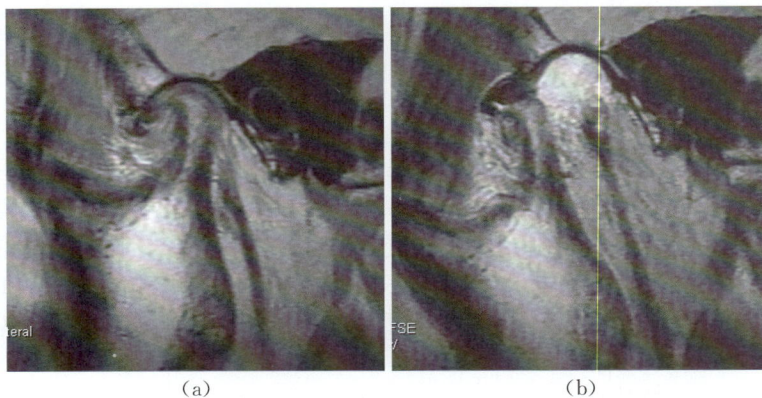

（a）   （b）

图 88-5 MRI 矢状位

PD 和 T_2WI 抑脂:闭口时,关节盘位于髁突前内方,张口时,关节盘位于髁突前方

二、读片分析

颞下颌关节间隙改变为 X 线最常见征象,正常颞下颌关节间隙(包括上、后、前间隙)宽度范围约为 2～4 mm,闭口位时三者的宽度应大致相同,双侧颞颌关节间隙应该平行等宽且两侧对称。颞下颌关节间隙改变需认识到以下几点:①双侧关节间隙改变可以不对称;②关节前间隙增宽,后间隙变窄或者消失,髁状突后移状态者最为多见。此患者从 X 线平片上看具有明显的关节间隙狭窄,并且髁突的位置后移。

颌面部螺旋 CT 扫描可以进一步了解颞颌关节骨性结构情况,对骨性结构是否具有囊变、增生、硬化及形态变化做出评价,同时可以根据需要对于颞颌关节进行三维重建,较 X 线的二维结构在观察各间隙的宽度及髁突形态上更具有优势,但对于关节盘的显示仍存在一定的局限性。

目前认为颞颌关节 MRI 是 TMD 诊断的"金标准",可以清晰显示关节盘与髁突之间的关系,并且通过分别扫描张口位及闭口位的图像,能够初步了解在一次张口运动中关节盘及髁突的位移情况。移位变形的关节盘在关节运动中引起关节弹响,撞击关节盘前后区引起疼痛,是引起颞颌关节紊乱综合征临床症状的要因素。在本病例中可以明显看到在张口位及闭口位时,关节盘明显前移。冠状位:显示内外移。髁突骨质改变(骨皮质盲区,但可以表现骨髓腔的早期反应)。

三、诊断和鉴别诊断

1. 诊断

双侧颞颌关节紊乱综合征。

2. 鉴别诊断

（1）肿瘤：应首先与 TMJ 区的肿瘤鉴别，殆面深部肿瘤也可引起开口困难或牙关紧闭，因为肿瘤在深部不易被查出，而误诊为颞下颌关节紊乱综合征，甚至进行了不恰当的治疗，失去了肿瘤早期根治的良机。因此，当开口困难，同时伴有脑神经症状或其他症状者，应考虑是否有以下部位的肿瘤：①颞下颌关节良性或恶性肿瘤，包括滑膜软骨瘤病、色素绒毛结节性滑膜炎（PVNS）或软骨肉瘤等；②颞下窝肿瘤；③翼腭窝肿瘤；④上颌窦后壁癌；⑤腮腺恶性肿瘤；⑥鼻咽癌等。可通过影像学检查进行排除。

（2）颞下颌关节炎：①急性化脓性颞下颌关节炎。关节区可见红肿，压痛明显，尤其不能上下对，稍用力即可引起关节区剧痛；②类风湿性颞下颌关节炎。常伴有全身游走性，多发性关节炎，尤以四肢小关节最常受累，晚期可发生关节强直。

（3）茎突过长症：一般认为茎突长度＞3 cm 可以诊断为茎突过长症，除了吞咽时咽部疼痛和感觉异常外，常在开口、咀嚼时可引起髁状突后区疼痛以及关节后区、耳后区和颈部牵涉痛。X 线或 CT 检查，容易确诊。

四、要点和讨论

1. 诊断要点

（1）颞下颌关节紊乱综合征主要的临床表现为：局部酸胀或疼痛、弹响和运动障碍。疼痛部位可在关节区或关节周围，并可伴有轻重不等的压痛，关节酸胀或疼痛尤以咀嚼及张口时明显。弹响在张口活动时出现，响声可发生在下颌运动的不同阶段，可为清脆的单响声或碎裂的连响声。常见的运动阻碍表现为张口受限，但也可出现张口过大或张口时下颌偏斜。

（2）通过影像学的多种表现：X 线可表现为关节间隙的狭窄，髁突移位以及骨质变化（包括增生，硬化等）。CT 扫描可以通过三维重建技术，进一步反应髁突及颞颌关节窝的关系，提示关节间隙的变化，髁突骨质密度不均匀，髁突边缘骨质增生。MRI 扫描表现为关节盘的移位、穿孔或附着物，关节腔内积液，髁突骨质信号异常，通过综合以上征象结合临床病史可对于颞颌关节紊乱综合征作出诊断。

2. 讨论

颞下颌关节综合征是口腔颌面部常见的疾病之一。在颞下颌关节疾病中，此病最为多见。好发于青壮年，以 20～30 岁患病率最高。其发病机制尚未完全明了，主要有以下几个因素：①创伤因素：如曾承外力撞击、突咬硬物、张口过大（如打呵欠）等急性创伤；还有经常咀嚼硬食、夜间磨牙及单侧咀嚼习惯等。②咬合因素：如牙尖过高、牙齿过度磨损、磨牙缺失过多、不良的假牙、颌间距离过低等。咬合关系的紊乱，可破坏关节内部结构间功能的平衡，促使本症的发生。③全身及其他因素：如有些病员有情绪急躁、精神紧张、容易激动等情况。此外，有的病员有风湿病史，有的发病与受寒有关。

颞颌关节紊乱综合征患者骨质改变的实质是关节的退行性变，薛氏位片及 CT 扫描均可以很好地表现出颞颌关节骨性结构情况，包括骨质的吸收或增生。同时，MRI 扫描对于软组织的显示具有一定优势，可以很好地表现颞颌关节盘与髁突的关系。正常颞颌关节盘呈双凹形结构，正常情况下其凹面位于髁突上方。而在颞颌关节紊乱综合征的患者中，关节盘凹面常会有所移位。

五、思考题

(1) 颞颌关节紊乱综合征的 X 线特点包括什么？

(2) 颞颌关节紊乱综合征的诊断要点是什么？

(3) 颞颌关节紊乱综合征的鉴别诊断主要有哪几个？如何鉴别？

六、推荐阅读文献

[1] 刘满生,刘豆豆,贺建军,等.颞颌关节磁共振成像方法探索[J].实用口腔医学杂志,2001,5：441－442.

[2] 张新海,王美青,林珠,等.颞颌关节紊乱综合征患者颞颌关节 X 线骨质改变观察[J].华西口腔医学杂志,2000,2:109－111.

[3] 孟凡文,胡开进,周树夏,等.多排螺旋 CT 在颞颌关节形态研究中的应用[J].实用放射学杂志,2006,22(11):1308－1311.

（唐为卿　朱　凌）

案例 89
滑膜软骨瘤病

一、病历资料

1. 主诉

左侧耳屏前肿胀不适 2 个月。

2. 现病史

患者,男,30 岁,左侧耳屏前肿胀不适 2 个月患者神志清,体位自主,对答切题,闭眼抬眉正常,口角无偏斜,伸舌不偏。张闭口时右侧 TMJ 区扪未及弹响杂音,左侧髁突滑行运动明显减小,双侧耳前髁突区及关节结节前下方无压痛,左侧耳屏前膨隆,边界不清,质地硬,无痛。双侧外耳道未及明显异常。张口度 20 mm,张口型稍左偏。口内恒牙列,前牙覆牙合覆盖基本正常,正中牙合关系稳定。

3. 既往史

20 年前因"小儿麻痹症"于当地医院行"左下肢手术"。

4. 影像学检查或特殊检查影像资料

影像资料如图 89-1～图 89-4 所示。

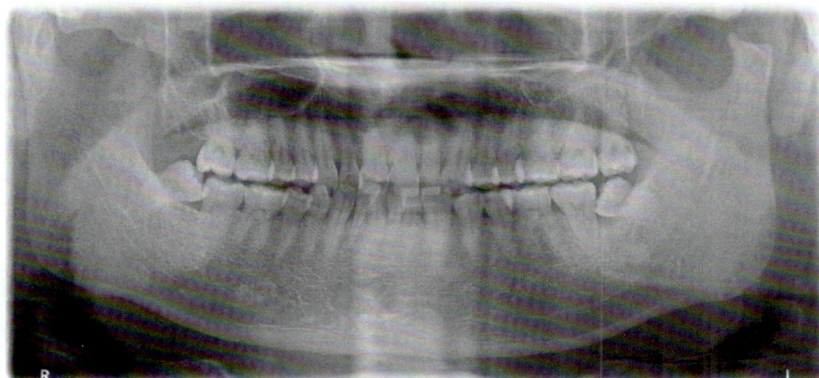

图 89-1　全景片

双侧髁突形态不对称,左侧髁突局部骨质吸收破坏,左侧颞颌关节间隙增宽,髁突内侧可见小片状稍高密度影

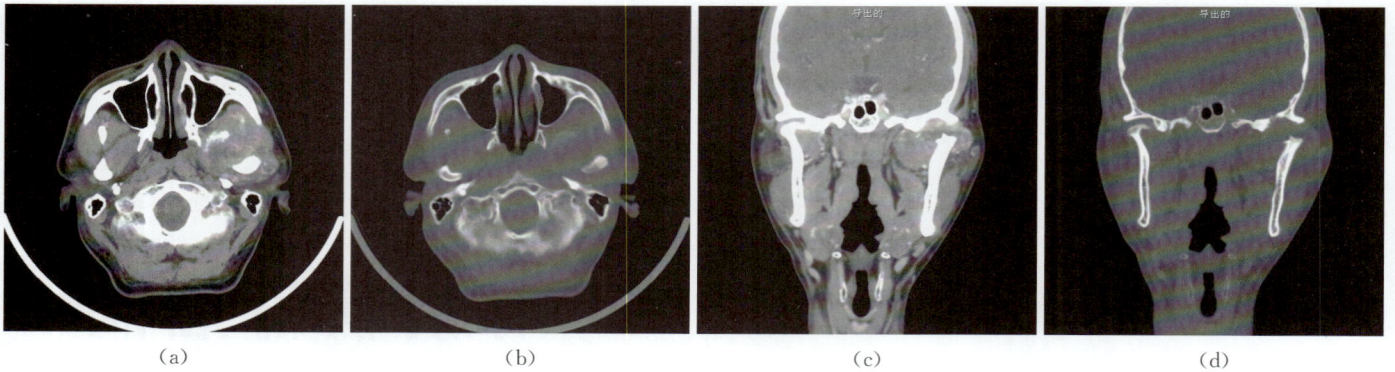

（a）　　　　　　　　　（b）　　　　　　　　　（c）　　　　　　　　　（d）

图 89 - 2　CT 横断位及冠状面重建

左颞颌关节软组织肿块，包绕左侧髁突，其内可见类椭圆形、圆形斑点状致密影

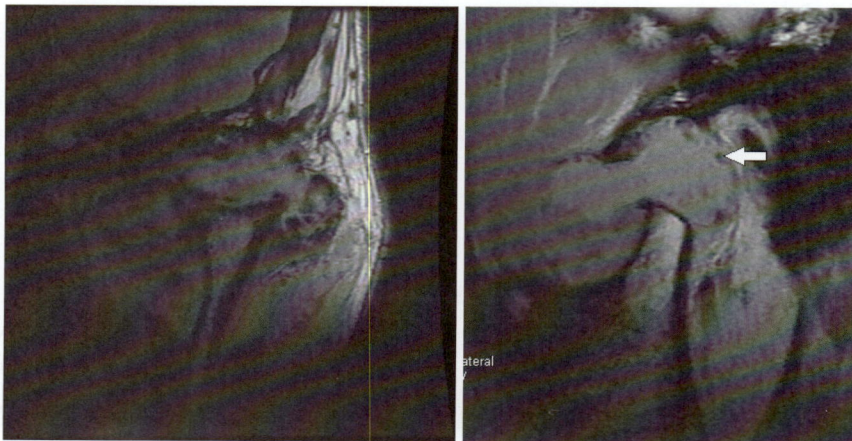

图 89 - 3　MR - T₂WI

图 89 - 4　MR - PD 矢状

MRI 扫描：PD 矢状位和 T_2 WI 冠状位：髁突旁软组织团块，信号不均匀，其内可见数个点状低信号影（白色箭头）。

二、读片分析

全景片不能完全显示肿瘤的边缘，但是能够提示左侧颞颌关节间隙的明显增宽，髁突表面欠光整、规则。其内侧可见少许稍高密度影，或提示为肿瘤内部的软骨结节或钙化小体。

CT 扫描表现为左侧颞骨（关节凹区）、髁突骨质吸收、破坏，周边骨皮质毛糙，骨质密度增高。左侧颞下颌关节间隙增宽，其周围可见巨大肿块影，密度不均匀，内混杂较大钙化影，实质部分呈不均匀强化，病变边界较清，相邻颅内未见明显受累。

MRI 扫描显示左侧颞颌节张闭口位时关节盘位于髁突前方，左侧颞下颌关节间隙增宽，内可见肿块影，T_2 WI 混杂高信号影，其内可见数个小斑点状低信号结节（考虑为关节游离体），左侧髁突顶部、颞骨关节窝局部可见骨质破坏。

三、诊断和鉴别诊断

1. 诊断

左侧颞颌关节滑膜软骨瘤病。

2. 鉴别诊断

（1）色素沉着绒毛结节性滑膜炎：主要是以滑膜增生为主，表现为滑膜不规则结节状增生或弥漫性增生，增生的滑膜和结节内沉着含铁血黄素 MRI 上 T_1WI、T_2WI 呈双低信号，且极少有钙化。

（2）滑膜软骨肉瘤：十分罕见，可起自滑膜，也可继发于滑膜软骨瘤病，影像学表现与滑膜软骨瘤病非常相似，前者对关节周围骨质破坏较多见；剥脱性骨软骨炎多为单个游离体，并伴有关节面持重部位软骨下骨质缺损，MRI 扫描可见病灶周缘低信号环绕。

（3）神经营养性骨关节病除游离体外，可见关节崩解、脱位，MRI 扫描 T_1WI 呈明显高信号，患者轻微的自觉症状与关节严重的骨质吸收之影像学不相称。

（4）骨化性肌炎：主要表现为软组织内片状或层状高密度钙化、骨化影。

五、要点和讨论

滑膜软骨瘤病也称关节软骨瘤、关节软骨瘤病、滑膜多发骨软骨瘤病及关节囊弥散性内生软骨瘤等。其特点是在滑膜或滑囊、腱鞘结缔组织化生转化致滑膜增厚形成结节。结节不断生长或脱落于关节腔内逐渐长大，也可发生钙化或骨化，形成关节悬垂体及游离体。病变内出现多发性软骨样结节或小体是诊断滑膜软骨瘤病的主要依据之一，也是 MRI 的特征性影像表现之一。

滑膜软骨瘤病是一种慢性关节滑膜增殖性疾病，目前其病因不明。部分患者长期超时从事某一动作，日积月累有可能造成患病关节慢性损伤。滑膜软骨瘤病好发于中年男性，好发于膝关节，其次是髋、肘、踝、肩、腕、颞颌及指间关节等。本病可单关节发病，也可多关节发病。滑膜软骨瘤病临床上起病缓慢，病程较长，症状主要为关节肿胀、疼痛、关节绞锁。

术前影像学检查了解病变的范围及与周围组织的关系，为手术方案的制订及彻底清除病灶有着重要作用。典型的滑膜软骨瘤病 X 线平片即可明确诊断，当骨软骨体未钙化或骨化时 X 线平片可无阳性发现。CT 扫描的优势在于可发现 X 线所不能显示的游离体，并且 CT 扫描能清楚显示游离体的大小、范围及其确切位置，以利手术定位，保证其被完全切除。MRI 扫描可以多方位扫描，且软组织分辨率高，对滑膜的组织增厚、积液及软骨性游离体显示更佳，也可以界定病变的范围和尚未完全钙化或骨化的游离体。游离体在 T_1W 上呈低信号，T_2W 上呈低、中或高信号，这与骨样组织钙化的程度有关，以类骨组织为主的 T_1W 呈中等信号，T_2W 呈高信号，钙化或骨化的游离体则均为低信号。同时 MRI 扫描对于颞颌关节腔内积液的显示也存在优势。

六、思考题

（1）滑膜软骨瘤病的临床及其影像学特征？

（2）列举常见发生于颞颌关节的良性肿瘤性病变，并简述各自的影像学特征？

七、推荐阅读文献

［1］王平仲，余强。颞下颌关节滑膜软骨瘤病的 MRI 表现［J］.中国医学计算机成像杂志，2008，14（5）：392－395.

［2］余强，王平仲.骀面颈部肿瘤影像诊断学［M］.世界图书出版公司，2009：262－265.

［3］Wong WC, Cheng PW, Chang FL, et al. MRI appearance of synovial chondromatosis in the temporomandibular joint［J］. Clin Radiol, 2001,56:773.

（唐为卿　朱　凌）

案例 90

多形性腺瘤

一、病历资料

1. 主诉

右耳前区自觉肿大二月余。

2. 现病史

患者,男,21岁,两个月前无意间发现右耳前区肿物,无疼痛、面部麻木等不适症状。

3. 临床检查

患者右侧腮腺区可扪及一肿物,质软,活动度一般,皮肤表面无破溃及红肿热痛。

二、影像资料

影像资料如图 90 - 1～图 90 - 2 所示。

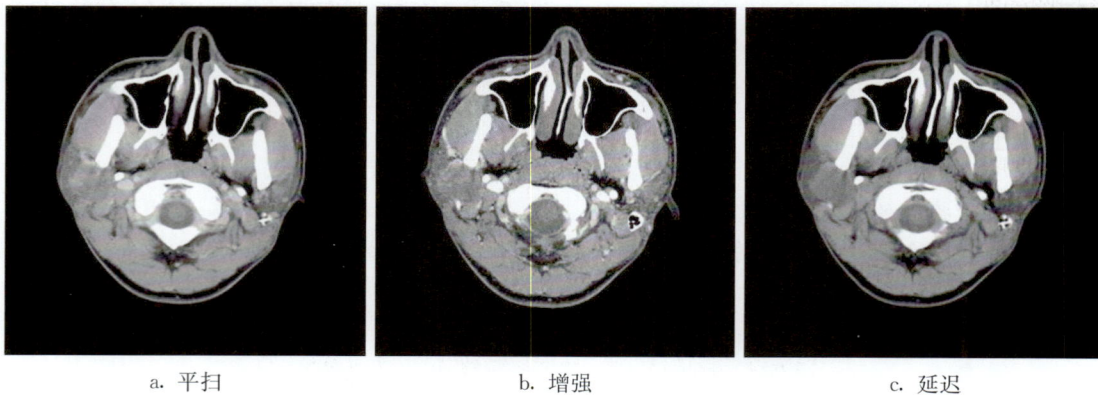

a. 平扫   b. 增强   c. 延迟

图 90 - 1   CT 平扫和增强

三、读片分析

CT 图像示(见图 90 - 1):右侧腮腺内可见一类圆形软组织密度影,浅分叶,境界清楚,边缘光整,对邻近结构及骨质没有明显的侵犯,符合良性肿瘤的一般形态学表现;密度欠均匀,增强后可见明显不均

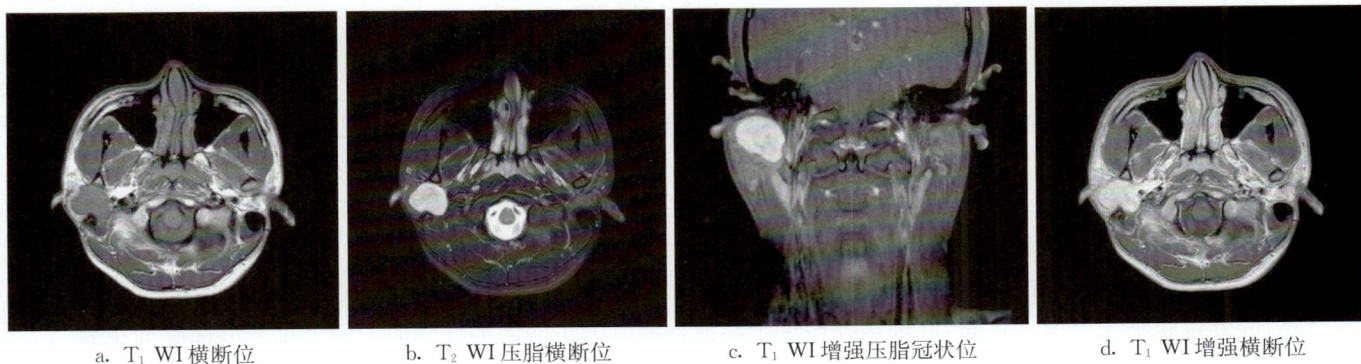

a. T$_1$WI 横断位   b. T$_2$WI 压脂横断位   c. T$_1$WI 增强压脂冠状位   d. T$_1$WI 增强横断位

图 90-2 MRI 图像

匀强化,密度不均匀和肿瘤内部的 3 种成分有关,强化程度与成分比例有关。平扫实性部分 CT 值约38 Hu,增强之后约 48 Hu,延迟扫描肿瘤实性部分呈继续轻度强化,CT 值 60 Hu。

MRI 图像示(见图 90-2):MRI 较 CT 显示病灶的细节更为清楚,尤其是在显示肿瘤的边界、内部成分和肿瘤与周围结构的关系,T$_1$WI 可见病灶等信号为主,T$_2$WI 压脂病灶明显高信号,信号略欠均匀,增强后可见明显不均匀强化。肿瘤在 T$_2$WI 及压脂序列上的高信号表现与其成分占优势的黏液样组织相一致,而低信号区则代表了黏液样组织较少的多细胞区。

四、诊断和鉴别诊断

1. 影像诊断

右侧腮腺多形性腺瘤。

2. 鉴别诊断

(1) 腮腺腺淋巴瘤(Warthin 瘤):中老年男性常见;常位于腮腺下极,多发或双侧发病;病灶内部密度或信号多为不均匀表现,边界清晰且多有完整包膜。CT 延迟扫描往往 CT 值表现为下降,MRI 动态增强曲线常常为速升速降型。

(2) 咽旁间隙肿瘤:腮腺深叶的多形性腺瘤需要与咽旁间隙肿瘤鉴别,主要观察咽旁间隙脂肪的移位方向(腮腺深叶肿瘤推移咽旁间隙脂肪向前内移位);咽旁间隙肿瘤与腮腺之间有无明确脂肪带分隔。咽旁间隙内的另一常见肿瘤为神经鞘瘤,其影像特征较多形性腺瘤有所区别,往往形态呈哑铃状或者椭圆形,边界清楚,内部信号更加混杂,增强后明显不均匀强化。

(3) 其他唾液腺来源的肿瘤:较小且密度均匀的多形性腺瘤较难和其他唾液腺来源的良恶性肿瘤鉴别。近几年来磁共振功能成像为鉴别唾液腺良恶性肿瘤提供很大帮助,如动态增强曲线,表观弥散系数及波谱成像等,良性肿瘤的表观弥散系数值往往偏高,动态增强曲线常常表现为持续上升型,波谱成像上恶性肿瘤往往有明显的胆碱峰。

五、要点和讨论

1. 诊断要点

(1) 40 岁左右中年女性患者多见。

(2) 腮腺最常见,病灶呈类圆形,可有分叶改变,边界清晰。

(3) 平扫 CT 上肿瘤为软组织密度,可伴有钙化、囊变等,增强后多呈不均匀强化。

(4) 磁共振图像:T$_1$WI 多呈低或中等信号,T$_2$WI 呈中等或不均匀高信号,增强多呈不均匀强化表现。

2. 讨论

多形性腺瘤又称混合瘤。在 WHO 涎腺组织肿瘤分类中,它被定义为一种包膜情况不定、以镜下结构的多形性而非细胞结构的多形性为特点的肿瘤,其中最常见的是上皮和变异的肌上皮成分与黏液样或软骨样成分相混合。在涎腺组织肿瘤中,多形性腺瘤最为常见,约占所有涎腺肿瘤的 60%。发病年龄广泛,患者的平均就诊年龄为 46 岁左右,女性略多。

大体病理上,多形性腺瘤常大小不一,呈类圆形,大多为结节或分叶状表现。肿瘤表面光滑,常有包膜,部分包膜不完整或无包膜,此种情况多见于黏液样成分为主的多形性腺瘤。镜下见多形性腺瘤主要成分有包膜、上皮和肌上皮细胞、间叶或间质成分。肿瘤主要由肿瘤性上皮细胞、黏液样组织和软骨样组织混合而成。

临床上,多形性腺瘤生长缓慢,主要表现为无痛性、孤立性软组织肿块。偶见疼痛和面神经麻痹,但一般不会对唾液腺的分泌功能和面神经功能产生影响。

影像学检查上,对于颌面部浅表部位(腮腺、颌下腺及颊部)的多形性腺瘤可首选超声进行检查;CT 和 MRI 扫描则适宜于检查任何部位的多形性腺瘤,可清晰显示肿瘤内部结构、病变与其周围正常结构的关系。

六、思考题

（1）多形性腺瘤的内部成分主要有哪几种？

（2）多形性腺瘤与腺淋巴瘤如何鉴别？

七、推荐阅读文献

［1］ 余强,王平仲,石慧敏.颌面颈部肿瘤影像诊断学［M］.上海:上海世界图书出版公司.2009:41-47.

［2］ 王振常,鲜军舫,兰宝森,等.中华影像医学头颈部卷［M］.2 版.北京:人民卫生出版社,2011:425-428.

（姜梦达　朱　凌）

案例 91

舍格伦综合征

一、病历资料

1. 主诉

双侧腮腺区不适伴口干 1 年余。

2. 现病史

患者,女,48 岁,双侧腮腺区不适 1 年余,并伴有口干 1 年余。

二、影像资料

影像资料如图 91-1、图 91-2 所示。

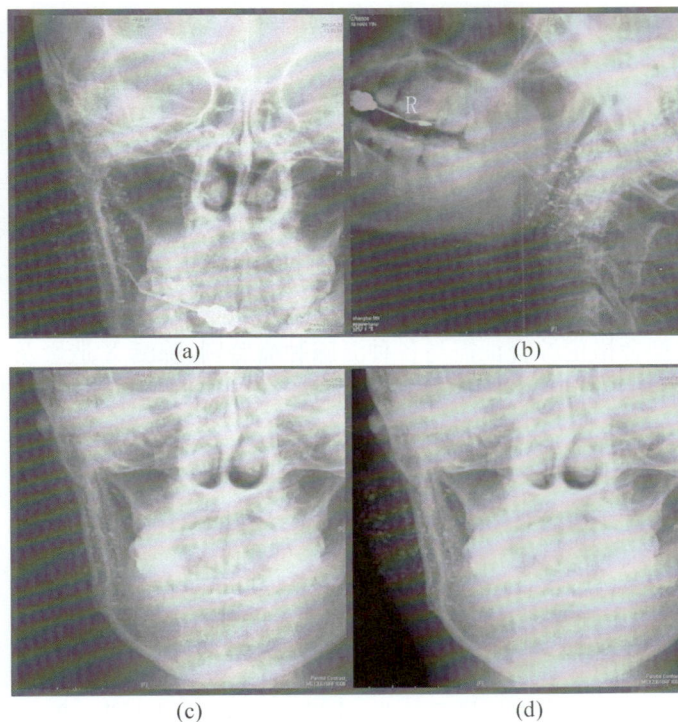

(a)　　　　　　　　　　(b)

(c)　　　　　　　　　　(d)

图 91-1　腮腺造影检查

(a)、(b) 两幅为注入造影剂后立即拍摄的正位及侧位片;(c)、(d) 两幅
分别为延迟 3 min 及 5 min 后的正位片

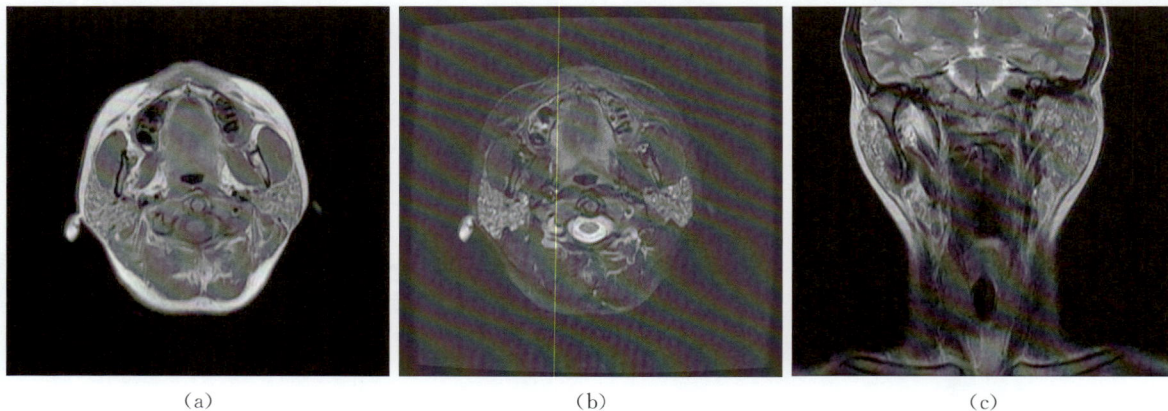

图 91-2 MRI 检查

(a) T_1 WI 横断位；(b) T_2 WI 压脂横断位；(c) T_2 WI 冠状位

三、读片分析

图 91-1 示：右侧腮腺造影可见末梢导管扩张，呈点状、球状和囊状，片状、雪花状扩张的末梢导管弥漫分布于整个腮腺腺体，延迟检查可见造影剂明显排空延迟。主导管及分支导管未见明显异常。

图 91-2 示：MRI 扫描可见 T_2 WI 呈双侧腮腺内弥漫分布的球状或囊状的大小不等高信号影，T_1 WI 呈低信号。

四、诊断和鉴别诊断

1. 影像诊断

双侧腮腺舍格伦综合征。

2. 鉴别诊断

（1）成人复发性腮腺炎：舍格伦综合征末梢导管扩张型的早期腮腺 X 线造影和成人复发性腮腺炎十分相似，当末梢导管呈球状和囊状扩张时，则其大小不一、分布不均的特点则与晚期成人复发性腮腺炎稍显不同。CT 或 MRI 扫描上，舍格伦综合征所累积的腺体多呈明显不均匀表现，而成人慢性复发性腮腺炎虽有密度和信号异常，但病变密度和信号的分布多呈比较均匀的表现。此外，舍格伦（干燥）综合征常累及多个腺体，而成人慢性复发性腮腺炎常累及单个腺体。

（2）涎腺肿瘤：肿块型舍格伦综合征需与各种涎腺肿瘤鉴别，腺涎 X 造影及 MRI 检查时，涎腺肿瘤周围的腺体一般不会伴有末梢导管扩张征象出现。临床上，腺涎肿瘤也多无眼干、口干等症状。

五、要点和讨论

1. 诊断要点

（1）中年女性多见。

（2）多发性，多累及两侧腮腺、颌下腺和泪腺。

（3）X 线腮腺造影，病变表现为末梢导管扩张、主导管可呈"葱皮样"改变。

（4）弥漫状（腺体），扩张的末梢导管在 T_1 WI 上低信号，T_2 WI 上高信号。

（5）临床症状（口干、眼干等）。

2. 讨论

舍格伦综合征又名干燥综合征，是一种自身免疫性疾病，其特征为干性角膜炎、口干或伴有全身结缔组织病，如类风湿关节炎等。如自身免疫性疾病仅累及涎腺和泪腺者则称为原发性舍格伦综合征；如合并其他免疫结缔组织病，则为继发性舍格伦综合征（干燥综合征）。该疾病主要见于40～60岁女性（90%～95%）。

临床表现多为口干、眼干和单侧或双侧唾液腺肿大。实验室检查可有轻度贫血、血小板计数减少、红细胞沉降率（血沉）加快等。相关抗核抗体试验可呈阳性表现。病理上，镜下可见大量淋巴细胞和组织细胞增生浸润涎腺实质。严重时，小叶内腺泡结构可以完全消失，腺体萎缩或消失。受累腺体的小叶内导管增生，上皮增生，形成上皮团块，导管官腔扩张或完全闭锁。

影像学表现具有一定多样性：①末梢导管扩张型（最常见），早期多表现为腺体导管系统正常，导管周围的末梢导管呈多点扩张，扩张的直径<1 mm，且大小较一致，分布均匀。病情发展后，腮腺主导管可出现层状或葱皮样改变。涎腺腺体内可见末梢导管扩张呈球状（直径>2 mm）和囊状扩张（直径>5 mm），且大小不一，分布不均。MRI扫描表现病变早期多呈结节状不均匀信号表现，可同时累及腮腺和颌下腺。扩张的末梢导管在T_1WI呈低信号，T_2WI呈高信号。随着病情发展，病变多呈球状或囊状扩张。②腺体萎缩型，此型为病变晚期，唾液腺腺泡几乎完全被破坏，腺体出现萎缩。X线造影可见造影剂仅充盈于主导管和少量分支导管中，腺体内可见少量点状末梢导管扩张或基本不显影。MRI扫描可见腺体萎缩，T_1WI和T_2WI上均为中等信号。③肿块型，此型X线造影除显示因软组织肿块造成的对比剂充盈缺损和主导管增粗外，还可伴有末梢导管扩张。MRI扫描，肿块T_1WI等信号，T_2WI高信号。肿块周围的腺体或对侧腺体可出现点状或球囊状末梢导管扩张。

六、思考题

（1）舍格伦综合征影像学上可以分为几种类型？
（2）舍格伦综合征和成人慢性复发性腮腺炎如何鉴别？

七、推荐阅读文献

王振常，鲜军舫，兰宝森，等. 中华影像医学头颈部卷[M]. 2版. 北京：人民卫生出版社，2011：415-418.

（姜梦达 朱 凌）

案例 92
颌骨巨细胞病变

一、病历资料

1. 主诉
右侧面部自觉肿物 7 月余。

2. 现病史
患者，男性，46 岁，于入院前 7 月左右，无意间发现右侧颞部耳前耳上有一肿物，轻度突起，无局部疼痛，不影响咀嚼，伴右侧听力下降 2 d。

二、影像学资料

影像资料如图 93-1～图 93-2 所示。

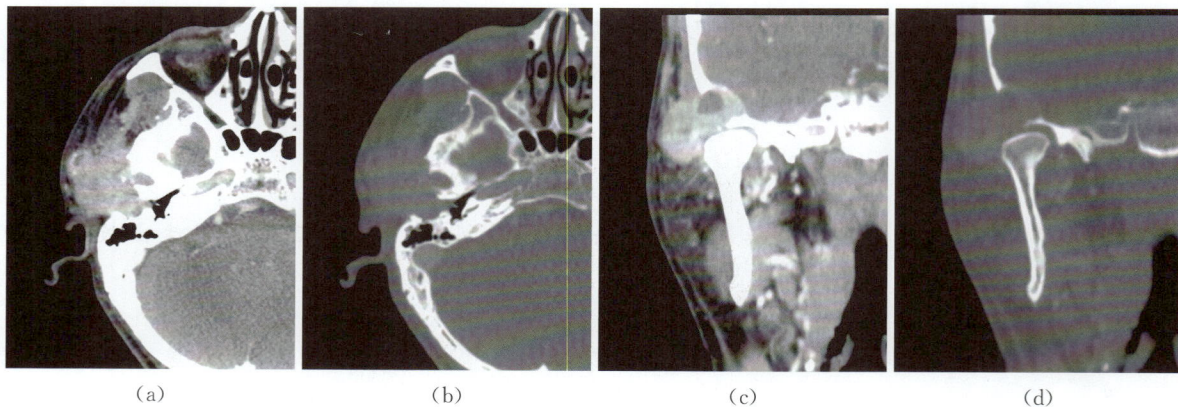

（a） （b） （c） （d）

图 93-1 CT 表现

（a）增强 CT 横断面纵隔窗；（b）增强 CT 横断面骨窗；（c）增强 CT 冠状面重建纵隔窗；（d）增强 CT 冠状面重建骨窗

三、读片分析

（1）图 93-1：右侧颞骨底部局部骨质破坏，见软组织肿块影，境界清晰，大小约 35 mm×21 mm×21 mm。其内及边缘可见斑点状、弧形高密度影。增强后可见不均匀强化。病灶向颅内膨隆，侵及右侧 TMJ 关节间隙、外耳道，相邻关节凹、乳突区骨质吸收破坏，右侧髁突外缘骨质似略吸收。双侧关节间隙存在、尚对称。双侧海绵窦结构未见明显异常。双侧颈部未见明显肿大淋巴结。

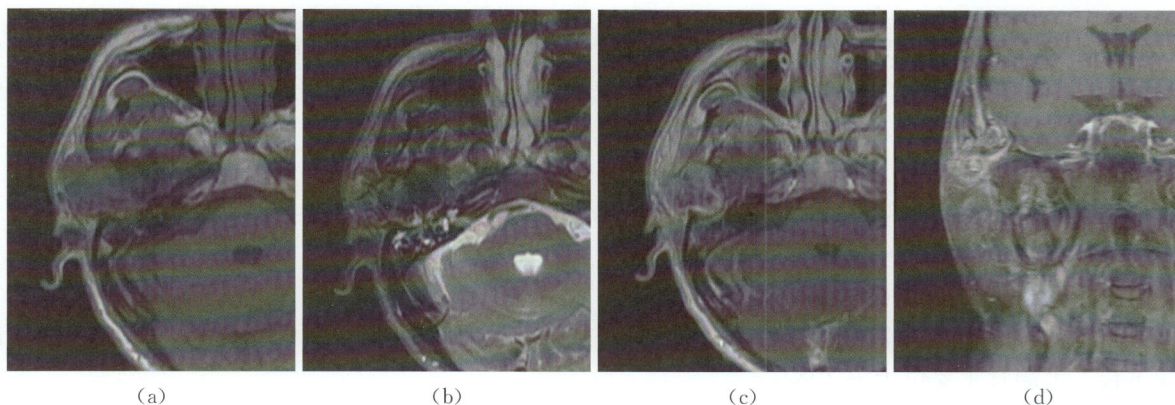

图 93 - 2　MRI 表现

（a）横断面 T_1W；（b）横断面 T_2W 抑脂；（c）横断面 T_1W 增强；（d）冠状位 T_1W 增强

（2）图 93 - 2：右侧颞骨底部局部骨质破坏，见软组织肿块影，境界清晰，T_1WI 呈等信号，T_2WI 呈低信号，增强后可见不均匀明显强化。病灶向颅内膨隆，右侧颞叶受压推移，信号未见明显改变，肿块侵及右侧 TMJ 关节间隙、外耳道，相邻关节凹、乳突区骨质吸收破坏，右侧髁突外缘骨质似略吸收。双侧关节间隙存在、尚对称。双侧海绵窦结构未见明显异常。双侧颈部未见明显肿大淋巴结。

四、诊断和鉴别诊断

1. 诊断

右侧颞骨底部占位：巨细胞修复性肉芽肿。

2. 鉴别诊断

（1）动脉瘤样骨囊肿（aneurysmal bone cyst，ABC）：动脉瘤样骨囊肿，是一种对骨内血管组织的膨胀性、局限性和增生性的反应性病变。病理上，ABC 多表现为边界清晰的多囊性肿物，囊腔内含不凝固血液，囊隔呈灰白色，囊壁外为一薄层反应性骨壳。影像上，表现为有明显颌骨膨隆表现，多数病变有清晰边界，常发生于颌骨后部，呈囊性或软组织密度或信号，典型病变内可见液分层平面。

（2）色素性绒毛结节状滑膜炎（pigmented villonodular synovitis，PVNS）：PVNS，是一种累及关节、韧带和关节囊的滑膜或腱鞘增生性病变。主要发生于全身大关节，如膝关节和髋关节，颞下颌关节较少见。病理上，病变区域可见增厚的滑膜基质，呈褐色或黄色，表面有绒毛结构。影像上，PVNS 可导致关节间隙增宽，同时累及髁突及颞骨关节凹，内部可见液体，巨细胞病变为实性病变，少见液体。PVNS 内部可见小斑点状钙化灶。PVNS 范围弥漫，多有关节囊外侵犯，易造成关节骨质结构的破坏。因病变内有含铁血黄素沉积，MRI 图像的特点为 T_1WI 与 T_2WI 为低信号。

（3）发生于颌骨的巨细胞病变还应与实性多囊型成釉细胞瘤与牙源性黏液瘤鉴别：成釉细胞瘤多为锐利清晰的粗曲线状分隔，由于成釉细胞瘤具有侵袭性特点，故影像上常见侵袭牙体或牙槽组织的征象，如牙槽骨的吸收破坏，牙移位，牙根吸收等。黏液瘤发病年龄较大，内常有粗而锐利的垂直分隔。

五、要点和讨论

1. 颌骨巨细胞病变生理病理改变

本病又名中心性巨细胞病变（central giant cell lesion，CGCL）、中心性巨细胞肉芽肿（central giant cell granuloma）和修复性巨细胞肉芽肿（reparative giant cell granuloma）。是一种良性局限性，但有时

具有侵袭性的骨破坏性病变。病变组织取代正常骨组织,内有出血,含铁血黄素沉积,破骨细胞样巨细胞和反应性成骨。一般认为 CGCL 不是肿瘤性病变,而是一种对刺激源不明的反应性病变。除颌骨外,CGCL 可见于颞骨和蝶骨。

2. 颌骨巨细胞病变临床表现

本病临床多变现为面部无痛性肿胀,少数有疼痛感。部分患者无任何症状,为偶然发现;部分患者可出现疼痛或感觉异常,肿胀,缺牙和鼻塞。CGCL 为生长缓慢的良性病变。治疗以手术摘除为主。

3. 颌骨巨细胞病变影像学诊断要点

(1)部位:CGCL 主要发生于颌骨,下颌骨多于上颌骨,约为 2:1。下颌骨主要位于下颌骨体,可跨中线生长。上颌骨主要位于尖牙区。

(2)形态和边缘:多数颌骨 CGCL 呈类圆形改变,少数为不规则肿块。多边界清晰,少有骨质硬化边改变。上颌骨 CGCL 多无清晰边界。少数 CGCL 呈侵袭性改变,表现为病变穿破颌骨骨皮质,侵犯周围软组织。

(3)内部结构:X 线示,呈低密度影,可有单囊多囊之分。CT 扫描示,病变为软组织密度,部分可见细小颗粒状钙化。MRI 扫描示,T_1W 和 T_2W 多呈低信号表现,但也可变现为 T_1W 中等信号,T_2W 高信号,增强后 CT 和 MR 上,CGCL 有强化表现。

(4)邻近结构:下颌骨 CGCL 常可推牙齿移位及推下颌神经管向下移位。有较强的骨皮质膨隆倾向。膨隆骨皮质多呈不规则形或波浪形。上颌骨 CGCL 可无膨隆表现,但可出现骨皮质的破坏,与恶性病变相似。颞骨 CGCL 可向上侵入颅内,向下侵犯颞下颌关节区的软组织结构和面部软组织间隙。

六、思考题

(1)颌骨巨细胞病变的影像表现有哪些?
(2)简述颌骨巨细胞病变的鉴别诊断。

七、推荐阅读文献

[1] 余强,王平仲,石慧敏. 颌面颈部肿瘤影像诊断学[M]. 上海:上海世界图书出版公司. 2009:96-98.
[2] 马绪臣,王松灵,王虎. 口腔颌面医学影像诊断学[M]. 6 版. 北京:人民卫生出版社. 2013:129-130.

(张紫旻　朱　凌)

一、病历资料

1. 主诉

左侧下颌骨自觉肿物伴疼痛 2 月。

2. 现病史

患者，女性，28 岁，左侧下颌骨肿物疼痛 2 个月。

3. 临床检查

𬌗面部左右不对称，左侧面颊部视诊稍膨隆，左侧面颊部下颌骨体部扪及质硬骨性膨隆区，无压痛，表面皮肤无红肿、破溃，面部表情自然，无面瘫症状。口腔卫生良好，张口度正常。口内左侧下颌骨自 33～37 相对应前庭沟扪诊膨隆，质硬，无压痛，无波动感，边界欠清，黏膜无明显红肿、破溃。

二、影像学资料

影像资料如图 93－1 所示。

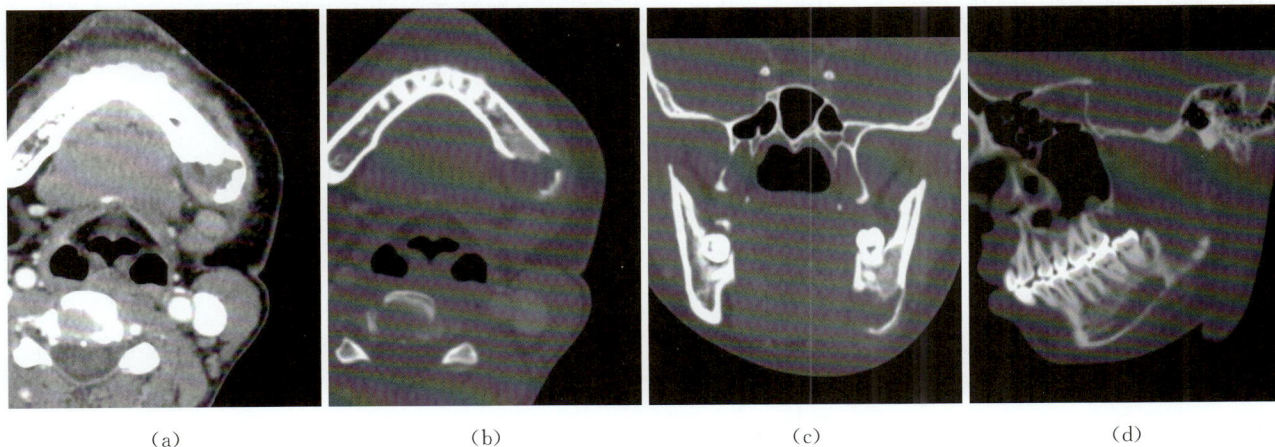

图 93－1　CT 扫描表现

（a）增强 CT 横断面纵隔窗；（b）增强 CT 横断面骨窗；（c）增强 CT 冠状面骨窗；（d）增强 CT 斜矢状面骨窗

三、读片分析

CT 扫描表现：左侧下颌骨体部，升支部骨质稍膨隆，骨髓腔密度明显降低，周围见稍高密度影，增强后病变部分有强化，密度欠均匀。病变颊舌侧骨皮质连续性中断，局部骨膜反应明显，周围软组织未见明显受累。颈部未见明显肿大淋巴结。

四、诊断和鉴别诊断

1. 诊断

右下颌骨体部占位：骨嗜酸性肉芽肿。

2. 鉴别诊断

（1）原发性骨内癌（primary intraosseous squamous cell carcinoma，PIOSCC）：PIOSCC 是指起源于牙源性上皮剩余的颌骨中心性癌。组织病理学检查示，病变主要形态表现为鳞状细胞癌的特征：即肿瘤性鳞状上皮岛。影像学上，PIOSCC 较少发生于少年儿童，且骨膜反应少见。PIOSCC 可破坏吸收下颌神经管和牙槽骨，牙槽侧骨质破坏可导致牙龈侧肿块形成，表现可破溃呈菜花状，或侵犯至颌骨周围结构。临床症状，骨内癌有早期下唇麻木等侵犯下颌神经管症状。

（2）边缘型颌骨骨髓炎（osteomyelitis of the jaws）：边缘型颌骨骨髓炎常伴有边界模糊的软组织增厚，相应的间隙感染，而颌骨嗜酸性肉芽肿多呈颌骨内边界较清楚的软组织肿块，无相邻区域的间隙感染。临床症状也不同。此外，临床上，抗炎治疗对边缘型颌骨骨髓炎有效，而对颌骨嗜酸性肉芽肿无效。

（3）颌骨良性牙源性肿瘤：颌骨牙源性肿瘤多表现为边界清晰，类圆形肿块，内部可见骨性分隔，周围可有硬化边，骨膜反应少见。内部成分可表现为囊性或软组织成分，增强后分隔及软组织成分可见强化。破坏吸收牙槽骨可导致牙移位及牙根吸收。

五、要点和讨论

1. 颌骨嗜酸性肉芽肿生理病理改变

本病又名：朗格汉斯细胞组织细胞增多症（Langerhans cell histiocytosis）、组织细胞 X（histiocytosis X）、朗格汉斯细胞肉芽肿病（Langerhans cell granulomatosis）和骨孤立性肉芽肿（solitary eosinophilic granuloma of bone）。是朗格汉斯细胞的肿瘤性增生，由于其本质上为一种克隆性增生，故应视其为肿瘤性病变。镜下可见病灶中呈巢状或簇状分布的朗格汉斯细胞。

2. 颌骨嗜酸性肉芽肿临床表现

本病临床类型有韩-薛-柯病（Hand-Schuller-Christian disease，单系统多灶性）和勒-雪病（Letterer-Siwe disease，多系统多多灶性）。病因不明，可能与新生儿感染有关，但尚无证据表明与病毒有关。属于罕见病，发病率约为 5/100 万。发病年龄广泛，1 个月～80 岁，大约 80%～85% 的患者在 30 岁之前发病，60% 的患者年龄＜10 岁。勒-雪病多出现于婴儿，男性多于女性，约 2：1。

最常见的症状是病变区疼痛和肿胀。累及颌骨可出现牙齿松动或脱落；累及颞骨可出现类似中耳炎或乳突炎的症状。一般不会引起颌面部功能障碍。

3. 颌骨嗜酸性肉芽肿影像学诊断要点

（1）部位：好发于颅骨与颌骨，但累及颞骨少见。下颌骨较上颌骨多见，约为 3：1。下颌骨多发生于下颌后部。

（2）形态和边缘：多表现为不规则形肿块。病变边缘模糊或清晰，部分可见硬化改变。青少年颌骨嗜酸性肉芽肿可伴有连续的或不连续的骨膜反应。颅骨病变多呈边缘清晰类圆形改变，边缘可伴有硬化边。

（3）内部结构：曲面断层片，病灶几乎均呈低密度改变，病变为溶骨性破坏，且有单囊及多囊之分。病变内部偶可见未完全吸收的残留骨影。部分可伴有病理性骨折。CT 扫描，多表现为软组织肿块，增强可见强化。MRI 扫描，多表现为 T_1W 低或中等信号，T_2W 上高信号，增强可见明显强化表现。另同位素扫描，可见病灶多有示踪剂浓聚表现。

（4）邻近结构：颌骨嗜酸性肉芽肿可引发诸多牙改变，如牙囊破坏（青少年患者）和"牙浮立"。"牙浮立"征象成因与支持牙的牙槽骨被病变完全吸收有关（见图 93 - 2）。CT 和 MRI 扫描可见病变多侵犯骨外软组织，病变可累及颌骨周围的咬肌和软组织间隙。颞骨病变向上可破坏大脑颞叶脑膜和脑实质；向下累及颞下颌关节。

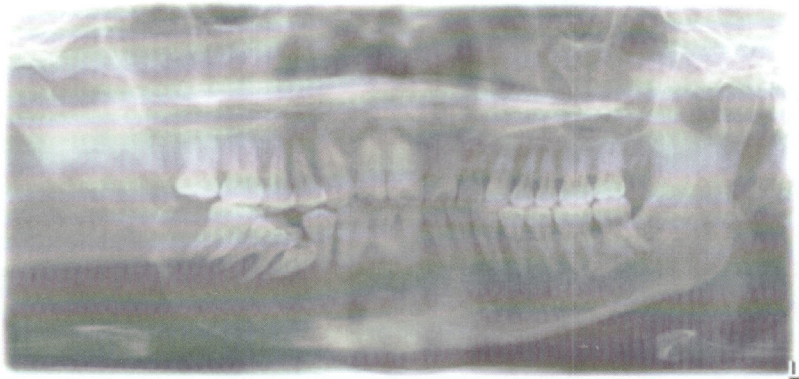

图 93 - 2　男，35 岁，右下颌骨嗜酸性肉芽肿，牙槽骨吸收破坏，可见"牙浮力"征象

六、思考题

（1）颌骨嗜酸性肉芽肿的影像表现有哪些？
（2）颌骨嗜酸性肉芽肿的鉴别诊断？

七、推荐阅读文献

[1] 余强，王平仲，石慧敏. 颌面颈部肿瘤影像诊断学[M]. 上海：上海世界图书出版公司，2009：397 - 400.
[2] 马绪臣，王松灵，王虎. 口腔颌面医学影像诊断学[M]. 6 版. 北京：人民卫生出版社，2013：165 - 169.

（张紫旻　朱　凌）

案例 94

牙列拥挤

一、病历资料

1. 主诉
自觉"牙列不齐"5 年余,要求矫治。

2. 现病史
患者,男性,13 岁,"牙列不齐"5 年余,影响美观,咬物不便且清洁困难,要求矫治。否认吐舌、吮指、咬唇、口呼吸等不良习惯史。

3. 既往史
否认系统性疾病史,否认相关特殊疾病史,否认外伤史,否认家族史。

4. 临床检查
(1) 正面观:面部基本对称,颏部无明显偏斜。

(2) 侧面观:直面型。

(3) 颞下颌关节检查:张口度、张口型正常,双侧颞下颌关节未及弹响,无压痛。口内检查:恒牙列,上颌 7~7,下颌 7~7,磨牙及尖牙中性关系。上下牙列拥挤。13 唇向位,12 及 22 腭向位,22 反颌。25、35 正锁合。21 严重舌向错位,位于 22 舌侧。上中线右偏,下中线左偏。深覆𬌗Ⅱ度,深覆盖Ⅰ度。牙体检查未查及龋齿。口腔卫生一般(见图 94-1)。

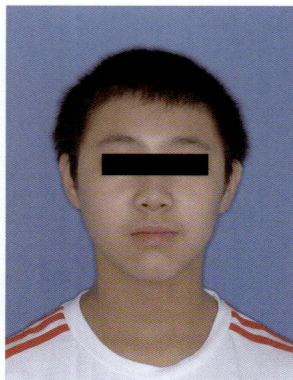 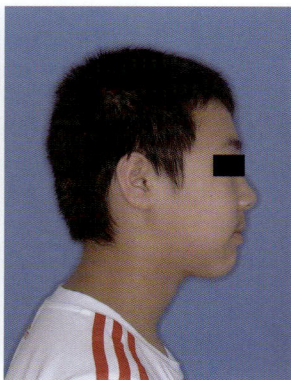 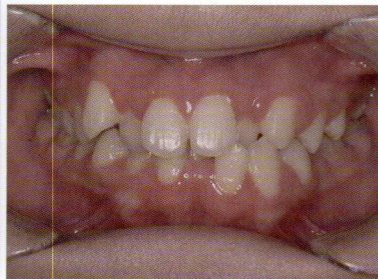 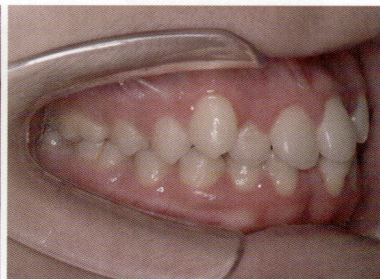

(a)   (b)   (c)   (d)

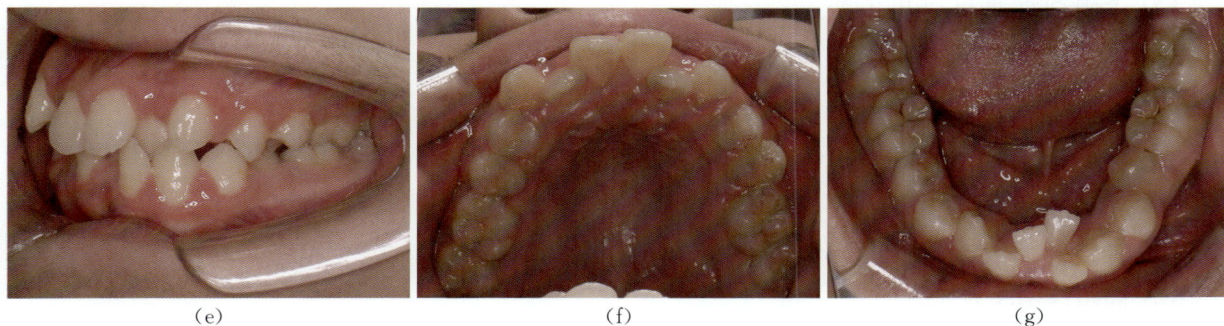

（e）　　　　　　　　　（f）　　　　　　　　　（g）

图 94 - 1　患者初始口内口外像

5. 影像学检查

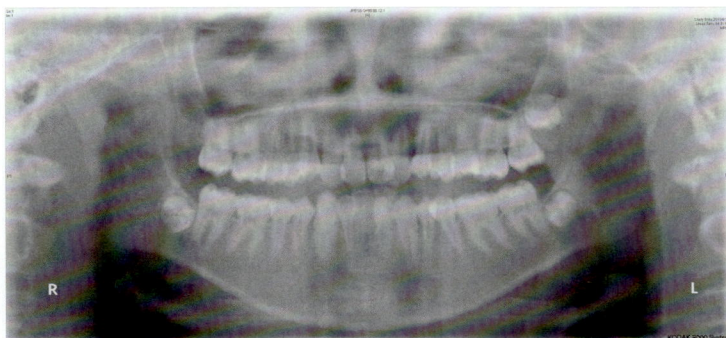

图 94 - 2　全景片：18 缺失，28、38、48 牙胚存在。其中 38、48 牙胚位置不正。其余未见明显异常

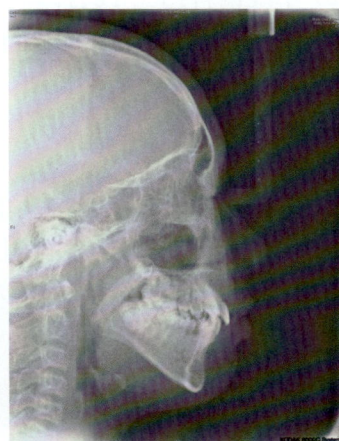

图 94 - 3　头颅定位侧位片

表 94 - 1　头颅定位侧位片测量值

测量指标	均值	测量值
SNA	（82.8±4）	75.4
SNB	（80.1±3.9）	72.1
ANB	（2.7±2）	3.3
U1 - SN	（105±6.3）	105
FMA	（31.3±5）	38.6
IMPA	（93.9±6.2）	83.4
APDI	（80.3±3.8）	82.1
ODI	（74.5±6）	62.9
AO - BO	（－0.8±2.8）	－2

6. 模型分析

（1）上牙弓拥挤度：6 mm。

（2）下牙弓拥挤度：8 mm。

（3）下颌 Spee 曲度：4 mm。

（4）前牙 Bolton 比：79.6%。

（5）全牙 Bolton 比：92.4%。

二、诊断与诊断依据

（1）骨性Ⅰ类：头颅定位侧位片测量值显示 ANB 为 3.3°，AOBO 为 −2 mm。

（2）高角：FMA 为 38.6°。

（3）安氏Ⅰ类牙列拥挤：磨牙尖牙为中性关系。上牙列拥挤度为 6 mm，下牙列拥挤度为 8 mm。

（4）个别牙反𬌗：22 腭侧位，与 32、33 形成反𬌗。

（5）个别牙正锁𬌗：25、35 正锁𬌗。

（6）中线偏斜：上中线右偏，下中线左偏。

（7）深覆合深覆盖：深覆合Ⅱ度，深覆盖Ⅰ度。

三、矫治原则及方案设计

（1）患者上下牙列拥挤，深覆合深覆盖。故拔除 4 个第 1 双尖牙，排齐上下前牙，纠正个别牙的反合及正锁合，打开咬合；适当内收上前牙，减少覆盖。注意下颌支抗的控制。维持侧貌。

（2）患者上中线右偏，下中线左偏，利用拔牙间隙调整中线。

（3）治疗中注意垂直向控制。

（4）全景片显示患者 28、38、48 牙胚存在。其中 38、48 牙胚位置不正，需要在治疗后定期随访观察，如有阻生，需及时拔除。

四、矫治过程及治疗结果

患者复诊及治疗结束照片如图 94−4、图 94−5 所示。

（1）上颌黏结直丝弓固定矫治器，上 22 先不黏结，上 33 laceback，0.014NiTi 圆丝排齐。

（2）上颌 0.016NiTi 圆丝排齐，23～27 做 laceback 调整中线，为 22 排出创造空间。

（3）下颌黏结直丝弓固定矫治器，下 2～2 先不黏结，下 33 laceback，0.012NiTi 圆丝排齐，为下 2～2 排出创造空间。上 22 黏结，66 垫高，3～3 使用 0.012NiTi 辅弓，16NiTi 主弓丝稳定其余牙。

（4）22 反合已解除。上颌 0.016NiTi 圆丝全部入槽进一步排齐，下颌更换 0.016NiTi 圆丝。

（5）上下颌 0.018NiTi 圆丝，下颌 3～3 放置轻力推簧开拓前牙间隙。

（6）上颌 0.017×0.025NiTi 方丝整平，下颌 2～2 黏结托槽，0.012NiTi 圆丝排齐。

（7）上颌 0.019×0.025NiTi 方丝整平，下颌 0.016NiTi 圆丝排齐。

（8）上颌 0.019×0.025ss，下颌 0.017×0.025NiTi 方丝。

（9）上下 0.019×0.025ss，下颌稍加反 spee 曲，短Ⅲ类牵引调整咬合关系。

（10）上下更换 0.016NiTi 圆丝精细调整。

（11）取模做保持器。

（12）保持器初戴。

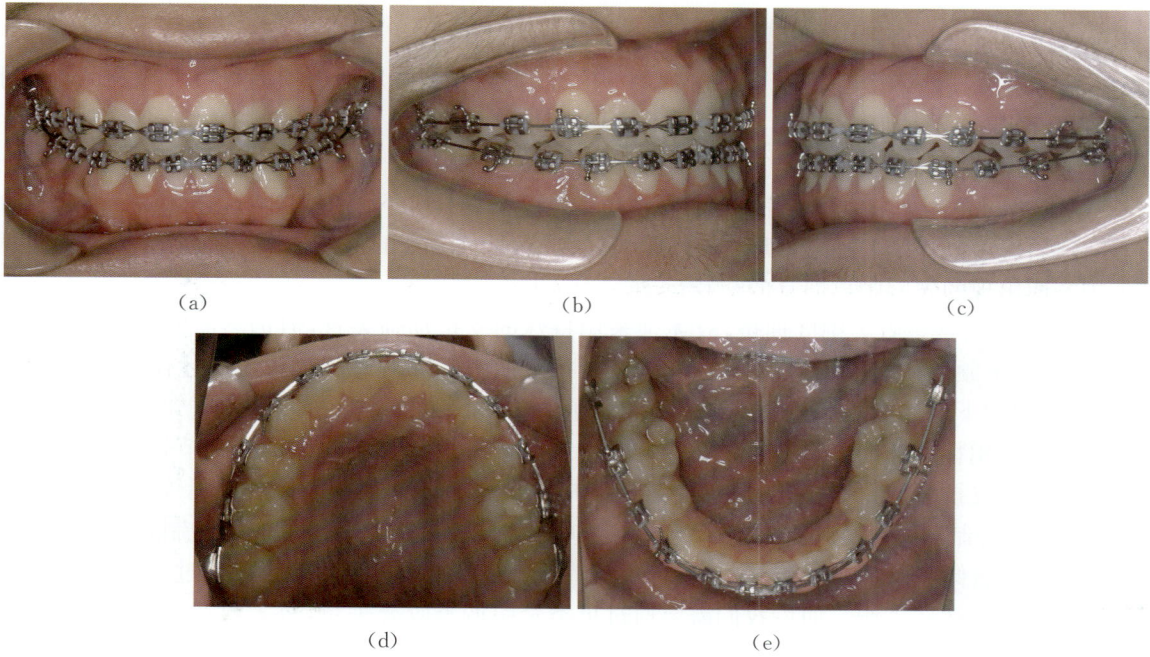

图94-4　患者治疗中口内像

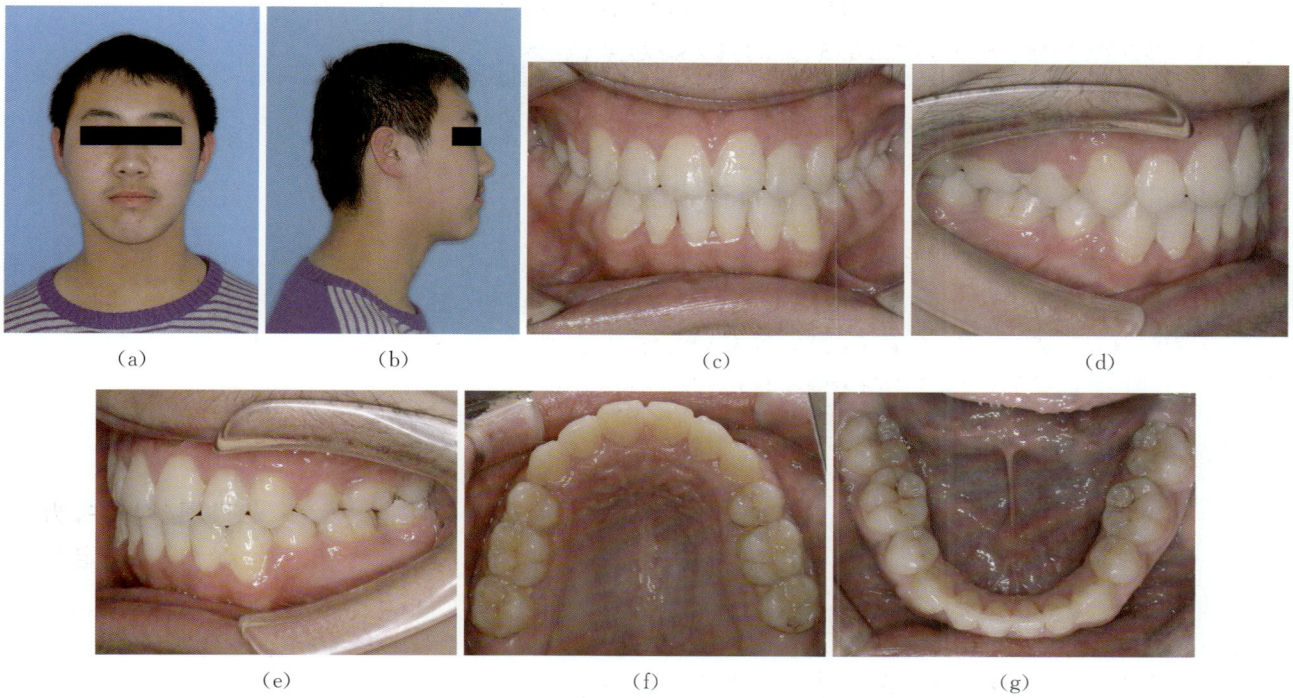

图94-5　患者治疗结束口内口外像

五、要点与讨论

1. 牙列拥挤形成的原因

（1）牙量骨量不调：现代人类由于饮食结构和种类改变，进而发生肌肉颌骨逐渐退化，但牙齿大小数量的退化明显落后。故牙列拥挤在现代人发病率相当高。患儿不良习惯例如口呼吸、咀嚼习惯不正确也会导致颌骨狭窄或发育不足,进而导致牙量骨量出现不协调。

（2）乳牙早失:过早脱落的乳牙容易导致第 1 磨牙的近中移动,从而占据后继恒尖牙及恒双尖牙的萌出间隙,从而导致牙列拥挤的发生。

2. 牙列拥挤治疗时的注意要点

（1）托槽黏结的时机:例如该病例有明显错位的左上侧切牙和下颌中切牙,这类牙齿一般需要在获得足够间隙后再予以托槽的黏结,以避免作用力过大导致牙体牙周的损伤,以及前牙在未获得足够间隙时为了排齐而出现的先唇倾再回复的往复运动。

（2）支抗控制:该患者为中度拥挤,故无须采用特殊的支抗加强装置,但仍然需要注意到下颌拥挤度大于上颌,故下颌后牙支抗要求相对较高,故在开拓下前牙间隙时并没有采用后牙作为支抗,而使用推簧,如此可保护下后牙支抗。上颌需要向左侧调整中线,故左侧的 laceback 做到 7 来一定程度的加强支抗。这类不采用特殊辅助装置的患者在治疗时也需要十分注意支抗的维护和细节处理。例如,本案例中采用的增减支抗牙数目、前牙区的交互支抗保护后牙支抗。另外,还有颌间牵引等方法可以采用。

（3）垂直向控制:高角病例不宜采用平导来打开咬合,可采用后牙垫高等手段来控制后牙段的高度。

（4）下前牙唇倾度的控制:该患者下前牙在治疗前十分舌倾,同时注意治疗经过 2 的照片,在初步排齐后下前牙仍然比较舌倾。而后我们需要通过Ⅲ类牵引调整咬合关系,故需要在下颌采用粗而硬的 0.019×0.025 不锈钢丝,同时弯制反 spee 曲,一方面抵抗Ⅲ类牵引对下前牙垂直向伸长的不良反应,还能够给下前牙区增加额外的正转矩,使下前牙更好的直立于牙槽骨中。可以看到治疗后下前牙的直立度非常理想。

3. 保持的要点

下前牙拥挤严重的患者十分容易复发。建议采用舌侧黏固式保持器进行长期保持。保持阶段叮嘱患者注意小心保护舌侧保持器,如有问题发生需及时复诊。此外,清洁也是十分重要的,教会患者清洁舌面的刷牙方法,并定期洁治。

六、思考题

（1）牙列拥挤形成的原因有哪些?

（2）试叙加强支抗的方法。

七、推荐阅读文献

[1] 傅民魁. 口腔正畸学[M]. 北京:人民卫生出版社,2007.

[2] 傅民魁. 口腔正畸专科教程[M]. 北京:人民卫生出版社,2007.

[3] Proffit WR, Fields HW, Sarver DM. Contemporary Orthodontics [M]. 4th ed. St. Louis: Mosby; 2007.

[4] Graber TM, Vanarsdall RL, Vig KWL. Orthodontics: Current Principles & Techniques [M]. 4th ed. St. Louis: Mosby; 2005.

[5] Erdinc AE, Nanda RS, Isiksal E. Relapse of anterior crowding in patients treated with extraction and nonextraction of premolars [J]. Am J Orthod Dentofacial Orthop, 2006,129(6):775-784.

[6] Khambay B, postgraduate students in O. Effectiveness of 3 methods of anchorage reinforcement [J]. Am J Orthod Dentofacial Orthop, 2015,147(4):420-421.

（张哲谌）

一、病历资料

1. 主诉

自觉"牙齿有缝"6年余，要求矫治。

2. 现病史

患者，女性，13岁，"牙齿有缝"6年余，自觉影响美观，说话有时漏风，要求矫治。否认吐舌、吮指、咬唇、口呼吸等不良习惯史。

3. 既往史

无系统性疾病史，无相关特殊疾病史，否认外伤史，否认家族史。

4. 临床检查

（1）正面观：面部基本对称，颏部无偏斜。闭口时颏唇肌略紧张。

（2）侧面观：侧貌稍突，下唇稍突。

（3）颞下颌关节检查：张口度、张口型正常，双侧颞下颌关节未及弹响，无压痛。口内检查：恒牙列，上颌 7～7，下颌 7～7，右侧磨牙及尖牙中性关系，左侧磨牙及尖牙远中尖对尖关系。上下前牙散在间隙，下前牙轻度扭转。下中线左偏。覆𬌗覆盖基本正常。牙体检查未查及龋齿，口腔卫生良好，牙周健康。舌体大小未见明显异常（附患者口外照和口内照）（见图 95-1）。

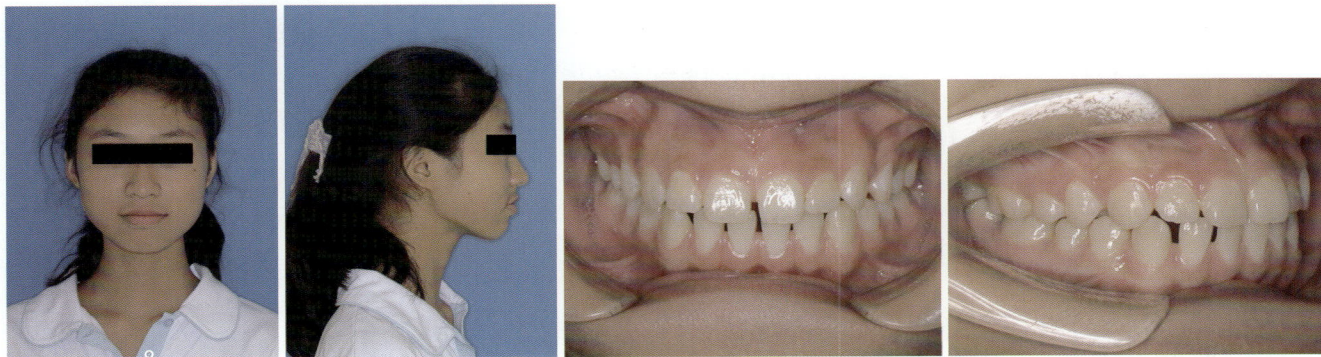

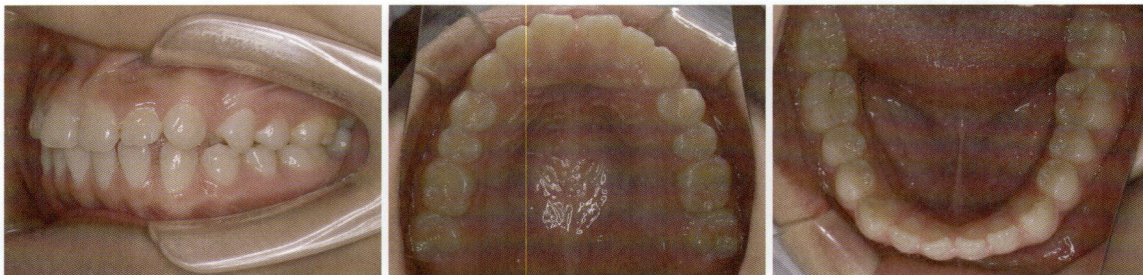

图 95-1　患者初始口内口外像

5. 影像学检查

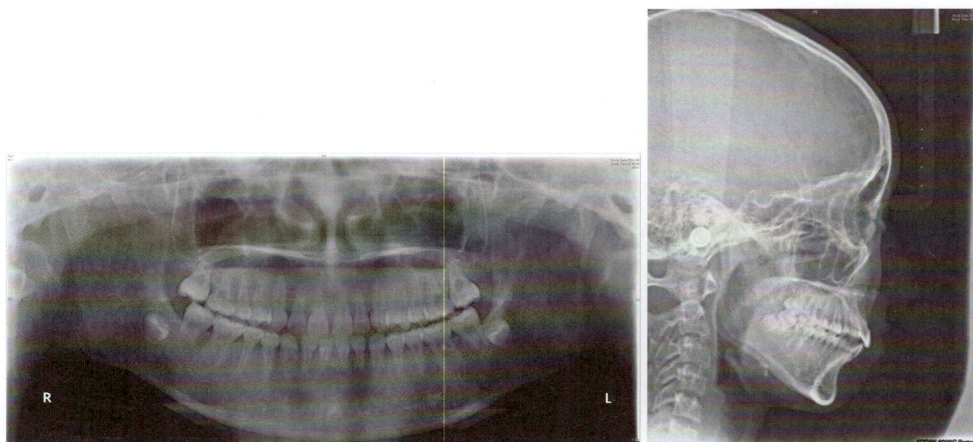

图 95-2　全景片显示：18、28 缺失，38、48 牙胚存在。其余未见明显异常

图 95-3　头颅定位侧位片

表 95-1　头颅定位侧位片测量值

测量指标	均值	测量值
SNA	（82.8±4）	81.3
SNB	（80.1±3.9）	76.7
ANB	（2.7±2）	4.6
U1-SN	（105±6.3）	107.1
FMA	（31.3±5）	26.7
IMPA	（93.9±6.2）	102.3
APDI	（80.3±3.8）	80.4
ODI	（74.5±6）	73.8
AO-BO	（-0.8±2.8）	0

6. 模型分析

（1）上牙弓拥挤度：-3 mm。

（2）下牙弓拥挤度：-4 mm。

（3）下颌 Spee 曲度：2 mm。

（4）前牙 Bolton 比：78.8%。

（5）全牙 Bolton 比：92.2%。

二、诊断与诊断依据

（1）骨性Ⅰ类：头颅定位侧位片测量值显示 ANB 为 4.6°，AOBO 为 0 mm。

（2）均角：FMA 为 26.7°。

（3）安氏Ⅱ类亚类：右侧磨牙及尖牙中性关系，左侧磨牙及尖牙远中尖对尖关系。

（4）牙列间隙：上牙列间隙 3 mm，下牙列间隙 4 mm。

（5）双颌前突：上前牙唇倾（U1 - SN 为 107.1°），下前牙唇倾（IMPA 为 102.3°）；侧貌稍突；闭口颏唇肌紧张。

三、矫治原则及方案设计

（1）患者上下前牙散隙并伴唇倾，故利用现有间隙内收上下前牙，关闭间隙，并改善上下前牙唇倾度及突度，以进一步改善侧貌。

（2）患者下中线左偏，左侧尖牙及磨牙关系为远中尖对尖关系，故利用现有间隙调整下中线，将左侧下颌牙列近中移动，以调整左侧磨牙及尖牙关系。

（3）全景片显示患者下颌第 3 磨牙牙胚存在，需要在治疗后定期随访观察，如有阻生，需及时拔除。

四、矫治过程及治疗结果（附患者复诊及治疗结束照片）

患者复诊及治疗结束照片如图 95 - 4、图 95 - 5 所示。

（1）上颌黏结直丝弓固定矫治器，0.012NiTi 圆丝排齐，上前牙 8 字结扎。

（2）下颌黏结直丝弓固定矫治器，0.012NiTi 圆丝排齐，上前牙 8 字结扎。

（3）上下颌 0.016NiTi 圆丝排齐，46～31laceback 调整中线。

（4）上下颌 0.017×0.025NiTi 方丝整平，上下前牙 8 字结扎，46～43 laceback。

（5）上下 0.019×0.025NiTi 方丝整平，同时使用橡皮链关闭上下前牙余隙。

（6）上下 0.019×0.025ss 滑动法收间隙，上前牙区增加 15°正转矩，同时配合短Ⅱ类牵引控制覆𬌗覆盖。

（7）关闭间隙后刚性结扎配合短Ⅱ类牵引维持 1 个月。

（8）上下更换 0.016NiTi 圆丝精细调整。

（9）取模做保持器。

（10）保持器初戴。

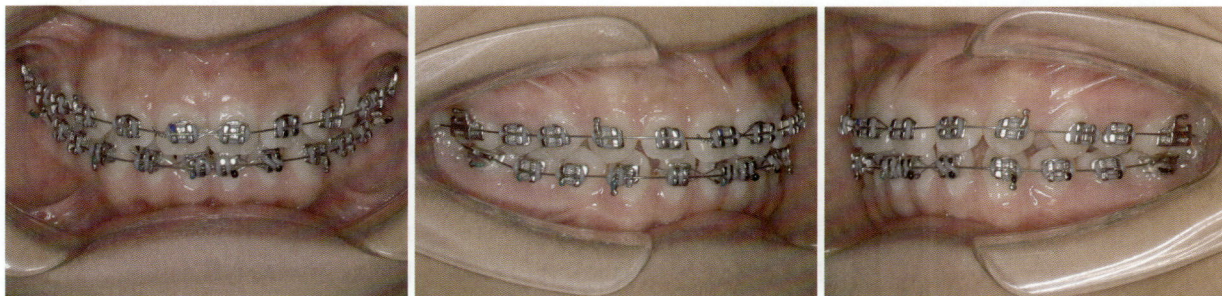

(a)　　　　　　　　　　　　　(b)　　　　　　　　　　　　　(c)

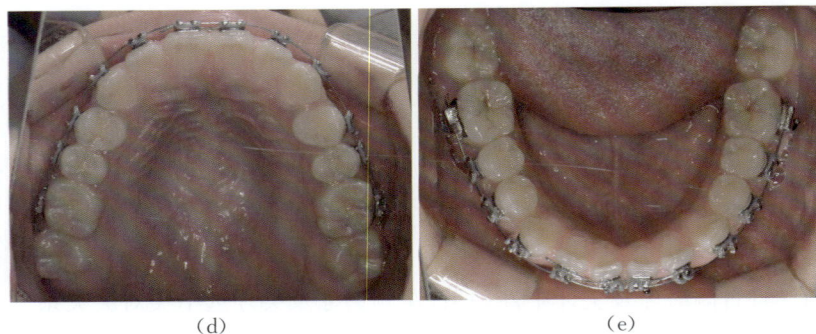

(d)　　　　　　　　　　(e)

图 95 - 4　患者治疗中口内像

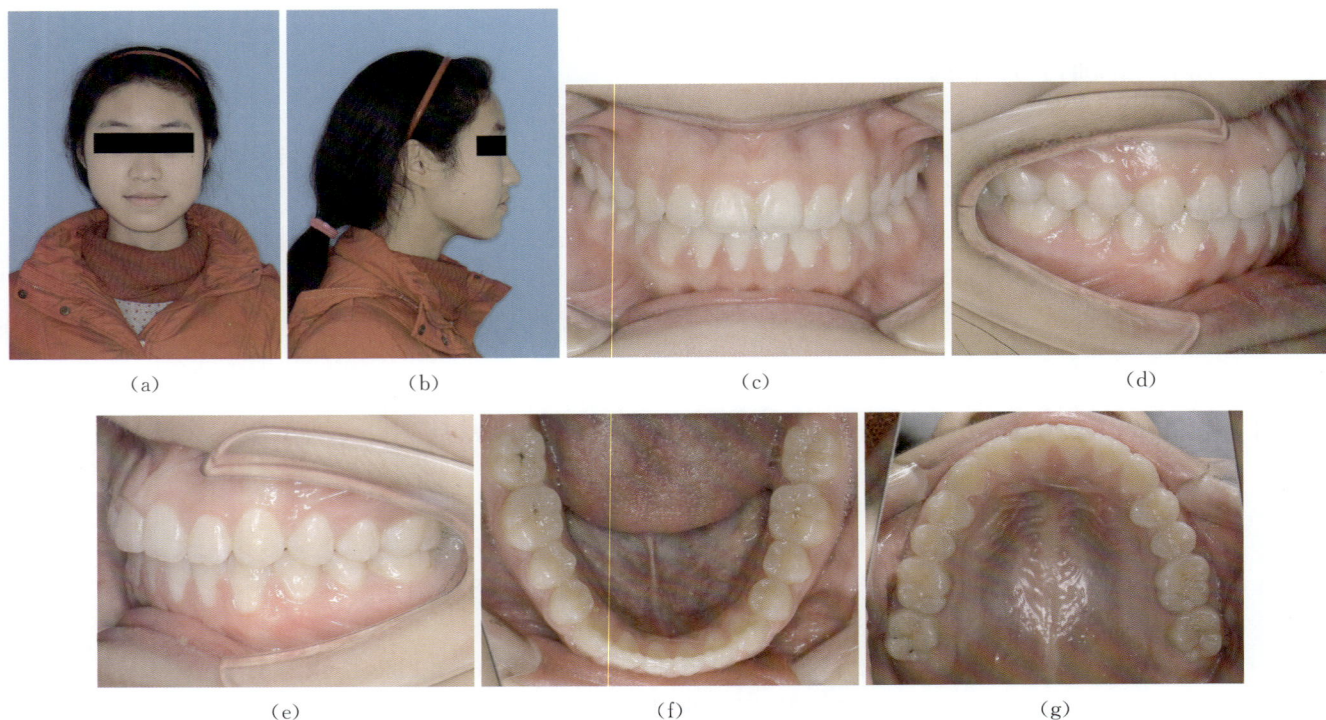

(a)　　　　(b)　　　　(c)　　　　(d)

(e)　　　　(f)　　　　(g)

图 95 - 5　患者治疗结束口内口外像

五、要点与讨论

1. 牙间隙形成的原因

（1）首先需要询问有无吐舌、口呼吸等不良习惯。凡是会改变正常内外肌力平衡的不良习惯，使牙列舌侧力量大于唇侧，都有可能使牙齿产生间隙。如有不良习惯需要及时纠正或采用舌挡、舌刺等辅助装置来纠正不良习惯。

（2）询问舌体位置是否位于下前牙舌侧，如果是则需要引导患者改变错误的舌体位置，必要时可使用带引导装置的横腭杆进行舌体位置的诱导训练。

（3）检查舌体大小，如果明显异常增大，必要时需要口腔外科进行舌体缩小手术。

（4）检查有无过小牙，模型分析计算上下牙列的 Bolton 比，看上下牙列牙体大小是否协调。如果牙齿过小畸形，有时需要结合修复治疗；如果上下牙列比例不协调，有时则需要结合片切或修复治疗。

2. 中线偏斜的治疗要点

上下牙中线十分重要,除了在微笑时保持对称的美感之外,还保证了双侧磨牙及尖牙能够有良好的Ⅰ类咬合关系。在治疗过程中可在治疗早期就通过轻力的8字结扎引导中线向正确的方向移动。需要注意支抗侧的后牙支抗情况。必要时可以在较粗的弓丝上使用Ⅱ类或Ⅲ类牵引配合引导。对于斜行牵引和平行牵引需要慎用,如需使用也最好在硬质不锈钢丝上进行,以免殆平面及牙轴发生明显的偏斜。严重的中线不调往往需要配合种植支抗来辅助纠正。

3. 前牙内收时的注意要点

正畸治疗在内收前牙时尽量避免上前牙内收的过于直立,对于美观和正常的切导斜度都是不利的。该患者上前牙仅略微唇倾,且需要采用Ⅱ类牵引,所以在内收时我们对其转矩进行控制,在 0.019×0.025 不锈钢丝上增加了额外的正转矩以确保其不会过于直立,同时抵抗Ⅱ类牵引的垂直向副作用。良好控制下的前牙内收对面型能够产生有益的改变,可以看到该患者在治疗后颏部形态,唇部突度都变得非常理想。

4. 保持的要点

牙列间隙的患者十分容易复发。建议采用舌侧黏固式保持器进行长期保持。保持阶段叮嘱患者注意小心保护舌侧保持器,如有问题发生需及时复诊。此外,清洁也是十分重要的,教会患者清洁舌面的刷牙方法,并定期洁治。

六、思考题

（1）牙间隙形成的原因有哪些？
（2）牙间隙的治疗原则有哪些？

七、推荐阅读文献

[1] 傅民魁. 口腔正畸学[M]. 北京:人民卫生出版社,2007.

[2] 傅民魁. 口腔正畸专科教程[M]. 北京:人民卫生出版社,2007.

[3] Proffit WR, Fields HW, Sarver DM. Contemporary Orthodontics [M]. 4th ed. St. Louis: Mosby; 2007.

[4] Graber TM, Vanarsdall RL, Vig KWL. Orthodontics: Current Principles & Techniques [M]. 4th ed. St. Louis: Mosby. 2005.

[5] Balut N. Orthodontic movement of a lower incisor across the midline [J]. J Clin Orthod, 2015,49(5):319 - 329.

[6] Guo C, Zhou C, Quan C, et al. Aesthetic perception and factors associated with dentofacial midline awareness [J]. Aust Orthod J, 2013,29(1):96 - 104.

[7] Keim RG. Space closure and anchorage control [J]. J Clin Orthod, 2013,47(3):153 - 154.

（张哲谌）

案例 96

Ⅱ类1分类

一、病历资料

1. 主诉

上前牙"龅牙"3年,牙齿不齐,要求矫治。

2. 现病史

患者,男性,11岁,上前牙"龅牙",牙齿不齐3年余,自觉影响美观,要求矫治。否认吐舌、吮指、咬下唇等不良习惯史,否认鼻炎史。

3. 既往史

无系统性疾病史,无相关特殊疾病史,否认外伤史,否认家族史。

4. 临床检查

(1) 正面观:面部基本对称,下颌无偏斜,颏部小。

(2) 侧面观:凸面型,下颌后缩。

(3) 颞下颌关节检查:张口度、张口型正常,双侧颞下颌关节未及弹响,无压痛。口内检查:恒牙列,上颌6~6,下颌6~6,6远中尖对尖关系,11、21前突、略扭转,下颌前牙区轻度拥挤,上牙弓较狭窄,前牙Ⅲ度深覆盖,Ⅲ度深覆𬌗,下中线右偏1 mm,无龋齿,口腔卫生良好,牙周健康(见图96-1)。

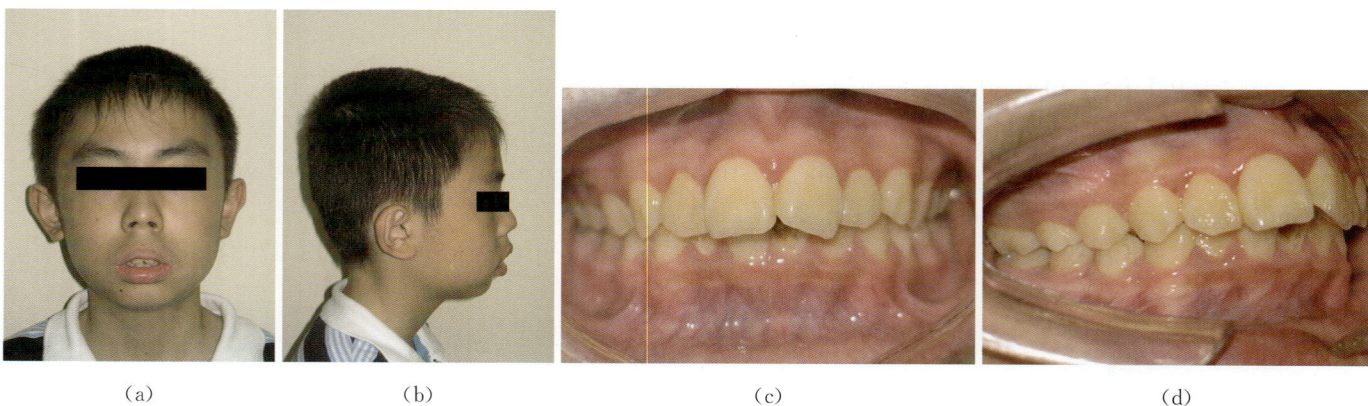

(a)　　　　　　　　(b)　　　　　　　　(c)　　　　　　　　(d)

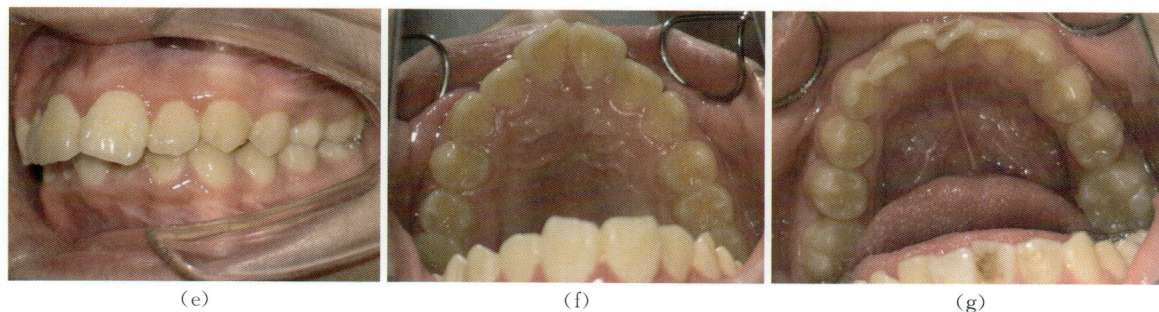

（e）　　　　　　　　　　（f）　　　　　　　　　　（g）

图 96 - 1　患者初始口内口外像

5. 影像学检查

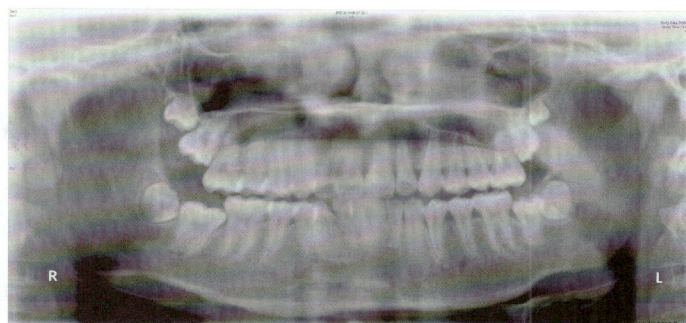

图 96 - 2　全景片显示：37、47 近中倾斜，阻生；18、28、38、48 牙胚
存在

表 96 - 1　头颅定位侧位片测量

测量指标	均值/(°)	测量值/(°)
SNA	（82.8±4）	79
SNB	（80.1±3.9）	71
ANB	（2.7±2）	8
U1 - SN	（105±6.3）	112
FMA	（31.3±5）	22
IMPA	（93.9±6.2）	109
APDI	（80.3±3.8）	75
ODI	（74.5±6）	92
AO - BO	（-0.8±2.8）	10

6. 模型分析

（1）上牙弓拥挤度：2 mm。

（2）下牙弓拥挤度：2 mm。

（3）下颌 Spee 曲度：3 mm。

（4）前牙 Bolton 比：75.8%。

（5）全牙 Bolton 比：91.8%。

二、诊断与诊断依据

（1）骨性Ⅱ类，上颌前突，下颌后缩：头颅定位侧位片测量值显示 SNA 79°，SNB 71°，ANB 8°，Ao-Bo 10 mm，APDI 75°，ODI 92°。

（2）安氏Ⅱ类：第 1 恒磨牙远中尖对尖关系。

（3）双颌前突：头颅定位侧位片测量值显示上前牙唇倾度 112°，下前牙唇倾度 109°。

（4）牙列拥挤：模型测量显示上颌拥挤度为 2 mm，下颌拥挤度 2 mm。

（5）上颌牙弓狭窄。

三、矫治原则及方案设计

（1）患者骨性Ⅱ类，下颌发育不足，均角，颏部小，侧貌凸，头颅定位侧位片上颈椎骨龄显示患者处于生长高峰期前，生长潜力大，考虑先行下颌 Twin-Block 功能前导治疗，配合上颌适度扩弓改善患者凸面侧貌。

（2）患者上下牙列存在轻度拥挤，头颅定位侧位片显示上下前牙唇倾明显，为双颌前突，功能矫形治疗后，需要行拔牙矫治。

（3）全景片显示患者双侧下颌第 2 恒磨牙近中阻生，且双侧智齿牙胚均存在，紧邻第 2 恒磨牙，代表下颌后牙段间隙不足，且口内及头颅定位侧位片也显示上颌后牙段间隙不足倾向，故也支持在功能矫形治疗后，进行拔牙矫治，以提供间隙使双侧下颌第 2 恒磨牙正常萌出。

（4）患者颏部发育不良，矫治后可行颏成形术改善侧貌。

（5）患者前牙 Bolton 比值偏小，主要是由于上颌中切牙过大，治疗结束后前牙覆盖会偏大。

（6）患者上下颌智齿考虑择期拔除。

四、矫治过程和结果

患者复诊及治疗结束照片如图 96-3、图 96-4 所示。

（1）Twin-Block 功能矫形前导下颌。

（2）拔除 14、24、34、44。

（3）上颌黏结直丝弓固定矫治器，0.014NiTi 圆丝排齐，上 33 laceback。

（4）下颌黏结直丝弓固定矫治器，下 33 laceback，0.014NiTi 圆丝排齐。

（5）上颌 0.016NiTi 圆丝排齐。

（6）下颌更换 0.016NiTi 圆丝。

（7）上颌 0.017×0.025NiTi 方丝整平，33 橡皮链远牵。

（8）下颌 0.017×0.025NiTi 方丝整平。

（9）上下颌 0.018×0.025ss，内收前牙，关闭拔牙间隙。

（10）下颌双侧第 2 磨牙黏结，0.016NiTi 直立。

（11）上颌更换 0.016NiTi 圆丝精细调整。

（12）取模做保持器。

（13）保持器配戴。

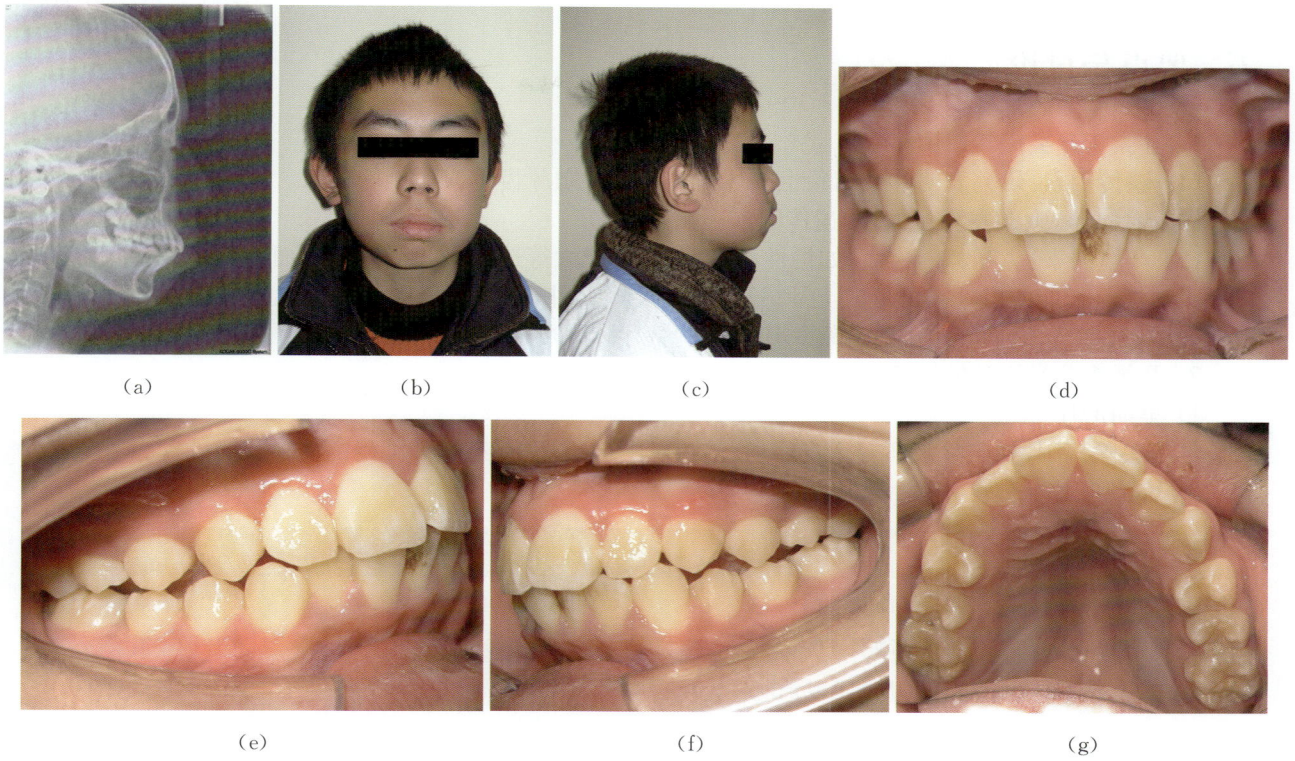

（a）　　　　　　　　（b）　　　　　　　　（c）　　　　　　　　（d）

（e）　　　　　　　　（f）　　　　　　　　（g）

图 96 - 3　患者治疗中口内口外像

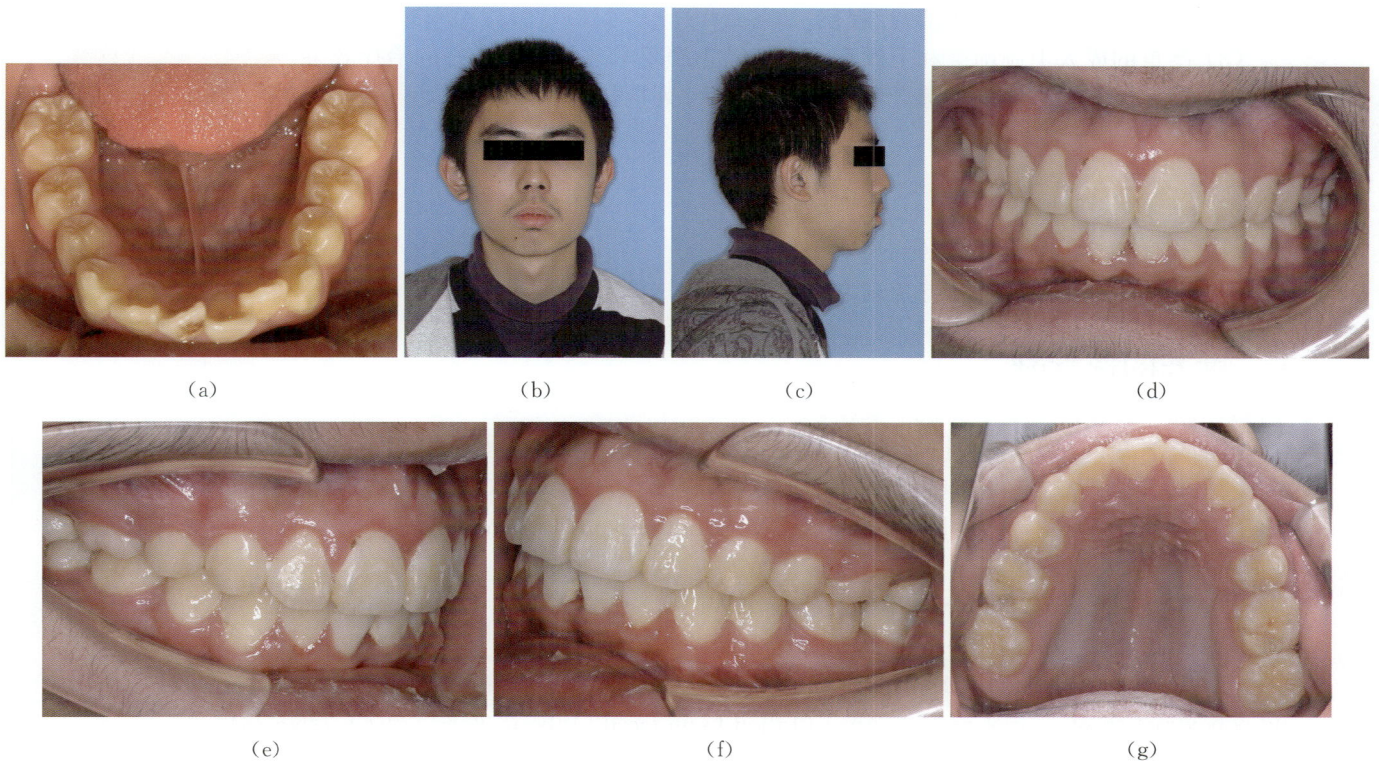

（a）　　　　　　　　（b）　　　　　　　　（c）　　　　　　　　（d）

（e）　　　　　　　　（f）　　　　　　　　（g）

图 96 - 4　患者结束口内口外像

五、要点与讨论

1. Ⅱ类 1 分类错𬌗原因

(1) 遗传因素:研究表明Ⅱ类错𬌗上颌牙齿相对于下颌牙齿不成比例的偏大。较严重的骨骼畸形,如下颌发育过小,上颌发育过大,受遗传因素影响。

(2) 环境因素:鼻咽部的疾病,如慢性鼻炎、腺样体肥大等造成上颌气道狭窄而以口呼吸代替,形成口呼吸习惯。长期的口呼吸可形成上牙弓狭窄、前突。另外,不良的口腔习惯如吮指、咬下唇等可造成上前牙唇倾、拥挤,继而导致下颌后缩。还有某些替牙障碍可造成远中𬌗。

2. Ⅱ类 1 分类错𬌗的治疗

1) 早期治疗

尽早去除病因,如破除咬唇等不良习惯,治疗鼻咽部疾病等,有替牙障碍的需要及时处理。

2) 矫治原则

临床表现	早期矫治	常规矫治	正颌手术
下颌后缩	功能矫形前导下颌	双期矫治	严重者需要
轻度上颌前突	口外弓抑制上颌生长	拔除 4 个前磨牙	一般不需要
上颌前突,下颌后缩	口外弓抑制配合功能前导下颌	双期矫治,拔牙	严重者需要

3) 矫治Ⅱ类 1 分类错𬌗注意事项

(1) 功能矫形应在混合牙列或恒牙列早期进行。

(2) 许多患者需要双期矫治,疗程长。

(3) 严重的成人上颌前突和下颌后缩患者需正颌手术才能获得较好的治疗效果。

(4) 拔牙模式的选择需要综合考虑牙齿突度,牙列拥挤度等因素。

六、思考题

(1) 试叙Ⅱ类 1 分类错𬌗的病因及诊断。

(2) Ⅱ类 1 分类错𬌗的治疗原则有哪些。

七、推荐阅读文献

[1] 傅民魁. 口腔正畸学[M]. 北京:人民卫生出版社,2007.

[2] 傅民魁. 口腔正畸专科教程[M]. 北京:人民卫生出版社,2007.

[3] Proffit WR, Fields HW, Sarver DM. Contemporary Orthodontics [M]. 4th ed. St. Louis: Mosby. 2007.

[4] Graber TM, Vanarsdall RL, Vig KWL. Orthodontics: Current Principles & Techniques [M]. 4th ed. St. Louis: Mosby, 2005.

[5] Erdinc AE, Nanda RS, Isiksal E. Relapse of anterior crowding in patients treated with extraction and nonextraction of premolars [J]. Am J Orthod Dentofacial Orthop, 2006,129(6):775-784.

[6] Khambay B. postgraduate students in O. Effectiveness of 3 methods of anchorage reinforcement [J]. Am J Orthod Dentofacial Orthop, 2015,147(4):420-421.

(张哲湛)

Ⅱ类 2 分类

一、病历资料

1. 主诉

替牙后牙不齐,要求矫治。

2. 现病史

患者女性,21 岁,上下牙不齐,要求矫治。否认不良习惯。

3. 既往史

无殊。否认外伤史,否认家族史。

4. 临床检查

(1) 正面观:面部左右对称,垂直比例协调,口唇闭合可。

(2) 侧面观:鼻颏发育良好,鼻唇角钝,下唇位置略后缩,颏唇沟深。

(3) 张口度、张口型正常,双侧颞下颌关节未及弹响,无压痛。

(4) 口内:恒牙列,上颌 7~7,下颌右侧 7~7;左侧上下第 1 磨牙近中关系,右侧上下第 1 磨牙远中关系;上下前牙轻度拥挤;上前牙内倾;深覆𬌗Ⅰ度;上中线略左偏,下中线正。无龋齿,口腔卫生良好,牙周健康(见图 97 - 1)。

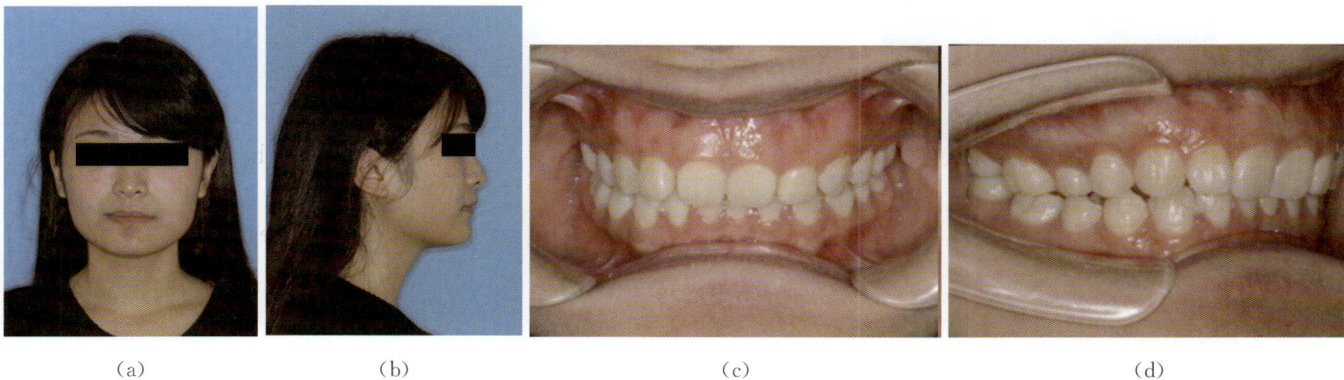

(a)　　　　　　(b)　　　　　　(c)　　　　　　(d)

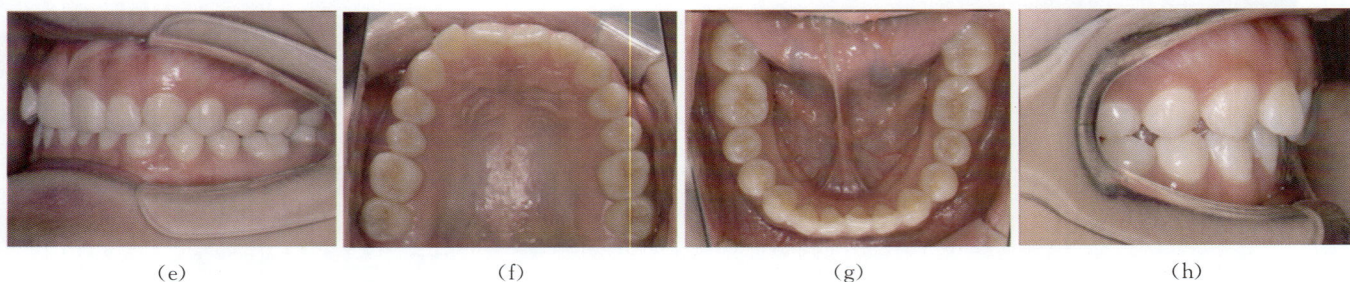

(e)   (f)   (g)   (h)

图 97 - 1 治疗前口内外照片

5. 影像学检查

（1）全景片：左上 8 埋伏阻生，其余第 3 磨牙未见（见图 97 - 2）。

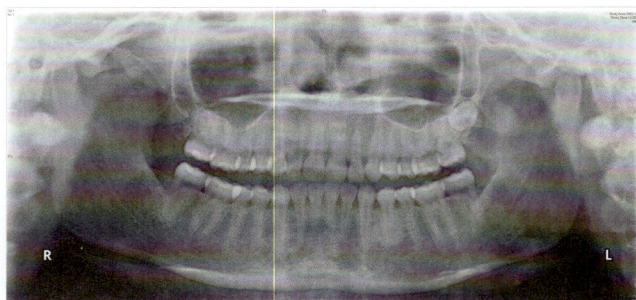

图 97 - 2 治疗前全景片

（2）头颅定位侧位片，如图 97 - 3 所示。

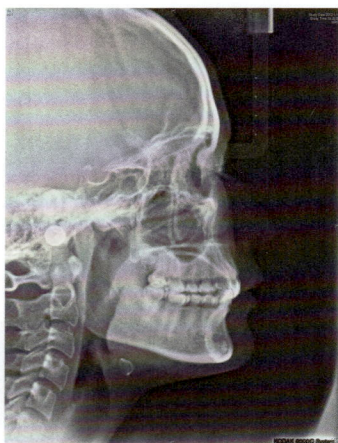

图 97 - 3 治疗前侧位定位片及头影测量数据

测量指标	均值	测量值
SNA	(82.8±4)	88
SNB	(80.1±3.9)	83
ANB	(2.7±2)	5
U1 - SN	(105±6.3)	92
FMA	(31.3±5)	20
IMPA	(93.9±6.2)	97

6. 模型分析

（1）上牙弓拥挤度：2 mm。

（2）下牙弓拥挤度：2 mm。

（3）下颌 Spee 曲度：2 mm。

二、诊治经过

1）初步诊断

骨性Ⅱ类，安氏Ⅱ类 2 分类亚类，深覆𬌗Ⅰ度，牙列拥挤，上前牙内倾。

2）书签谈话

制订方案，告知预期效果、治疗风险及注意事项。

3）治疗过程

（1）矫治器黏结。

（2）NiTi 圆丝、NiTi 方丝按顺序使用排齐整平。

（3）上颌第 1 前磨牙、第 1 磨牙间种植钉植入，远移后牙。

（4）不锈钢方丝弯制关闭曲关闭间隙。

（5）压模式保持器保持。

术中口内外相如图 97 - 4 所示；术后口内外相如图 97 - 5 所示。

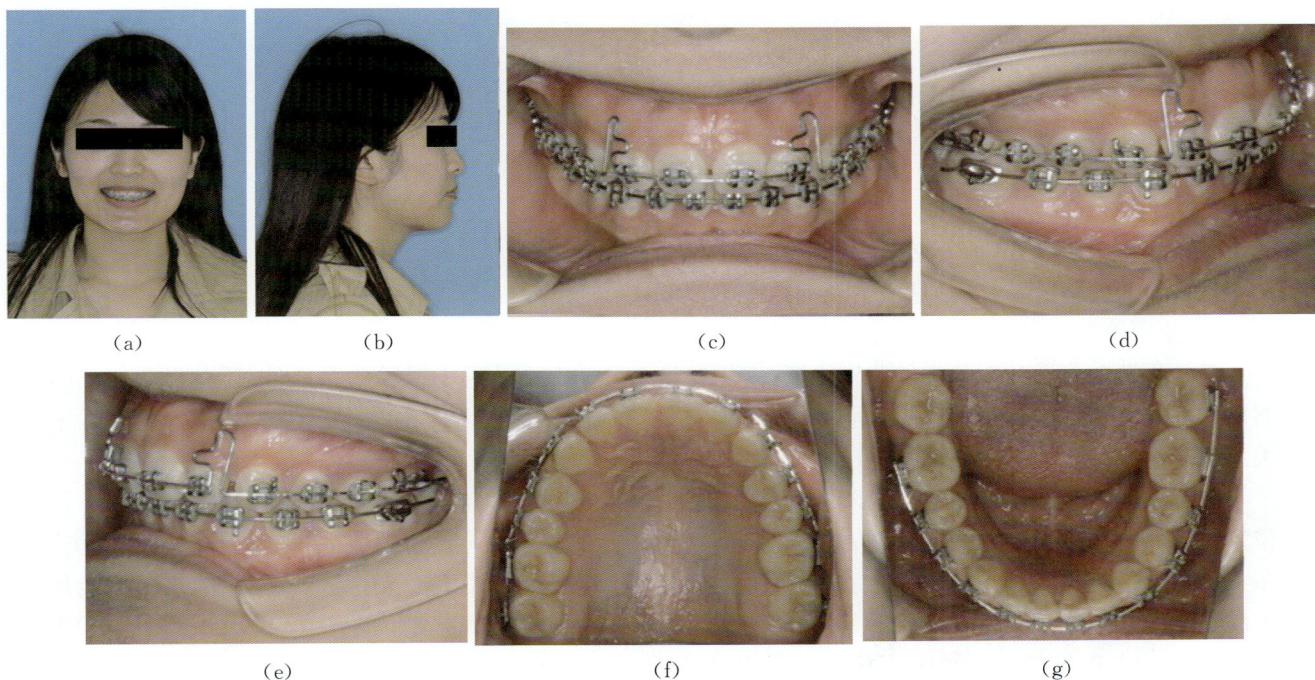

（a）　　　　　　（b）　　　　　　（c）　　　　　　（d）

（e）　　　　　　（f）　　　　　　（g）

图 97 - 4　术中口内外相
上颌：0.018×0.025 不锈钢方丝
下颌：0.017×0.025NiTi 方丝

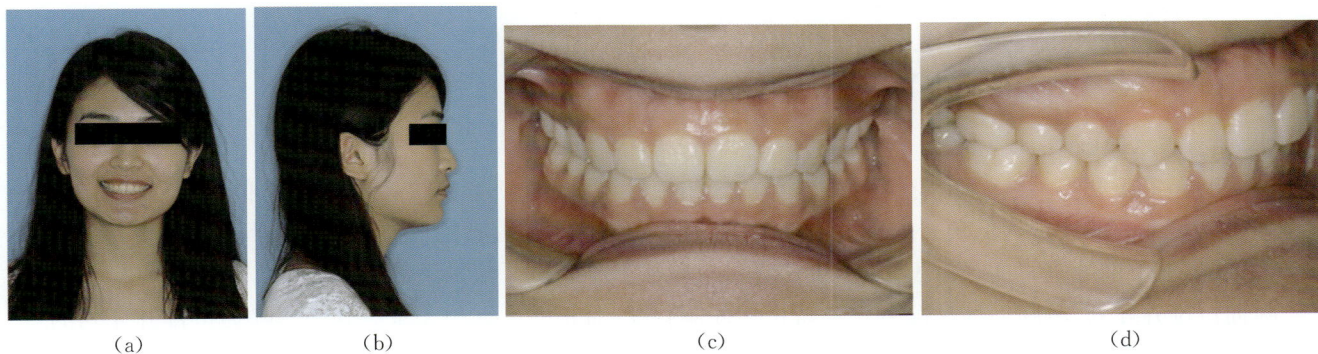

（a）　　　　　　（b）　　　　　　（c）　　　　　　（d）

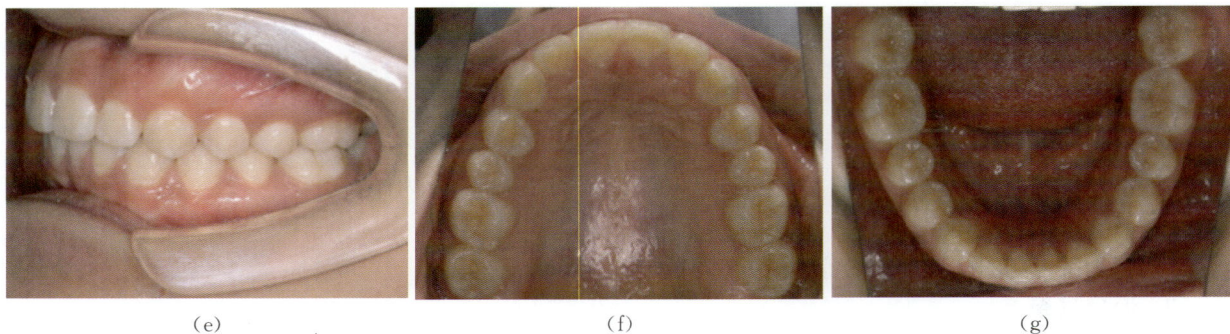

(e)   (f)   (g)

图 97-5 术后口内外相

治疗结束疗程 1 年

三、病例分析

1. 病史特点

患者成年女性，骨性及牙性Ⅱ类，深覆𬌗，上前牙内倾。

2. 诊断与诊断依据

（1）骨性Ⅱ类：头颅定位侧位片测量值显示 SNA 88，SNB 83，ANB 5。

（2）安氏Ⅱ类 2 分类亚类：左侧上下第 1 磨牙近中关系，右侧上下第 1 磨牙远中关系，上前牙内倾 U1-SN 92。

（3）深覆𬌗Ⅰ度：下前牙切端咬于上切牙中 1/3。

（4）牙列拥挤：模型测量显示上颌拥挤度为 2 mm。

3. 鉴别诊断

（1）Ⅱ类 2 分类和 1 分类的鉴别诊断：安氏Ⅱ类 1 分类在磨牙远中错𬌗关系之外，还有上颌切牙的唇向倾斜，安氏Ⅱ类 2 分类在磨牙远中错𬌗关系之外，还有上颌切牙的舌向倾斜。亚类则是一侧为远中关系，另一侧是中性关系。

（2）牙性、骨性和功能性Ⅱ类的鉴别诊断：牙性Ⅱ类多见于混合牙列后期及恒牙列期，颌骨大小及位置正常，切牙位置异常，可伴牙槽高度异常，其造成错𬌗的机制是牙齿位置或数目的异常。骨性Ⅱ类，多见于混合牙列期及恒牙列期，颌骨的大小及位置异常，ANB 角通常大于 5°，其造成错𬌗的机制可能是上颌正常下颌后缩（SNB 角减小，ANB 角增大，Go-Pg 减小）、上颌前突下颌正常（SNA 角增大，ANB 角增大，Ptm-A 增大，）上颌前突下颌后缩（以上两种特征皆有）。功能性Ⅱ类多见于乳牙列期及混合牙列期，颌骨大小正常，下颌正中关系位正常，正中𬌗位时下颌后缩，形成机制是由于异常的神经肌肉反射（或𬌗因素）造成下颌功能性后缩。

四、处理方案及基本原则

1. 基本原则

磨牙安氏Ⅱ类关系，上切牙舌倾并常伴前牙闭锁性深覆𬌗；颌骨矢状关系与安氏Ⅱ类 1 分类类似，垂直向关系一般表现为低角。安氏Ⅱ类 2 分类的切牙位置具有明显的形态学特征，严重安氏Ⅱ类骨骼不调时，上下前牙垂直向过度发育，上下切缘可以咬伤上颌腭侧牙龈及下颌唇侧牙龈。其矫治目标是解除拥挤排齐牙列、解除前牙牙龈创伤及矫正切牙倾斜度、矫正后牙远中关系。其中解除拥挤排齐牙列的方法见安氏Ⅰ类错𬌗的矫治。切牙由舌倾矫正至唇倾时,会给牙弓提供一部分间隙,同时切牙唇倾也有助于减少深覆𬌗。切牙唇倾可通过前牙唇向开展或通过方丝产生根舌向转矩来实现,后者实现的难度较大,但稳定性大于前者。后牙远中关系的矫正同安氏Ⅱ类 1 分类患者,应注意部分安氏Ⅱ类 2 分类患者的下颌在解除前牙锁结关系后,会发生前移位。

2. 处理方案

患者成年骨性Ⅱ类,牙性Ⅱ类 2 分类亚类,上下前牙轻度拥挤,上牙内倾,上中线左偏,考虑唇倾上前牙,种植钉辅助右侧上牙列远移,以恢复前牙唇倾度,排齐前牙,改善磨牙关系,纠正中线;前牙区深覆𬌗,垂直向偏低角,考虑上下切牙压低,下后牙升高来纠正覆𬌗。

五、要点与讨论

(1) 注意是否需要拔除第 3 磨牙。
(2) 注意患者的年龄,是在生长发育期还是已无生长潜力。
(3) 注意患者的垂直向特征。
(4) 考虑前牙锁结关系解除后,自发的下颌骨位置调整。

六、思考题

(1) Ⅱ类错𬌗、深覆𬌗的诊断分类有哪些?
(2) 试叙近年来Ⅱ类错𬌗的治疗进展。

七、推荐阅读文献

[1] 傅民魁. 口腔正畸学[M]. 北京:人民卫生出版社,2007.
[2] 傅民魁. 口腔正畸专科教程[M]. 北京:人民卫生出版社,2007.
[3] William R. Proffit DDS PhD. Contemporary Orthodontics [M]. 4th ed. 2006.

(冯齐平)

反　𬌗

一、病历资料

1. 主诉

前牙"地包天"3 年,牙齿不齐,要求矫治。

2. 现病史

患者男性,10 岁,前牙反咬,"地包天"3 年余,自觉牙齿不齐,影响美观,要求矫治。否认吐舌、吮指、咬上唇等不良习惯史,否认口呼吸史。

3. 既往史

患者乳牙合期有"地包天"史,未进行相关治疗。否认外伤史,否认家族史。否认系统疾病史。

4. 临床检查

(1) 正面观:面部基本对称,下颌无偏斜。

(2) 侧面观:凹面型,下唇外翻。

(3) 颞下颌关节检查:张口度、张口型正常,双侧颞下颌关节未及弹响,无压痛。口内检查:混合牙列,上颌 654c21～12c456,下颌 76E4321～67,6 近中关系,16、12、11、21、22、26 反𬌗,反覆盖浅,反覆𬌗深,下中线左偏 2 mm,上牙弓狭窄,上前牙直立,重度拥挤,15 腭侧错位,14、24 颊侧错位,下颌 3～3 重度拥挤,22 过小牙,口腔卫生良好,牙周健康。下颌可后退至切对切(见图 98-1)。

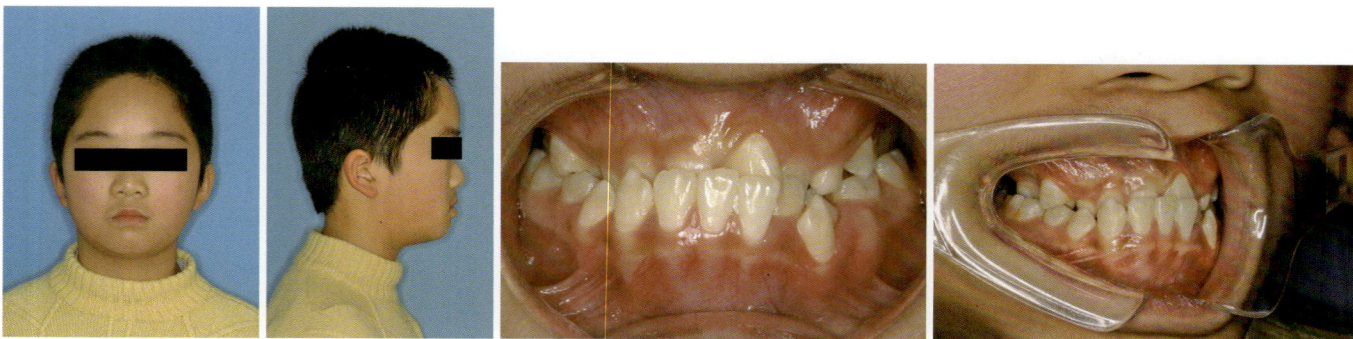

(a)　　　　　　(b)　　　　　　(c)　　　　　　(d)

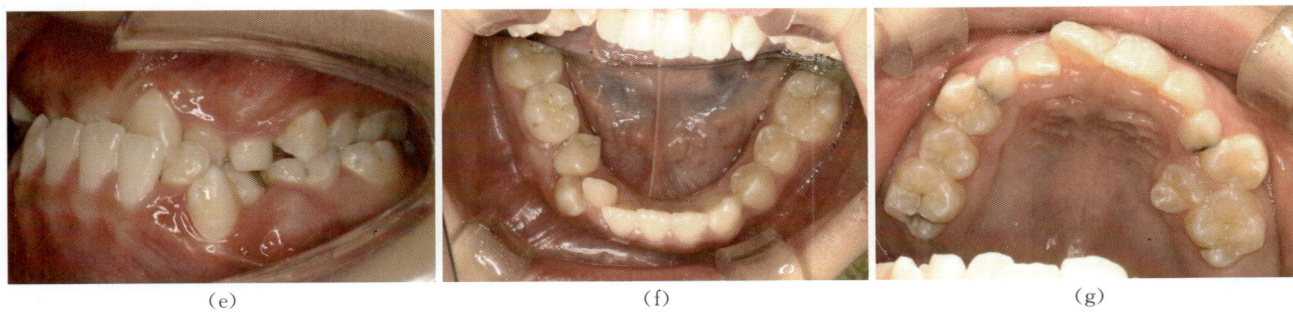

（e）　　　　　　　　　（f）　　　　　　　　　（g）

图98-1　患者初始口内口外像

5. 影像学检查

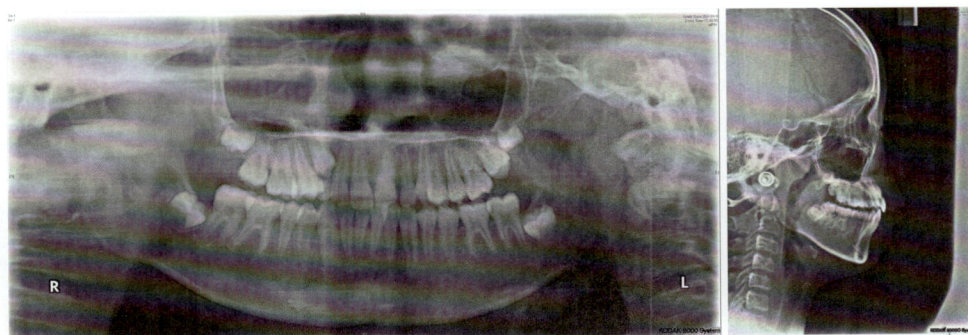

图98-2　全景片显示：37、47近中倾斜，阻生；18、28、38、48牙胚存在

图98-9　头颅定位侧位片测量

表98-1　头颅定位侧位片测量

测量指标	均值	测量值
SNA	(82.8±4)	78
SNB	(80.1±3.9)	80
ANB	(2.7±2)	−2
U1-SN	(105±6.3)	100
FMA	(31.3±5)	23
IMPA	(93.9±6.2)	85
APDI	(80.3±3.8)	95
ODI	(74.5±6)	66
AO-BO	(−0.8±2.8)	−8

6. 模型分析

（1）上牙弓拥挤度：未测量（13、23阻萌，15腭侧错位，重度拥挤）。

（2）下牙弓拥挤度：4 mm。

（3）下颌Spee曲度：4 mm。

（4）前牙Bolton比：80.3%。

（5）全牙Bolton比：92.7%。

二、诊断与诊断依据

（1）骨性Ⅲ类，上颌轻度发育不足，下颌轻度发育过度：头颅定位侧位片测量值显示 SNA 78°，SNB 80°，ANB −2°，Ao - Bo −8 mm，APDI 95°。

（2）安氏Ⅲ类：前牙反𬌗，第 1 恒磨牙近中关系。

（3）牙列拥挤：全景片显示上颌双侧尖牙阻萌，模型测量显示下颌拥挤度为 4 mm，上颌 15 腭侧错位。

（4）13、23 阻生可能。

三、矫治原则及方案设计

（1）患者骨性Ⅲ类，上颌轻度发育不足，下颌轻度发育过度，均角，头颅定位侧位片上颈椎骨龄显示患者已经处于生长高峰期，生长潜力大，且患者下颌可后退至切对切，考虑先行口外上颌前方牵引治疗，下颌适度后退，改善患者凹面侧貌。

（2）患者上颌较狭窄，且拥挤严重，考虑前牵引时配合上颌适度扩弓治疗。

（3）全景片显示患者上颌双侧尖牙牙胚位置不正，萌出间隙不足，阻生可能。如前牵引治疗后，尖牙未萌出，考虑拔牙提供间隙，牵引助萌尖牙，且因上颌右侧第 2 双尖牙完全腭侧错位，拥挤严重，拔牙矫治可能大。

（4）患者下牙列存在中度拥挤，头颅定位侧位片下切牙较直立，下唇有外翻，前牵引治疗后行固定矫治时下颌需要拔牙。

（5）患者左上侧切牙偏小，考虑矫治结束后行修复治疗。

（6）全景片显示患者 4 颗智齿均存在，矫治结束后需拍摄全景片确认是否需要拔除。

四、矫治过程及治疗结果

患者复诊及治疗结束照片如图 98 - 3、图 98 - 4 所示。

（1）上颌前方牵引。

（2）拔除 15、25、35、45。

（3）上颌黏结直丝弓固定矫治器，0.014NiTi 圆丝排齐。

（4）下颌黏结直丝弓固定矫治器，0.014NiTi 圆丝排齐。

（5）上颌开窗，牵引助萌 13。

（6）下颌更换 0.016NiTi 圆丝排齐。

（7）上颌 0.016NiTi 圆丝。

（8）下颌 0.017×0.025NiTi 方丝整平。

（9）上颌 0.017×0.025NiTi 方丝整平。

（10）上下颌 0.018×0.025ss，关闭拔牙间隙。

（11）上下颌双侧第 2 磨牙黏结，0.016NiTi 排齐。

（12）上下颌更换 0.016NiTi 圆丝精细调整。

（13）取模做保持器。

（14）保持器配戴。

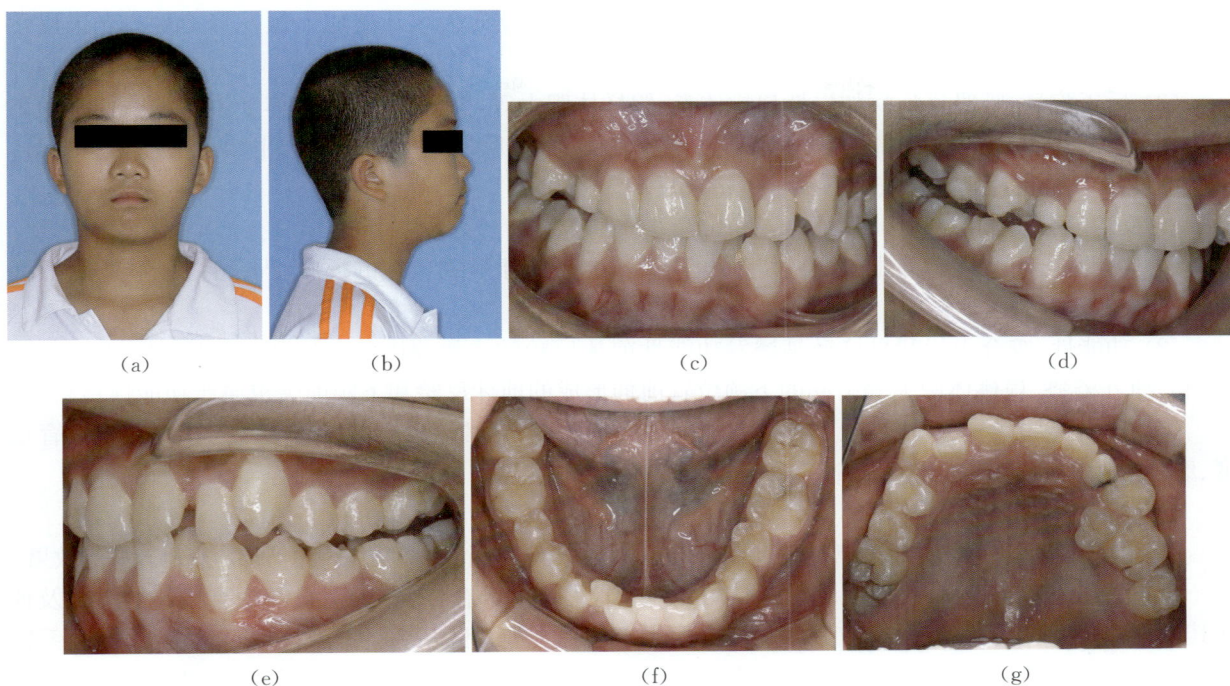

图 98-3　患者治疗中口内口外像

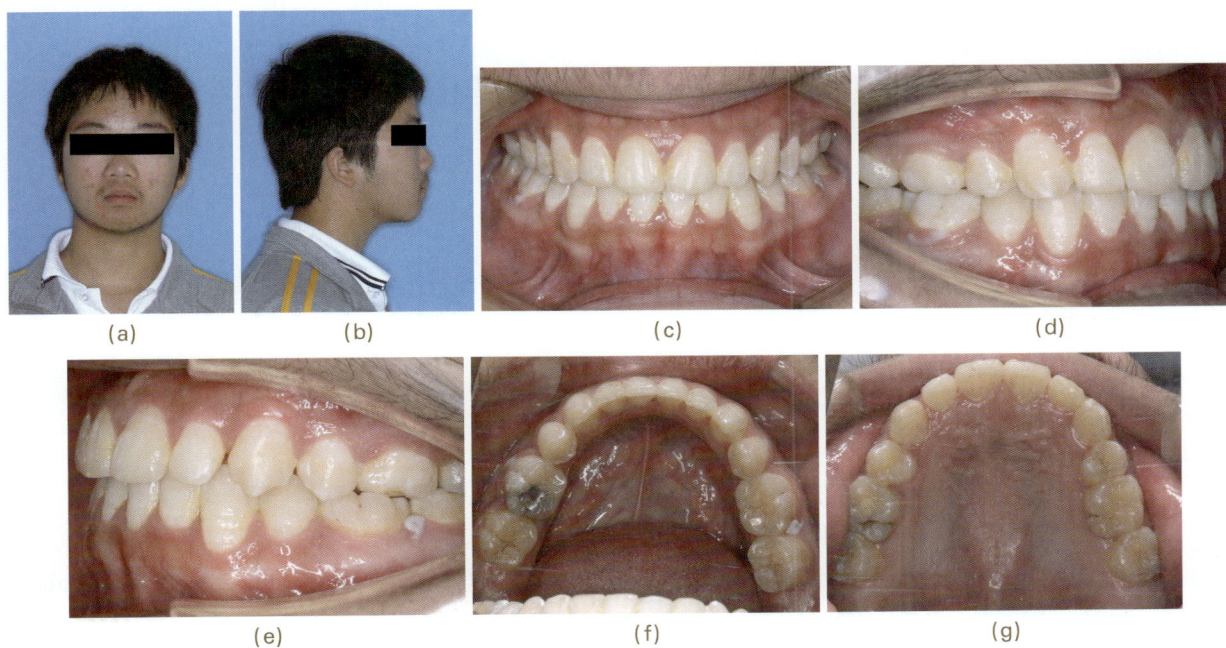

图 98-4　患者治疗结束口内口外像

五、要点与讨论

1. 反𬌗的病因

（1）遗传因素：反𬌗有明显的家族倾向，其是一种多基因遗传病，受环境因素和遗传因素两方面影响。

（2）先天性疾病：先天性唇腭裂常表现为反𬌗畸形。上颌先天缺牙造成上颌发育不足。先天巨舌可造成下颌发育过度。

（3）后天疾病：呼吸道疾病如慢性扁桃体炎、腺样体肥大等，为保持通气，舌体会不自觉前伸带动下颌前伸，形成反𬌗、开𬌗。局部的替牙障碍也可造成反𬌗，如后牙龋损严重无法咀嚼迫使前伸下颌等。口腔不良习惯如吐舌、吮指、咬上唇等也可造成反𬌗。

2. 反𬌗的分类

（1）牙源性：由于牙齿萌出、替换过程中的障碍，上下前牙形成单纯的反𬌗，即牙性反𬌗，颌骨颜面正常。

（2）功能性：咬合干扰和早接触是诱发功能性前牙反𬌗的主要原因。此外，由于口腔不良习惯、不正确的哺乳姿势、扁桃体肥大等引起的下颌位置前伸形成的前牙反𬌗和下颌前突也属于功能性错𬌗。

（3）骨骼型：由于上下颌骨生长不均衡造成的颌间关系异常。表现为上颌发育不足、下颌发育过度、磨牙近中关系、前牙反𬌗。下颌后退困难。

3. 反𬌗的治疗

（1）乳牙期：牙性和功能性较常见，矫治年龄在3～5岁，活动矫治器和功能矫治器都能获得较好的效果。

（2）混合牙列期：此阶段的反𬌗通常是功能性和骨骼型的混合，需要区别患者现有错𬌗的类型及评估其发展趋势。此阶段的反𬌗治疗复杂多变，但无论何种类型，都需要尽可能解决前牙反𬌗锁结关系以利于上下颌骨正常生长，防止骨性反𬌗的发展。区分反𬌗是上颌问题还是下颌问题对治疗有指引作用，上颌发育不足多进行前方牵引，有些可配合扩弓治疗，下颌发育过度则较难控制。

（3）恒牙列早期：此期或多或少都伴有骨性问题，对于上颌发育不足且骨龄仍处于生长高峰的患者上颌前方牵引依然可行。另外通过牙齿代偿进行掩饰治疗。

（4）恒牙列晚期及成人：反𬌗程度不严重的通过牙齿代偿进行掩饰治疗。对于骨性问题严重的患者需要进行正颌手术。

六、思考题

（1）Ⅲ类错𬌗的诊断分类有哪些？
（2）试叙Ⅲ类错𬌗的治疗原则。

七、推荐阅读文献

［1］傅民魁. 口腔正畸学. ［M］. 北京：人民卫生出版社，2007.

［2］傅民魁. 口腔正畸专科教程［M］. 北京：人民卫生出版社，2007.

［3］Proffit WR，Fields HW，Sarver DM. Contemporary Orthodontics ［M］. 4th ed. St. Louis：Mosby，2007.

［4］Graber TM，Vanarsdall RL，Vig KWL. Orthodontics：Current Principles & Techniques ［M］. 4th ed. St. Louis：Mosby，2005.

［5］Erdinc AE，Nanda RS，Isiksal E. Relapse of anterior crowding in patients treated with extraction and nonextraction of premolars ［J］. Am J Orthod Dentofacial Orthop，2006，129(6)：775 - 784.

［6］Khambay B. postgraduate students in O. Effectiveness of 3 methods of anchorage reinforcement ［J］. Am J Orthod Dentofacial Orthop，2015，147(4)：420 - 421.

（冯齐平）

案例 *99*
开 殆

一、病历资料

1. 主诉

替牙后上下牙前突,咬合困难,要求矫治。

2. 现病史

患者女性,17 岁,上下牙前突,前牙无法紧咬,要求矫治。有吐舌习惯。

3. 既往史

患者乳牙合期咬合良好。否认外伤史,否认家族史。

4. 临床检查

(1) 正面观:面部左右对称,垂直比例协调,口唇闭合紧张,微笑时露齿可。

(2) 侧面观:上下唇前突,鼻唇角锐,颏唇沟浅,颏部发育欠佳。

(3) 张口度、张口型正常,双侧颞下颌关节未及弹响,无压痛。

(4) 口内:恒牙列,上颌 8～8,下颌右侧 8～31,右下侧切牙缺失,下颌左侧 1～8;上下第 1 磨牙近中关系;前牙开殆 1 mm,覆盖浅;上中线与面中线基本一致,下中线右偏约 4 mm;上前牙唇倾、拥挤,下颌 3～3 无拥挤。无龋齿,口腔卫生良好,牙周健康(见图 99 - 1)。

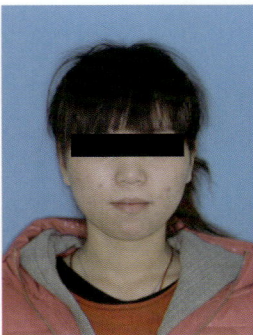 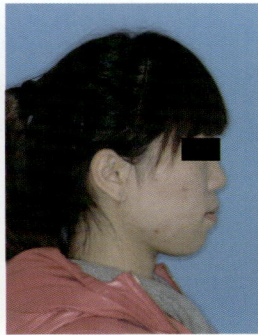 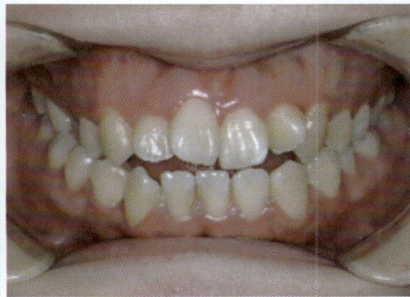 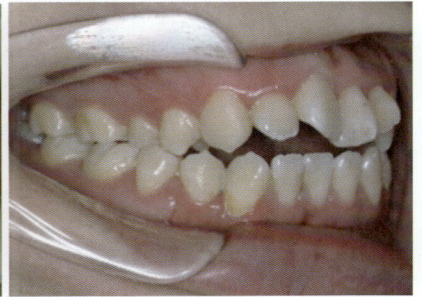

(a)   (b)   (c)   (d)

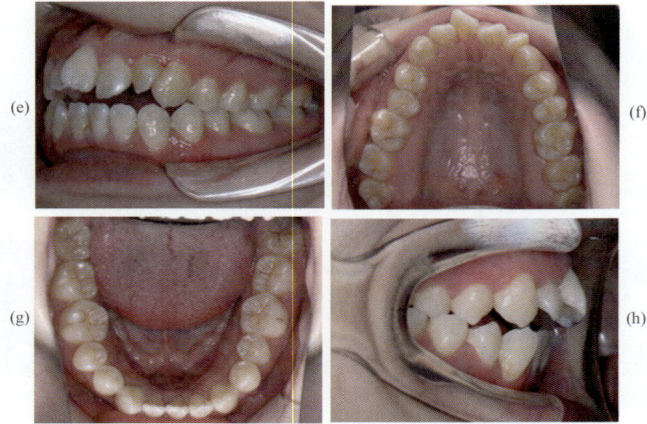

图 99 - 1　治疗前口内外照片

5. 影像学检查

全景片:未见右下侧切牙(见图 99 - 2)。

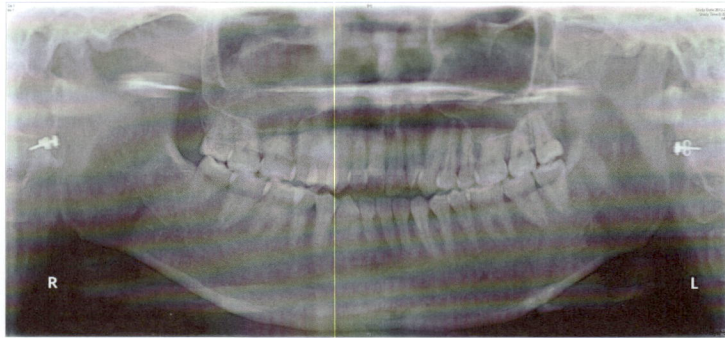

图 99 - 2　治疗前全景片

头颅定位侧位片如图 99 - 3 所示。

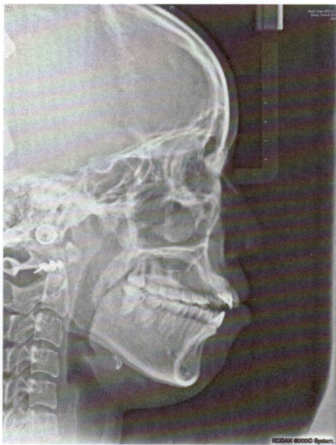

图 99 - 3　治疗前侧位定位片及头
影测量数据

测量指标	均值	测量值
SNA	(82.8±4)	80.5
SNB	(80.1±3.9)	78
ANB	(2.7±2)	2.5
U1 - SN	(105±6.3)	111
FMA	(31.3±5)	29.5
IMPA	(93.9±6.2)	113

6. 模型分析

(1)上牙弓拥挤度:4 mm。

（2）下牙弓拥挤度：0 mm。

（3）下颌 Spee 曲度：0 mm。

二、诊治经过

1. 初步诊断

骨性 I 类，安氏 III 类，开拾，牙列拥挤，上下牙前突，右下侧切牙先天缺失。

2. 术前谈话

制订方案，告知预期效果、治疗风险及注意事项。

3. 治疗过程

（1）取模制作 TPA。

（2）拔除上下左右第 2 前磨牙。

（3）TPA 初戴，MBT 单晶矫治器黏结。

（4）NiTi 圆丝、NiTi 方丝按顺序使用排齐整平，不锈钢方丝关闭间隙。

（5）上颌第 1、第 2 磨牙间种植钉植入，压低后牙。

（6）压模式保持器保持。

术中口内外相如图 99-4～图 99-5 所示；术后口内外相如图 99-6 所示。

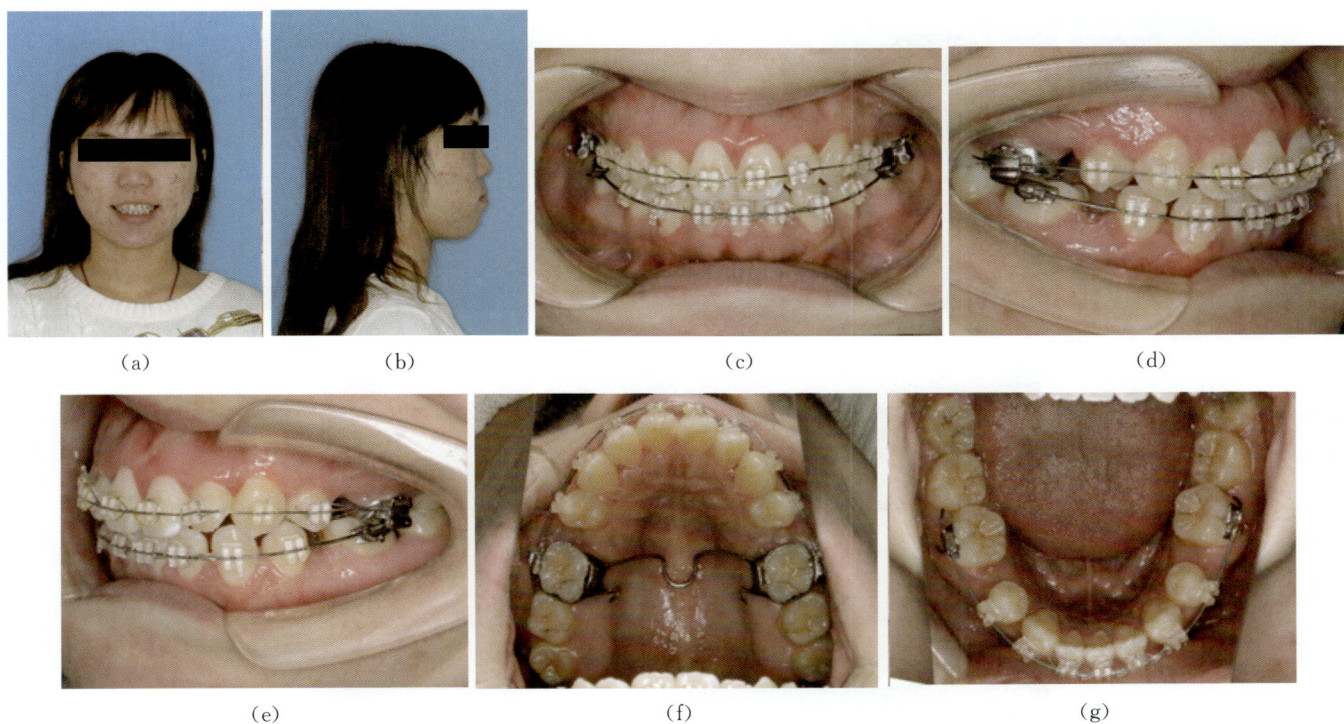

（a）　　　　（b）　　　　（c）　　　　（d）

（e）　　　　（f）　　　　（g）

图 99-4　术中口内外相

上颌：0.012NiTi 圆丝；下颌：0.016＊.022NiTi 方丝

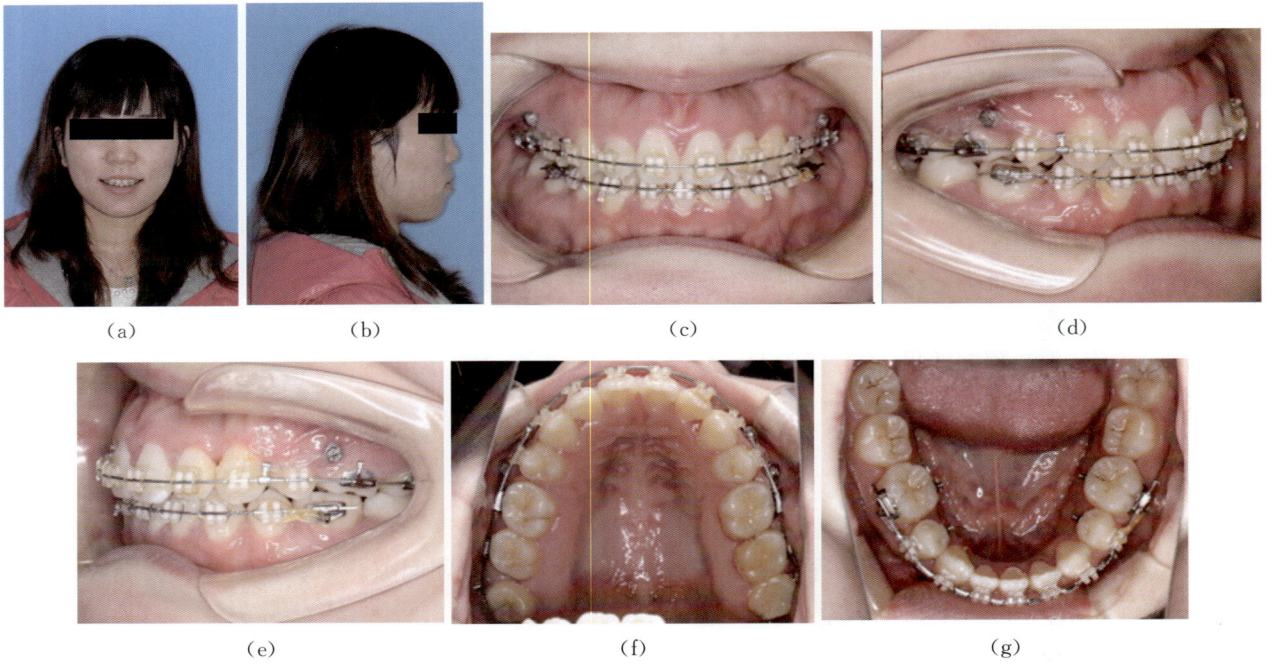

（a） （b） （c） （d）

（e） （f） （g）

图 99-5 术中口内外相
上颌:0.018×0.025 不锈钢方丝;下颌:0.018×0.025 不锈钢方丝

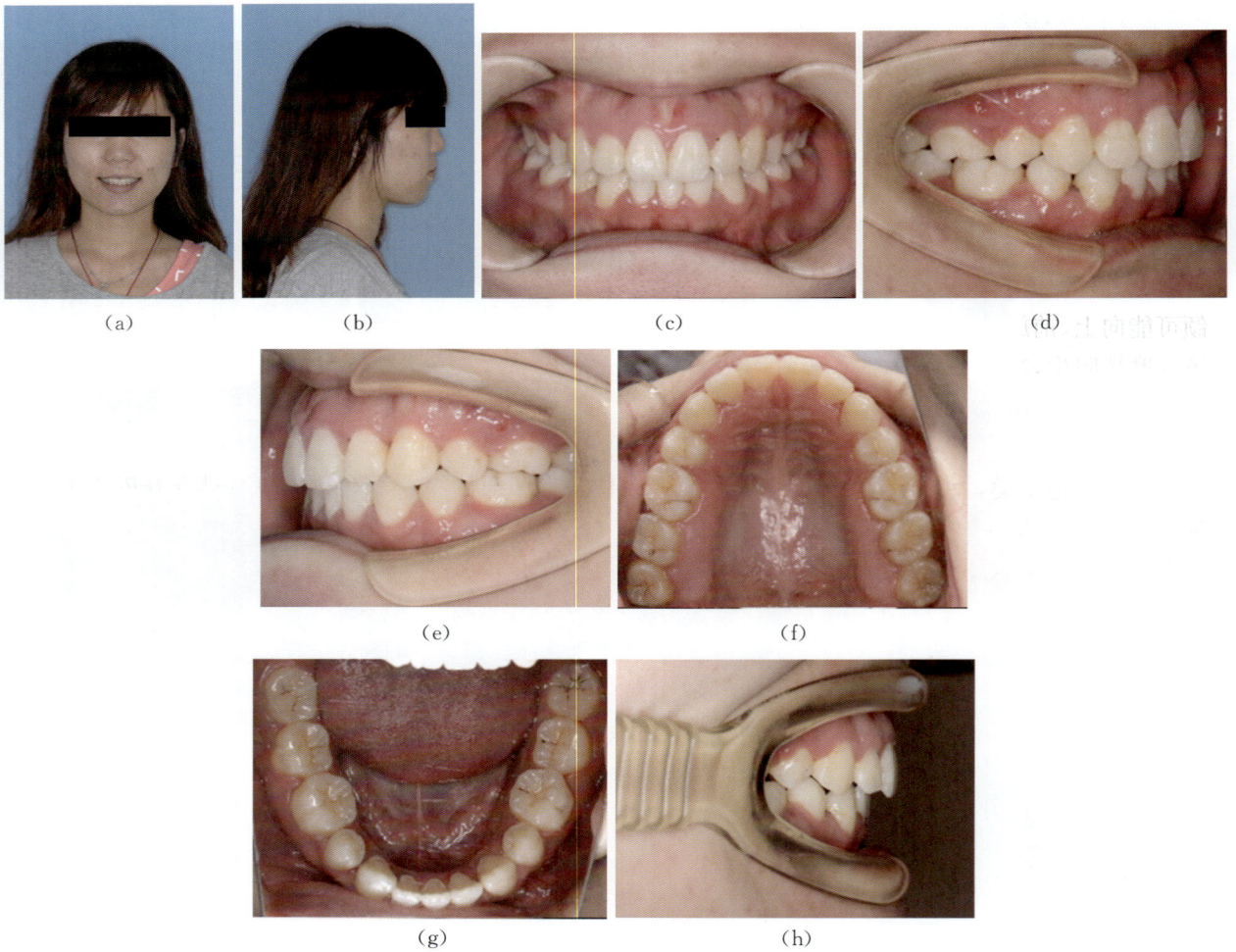

（a） （b） （c） （d）

（e） （f）

（g） （h）

图 99-6 术后口内外相

三、病例分析

1. 病史特点

患者成年女性，牙性开殆，高角，前突。

2. 诊断与诊断依据

(1) 骨性 I 类：头颅定位侧位片测量值显示 SNA 80.5，SNB 78，ANB 2.5。

(2) 安氏 Ⅲ 类：第 1 恒磨牙近中关系。

(3) 开殆：前牙区开殆 1 mm。

(4) 牙列拥挤：模型测量显示上颌拥挤度为 4 mm。

(5) 上下牙前突：头颅定位侧位片显示 U1 - SN 111，IMPA 113。

3. 鉴别诊断

(1) 牙性开殆与骨性开殆的鉴别诊断：牙性开殆主要为牙及牙槽的问题，即前牙萌出不足，前牙牙槽发育不足和(或)后牙萌出过长、后牙牙槽发育过度，面部无明显畸形，颌骨发育基本正常。骨性开殆患者除牙及牙槽的问题外，主要表现为下颌骨发育异常，下颌支短、下颌角大、角前切迹深、下颌平面陡、下颌平面角大，PP/OP/MP 三平面离散度大，下颌呈顺时针旋转生长型，面下 1/3 过长，严重者呈长面综合征表现，可能伴有上、下前牙及牙槽骨的代偿性增长。

(2) 安氏 Ⅲ 类和 I 类的鉴别诊断：患者牙齿安氏 Ⅲ 类关系，骨骼安氏 I 类关系，鉴于下前牙数目的减少，可以明确牙齿的安氏 Ⅲ 类关系是由于下磨牙近中移动造成的，并非真性安氏 Ⅲ 类的骨骼型。

四、处理方案及基本原则

1. 基本原则

牙性开殆一般用固定矫治器矫治，如伴有前牙前突、拥挤的患者，可采用拔牙矫治法，可选择拔除牙弓中、后段的牙，如拔除 4 个第 2 前磨牙或 4 个第 1 前磨牙让后牙前移，后牙向前移后殆间距离降低，下颌可能向上、前旋转，同时上前牙向后、下移动可减少前牙的开殆度；此外还应注意破除不良习惯。如为第 3 磨牙阻生，其萌出力使第 2 磨牙抬高形成全口多数牙开殆时，应即时拔除阻生的第 3 磨牙并压入第 2 磨牙使之回到正常位置，同时应加强咀嚼肌的肌力训练以矫治开殆。

2. 处理方案

患者骨性 I 类，上前牙区拥挤，上下牙前突，改善患者凹面侧貌，考虑减数治疗，排齐并内收上下前牙；前牙区开殆，垂直向偏高角，设计 TPA(横腭杆)，配合种植支抗压低后牙，纠正开殆；患者有吐舌习惯，在治疗前、中、后需配合舌习惯训练。

五、要点与讨论

(1) 注意是否有不良习惯。

(2) 注意患者的年龄，是在生长发育期还是已无生长潜力。

(3) 注意是否有骨性开殆特征。

(4) 注意是否需要拔除第 3 磨牙。

六、思考题

（1）开𬌗的诊断分类有哪些？
（2）试叙现代正畸学对于开𬌗的治疗原则

七、推荐阅读文献

［1］傅民魁.口腔正畸学［M］.北京：人民卫生出版社，2007.
［2］傅民魁.口腔正畸专科教程［M］.北京：人民卫生出版社，2007.
［3］William R. Proffit DDS PhD. Contemporary Orthodontics ［M］. 4th Edition. 2006.

（冯齐平）

舌黏膜红白斑

一、病历资料

1. 主诉

右舌缘肿物伴疼痛不适 4 月余。

2. 现病史

患者,男性,77 岁,4 月余前发现右舌缘不适,于我院口腔黏膜科就诊,予以口服药物,保守治疗,局部反复糜烂,未见明显好转。近日来发现右舌缘出现一直径约 1.0 cm 的肿物,遂行切取活检,病理结果示"右舌缘"黏膜表面上皮中-重度异常增生,遂收入院手术治疗。

患者本次发病来精神睡眠可,胃纳可,大小便如常,体重无明显减轻。

3. 既往史

既往无口腔黏膜病史。有高血压病史 10 年,心脏支架、起搏器留置中,口服非洛地平(波依定)5 mg qd、单硝酸异山梨酯(欣康)40 mg qd、美托洛尔 47.5 mg qd,控制可。甲状腺囊肿术后 50 年。吸烟 50 年,平均 15 支/天,戒烟 1 年;饮酒 50 年,平均 150 ml/d。

4. 临床检查

患者神志清楚,表情正常,自主体位,配合检查。T 36.5℃,P 76 次/min,R 21 次/min,BP 114 mmHg/60 mmHg(右上臂)。

殆面部对称,张口度 3 指,张口型正常,咬合关系基本正常。右舌缘可见一直径约 1.0 cm 的肿物,表面充血,质地中等,不活动,与周围组织界限尚清。双侧鼻唇沟对称,眼裂对称,闭眼正常,双侧额纹对称,口唇无畸形,口角无歪斜。牙列右下 5、6 缺失,右下 7 龋齿,上颌部分牙缺失。伸舌居中,舌体无麻木。下唇无麻木。双侧颌下区、颈部未及明显肿大淋巴结。

5. 实验室检查

我院病理活检结果示:"右舌缘"黏膜表面上皮中-重度异常增生。

二、临床诊断与诊断依据

1. 临床诊断

右舌缘肿物(上皮异常增生,癌变?)。

2. 诊断依据

4 月余前发现右舌缘不适,于我院口腔黏膜科就诊,予以口服药物保守治疗。4 月来局部反复糜烂,未见明显好转。近日来发现右舌缘一直径约 1.0 cm 的肿物,遂行切取活检示:"右舌缘"黏膜表面上皮中-重度异常增生。既往无口腔黏膜病史,有高血压病史 10 年,心脏支架、起搏器留置中,吸烟、饮酒 50 年。专科检查:右舌缘可见一直径约 1.0 cm 的肿物,表面充血,质地中等,不活动,与周围组织界限尚。双侧鼻唇沟对称,眼裂对称,闭眼正常,双侧额纹对称,口唇无畸形,口角无歪斜。伸舌居中,舌体无麻木。下唇无麻木。双侧颌下区、颈部未及明显肿大。

三、病理诊断与诊断依据

1. 病理诊断

"右舌缘"黏膜病变符合红白斑,伴局部上皮中-重度异常增生,请临床注意随访。

送检切缘:"前、后、上、下、底"均阴性(一)。

2. 诊断依据

大体检查:见一组织约 3 cm×2.3 cm×1.5 cm,表面为灰白黏膜,下方为灰黄肌肉组织,切面未见明显肿块。

镜下描述:送检组织表面为黏膜鳞状上皮,下方为固有层纤维结缔组织及黏膜下层小唾液腺、肌肉组织(见图 100-1)。黏膜鳞状上皮表面过角化,局部增生,局部萎缩,固有层散在浆细胞及淋巴细胞浸润(见图 100-2)。上皮增生处基底层完整,萎缩处结构紊乱,细胞具不典型性,累及至上皮的近表面 1/3(见图 100-3)。送检切缘均未见上皮的结构紊乱及细胞的不典型性。

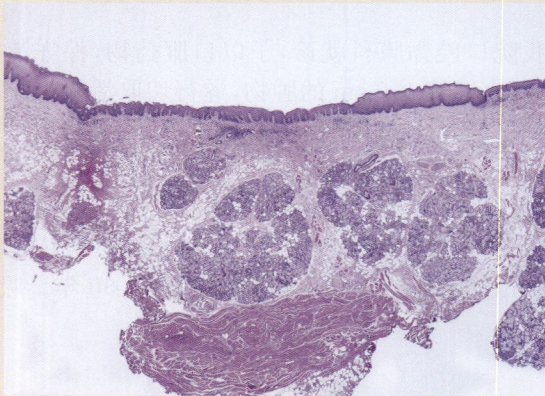

图 100-1 黏膜红白斑(HE×20)

表面为黏膜上皮,下方为固有层结缔组织,再下方为黏膜下层小唾液腺及肌肉组织

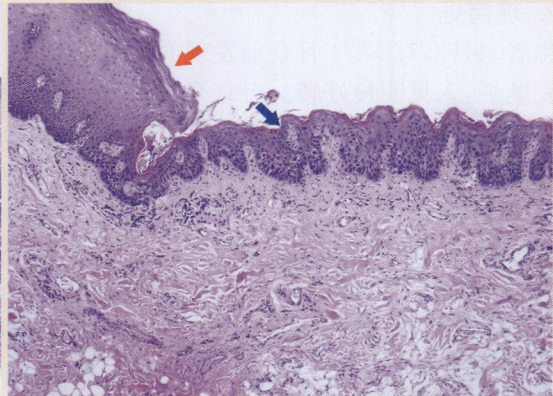

图 100-2 黏膜红白斑(HE×100)

红色箭头-上皮增生,蓝色箭头-上皮萎缩

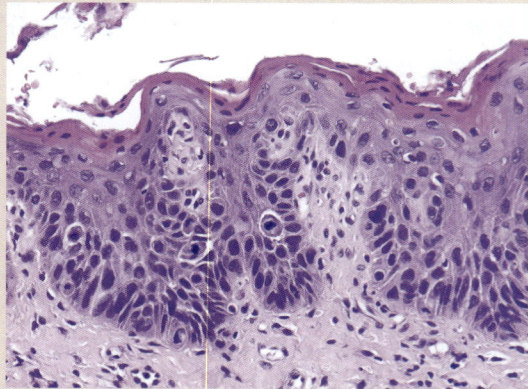

图 100-3 黏膜红白斑(HE×400)

上皮萎缩处结构的紊乱和细胞的不典型性累及上皮近表面 1/3

四、病理鉴别诊断

对本病的诊断应慎重。白斑临床上应排除其他原因所致的黏膜白色斑块病理上要排除由其他病变所致的黏膜上皮增生、过角化。

（1）白色水肿：好发于颊黏膜，呈白色斑块，与白斑相似，但质地柔软，镜下上皮细胞内水肿，空泡性变，胞核固缩，无上皮异常增生或癌变（见图 100 - 4）。

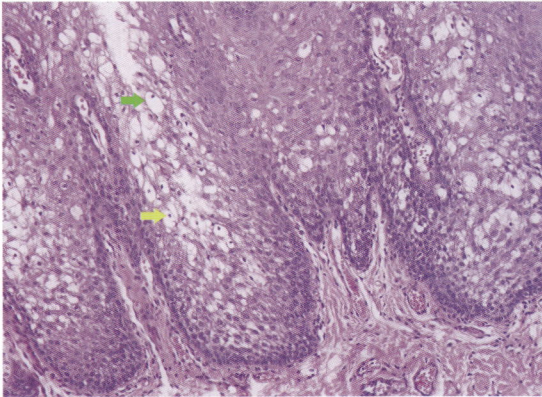

图 100 - 4　白色水肿（HE×200）

绿色箭头-棘细胞空泡性变，黄色箭头-胞核固缩

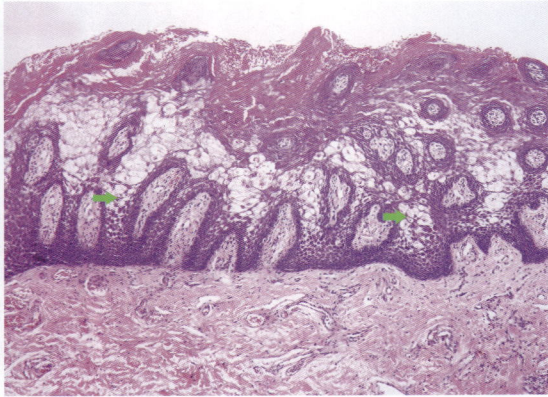

图 100 - 5　白色海绵状斑痣（HE×100）

绿色箭头-棘细胞增大、增多、空泡性变

（2）白色海绵状斑痣：本病少见，为遗传性疾病，好发于颊、口底及舌腹，从婴幼儿期即可出现，黏膜呈珍珠白色，质地柔软，镜下棘层可增生，空泡性变，但无上皮异常增生或癌变（见图 100 - 5）。

（3）慢性盘状红斑狼疮：黏膜上皮过度正角化或不全角化，伴角质栓形成，颗粒层明显，上皮萎缩，棘层变薄，但上皮钉突可增生，基底层细胞液化变性，可有上皮下疱形成，基底膜增厚，固有层及黏膜下层内血管扩张，淋巴细胞浸润（见图 100 - 6），病损有发生癌变的报道，主要发生于唇红。

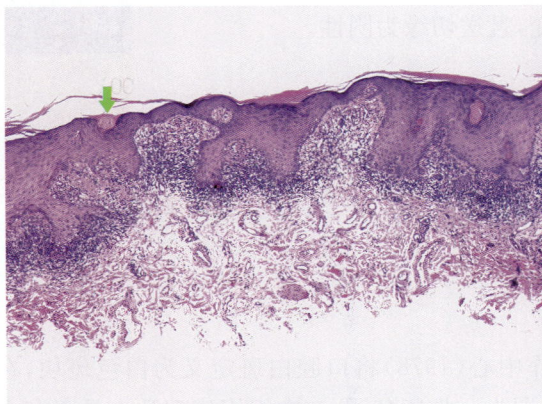

图 100 - 6　慢性盘状红斑狼疮（HE×100）

绿色箭头-角质栓

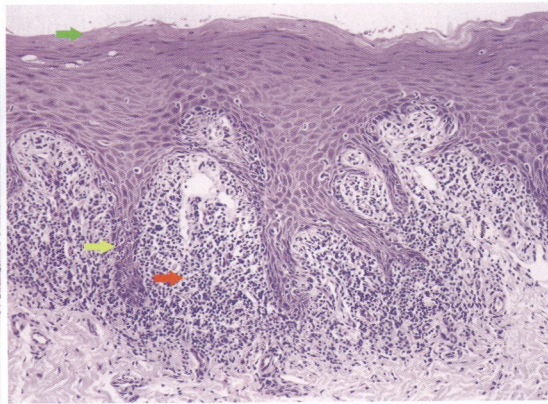

图 100 - 7　扁平苔藓（HE×200）

绿色箭头-过角化，黄色箭头-上皮钉突锯齿状增生，红色箭头-固有层淋巴细胞带状浸润

（4）扁平苔藓：好发于颊、舌、唇等处，发生于颊黏膜者常呈对称性分布，为灰白色斑块或条纹，比白斑色浅，镜下，上皮钉突可呈锯齿状，基底细胞空泡性变及液化，有时可形成上皮下疱，固有层内密集的淋巴细胞带状浸润（见图 100 - 7）。

(5) 念珠菌病：尤其是慢性增生型，呈硬而白的斑块，可存在数年，但镜下念珠菌病由于有念珠菌的侵入，角化层或上皮的外 1/3 处可见淡染的孢子或菌丝侵入，并伴有中性粒细胞微脓肿形成（见图 100 - 8）。

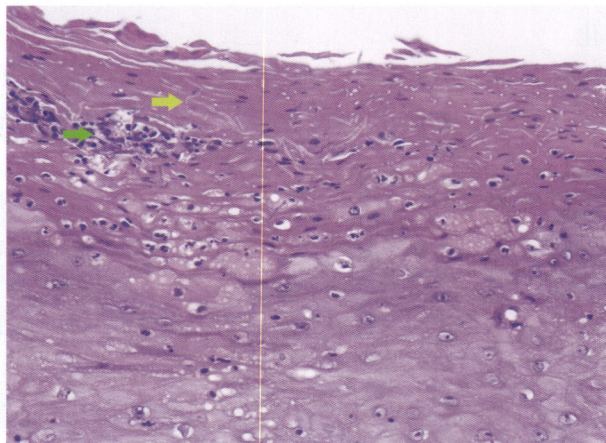

图 100 - 8　念珠菌病(HE×400)

绿色箭头-上皮内微脓肿，黄色箭头-菌丝

口腔黏膜红斑需与其他红色病变如萎缩性念珠菌病、扁平苔藓及 Kaposi 肉瘤、接触性变态反应、血管畸形、银屑病等鉴别。通过详尽的临床病史及病理活检可加以区分。

五、处理方案及基本原则

（1）完善术前检查，如三大常规、PT＋APTT、TRUST＋HIV、乙肝二对半＋抗丙型肝炎病毒（HCV）、肝肾功能、心电图、胸片等，明确排除手术禁忌。

（2）择期行"右舌缘肿物扩大切除术＋邻近组织瓣修复术＋残根残冠拔除术"。

（3）术中应送冷冻切片病理学检查排除局部癌变，且送切缘为阴性。

（4）术后行抗炎对症治疗，注意口腔清洁卫生。

（5）术后应行长期随访：两年内每 3 个月复诊，两年后每半年复诊。

（6）嘱患者戒烟酒嗜好。

六、要点与讨论

1. 定义

（1）白斑（leukoplakia）：WHO 口腔癌前病变合作中心（1978）将口腔白斑定义为白色斑块，在临床和病理上均不能诊断为其他疾病者，并且说明这一名词为一临床名词，与在组织病理学上是否存在上皮异常增生无关。根据这一定义，本病的诊断并不完全依赖于特征性的表现，而是需要排除其他口腔白色斑块，如扁平苔藓、咬颊症、摩擦性角化症、烟草性角化症、尼古丁性口炎、白色水肿和白色海绵状斑痣等。

（2）红斑（erythroplakia/erythroplasia）：红斑是指黏膜上的鲜红色、天鹅绒样斑块，在临床和病理上都不能被诊断为其他疾病者。因此，红斑不包括口腔黏膜炎、念珠菌病等炎症性红色病损，而是指有明显的上皮异常增生、原位癌或浸润性鳞状细胞癌的红色斑块。

（3）红白斑（erythroleukoplakia）：白斑不同的病损或病损的不同时期可以有不同的临床表现,1983年在瑞典马尔默（Malmö）召开的国际白斑研讨会上,建议在临床上将白斑分类为均质型白斑（即单纯性白斑）和非均质型白斑。一般认为,非均质型白斑较均质型白斑癌变的风险更高,根据病变表现,又可将其分为间杂型白斑、结节性白斑和疣状白斑,其中间杂型即白色病变中包含红斑样成分,也可称为红白斑,或糜烂性白斑,但一般将其归为红斑,以引起临床医师及患者的重视。

（4）癌前病变（precancerous lesions）：根据 WHO（2005）的定义,口腔黏膜的癌前病变是指有可能演变成鳞状细胞癌的上皮病变,在临床上主要表现为白斑、红斑或红白斑,在组织病理学上则表现为上皮异常增生及原位癌。

2. 组织病理学

（1）上皮异常增生及原位癌：上皮异常增生是指上皮组织结构紊乱合并细胞非典型性。组织结构紊乱表现为：①上皮层次紊乱；②上皮钉突呈水滴状；③基底细胞极性消失并出现一层以上基底样细胞；④核分裂数增加；⑤可出现上皮浅层的核分裂相或异常的核分裂相；⑥棘细胞层中出现错角化；⑦细胞联系松散（见图 100 - 9）。细胞非典型性表现为：①细胞的多形性及大小异常；②细胞核的多形性及大小异常,核增大及核浆比例增大,核浓染（见图 100 - 10a）,核仁增大且明显（见图 100 - 10b）。

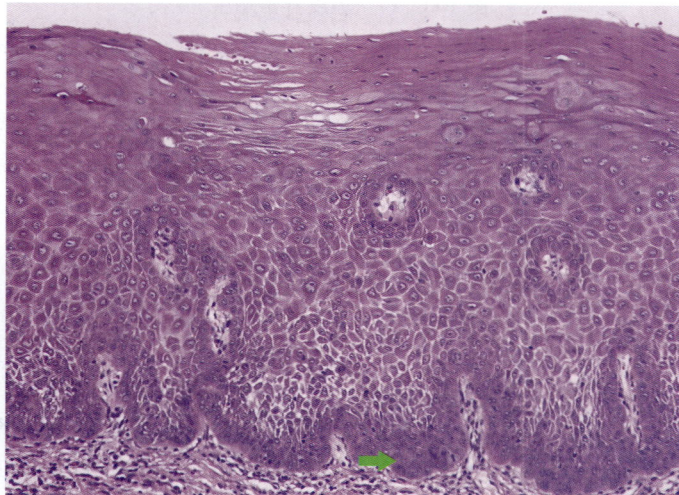

图 100 - 9　黏膜上皮异常增生-组织结构紊乱（HE×200）

绿色箭头-基底层细胞极性消失,出现一层以上基底样细胞

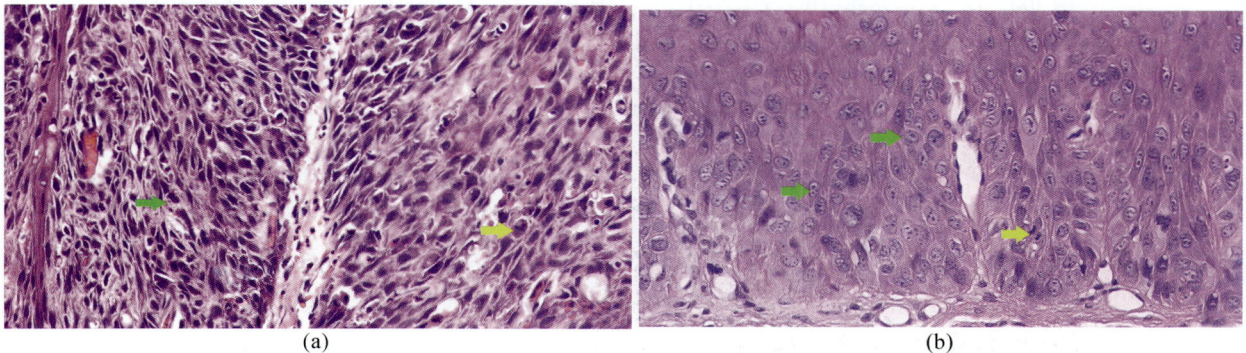

(a)　　　　　　　　　　　　　　　　　　(b)

图 100 - 10　黏膜上皮异常增生-细胞非典型性（HE×400）

（a）绿色箭头-细胞非典型性,黄色箭头-核分裂；（b）绿色箭头-细胞核大,核仁明显,黄色箭头-核分裂

同时，WHO(2005)按上皮异常增生出现的深度，将其分为：①轻度异常增生：组织结构紊乱局限于上皮下 1/3，伴轻度细胞的非典型性(见图 100-11a)；②中度异常增生：组织结构紊乱延伸至上皮中 1/3，伴细胞的非典型性(见图 100-11b)；③重度异常增生：组织结构紊乱超过上皮下 2/3，伴细胞非典型性(见图 100-11c)；④原位癌：是指全层或几乎全层上皮组织结构紊乱，伴明显的细胞非典型性(见图 100-11 d)，即指上皮出现恶变但尚未浸润。

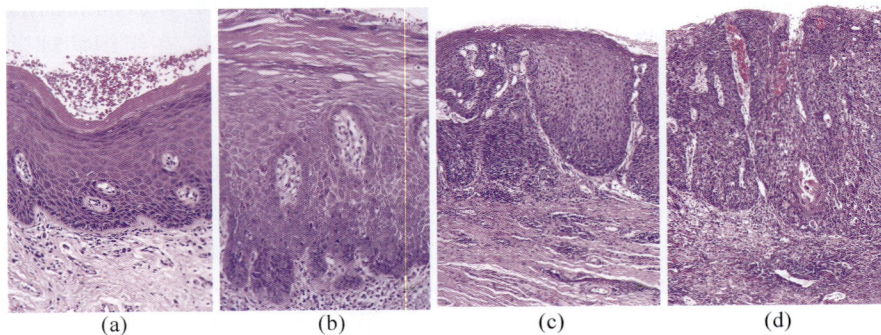

图 100-11 上皮异常增生

(a) 轻度(HE×200)；(b) 中度(HE×200)；(c) 重度(HE×100)；(d) 原位癌(HE×200)

(2) 白斑：黏膜白斑特征性的镜下表现为：黏膜上皮表层过度正角化/过度不全角化；过度正角化者粒层明显，约 4~5 层细胞厚；棘层增厚；基底层排列整齐；固有层内含有少量慢性炎症细胞；黏膜下层及肌层基本正常(见图 100-12)。

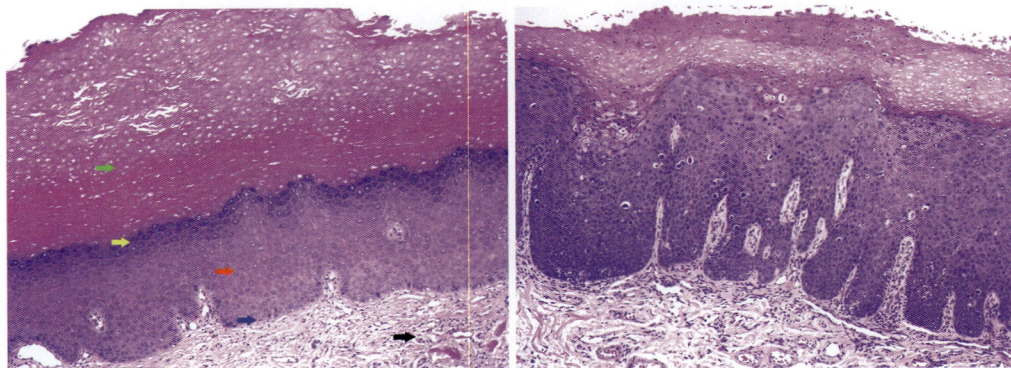

图 100-12 口腔黏膜白斑(HE×200)

绿色箭头-过度正角化，黄色箭头-粒层明显，红色箭头-棘层增生，蓝色箭头-基底层排列整齐，黑色箭头-固有层少量炎症细胞

图 100-13 口腔黏膜白斑-中度异常增生(HE×200)

大多数白斑病损活检时表现为单纯性上皮增生，无异常增生，无细胞的非典型性，属良性病变(见图 100-12)，5%~25%的病例可表现为不同程度的上皮异常增生(见图 100-13)。

从不同的研究所得的统计数据来看，白斑的癌变率有很大不同，从 0.3%~18%不等。多数研究表明白斑发生的部位与癌变有重要关系，舌缘、口底、舌腹、下牙槽舌侧黏膜是癌变高度危险区，经随访，癌变率高达 25%以上(见图 100-14)。

(3) 红斑：红斑病损处黏膜鳞状上皮表面一般缺乏角化(本例呈不全角化)，上皮萎缩，如伴有白斑，局部也可增生，上皮钉突可伸长，几乎所有的病损在组织病理学上表现为上皮异常增生、原位癌或早期浸润性鳞状细胞癌(见图 100-15)。

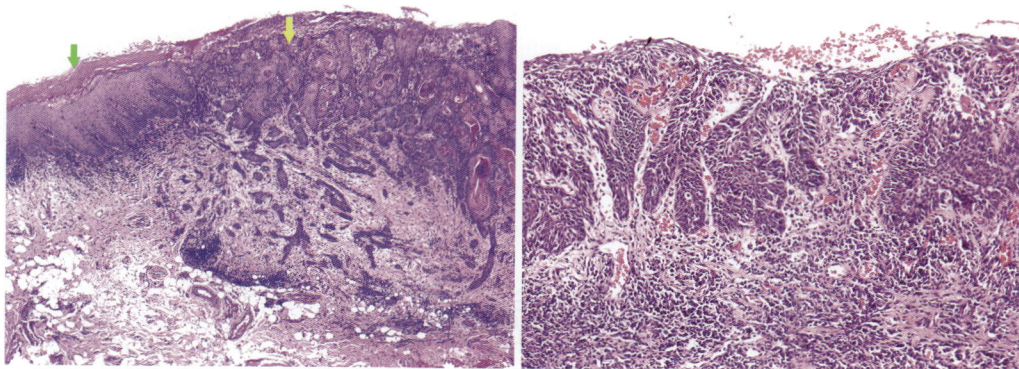

图 100 - 14　口腔黏膜白斑-癌变(HE×100)　　图 100 - 15　口腔黏膜红斑-原位癌(HE×200)

绿色箭头-白斑,黄色箭头-癌变

3. 治疗及预后

（1）白斑：白斑是一个临床病名,治疗前首先应明确组织病理学诊断。因此,活检是必须的。提供活检的组织应是临床上认为最严重的区域,大的、多发性的病损可多点取活检。

无异常增生的白斑常不切除,但建议每 6 个月进行一次临床评估,如继续吸烟或临床表现加重,应再次活检。

轻度异常增生的白斑病损,取决于其大小及对保守治疗方法如戒烟等的反应。

具有中度或中度以上上皮异常增生的白斑,只要有可能,就应完整去除,包括切除、冷冻及激光消融等,并且需长期随访,因为有时可复发,尤其是非均质型白斑。

（2）红斑：口腔黏膜的红色病损,尤其是发生在口底、舌腹或舌缘者需提高警惕,并行活检。如有明显的刺激因素并可去除,活检可推迟 2 周,使可能为炎性病变者在此期间消退。活检证实中度异常增生或更严重的病损需完整切除或激光、冷冻去除,但应送病检,以避免活检中可能会漏检的局灶性浸润性癌。红斑可复发,也可为多发性,因此治疗后仍需长期随访。

七、思考题

（1）口腔黏膜白斑、红斑的病理诊断要点及其与临床的关系有哪些?

（2）试叙黏膜上皮异常增生及原位癌的概念。

（3）口腔黏膜白斑与红斑、扁平苔藓、慢性盘状红斑狼疮、念珠菌病的鉴别诊断有哪些?

八、推荐阅读文献

[1] 于世凤. 口腔组织病理学[M]. 7 版. 北京:人民卫生出版社,2012:224 - 232,234 - 235,236 - 237,246.

[2] 周曾同. 口腔内科学[M]. 上海:上海世界图书出版公司,2012:1 - 17,177 - 185.

[3] 王丽珍. 口腔组织病理学理论与实验教学彩色袖珍图谱[M]. 北京:军事医学科学出版社,2015:106 - 108,114 - 115,117 - 121.

[4] 口腔颌面病理学[M]. 李江译. 北京:人民卫生出版社,2013:340 - 349.

[5] Cawson RA, Odell EW. Oral Pathology and Oral Medicine [M]. 8th ed. London: Elsevier Limited, 2008:262 - 276.

（王丽珍　李　江）

案例 101

舌黏膜鳞状细胞癌

一、病历资料

1. 主诉

右舌腹肿物 2 月余伴阵发性疼痛 1 月。

2. 现病史

患者，女性，42 岁，1 年前发现右舌有一"小指甲盖"小溃疡，未予特殊处理。2 月前右舌腹肿物增大明显，影响进食与说话，近 1 月右舌阵发性疼痛。于当地医院行活检，病理学检查示："右舌"低分化鳞状细胞癌。1 周前至我院就诊，行术前诱导化疗，疗效评价为疾病缓解（SD）（详见本案例的要点及讨论）。现收入院行手术治疗。

患者一般情况可，软食，睡眠及两便可，自发病以来体重无明显减轻。

3. 既往史

既往无口腔黏膜病史，无系统性疾病史，无烟酒嗜好，无家族及遗传病史。

4. 临床检查

患者神志清醒，表情正常，自主体位，配合检查。T 36.7℃，P 78 次/min，R 18 次/min，BP 145/81 mmHg（右上臂）。

面部基本对称，张口度 3 指，张口型正常。右舌腹中部可触及一 2.0 cm×2.0 cm 大小的肿物，未至中线，未侵及口底。肿物表面溃疡，质硬，界不清，不活动，基底部可触及浸润肿块，有触痛，伸舌偏右，舌体无麻木。牙列右下 7 残冠。右颌下区可触及一枚直径约 7 mm 的淋巴结，活动度好，无压痛，余颈部未及明显肿大淋巴结。

5. 实验室检查

外院病理活检："右舌"低分化鳞状细胞癌。

二、临床诊断与诊断依据

1. 临床诊断

右舌腹鳞状细胞癌。

2. 诊断依据

（1）右舌腹肿物 2 月余伴阵发性疼痛 1 月。

（2）专科检查：右舌腹中部可触及一 2.0 cm×2.0 cm 大小的肿物，肿物表面溃疡，质硬，界不清，不活动,基底部可触及浸润肿块,有触痛,伸舌偏右,舌体无麻木,右颌下区可触及一枚直径约 7 mm 的淋巴结,活动度好,无压痛。

（3）外院病理活检示:"右舌"低分化鳞状细胞癌。

三、病理诊断与诊断依据

1. 病理诊断

"右舌"黏膜鳞状细胞癌Ⅱ级,肿瘤侵犯神经。

送检"右侧"颈清标本内淋巴结 24 只,其中"颌下"1 个淋巴结内见肿瘤转移(＋)。

2. 诊断依据

（1）大体检查:部分右侧舌体组织及右侧下颌牙槽骨,右侧舌缘切面可见一灰白色肿块,大小3.8 cm×1.5 cm×1.2 cm,质中,界不清。

（2）镜下描述:送检组织表面为黏膜鳞状上皮,下方异型肿瘤上皮侵袭性生长。近口腔黏膜处肿瘤上皮团类似口腔黏膜上皮,由基底细胞和具有细胞间桥的鳞状细胞构成,核分裂相少,胞核和细胞多形性不明显(见图 101－1);深部肿瘤细胞呈小条索状浸润,细胞及胞核多形性较明显,核分裂相较多,可见异常核分裂(见图 101－1);局部见肿瘤上皮条索侵犯神经束,经免疫组织化学(IHC)染色,肿瘤上皮细胞表达角蛋白(cytokeratin)(见图 101－2),间质慢性炎症细胞浸润(见图 101－1)。

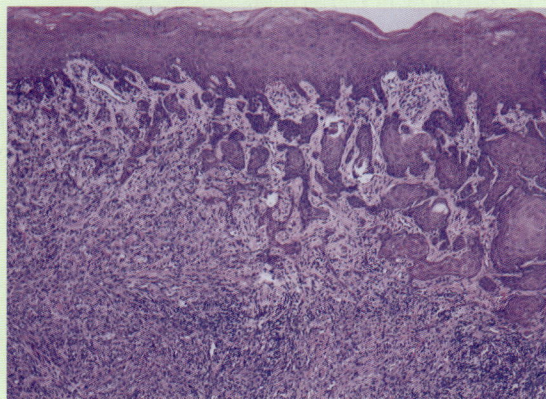

图 101－1　黏膜鳞状细胞癌(HE×100)

表面为黏膜鳞状上皮,下方异型肿瘤上皮侵袭性生长

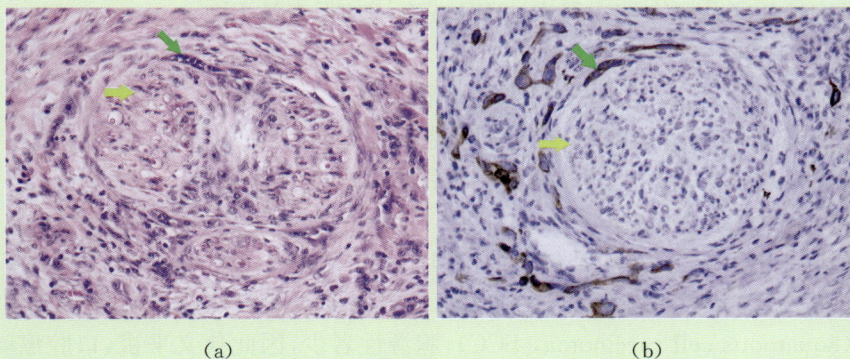

（a）　　　　　　　　　　（b）

图 101－2　黏膜鳞状细胞癌-侵犯神经

绿色箭头-肿瘤上皮,黄色箭头-神经;a. HE×400,b. IHC(免疫组织化学染色)×400

四、病理鉴别诊断

黏膜下上皮细胞团块或条索出现侵袭性的组织学表现或表面的上皮出现明显的异常增生有助于鳞状细胞癌的诊断,尤其是在活检小标本的情况下。

高分化或中分化的口腔黏膜鳞状细胞癌与正常鳞状上皮有一定相似性,出现细胞角化及角化珠形成。因此,诊断并不困难。

一旦肿瘤细胞分化差,细胞角化不明显时免疫组织化学检测有助于诊断。免疫组织化学染色,鳞状细胞癌表达上皮性标记物,如广谱细胞角蛋白(AE1/AE3)(见图 101 - 2b)、上皮膜抗原(epithelial membrane antigen,EMA)等上皮性标记物阳性。

舌颗粒细胞肿瘤或黏膜炎症等病变时表面上皮会发生假上皮瘤样增生,有可能误诊为高分化鳞状细胞癌,应引起重视。此外,牙龈中可能存在着较多的上皮细胞条索或上皮细胞团,为牙板残余上皮或由网状增生的牙龈黏膜上皮钉突在组织制片过程中不同切面引起的,无明显细胞异型性,可与鳞状细胞癌鉴别。

五、处理方案及基本原则

(1) 完善术前各项相关检查及术前准备,明确排除手术禁忌。
(2) 限期于全麻下行"右舌肿物扩大切除术＋右颈淋巴清扫术＋前臂皮瓣修复术＋气管切开术"。
(3) 术中明确切缘为阴性。
(4) 术后病理明确肿瘤侵犯神经,且"右颌下"淋巴结 1 个有肿瘤转移,需行放射治疗。
(5) 术后必须定期随访:两年内每 1～2 个月复诊,两年后每 3 个月复诊。

六、要点与讨论

1. 癌症化疗新的疗效评价标准(也是肿瘤缓解的一个评价标准)

1) 目标病灶的评价
(1) CR:所有目标病灶消失。
(2) PR:基线病灶长径总和缩小≥30%。
(3) PD:基线病灶长径总和增加≥20%或出现新病灶。
(4) SD:基线病灶长径总和有缩小但未达 PR 或有增加但未达 PD。
2) 非目标病灶的评价
(1) CR:所有非目标病灶消失和肿瘤标志物水平正常。
(2) SD:一个或多个非目标病灶和(或)肿瘤标志物高于正常持续存在。
(3) PD:出现一个或多个新病灶和(或)存在非目标病灶进展。

2. 口腔癌定义

口腔癌(carcinoma of oral cavity)是指来源于口腔上皮组织的恶性肿瘤,可起源于口腔表面被覆的复层鳞状上皮或上皮下小唾液腺组织。90%以上的口腔癌来源于表面被覆的复层鳞状上皮,组织学表现为鳞状细胞癌(squamous cell carcinoma,SCC),腺源性者少,因此狭义来讲,口腔癌就是指口腔黏膜鳞状细胞癌。

3. 口腔癌临床分类

依据部位,口腔癌可分为唇癌、颊癌、牙龈癌、硬腭癌、口底及舌腹癌。唇癌的预后要明显好于其他部位的口腔癌。因此,临床上常将口腔黏膜鳞状上皮来源的恶性肿瘤分为唇癌和口腔癌,后者又分为颊癌、牙龈癌、硬腭癌、口底及舌腹癌。软腭位于口腔和口咽的交界部,多数观点是将软腭癌归于口咽癌范畴。

4. 口腔癌组织病理学分类

WHO(2005 年)头颈肿瘤组织学分类中将口腔和口咽部恶性上皮性肿瘤分为以下几类:

鳞状细胞癌	8070/3;
疣状癌	8051/3;
基底样鳞状细胞癌	8083/3;
乳头状鳞状细胞癌	8052/3;
梭形细胞癌	8074/3;
棘层松解性鳞状细胞癌	8075/3;
腺鳞癌	8560/3;
穿掘性癌	8051/3;
淋巴上皮癌	8082/3。

5. 舌鳞状细胞癌的特点

舌是口腔癌最好发的部位,占口腔癌病例总数的 42.6%,居首位。舌体两侧中 1/3 舌缘是舌癌常见部位,以下依次为舌腹、舌背和舌尖。

舌癌的发病原因与过度吸烟和酒精滥用有关,发生舌腹者与长期接触唾液中可能存在的致癌物有关。舌癌好发于 60～80 岁的老年人,平均年龄约 60 岁,男女之比(2～3):1。

舌癌的临床早期多表现为白斑或红斑,逐步进展为表面溃疡、深部浸润的肿块,即溃疡型或浸润型。舌癌可侵犯舌肌,引起舌运动受限、进食困难甚至言语不清等。舌癌易发生淋巴结转移,T_1 期淋巴结转移率约为 20%～40%,T_2 期约为 40%,T_3 期约为 75%,舌根癌的转移率更高。10%患者可出现远处转移,转移至肺、肝、骨等。

舌癌 $T_1 N_0$ 患者和 $T_2 N_0$ 患者 3 年和 5 年生存率相似,$T_3 N_0$ 患者近一半死亡,$T_3 N_1$ 3 年生存率为 13%,由此可见随着肿瘤 T 分期和淋巴结转移,舌癌患者的生存率逐渐下降,Ⅳ 期患者 5 年生存率为 0～26%。

早期舌癌患者可采用放疗或手术治疗,中晚期或侵袭性强的病例应采用化疗、手术、放疗加免疫治疗等综合序列治疗。

6. 鳞状细胞癌组织病理学表现

黏膜鳞状细胞癌的组织学特征是鳞状细胞分化,即细胞内角蛋白形成和细胞间桥出现,在肿瘤细胞巢周围有时可见密集的淋巴细胞、浆细胞、巨噬细胞、嗜酸性粒细胞等混合浸润,此为宿主的免疫性反应性增生。

临床病理上,通常会对鳞状细胞癌进行组织学分级,目前临床上多采用 WHO(1997 年和 2005 年)的分级方法,将鳞状细胞癌分为高分化、中分化、低分化 3 级:一级为高分化,组织和细胞学特点类似口腔黏膜上皮,基底细胞和具有细胞间桥的鳞状细胞的数量不等,角化明显,核分裂少,非典型核分裂和多核细胞极少,胞核和细胞多形性不明显(见图 101-3);二级为中分化,形态学表现介于高分化和低分化之间,与高分化相比,角化较少而且细胞及胞核多形性较明显,核分裂相较多,可见异常核分裂,细胞间桥不显著(见图 101-4);三级为低分化,组织学和细胞学方面稍微类似于口腔黏膜的正常复层鳞状上皮,角化较少,细胞间桥几乎不能发现,核分裂常见且不典型核分裂相易见,细胞及胞核多形性明显,多核细胞常见(见图 101-5)。绝大多数口腔鳞状细胞癌为高分化或中分化。

免疫组织化学染色,鳞状细胞癌表达上皮性标记物,如广谱细胞角蛋白(AE1/AE3)、上皮膜抗原(epithelial membrane antigen,EMA)等上皮性标记物阳性。

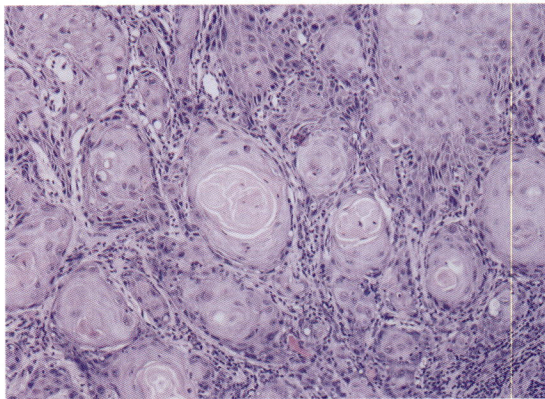

图 101 - 3　黏膜鳞状细胞癌 I 级(HE×200)

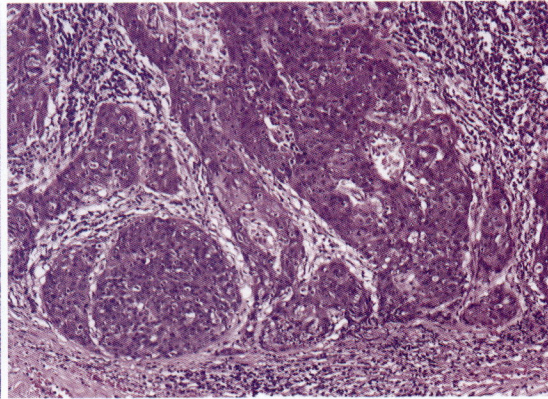

图 101 - 4　黏膜鳞状细胞癌 II 级(HE×200)

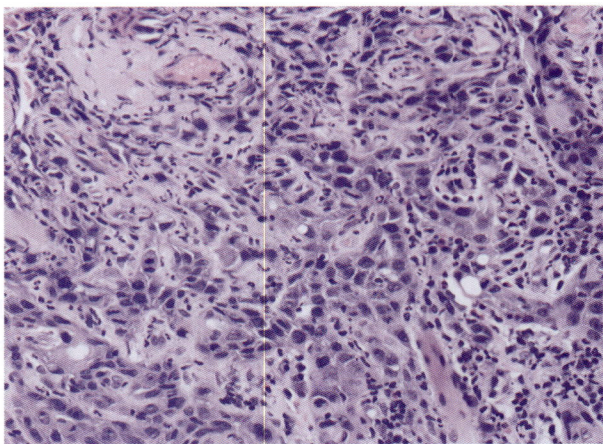

图 101 - 5　黏膜鳞状细胞癌 III 级(HE×400)

7. 组织病理学表现与预后的相关性

从已知的研究结果来看,TNM 分期(原发肿瘤大小及侵犯范围、局部淋巴结转移、远处转移)是判断肿瘤患者预后的较有用的指标,在临床上已经得到广泛的应用。

多年实践表明 WHO 分级系统与患者预后有一定的相关性,高分化者预后佳,低分化者预后差,但是在多数情况下不存在这种相关性,高分化者也可发生淋巴结及远处转移,患者预后不良,提示以细胞分化程度为基础的组织学分级与预后之间相关性无显著差异。

Jakobsson 等发展了一个多因素参与的评价系统,具体的评价指标包括肿瘤最前缘细胞的侵犯方式、侵犯程度、肿瘤周围淋巴、浆细胞浸润的范围,其他指标还有肿瘤细胞角化程度、胞核多形性、核分裂数量等,从组织学表现的多方面综合评价肿瘤的预后。肿瘤最前缘肿瘤细胞的侵犯方式:以推进缘方式生长的要比以小条索状、单个细胞方式浸润生长的侵袭能力弱,在预测淋巴结转移、局部复发和生存率上有一定的应用价值。

其他比较重要的因素有肿瘤的厚度、神经周围生长和血管、淋巴管侵犯等。肿瘤厚度被认为是唯一的具有独立预后评估价值的并与肿瘤大小有关的指标,其在预测肿瘤转移、复发、生存率方面的应用价值优于肿瘤直径。神经周围生长和血管、淋巴管侵犯是肿瘤细胞较强侵袭性的表现,与肿瘤转移、复发有一定的相关性,但多需结合其他的评价指标进行综合预后评价。肿瘤周围血管密度作为评价指标仍存在争议。

手术切除的完整性即肿瘤切除边缘状况和肿瘤复发、病死率有相关性,在一些较小的肿瘤,肿瘤切除的完整性可能成为影响预后的唯一的因素。

淋巴结转移对患者生存率有负面影响,如果转移的肿瘤侵犯淋巴结包膜外,那么预后更差;同样淋巴结转移灶内肿瘤引起间质增生也是预后不良的信号。颈部肿瘤转移预示肿瘤发生远处转移的风险高。

细胞增殖活性反映了肿瘤细胞的生长能力,在一定程度上与肿瘤细胞的恶性程度有相关性,与患者预后相关。对细胞增殖活性进行评价可以采用与细胞增殖能力相关蛋白的抗体,如 PCNA、Ki-67 等,这些抗体在肿瘤细胞中的表达数量、强弱与细胞增殖活性、肿瘤侵袭性等呈正相关。

综上所述,TNM 分期、肿瘤厚度、转移淋巴结包膜外软组织浸润、肿瘤切除边缘及肿瘤最前缘生长方式是判断肿瘤预后的较有用的指标。因此,当病理医生在检验口腔癌手术标本时,应尽量提供以下组织学指标:肿瘤大小、厚度、肿瘤前缘生长方式、神经和血管周围浸润情况、细胞分化程度、切缘情况,如果有颈淋巴清扫标本,包括淋巴结大小、数量、部位、与原发肿瘤的边缘情况、是否存在包膜外侵犯等信息,将有助于临床医生对鳞状细胞癌生物学行为进行评价,对后续治疗方案的制订有指导意义。

七、思考题

(1) 口腔黏膜鳞状细胞癌的组织病理学表现有哪些?

(2) 试叙口腔黏膜鳞状细胞癌的组织学分级。

(3) 舌鳞状细胞癌的特点有哪些?

(4) 口腔黏膜鳞状细胞癌与预后相关的组织病理学特征探讨。

八、推荐阅读文献

[1] 于世凤. 口腔组织病理学[M]. 7 版. 北京:人民卫生出版社,2012:380-383.

[2] 李江. 口腔颌面肿瘤病理学[M]. 上海:上海世界图书出版公司,2013:42-69.

[3] 王丽珍. 口腔组织病理学理论与实验教学彩色袖珍图谱[M]. 北京:军事医学科学出版社,2015:106-108,114-115,117-121.

[4] 李江主译. 口腔颌面病理学[M]. 北京:人民卫生出版社,2013:340-349.

[5] Cawson RA, Odell EW. Oral Pathology and Oral Medicine [M]. 8th ed. London:Elsevier Limited,2008:277-290.

(王丽珍 李 江)

案例 *102*

牙源性角化囊性瘤

一、病历资料

1. 主诉

右下唇麻木3周。

2. 现病史

患者,女性,17岁,3周前咬硬物后出现右下后牙区疼痛,疼痛缓解后出现右下唇麻木感,无其他不适。外院行全景片示:上下颌骨多发性囊肿,收入院手术治疗。

患者起病以来精神、饮食、睡眠、二便可,体重无明显减轻。

3. 既往史

既往无相关疾病史,无系统性疾病史,无烟酒嗜好,无家族及遗传病史。

4. 临床检查

患者发育正常,神志清醒,表情正常,自主体位,配合检查。T 36.5℃,P 88 次/min,R 18 次/min,BP 120 mmHg/89 mmHg(右上臂)。

全身皮肤未及异常,颌面部不对称,右侧下颌骨较左侧膨隆,张口度3指,双侧颞下颌关节区无明显压痛及弹响,右下唇麻木。口内右下磨牙前庭沟区颌骨稍有膨隆,伸舌右偏,舌体向左侧运动轻度受限。双侧颌下区、颈部未及明显肿大淋巴结。

5. 辅助检查

我院颌面部CT增强检查示:右下颌骨、左下颌骨、左上颌前牙区牙槽骨内见类圆形异常密度影(见图102-1),沿颌骨长轴分布,密度均匀,境界清晰,呈膨胀性改变,邻近骨皮质变薄,局部消失,未见明显骨膜反应,双侧颈部见多个直径>1 cm淋巴结影。放射学诊断:上下颌骨多发性占位。

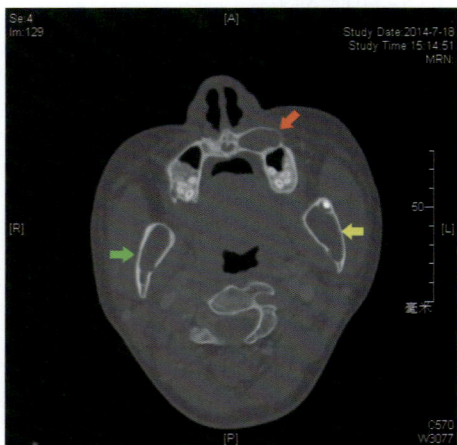

图 102-1 颌面部 CT 增强检查(骨窗)

绿色箭头-右下颌骨病变,黄色箭头-左下颌骨病变,红色箭头-左上颌骨病变

二、临床诊断与诊断依据

1. 临床诊断

上下颌骨多发性牙源性角化囊性瘤。

2. 诊断依据

（1）主诉：右下唇麻木 3 周。

（2）现病史：3 周前咬硬物后出现右下后牙区疼痛，疼痛缓解后出现右下唇麻木感，无其他不适。外院行全景片示：上下颌骨多发性囊肿。

（3）专科检查：颌面部不对称，右侧下颌骨较左侧膨隆，张口度 3 指，双侧颞下颌关节区无明显压痛及弹响，右下唇麻木。口内右下磨牙前庭沟区颌骨稍有膨隆，伸舌右偏，舌体向左侧运动轻度受限。双侧颌下区、颈部未及明显肿大淋巴结。

（4）辅助检查：我院颌面部 CT 增强检查示：上下颌骨多发性占位，伴大脑镰、小脑幕钙化（见图 102 - 1）。

三、病理诊断与诊断依据

1. 病理诊断

（1）"左上颌骨"牙源性角化囊性瘤，衬里上皮轻度异常增生。

（2）"左下颌骨"牙源性角化囊性瘤。

（3）"右下颌骨"牙源性角化囊性瘤，局部伴继发感染。

2. 诊断依据

大体检查："左上颌骨"一囊壁样组织 3.8 cm×2.5 cm×0.5 cm，呈灰黄暗红色，壁厚 0.1～0.2 cm，内容物已流失，内壁较光滑；"左下颌骨"一囊壁样组织 0.9 cm×0.3 cm×0.2 cm，呈暗红色；"右下颌骨"一囊壁样组织 0.5 cm×0.3 cm×0.2 cm，呈暗红色。

镜下描述："左上颌骨"纤维囊壁样组织，衬里上皮为不全角化复层鳞状上皮，基底层一层以上柱状细胞，局部胞核呈栅栏状排列（见图 102 - 2）；"左下颌骨"纤维囊壁样组织，衬里上皮为不全角化复层鳞状上皮，不全角化层呈波浪状，基底层细胞呈柱状，胞核呈栅栏状排列（见图 102 - 3）；"右下颌骨"纤维囊壁样组织，局部衬里上皮为不全角化复层鳞状上皮，基底层细胞呈柱状，胞核呈栅栏状排列，局部衬里上皮为非角化复层鳞状上皮，囊壁内急慢性炎症细胞浸润（见图 102 - 4）。

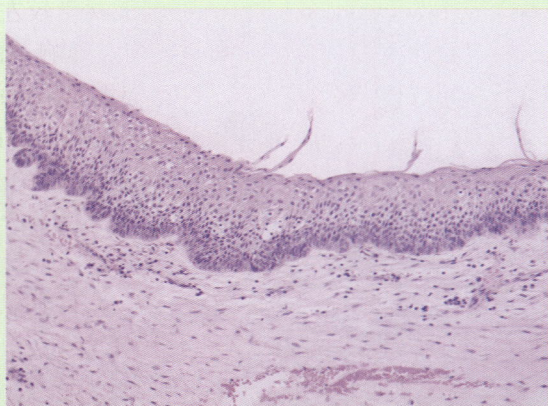

图 102 - 2　"左上颌骨"牙源性角化囊性瘤，衬里上皮轻度异常增生（HE×200）

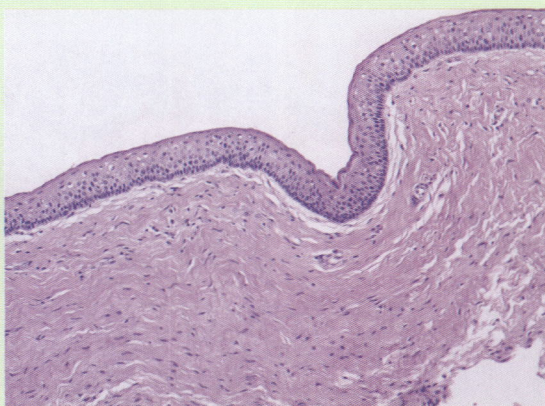

图 102 - 3　"左下颌骨"牙源性角化囊性瘤（HE×200）

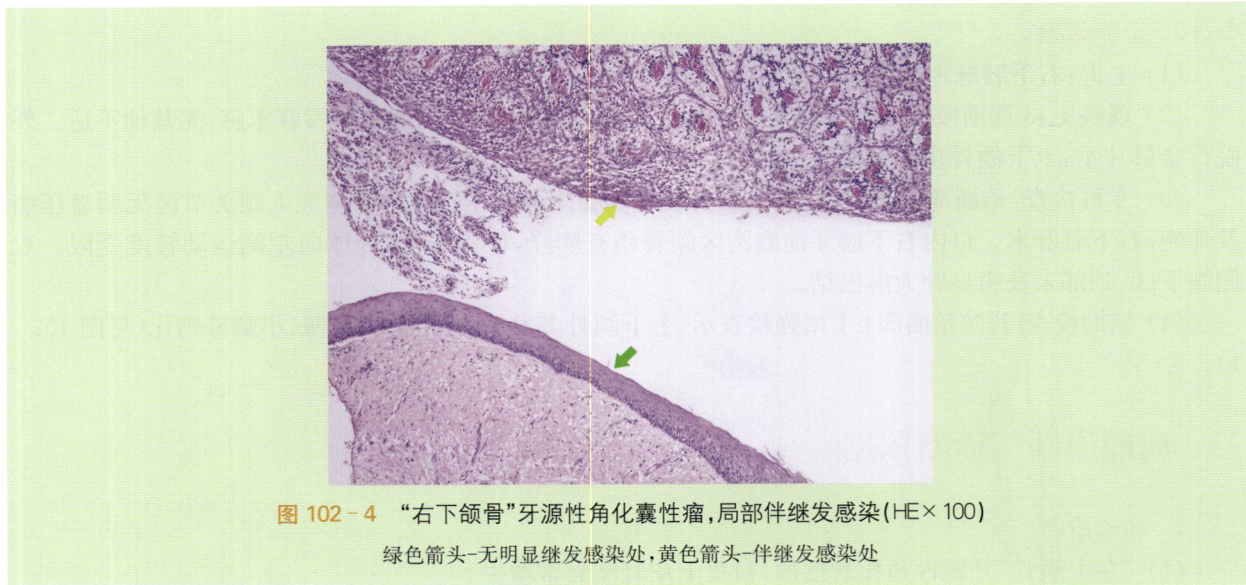

图 102 - 4 "右下颌骨"牙源性角化囊性瘤,局部伴继发感染(HE×100)

绿色箭头-无明显继发感染处,黄色箭头-伴继发感染处

四、鉴别诊断

牙源性角化囊性瘤的影像学表现,对诊断有提示作用但无诊断意义,诊断主要依据其特征性的组织病理学表现。需要与其相鉴别的颌骨内囊性病变主要为:

1. 单囊性成釉细胞瘤

单纯囊性型(luminal type)单囊型成釉细胞瘤表现为囊性病变,部分区域的衬里上皮基底细胞立方或柱状,核浓染,极性倒置,胞核呈栅栏状排列,基底上细胞排列疏松(见图 102 - 5)。牙源性角化囊性瘤上皮的基底细胞也可呈栅栏状排列,核浓染,但基底上细胞无星网状特征,而是小的多角形、嗜酸性细胞,胞核大,表层过度不全角化(见图 102 - 3)。

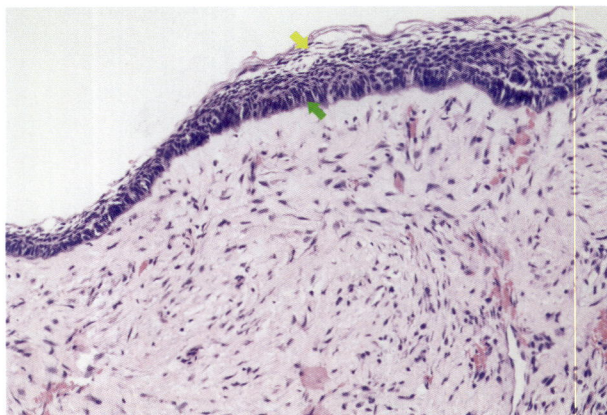

图 102 - 5 单囊型成釉细胞瘤(HE×400)

绿色箭头-基底细胞核呈栅栏状排列,黄色箭头-基底上细胞排列疏松

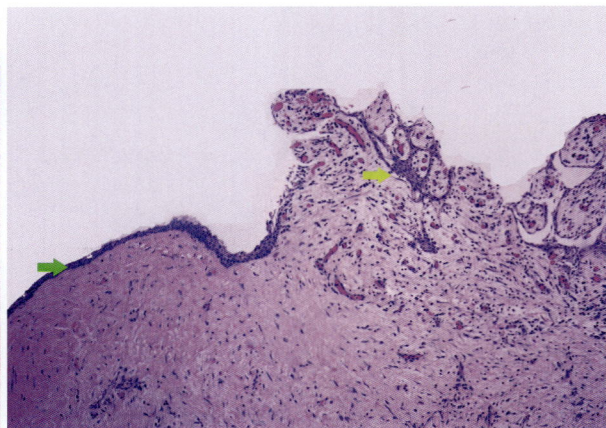

图 102 - 6 含牙囊肿(HE×100)

绿色箭头-无明显继发感染处,黄色箭头-伴继发感染处

2. 含牙囊肿

含牙囊肿(见图 102 - 6)与牙源性角化囊性瘤可有相似的临床、影像学表现,但无基底细胞胞核浓

染、柱状分化、极性倒置。

3. 根尖周囊肿

牙源性角化囊性瘤局部继发感染可表现为似根尖周囊肿（见图 102 - 7）的上皮增生，但后者常和死髓牙的根尖关系密切，伴较多炎症细胞浸润，无典型角化鳞状上皮衬里。

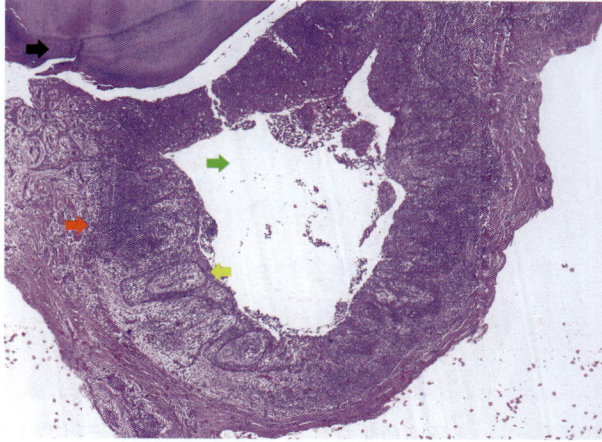

图 102 - 7　根尖周囊肿（HE×40）

绿色箭头-囊腔，黄色箭头-非角化鳞状上皮衬里，红色箭头-大量炎症细胞浸润，黑色箭头-死髓牙根尖

五、处理方案及基本原则

（1）完善术前检查，明确排除手术禁忌。
（2）择期行"双侧下颌骨囊肿开窗术＋左上颌骨囊肿刮治术＋左上颌窦刮治术"。
（3）术中应送冰冻病理学检查，以明确病理类型。
（4）术后行抗炎、消肿对症治疗，注意口腔清洁卫生。
（5）术后门诊置双侧下颌骨囊肿开窗塞治器。
（6）术后应行长期随访：2 年内每 3 个月复诊 1 次，2 年后每半年复诊。

六、要点与讨论

1. 定义

牙源性角化囊性瘤是一种具有潜在侵袭性的牙源性上皮性良性肿瘤，组织病理学上表现为薄而易碎的囊壁，衬里上皮为不全角化的复层鳞状上皮。牙源性角化囊性瘤来源于牙板上皮剩余或口腔黏膜上皮基底细胞的延伸。目前关于牙源性角化囊性瘤是肿瘤还是囊肿尚存争议。

2. 组织病理学

（1）大体检查。牙源性角化囊性瘤呈囊壁样，壁薄而易碎，常呈皱折状。囊腔内含有清亮的液体，类似于血清渗出液，或者充满奶酪样物质。

（2）镜下表现。光镜下牙源性角化囊性瘤的衬里上皮为均匀的复层鳞状上皮，通常 6～8 层细胞厚，角化层呈波纹状，基底层由一层呈栅栏状排列的、立方状或柱状上皮细胞组成，染色较深，上皮钉突不明显（见图 102 - 3），腔内容物由角质碎屑组成。囊壁纤维组织薄，有时可见小的子囊、牙源性上皮条索或上皮岛(见图102-8)。如出现感染,衬里上皮脱落或发生增殖形成上皮钉突,基底层细胞典型的栅栏状排列消失(见图102-8),当炎症累及大部分囊壁时,应仔细观察典型的组织学表现,否则不能诊断为牙源性角化囊性瘤。

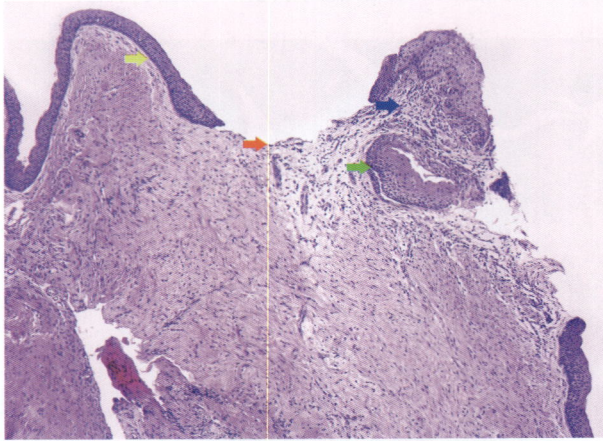

图 102 - 8　牙源性角化囊性瘤-局部继发感染(HE×100)

绿色箭头-子囊,黄色箭头-典型衬里上皮,红色箭头-炎症时衬里上皮脱落,蓝色箭头-炎症时衬里上皮增生

牙源性角化囊性瘤在组织病理学上存在正角化变异型,其衬里上皮为薄的复层鳞状上皮,表面为厚薄不均的过度正角化层,而基底层细胞并非特征性呈栅栏状排列(见图102-9)。此型很少复发,且与痣样基底细胞癌综合征无关。

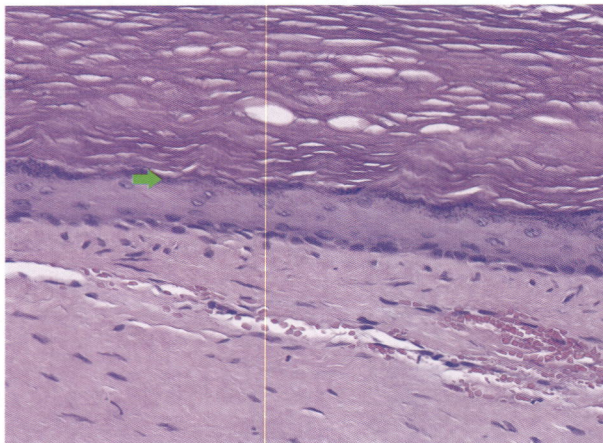

图 102 - 9　牙源性角化囊性瘤-正角化变异型(HE×400)

绿色箭头-正角化鳞状上皮衬里

3. 预后及预测因素

与牙源性囊肿相比,牙源性角化囊性瘤容易复发,目前尚不能明确复发到底是由于手术时囊肿没有完整切除而留下的碎片,还是由于手术区域牙板上皮剩余发展为一个新的囊肿。大样本的研究报道复发率约为30%。复发通常发生于下颌骨,特别是下颌骨后部和升支部,大多数于首次术后5年内复发,但有一部分病例在10年或更长时间后复发。因此,长期的临床和影像学随访很有必要。

除了有复发倾向,牙源性角化囊性瘤总的预后良好。文献报道少数牙源性角化囊性瘤发生癌变,但牙源性角化囊性瘤的恶变率甚至少于牙源性囊肿。

另外,牙源性角化囊性瘤的患者应该检查是否具有痣样基底细胞癌综合征的其他表现,特别是发生于 20 岁前的患者或多发性的牙源性角化囊性瘤。

4. 痣样基底细胞癌综合征

痣样基底细胞癌综合征(nevoid basal cell carcinoma syndrome,NBCCS)是一种常染色体显性遗传病,是由于 PTCH 基因发生突变所致,该抑癌基因定位于人类染色体 9q22.3 - q31。主要的症状包括皮肤多发性的基底细胞癌、牙源性角化囊性瘤、颅内钙化、肋骨和脊椎畸形。牙源性角化囊性瘤是综合征最常见的症状之一,见于 65%~90% 的患者,通常为多发性,有些患者甚至有 10 个孤立的囊肿。该综合征牙源性角化囊性瘤患者的年龄比散发性患者的年龄明显年轻。

5. 含牙囊肿

含牙囊肿又称滤泡囊肿(follicular cyst),是颌骨发育性囊肿中最常见的囊肿,是指囊壁附着于牙颈部釉牙骨质界处并包绕未萌出牙的牙冠的囊肿。X 线片上表现为包绕未萌出牙冠一边界清楚的透射阴影,周围有一细的阻射线包绕(见图 102 - 10),为典型的反应性新骨形成线,但出现继发感染者则边界不清。

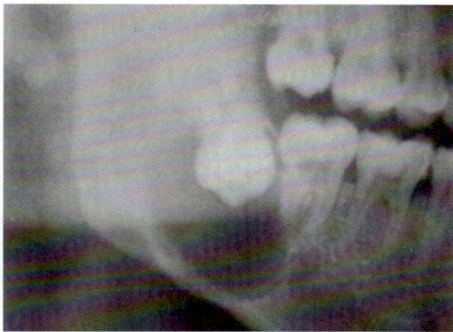

图 102 - 10　含牙囊肿-X 线表现

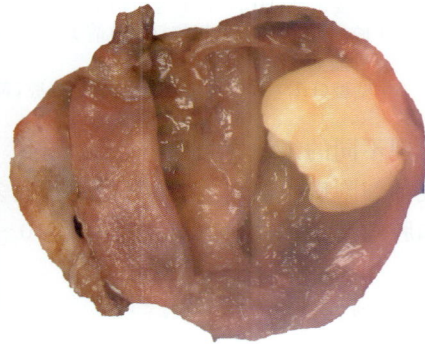

图 102 - 11　含牙囊肿-大体标本

大体检查,含牙囊肿包绕牙齿的牙冠并附于牙颈部釉牙骨质界处(见图 102 - 11)。

含牙囊肿的镜下表现因囊肿是否感染而有很大的不同(见图 102 - 6)。非感染含牙囊肿的衬里上皮为复层鳞状上皮,类似于缩余釉上皮,由 2~4 层立方状或扁平状的非角化细胞组成,囊壁薄,囊壁内有时可见与牙滤泡相似的牙源性上皮岛或上皮条索;如出现继发感染,囊壁更加胶原纤维化,内见慢性炎症细胞浸润,衬里上皮出现不同程度的增生,并形成上皮钉突。局部区域可见数量不等的黏液细胞,有时可见纤毛柱状上皮。

大多数含牙囊肿预后极佳,完整切除后很少复发。但含牙囊肿的衬里上皮可能发生增殖而转化为成釉细胞瘤,极少数情况下含牙囊肿可恶变为鳞状细胞癌,甚至发生转移。

6. 成釉细胞瘤,单囊型

单囊型成釉细胞瘤(ameloblastoma, unicystic type)为成釉细胞瘤的一个亚型,表现为单个囊腔。X 线上多表现为界限清楚的单房透射影,但也可表现为大的多房透射影。部分伴邻牙牙根吸收。

组织病理学上存在 3 种组织学类型:①上皮内型(intralining or intraepithelial type)或单纯囊性型(luminal type):部分区域的上皮表现为基底细胞立方或柱状,核浓染,极性倒置,成栅栏状排列,而基底上细胞排列疏松(见图 102 - 12a);②腔内型(intraluminal type):也称丛状单囊型成釉细胞瘤,可有上皮内型中的成釉细胞瘤样上皮衬里,还可见呈增生的、多呈丛状型成釉细胞瘤的肿瘤上皮结节,向腔内突出,纤维囊壁内无肿瘤浸润(见图 102 - 12b);③壁型(mural variant):表现为呈滤泡型或丛状型成釉细胞瘤的肿瘤上皮浸润至囊壁结缔组织内,浸润的范围、深度变化很大,需广泛取材(见图 102 - 12c)。同

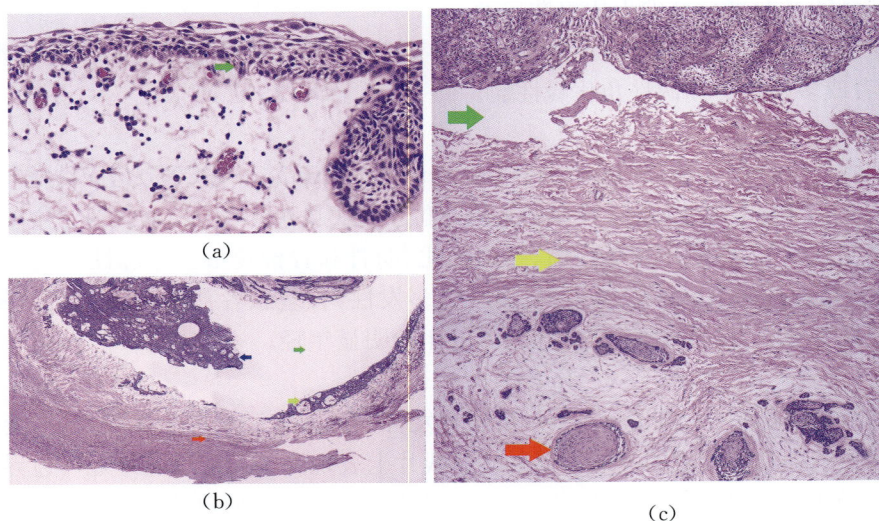

图 102 - 12　单囊型成釉细胞瘤

(a) 上皮内型(HE×400)(绿色箭头-衬里上皮);
(b) 腔内型(HE×20,拼接)(绿色箭头-囊腔,黄色箭头-衬里上皮,红色箭头-纤维囊壁,蓝色箭头-
　　肿瘤上皮结节突向腔内);
(c) 壁型(HE×100,拼接)(绿色箭头-囊腔,黄色箭头-纤维囊壁,红色箭头-肿瘤上皮岛)

一病变中可出现不同的组织学类型。

单囊型成釉细胞瘤一般术前诊断为囊肿,故多采取手术摘除。术后标本要进行仔细的组织学检查。单纯囊性型和腔内型不需进一步治疗,但需 10～15 年随访。如为壁型,则需行颌骨部分切除或方块切除。

7. 根尖周囊肿

根尖周囊肿(periapical cyst,PAC)是最常见的颌骨囊肿,是炎症性囊肿,通常是由根尖肉芽肿转化而来,其衬里上皮来源于牙周膜内的 Malassez 上皮剩余。

镜下观察,根尖周囊肿位于病变牙的牙根周围,衬里上皮为复层鳞状上皮,厚薄不均,上皮常增殖呈网状排列(见图 102 - 7),囊壁纤维结缔组织内以淋巴细胞和浆细胞为主的各种炎症细胞浸润,衬里上皮表面常出现溃疡,偶尔整个上皮层均破坏。但根尖周囊肿的组织学表现没有特异性,许多牙源性囊肿继发感染后也会出现相似的组织学表现。

根尖周囊肿很少复发,但如果没有完全切除则可发生残余囊肿。根尖周囊肿不可能转化为成釉细胞瘤,但极个别可转化为鳞状细胞癌。

七、思考题

(1) 试叙牙源性角化囊性瘤与痣样基底细胞癌综合征的关系。
(2) 牙源性角化囊性瘤如何与单囊型成釉细胞瘤、含牙囊肿鉴别?
(3) 牙源性角化囊性瘤伴继发感染时如何与根尖囊肿鉴别?
(4) 牙源性角化囊性瘤的预后如何?

八、推荐阅读文献

[1] 于世凤. 口腔组织病理学[M]. 7 版. 北京:人民卫生出版社,2012:326 - 330,348 - 350.

［2］李江.口腔颌面肿瘤病理学［M］.上海：上海世界图书出版公司,2013:143-222.

［3］王丽珍.口腔组织病理学理论与实验教学彩色袖珍图谱［M］.北京：军事医学科学出版社，2015:211-267.

［4］口腔颌面病理学［M］.李江译.北京：人民卫生出版社,2013:579-652.

［5］Cawson RA，Odell EW. Oral Pathology and Oral Medicine［M］. 8ᵗʰ ed. London：Elsevier Limited，2008：115-155.

（王丽珍　李　江）

成釉细胞瘤复发

一、病历资料

1. 主诉

右上颌骨成釉细胞瘤术后近2年,右上颌骨肿物发现3月余。

2. 现病史

患者,男性,47岁,2年前因"右上颌区肿胀不适"于外院行"右上颌骨肿物切除术",术后组织病理学检查示:"右上颌骨"丛状型单囊型成釉细胞瘤。3月前自觉右颊部术区膨隆,至外院行"右上颌骨肿物开窗活检术",术后组织病理学检查示:"右上颌骨"成釉细胞瘤(复发)。为求进一步诊治来我院就诊。

患者起病来精神、饮食、睡眠、二便尚可,体重无明显减轻。

3. 既往史

2年前于外院行"右上颌骨肿物切除术",3月前于外院行"右上颌骨肿物开窗活检术",无系统性疾病史,无烟酒嗜好,无家族及遗传病史。

4. 临床检查

患者发育无异常,神志清醒,步态正常,自主体位,配合检查。T 37.0℃,P 88 次/min,R 19 次/min,BP 128 mmHg/89 mmHg(右上臂)。

全身皮肤未及异常,颜面部不对称,右上颌部明显较左侧膨隆,触之质硬,界较清,未及明显压痛和乒乓球样感。张口度3指,张口型正常无偏斜,腭部未见明显膨隆,右上颌磨牙缺失,右上颌前磨牙颊侧可及碘仿纱条填塞。双侧颌下区、颈部未及明显肿大淋巴结。

5. 辅助检查

本次外院颌面部CT平扫检查示:右上颌骨囊肿可能,建议做进一步检查,排除成釉细胞瘤可能。

2年前外院病理学检查示:(右上颌骨)丛状型单囊型成釉细胞瘤。

3月前外院病理学活检示:(右上颌骨)成釉细胞瘤(复发)。

二、临床诊断与诊断依据

1. 临床诊断

右上颌骨成釉细胞瘤术后复发。

2. 诊断依据

1) 主诉

右上颌骨成釉细胞瘤术后近 2 年,右上颌骨肿物发现 3 月余。

2）现病史

2 年前因"右上颌区肿胀不适"于外院行"右上颌骨肿物切除术",术后病理示:"右上颌骨"丛状型单囊型成釉细胞瘤。3 月前自觉右颊部术区膨隆,至外院行"右上颌骨肿物开窗活检术",术后病理学检查示:"右上颌骨"成釉细胞瘤(复发)。

3）专科检查

殆面部不对称,右上颌部明显较左侧膨隆,触之质硬,边界较清,未及明显压痛和乒乓球样感。张口度 3 指,张口型正常,腭部未见明显膨隆,右上颌磨牙缺失,右上颌前磨牙颊侧可及碘仿纱条填塞。双侧颌下区、颈部未及明显肿大淋巴结。

4）辅助检查

(1) 本次外院殆面部 CT 平扫检查示:右上颌骨囊肿可能,建议做进一步检查,排除成釉细胞瘤可能。

(2) 2 年前外院病理学检查示:"右上颌骨"丛状型单囊型成釉细胞瘤。

(3) 3 月前外院病理活检示:"右上颌骨"成釉细胞瘤(复发)。

三、病理诊断与诊断依据

1. 病理学诊断

"右上颌骨"成釉细胞瘤(滤泡型,棘皮瘤型),伴囊性变,细胞丰富,生长活跃。

2. 诊断依据

(1) 大体检查:送检为部分右上颌骨 6.7 cm×5.0 cm×4.5 cm,切面见一囊实性肿块 3.5 cm×3.5 cm×2.6 cm,灰黄色,质中,局部质嫩,界尚清。

(2) 镜下描述:纤维组织间质内见丰富肿瘤上皮岛(见图 103 - 1),组织学形态似牙胚成釉器,周边细胞呈柱状,核栅栏状排列,细胞丰富,偶见核分裂相,中央细胞较稀疏,多数上皮岛中央呈鳞状细胞化生,部分中央呈囊性(见图 103 - 2)。

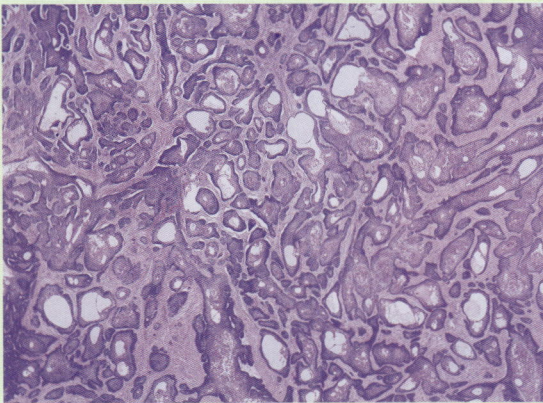

图 103 - 1　成釉细胞瘤-滤泡型(HE×20)　　图 103 - 2　成釉细胞瘤-棘皮瘤型,伴囊性变(HE×400)

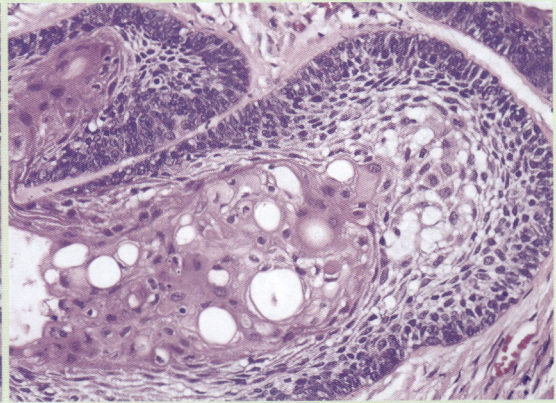

四、病理鉴别诊断

成釉细胞瘤的诊断主要依据特征性的组织病理学表现。需要与其相鉴别的颌骨内牙源性病变主要为:

1. 牙源性囊肿囊壁内的牙源性上皮增生

牙源性囊肿的上皮有时增生呈网状，上皮包围疏松的结缔组织，与成釉细胞瘤相似。囊肿上皮的基底上层细胞一般为鳞状细胞，而非疏松的星网状细胞（见图102-6）。继发感染在囊肿常见，在成釉细胞瘤少见。临床表现及影像学也对诊断有所帮助。

2. 牙源性鳞状细胞瘤

棘皮瘤型成釉细胞瘤肿上皮岛中央细胞广泛鳞状化生，有时仅见局灶性柱状细胞分化，类似于牙源性鳞状细胞瘤（见图103-3），但棘皮瘤型成釉细胞瘤的上皮巢外周细胞表现为染色质浓染的核，并能找到确定的成釉细胞分化的区域。

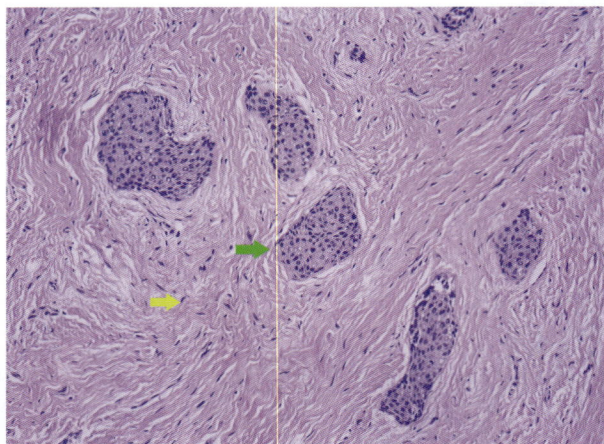

图 103-3 牙源性鳞状细胞瘤(HE×200)

绿色箭头-上皮岛，黄色箭头-纤维间质

3. 牙源性钙化囊性瘤、牙源性腺样瘤

牙源性钙化囊性瘤为实性或以囊性为主的病变，见极性倒置的柱状细胞，与成釉细胞瘤不同的是含有较多的胞质嗜酸性的影细胞（见图103-4），并伴灶性钙化。牙源性腺样瘤也可见大量柱状细胞分化，但仔细观察可见构成导管样结构的细胞中，胞核近基底膜，无极性倒置（见图103-5）。

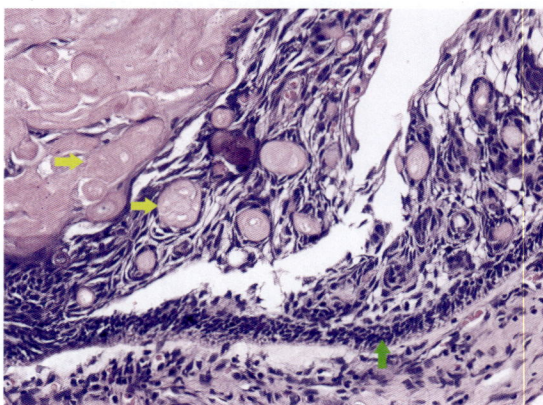

图 103-4 牙源性钙化囊性瘤(HE×400)

绿色箭头-成釉细胞瘤图像，黄色箭头-影细胞团

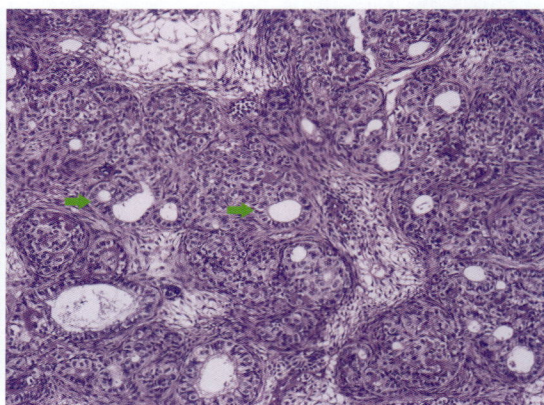

图 103-5 牙源性腺样瘤(HE×200)

绿色箭头-导管样结构

五、处理方案及基本原则

（1）完善术前检查，明确排除手术禁忌。

（2）择期行"右上颌骨次全切除术"。

（3）术中应送冷冻明病理学检查确病理类型及是否存在恶变区域。

（4）术后行抗炎、消肿对症治疗，注意口腔清洁卫生。

（5）术后应行长期随访：2 年内每 3 个月复诊，2 年后每半年复诊。

六、要点与讨论

1. 定义

实性/多囊型成釉细胞瘤（ameloblastoma，solid/multicystic type）为发生于颌骨的、生长缓慢、有局部侵袭性的牙源性上皮性肿瘤，有较高的复发率，但很少转移。统计显示，成釉细胞瘤在中国人牙源性肿瘤中的构成比仅次于牙源性角化囊性瘤，占第 2 位，其中实性/多囊型成釉细胞瘤最多。

2. 组织病理学

成釉细胞瘤基本的组织学特点为在细胞相对较少的胶原间质中有肿瘤性牙源性上皮的增生。存在 2 种基本组织学类型（滤泡型和丛状型）及 3 种细胞变异型（棘皮瘤型、颗粒细胞型、基底细胞型）。

滤泡型中，见大小、形态不等的上皮岛，上皮岛外周为栅栏状排列的柱状、立方细胞，细胞核深染、柱状、细胞核远离基底膜，极性倒置，呈栅栏状排列，上皮岛中央细胞呈多边形，有细胞突起，细胞之间排列疏松，类似成釉器中的星网状层，滤泡中央常见囊性变（见图 103 - 1、图 103 - 2）。

丛状型者由排列成梁状或条索状、并交织成网状的上皮细胞构成，上皮条索外周为立方、柱状细胞，中央为星网状细胞，但不如滤泡型中的明显。间质较滤泡型疏松，常见囊性变，一般为间质的囊性变，而非上皮内囊性变（见图 103 - 6）。

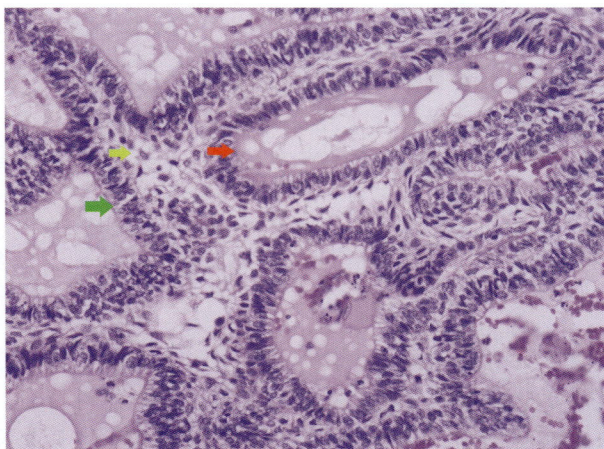

图 103 - 6　成釉细胞瘤-丛状型(HE×400)

绿色箭头-柱状细胞，黄色箭头-星网状细胞，红色箭头-间质囊性变

同一肿瘤中可以上述一种类型为主，但多种类型同时存在。一般认为组织学类型与临床行为无相关性，但也有研究提示滤泡型较易复发。

肿瘤上皮巢中央常见鳞状化生，特别是在滤泡型，当出现广泛的鳞状化生，称棘皮瘤型（见图 103 - 2），上皮巢中偶见角化珠、钙化。

上皮巢中央的星网状细胞有时被大的圆形、多边形嗜酸性颗粒状细胞替代,当大部分或全部肿瘤由颗粒细胞构成时,称颗粒型(见图103-7)。

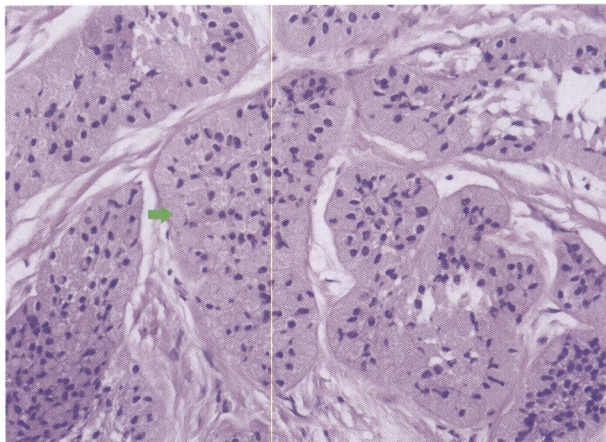

图 103-7　成釉细胞瘤-颗粒型(HE×400)

绿色箭头-颗粒细胞

罕见情况下,肿瘤细胞以基底样细胞为主,称基底细胞型。

肿瘤呈一定的侵袭性方式生长,常见肿瘤浸润至周围的松质骨,故肿瘤的范围比临床及影像学所见要大。但很少侵犯皮质骨。

3. 预后及预测因素

由于肿瘤呈一定的浸润性生长,故肿瘤有一定的复发率,据文献报道,复发率20%~90%。上颌骨病变易复发,但目前对于是否需要进行根治性手术尚存在争议。保守治疗的复发率约为根治治疗复发率的2倍。可多次复发或手术多年以后复发,有报道保守治疗30年后复发。

七、思考题

(1) 成釉细胞瘤有哪些基本组织学类型及细胞变异型?

(2) 成釉细胞瘤如何与牙源性囊肿衬里上皮增生进行鉴别?

(3) 成釉细胞瘤如何与其他牙源性肿瘤(牙源性鳞状细胞瘤、牙源性钙化囊性瘤、牙源性腺样瘤)进行鉴别?

(4) 成釉细胞瘤的预后如何?

八、推荐阅读文献

[1] 于世凤. 口腔组织病理学[M]. 7版. 北京:人民卫生出版社,2012:340-350.

[2] 李江. 口腔颌面肿瘤病理学[M]. 上海:上海世界图书出版公司,2013:176-222.

[3] 王丽珍. 口腔组织病理学理论与实验教学彩色袖珍图谱[M]. 北京:军事医学科学出版社,2015:232-267.

[4] 口腔颌面病理学[M]. 李江译. 北京:人民卫生出版社,2013:579-652.

[5] Cawson RA, Odell EW. Oral Pathology and Oral Medicine [M]. 8th ed. London:Elsevier Limited,2008:115-155.

(王丽珍　李　江)

多形性腺瘤及基底细胞腺瘤

一、病历资料

1. 主诉

双侧面部无痛性肿物 3 年。

2. 现病史

患者,女性,62 岁,3 年前无意中发现面部肿物,左侧位于耳前区,右侧位于耳下颌后区,无明显疼痛,进食前后无明显肿痛,期间未行任何治疗。近期自觉右侧耳下颌后区肿物明显增大,门诊行相关检查后收入院手术治疗。

患者起病以来二便可,胃纳佳,体重无明显减轻。

3. 既往史

既往无相关疾病史,无系统性疾病史,无烟酒嗜好,无家族及遗传病史。

4. 临床检查

患者发育正常,营养良好,神志清醒,表情正常,自主体位,配合检查。T 37.0℃,P 80 次/min,R 18 次/min,BP 120 mmHg/70 mmHg(右上臂)。

全身未及异常,颌面部基本对称,左侧耳前区可触及一大小约 2 cm×2 cm 肿物,质中,界清,活动度好,表面皮肤未见明显异常,无压痛;右侧耳垂下颌后区可触及一大小约 2 cm×2 cm 肿物,质中,界清,活动度好,表面皮肤未见明显异常,无压痛。鼓腮无漏气,闭眼抬眉可,口角无歪斜。双侧颌下区、颈部未及明显肿大淋巴结。口内全口恒牙列,双侧腮腺导管口挤压见清亮液体流出,双侧咽旁未见肿物突出。

5. 辅助检查

我院颌面部增强 CT 检查示:双侧腮腺区各见一异常软组织密度影,呈椭圆形,境界欠清晰,右侧良性/交界性可能,左侧良性可能(见图 104-1)。

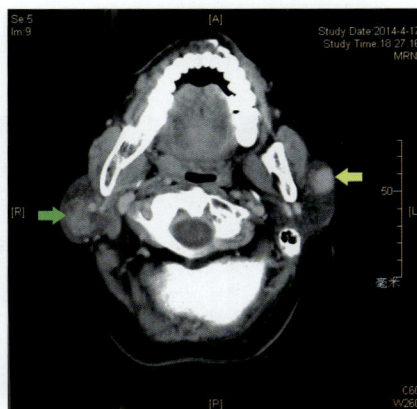

图 104-1 颌面部 CT 增强检查

绿色箭头-右侧腮腺占位,黄色箭头-左侧腮腺占位

二、临床诊断与诊断依据

1. 临床诊断

双侧腮腺肿物（多形性腺瘤可能，恶性待排）。

2. 诊断依据

（1）主诉：双侧面部无痛性肿物3年。

（2）现病史：3年前无意中发现面部肿物，左侧位于耳前区，右侧位于耳下颌后区，无明显疼痛，进食前后无明显肿痛，期间未行任何治疗，近期自觉右侧耳下颌后区肿物明显增大。

（3）专科检查：殆面部基本对称，左侧耳前区可触及一大小约2 cm×2 cm肿物，质中，界清，活动度好，表面皮肤未见明显异常，无压痛；右侧耳垂下颌后区可触及一大小约2 cm×2 cm肿物，质中，界清，活动度好，表面皮肤未见明显异常，无压痛。鼓腮无漏气，闭眼抬眉可，口角无歪斜。双侧颌下区、颈部未及明显肿大淋巴结。双侧腮腺导管口挤压见清亮液体流出，双侧咽旁未见肿物突出。

（4）辅助检查：殆面部CT增强检查示双侧腮腺区各见一异常软组织密度影，呈椭圆形，境界欠清晰，右侧良性/交界性可能，左侧良性可能。

三、病理学诊断与诊断依据

1. 病理学诊断

（1）"左腮腺"基底细胞腺瘤，累及包膜及包膜周脂肪组织。

（2）"右腮腺"多形性腺瘤，累及包膜，局灶结节状生长。

2. 诊断依据

（1）大体检查："左腮腺"一腺体4.0 cm×3.5 cm×2.5 cm，灰黄分叶状，切面见一肿块2.5 cm×2.1 cm×1.2 cm，灰黄，质中，有包膜。

"右腮腺"一腺体4.5 cm×3.0 cm×2.8 cm，灰黄分叶状，切面见一肿块2.8 cm×2.5 cm×2.3 cm，灰白灰黄，质中，有包膜。

（2）镜下描述："左腮腺"肿瘤主要由基底样细胞及少量导管样细胞组成，排列成管状、梁状结构（见图104-2）。近纤维包膜处可见筛状结构（见图104-3）。纤维包膜及包膜周围的脂肪组织内见肿瘤上皮巢浸润（见图104-4）。

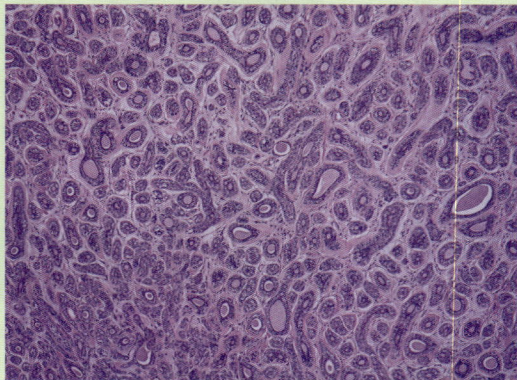

图104-2　"左腮腺"基底细胞腺瘤-管状、梁状结构（HE×100）

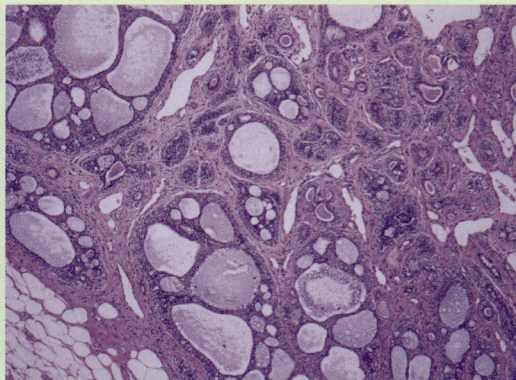

图104-3　"左腮腺"基底细胞腺瘤-筛状结构（HE×100）

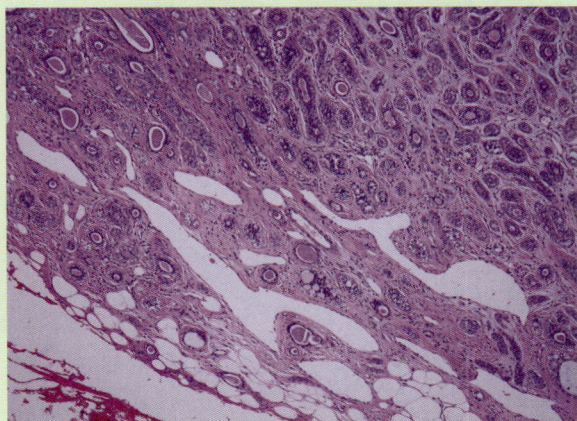

图 104-4　"左腮腺"基底细胞腺瘤-肿瘤累及包膜及包膜周脂肪组织(HE×100)

"右腮腺"肿瘤有包膜(见图 104-5)。肿瘤由腺上皮细胞和肿瘤性肌上皮细胞构成,腺上皮细胞构成腺管结构的内层,肌上皮细胞围绕在腺管外周,或呈条索状、团块状排列,含鳞状细胞化生上皮团,见黏液样组织(见图 104-6)。

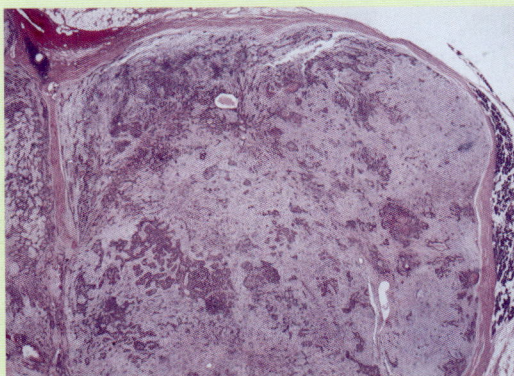

图 104-5　"右腮腺"多形性腺瘤-纤维包膜(HE×20)

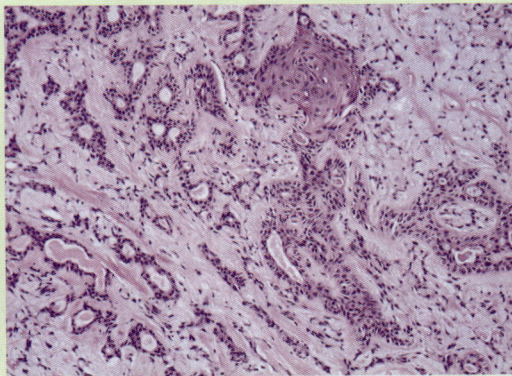

图 104-6　"右腮腺"多形性腺瘤-腺上皮细胞、肌上皮细胞、鳞状化生及黏液样组织(HE×200)

四、病理学鉴别诊断

1. 多形性腺瘤

(1) 基底细胞腺瘤:当多形性腺瘤中很少或无黏液软骨样组织时,有时较难与基底细胞腺瘤鉴别。两种肿瘤的主要不同在于:基底细胞腺瘤肿瘤条索周边的肿瘤细胞与纤维间质分界清楚,而多形性腺瘤肿瘤团块周边的细胞与其周围散在的肌上皮细胞、黏液样基质相互移行。此外,基底细胞腺瘤中,常有由狭窄的间质分隔的、由排列整齐的肿瘤细胞构成的小梁状结构(见图 104-2),这种结构在多形性腺瘤中少见。

(2) 肌上皮瘤:肌上皮瘤中肿瘤细胞的分化、构成与多形性腺瘤相似,所不同的是其中没有腺管成分(见图 104-7),或腺管成分<5%,而多形性腺瘤中导管、腺腔结构是肿瘤成分的一部分。

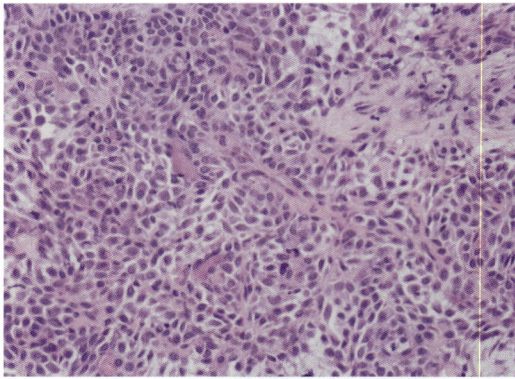

图 104-7 肌上皮瘤-无腺管成分(HE×400)

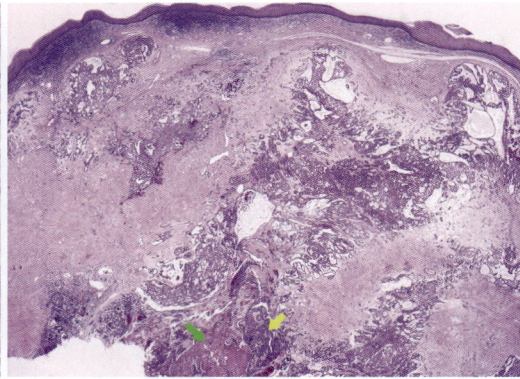

图 104-8 腭部低度恶性多形性腺癌-侵犯骨
(HE×20)

绿色箭头-腭部骨组织,黄色箭头-肿瘤组织

（3）多形性低度恶性腺癌:在小的活检标本中,难以区分多形性腺瘤和低度恶性多形性腺癌。在切除标本中,多形性腺瘤发生在小唾液腺可以没有包膜,但一般界限清楚,而多形性低度恶性腺癌有侵袭性生长(见图 104-8)及神经周浸润的特点。两者均可出现黏液样组织,但软骨样组织仅见于多形性腺瘤。当肿瘤中出现鳞状化生、软骨化生,提示为多形性腺瘤。

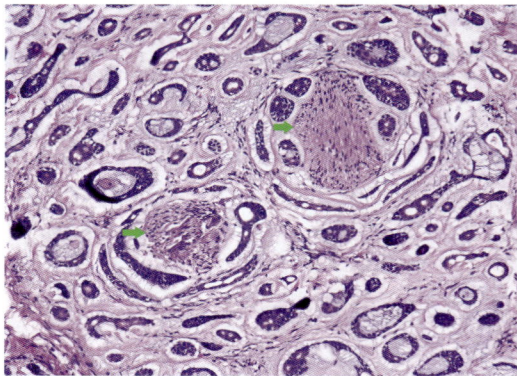

图 104-9 腺样囊性癌-侵犯神经(HE×200)
绿色箭头-神经束

（4）腺样囊性癌:多形性腺瘤中可出现筛状结构,此时要注意和腺样囊性癌鉴别。多形性腺瘤中,筛状结构常和由肌上皮细胞构成的片状结构相连,而腺样囊性癌中,筛状结构常为与结缔组织分界清楚的上皮团块。多形性腺瘤中,明显的导管结构是其特点之一,而腺样囊性癌中,导管结构不似多形性腺瘤明显,尤其是在实体型和筛状型中。此外,腺样囊性癌的典型特征是侵袭性生长及神经侵犯(见图 104-9)。

（5）黏液表皮样癌:多形性腺瘤中出现黏液细胞化生时,要注意和黏液表皮样癌鉴别,当多形性腺瘤发生在小唾液腺特别是腭部时,常细胞较丰富,而缺乏软骨样分化,特别要与黏液表皮样癌等其他肿瘤鉴别。由于浆细胞样肌上皮细胞(见图 104-10)不见于黏液表皮样癌,故此种细胞的出现是诊断多形性腺瘤的特征。黏液表皮样癌的中间细胞在形态上与多形性腺瘤中的肌上皮细胞相像,然而尽管其中间细胞可分泌少量细胞外物质,但并不形成黏液软骨样基质(见图 104-11)。

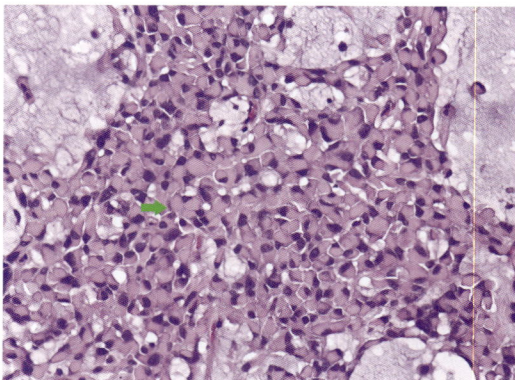

图 104-10 多形性腺瘤(HE×400)
绿色箭头-浆样肌上皮细胞

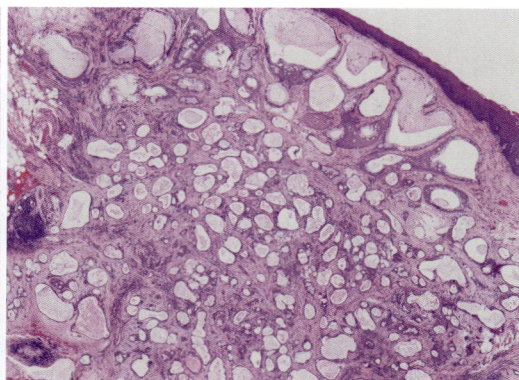

图 104-11 黏液表皮样癌(HE×40)

（6）鳞状细胞癌：多形性腺瘤中常发生鳞状化生，但多数界限清楚，有程度不等的包膜，发生鳞状化生的细胞多为分化较好的细胞，并常伴有角化，还伴有其他特征，如腺管、肌上皮细胞、黏液软骨样基质等。而鳞状细胞癌细胞无包膜，呈侵袭性生长，肿瘤细胞几乎均为鳞状细胞来源，有程度不等的异型性，核分裂相常见（见图 104 - 12）。

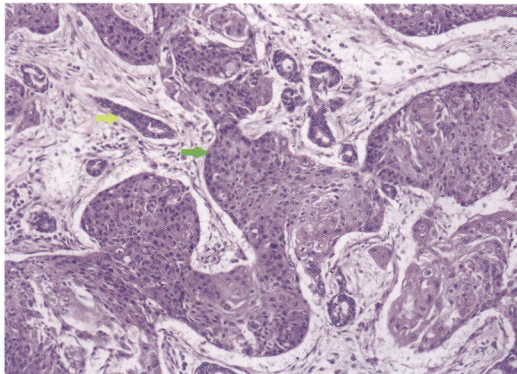

图 104 - 12　腮腺鳞状细胞癌(HE×200)

绿色箭头-鳞状细胞癌，黄色箭头-唾液腺导管

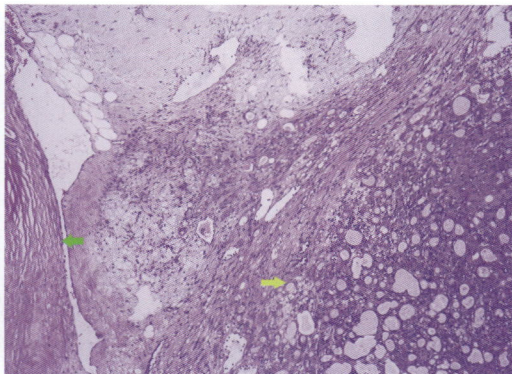

图 104 - 13　非侵袭性恶性多形性腺瘤(HE×100)

绿色箭头-纤维包膜，黄色箭头-腺癌成分

（7）非侵袭性、微侵袭性恶性多形性腺瘤：在低倍镜下，这两种肿瘤有典型的多形性腺瘤的细胞排列甚至出现黏液软骨样结构，但高倍镜下，肿瘤腺上皮细胞、肌上皮细胞均可出现细胞不典型性、核分裂相增多（见图 104 - 13）。虽然在良性多形性腺瘤中可出现灶性的肿瘤细胞多形性，但在非侵袭性、微侵袭性恶性混合瘤中，这种细胞的不典型性更加广泛。

2. 基底细胞腺瘤

基底细胞腺瘤除了需与多形性腺瘤仔细鉴别外，有时还需与以下唾液腺恶性肿瘤鉴别：

（1）腺样囊性癌：当基底细胞腺瘤中出现较多筛状结构（见图 104 - 3）时，构成与腺样囊性癌相似的组织结构。所不同的是，基底细胞腺瘤有包膜，而腺样囊性癌呈浸润性生长，并有神经周围（见图 104 - 9）、血管周围侵犯。当活检组织有限时，有时鉴别两者相当困难。因为它们的组织结构中都有相似的上皮-肌上皮之间的关系、导管和筛状结构、肿瘤细胞胞质少等特征。

（2）基底细胞腺癌：基底细胞腺癌、基底细胞腺瘤的细胞构成、组织结构相似，但后者呈无包膜、侵袭性生长，浸润周围软组织（见图 104 - 14），或伴神经、血管侵犯。Nagao 等认为 $Ki-67 > 5\%$ 时支持为基底细胞腺癌，而基底细胞腺瘤 $Ki-67 < 2.7\%$。另有研究发现，核分裂 >4 个/10 个高倍视野（HPF）提示为基底细胞腺癌。

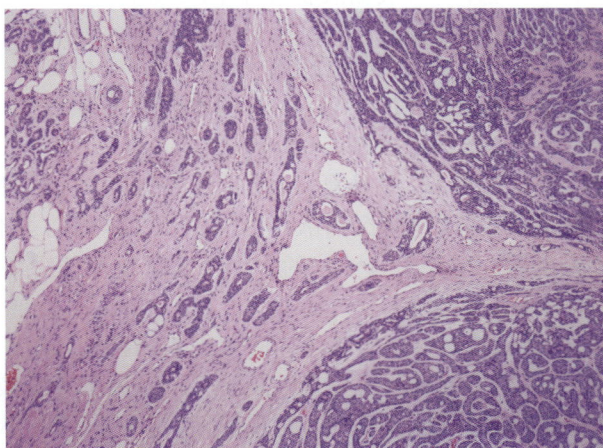

图 104 - 14　基底细胞腺癌(HE×100)

五、处理方案及基本原则

（1）完善术前检查，明确排除手术禁忌。

（2）择期行"保留面神经的双侧腮腺肿物及部分腺体切除术"。

（3）术中应送冷冻病理学检查，明确病理类型。

（4）术后行抗炎、消肿对症治疗，注意口腔清洁卫生。

（5）术后应行严密长期随访：1年内每个月复诊，1年后每3个月复诊。

六、要点与讨论

1. 多形性腺瘤

（1）定义。多形性腺瘤是包膜情况多变、显微镜下以结构的多形性而不是细胞的多形性为特征的肿瘤，最常见的组织结构为上皮、变异性肌上皮、黏液样成分、软骨样成分的混合。多形性腺瘤是最常见的唾液腺肿瘤，约占所有唾液腺肿瘤的 40%～60%。

（2）大体检查：肿块多界限清楚、圆形或椭圆形，包膜情况不定，可表现为有包膜、有部分包膜、无包膜，发生在小唾液腺者包膜常不完整或无包膜。较大的肿瘤切面上常见肿瘤有凸起突向周围组织或呈分叶状。复发性肿瘤在软组织中常见多灶性病变。

（3）组织病理学检查：多形性腺瘤是包膜情况多变、显微镜下以结构的多形性而不是细胞的多形性为特征的肿瘤。

多形性腺瘤特征性的镜下表现为肿瘤细胞类型多样，组织结构复杂，基本结构为腺上皮、肌上皮、黏液样组织和软骨样组织（见图 104 - 6）。病理图像具有多形性的特征，不同肿瘤中及同一肿瘤的不同部位表现不尽相同。多数肿瘤有包膜（见图 104 - 5），发生于小唾液腺者常无包膜，复发性肿瘤呈多结节生长。构成肿瘤的基本细胞为腺上皮细胞、肿瘤性肌上皮细胞。腺上皮细胞构成腺管结构的内层，呈低柱状、立方状、扁平状，围绕在腺管外周为一层或多层肿瘤性肌上皮细胞。肌上皮细胞呈上皮样、梭形、浆细胞样（见图 104 - 10）或透明细胞等，可围绕于腺上皮周围，也可呈团块状、条索状、片状分布。黏液样成分的组织结构较疏松，细胞星形、多角形、短梭形；软骨样成分类似真性软骨，可见软骨陷窝，其中见软骨样细胞。

约 25% 的肿瘤可见鳞状细胞化生（见图 104 - 6），大部分发生在肌上皮细胞团块中，有时伴角化珠的形成，或见内有角质的微囊。

肿瘤中真正的间质成分较少，有时可见玻璃样变区域，间质可发生脂肪样变性，少数肿瘤中可见骨样基质和骨化，有时可见砂砾体。

多形性腺瘤虽为良性肿瘤，但肿瘤中心有时可见显著的坏死，这可能是由缺血性梗阻引起，临床上可表现为突然发作的疼痛。

（4）免疫学表型。腺管内层的腺上皮表达细胞角蛋白（cytokeratin）3、6、8、10、11、13、16、19，肿瘤性肌上皮细胞程度不等地表达细胞角蛋白 13、14、16、19，还同时表达波形蛋白（vimentin）、不同程度地表达 S - 100 蛋白、α - SMA、肌钙调样蛋白（calponin）、p63。

（5）预后。多形性腺瘤虽为良性肿瘤，但易复发，通常复发肿瘤的镜下特点与原发肿瘤一致或相似。复发后的肿瘤可呈多灶性生长，甚至呈广泛播散，因此，多形性腺瘤的手术原则为肿瘤的完整切除，并附加足够的周围正常唾液腺组织。得到充分治疗的多形性腺瘤长期预后很好。

2. 基底细胞腺瘤（basal cell adenoma）

（1）定义：基底细胞腺瘤以形态较为单一的基底样肿瘤细胞为特征，缺乏多形性腺瘤中的黏液软骨样成分。基底细胞腺瘤不多见，占所有唾液腺肿瘤的 1%～3%，多见于大唾液腺，最常见于腮腺。

（2）大体检查：多数肿瘤界限清楚，圆或卵圆形，有包膜，肿块大小不一，大部分肿瘤直径<3 cm，切

面均质、实性、无坏死、灰白色至灰红色,少数可伴囊性变。

(3) 组织病理学检查:肿瘤多数界限清楚,有包膜。肿瘤主要由基底样细胞构成,也可见少量导管细胞。根据组织学结构,基底细胞腺瘤可分为 4 种基本亚型,即实体型、梁状型、管状型(见图 104 - 2)、膜型,也有学者报道了筛状型(见图 104 - 3)等其他亚型,常见同一肿瘤中不同组织学类型同时存在。各亚型共同特征为:缺乏多形性腺瘤中特征性的黏液软骨样基质,肿瘤细胞巢和间质分界清楚。

(4) 预后:肿瘤通常不复发,罕见恶变。

3. 腮腺多原发肿瘤(multiple primary tumors, MPTs)

(1) 定义:腮腺是唾液腺肿瘤最常见的发病部位,并以单侧单发最为多见。腮腺 MPTs 是指双侧腮腺发生肿瘤或同侧腮腺有多灶性肿瘤,且肿瘤均为原发性,而非手术后复发或其他部位恶性肿瘤转移而来。本病在时间和部位上可分为同时或异时单侧多发、双侧单发或双侧肿瘤单侧多发 3 种类型。

(2) 病理学类型及发生率:腮腺 MPTs 发病率极低,以老年男性为主。病理类型最常见为沃辛瘤或沃辛瘤合并其他类型肿瘤。其他病理类型的腮腺 MPTs 多是以单独的个案出现,多数学者更倾向于认为这种情况的出现是巧合而不是联系。

(3) 诊断方法:由于腮腺 MPTs 的多灶性、多病理类型及多时性特点,完善而细致的术前检查十分关键。依靠病史及症状可以对腮腺肿瘤进行初步的良恶性的鉴别,但有显著的局限性。因此,通过影像学手段如彩色多普勒超声检查、CT 检查及磁共振成像(MRI)检查获得更多信息以指导临床诊治十分有必要。

(4) 治疗方法:良性 MPTs 手术治疗为首选方式。俞光岩等主张肿瘤包膜外切除术或腮腺浅叶部分切除术适合于大多数沃辛瘤,对于非沃辛瘤的其他腮腺肿瘤,外科手术是目前治疗腮腺肿瘤最为有效的手段,首次术式是否正确是影响手术效果的关键,因此临床应根据肿瘤的大小、位置及良恶性确定手术术式和切除范围。

七、思考题

(1) 多形性腺瘤中有哪些肿瘤细胞成分?如何通过免疫组织化学方法鉴定?

(2) 多形性腺瘤组织病理学多形性表现在哪些方面?

(3) 细胞丰富的多形性腺瘤如何与基底细胞腺瘤进行鉴别?

(4) 良性多形性腺瘤与非侵袭性或微侵袭性恶性多形性腺瘤如何进行鉴别?

(5) 多形性腺瘤和基底细胞腺瘤的预后有何不同?请探讨影响预后的因素。

(6) 腮腺 MPTs 的病理学类型、临床诊断、治疗有何特点?

八、推荐阅读文献

[1] 于世凤. 口腔组织病理学[M]. 7 版. 北京:人民卫生出版社,2012:294 - 324.

[2] 李江. 口腔颌面肿瘤病理学[M]. 上海:上海世界图书出版公司,2013:243 - 316.

[3] 王丽珍. 口腔组织病理学理论与实验教学彩色袖珍图谱[M]. 北京:军事医学科学出版社,2015:167 - 210.

[4] 口腔颌面病理学[M]. 李江译. 北京:人民卫生出版社,2013:415 - 446.

[5] Cawson RA, Odell EW. Oral Pathology and Oral Medicine [M]. 8th ed. London: Elsevier Limited,2008:291 - 313.

(王丽珍 李 江)

淋巴上皮性唾液腺炎伴 MALT 淋巴瘤

一、病历资料

1. 主诉

耳鸣伴双侧腮腺区肿物 1 月余。

2. 现病史

患者，女性，61 岁，1 月余前因耳鸣至我院耳鼻咽喉科就诊，检查发现双侧腮腺区肿物。患者诉双侧腮腺无明显肿胀、疼痛，左侧腮腺偶有进食时酸胀感。至外院行双侧腮腺细针穿吸检查，涂片内见淋巴细胞，未见肿瘤细胞，建议手术切除病检。门诊行相关检查后收入院手术治疗。

患者起病来二便可，胃纳佳，体重无明显减轻。

3. 既往史

既往无相关疾病史，无结缔组织疾病史，无其他系统性疾病史，无烟酒嗜好，无家族及遗传病史。

4. 临床检查

患者发育正常，营养良好，神志清醒，表情正常，自主体位，配合检查。T 36.5℃，P 100 次/min，R 22 次/min，BP 130 mmHg/83 mmHg(右上臂)。

全身未及异常，颌面部基本对称，左侧腮腺区可触及一大小约 1 cm×1 cm 肿物，质中，界清，活动度尚可，无压痛，皮肤颜色正常，皮温无升高；右侧腮腺区可触及一大小约 2.5 cm×1.5 cm 肿物，质中，界清，活动度尚可，表面皮肤未见明显异常，无压痛。鼓腮无漏气，闭眼抬眉可，口角无歪斜。双侧颌下区、颈部未及明显肿大淋巴结。口内咽侧壁未见异常膨隆，双侧腮腺导管口分泌清。

5. 辅助检查

(1) 外院细针穿吸涂片示：左腮腺见淋巴细胞，未见肿瘤细胞；右腮腺见淋巴细胞。

(2) 我院彩超检查：双侧慢性腮腺炎，舍格伦综合征(SS)待排；双侧腮腺低回声包块，SS? 占位?

(3) 我院颌面部 MRI 检查示：双侧腮腺内见多个类圆形异常信号肿块影，边界清，最大者位于右侧腮腺，大小约 1.6 cm×1.7 cm，双侧腮腺多发性占位(SS?)。

二、临床诊断与诊断依据

1. 临床诊断

双侧慢性腮腺炎(SS 可能)。

2. 诊断依据

（1）主诉：双侧腮腺区肿物 1 月余。

（2）现病史：1 月余前因耳鸣至我院耳鼻咽喉科就诊，检查发现双侧腮腺区肿物。患者诉双侧腮腺无明显肿胀及疼痛，左侧腮腺偶有进食时酸胀感。至外院行双侧腮腺细针穿吸检查，涂片见淋巴细胞，未见肿瘤细胞，建议手术切除病检。

（3）专科检查：颌面部基本对称，左侧腮腺区可触及一大小约 1 cm×1 cm 肿物，质中，界清，活动度尚可，无压痛，皮肤颜色正常，皮温无升高；右侧腮腺区可触及一大小约 2.5 cm×1.5 cm 肿物，质中，界清，活动度尚可，表面皮肤未见明显异常，无压痛。鼓腮无漏气，闭眼抬眉可，口角无歪斜。双侧颌下区、颈部未及明显肿大淋巴结。口内咽侧壁未见异常膨隆，双侧腮腺导管口分泌清。

（4）辅助检查

外院穿刺涂片示：左腮腺见淋巴细胞，未见肿瘤细胞；右腮腺见淋巴细胞。

我院彩超检查示：双侧慢性腮腺炎，舍格伦综合征（SS）待排；双侧腮腺低回声包块，SS? 占位？

我院颌面部 MRI 检查示：双侧腮腺内见多个类圆形异常信号肿块影，边界清，最大者位于右侧腮腺，大小约 1.6 cm×1.7 cm，双侧腮腺多发性占位（SS?）。

三、病理学诊断与诊断依据

1. 病理学诊断

（1）"右腮腺"淋巴上皮性唾液腺炎，伴黏膜相关结外边缘区 B 细胞淋巴瘤（MALT 淋巴瘤）。

（2）"下唇"小唾液腺病变符合淋巴上皮性唾液腺炎。

2. 诊断依据

（1）大体检查："右腮腺"部分腺体组织 2.7 cm×2.7 cm×2.0 cm，灰黄分叶状，未见明显肿块；"下唇"碎腺体组织 0.5 cm×0.5 cm×0.2 cm，灰黄分叶状。

（2）镜下描述：

"右腮腺"唾液腺组织，小叶结构尚存，小叶内淋巴组织增生，淋巴滤泡形成，腺泡萎缩、消失（见图 105-1），导管上皮增生，形成上皮肌上皮岛（见图 105-2），部分导管扩张呈囊性。部分小叶内上皮肌上皮岛及扩张导管周围见单核细胞样淋巴细胞浸润，这些细胞中等大小，核不规则，胞质丰富，染色浅，并侵入上皮内（见图 105-3）。免疫组织化学染色，单核细胞样细胞表达 CD20（全 B 细胞标记物）（见图 105-4）。

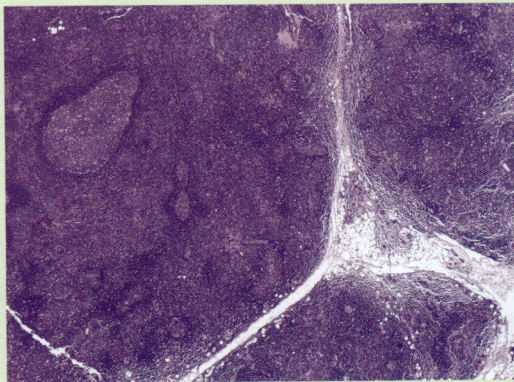

图 105-1　"右腮腺"淋巴上皮性唾液腺炎-淋巴组织增生，腺泡消失（HE×40）

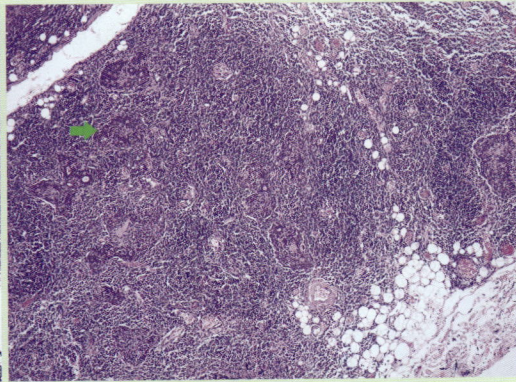

图 105-2　"右腮腺"淋巴上皮性唾液腺炎-上皮肌上皮岛形成（HE×100）

绿色箭头-上皮肌上皮岛

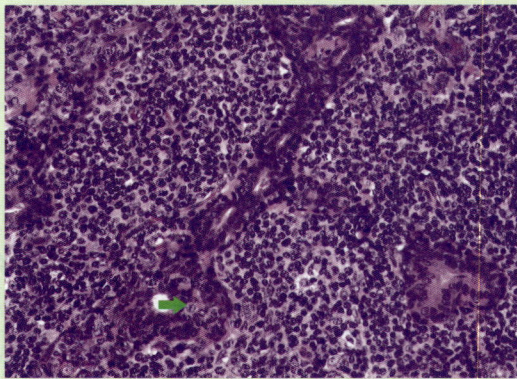

图 105 - 3 "右腮腺"淋巴上皮性唾液腺炎-伴 MALT 淋巴瘤(HE×400)

绿色箭头-单核细胞样淋巴细胞侵入上皮岛

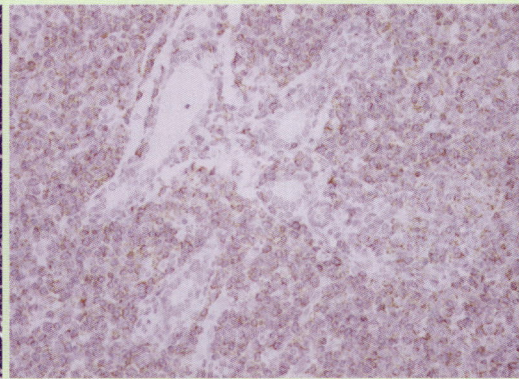

图 105 - 4 "右腮腺"淋巴上皮性唾液腺炎,伴 MALT 淋巴瘤- CD20(IHCx400)

"下唇"小唾液腺组织,局部导管增生,导管周围见灶性淋巴细胞及少量浆细胞浸润,＞50 个细胞/灶(见图 105 - 5)。

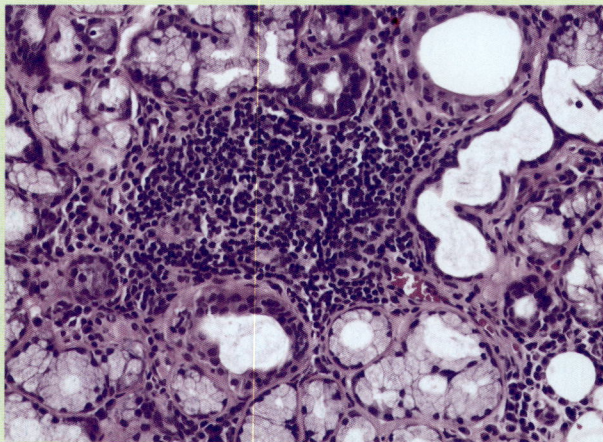

图 105 - 5 "下唇"唇腺活检-淋巴上皮性唾液腺炎(HE×400)

四、病理学鉴别诊断

淋巴上皮性唾液腺炎的鉴别诊断包括恶性淋巴瘤、淋巴上皮癌、淋巴腺瘤、慢性非特异性唾液腺炎和人类免疫缺陷病毒(HIV)相关的淋巴上皮囊肿。

1. 恶性淋巴瘤

淋巴上皮性唾液腺炎与恶性淋巴瘤特别是黏膜相关淋巴组织结外边缘区 B 细胞淋巴瘤(MALT 淋巴瘤)的鉴别有时比较困难,目前仍有争议。单核细胞样和(或)边缘区 B 细胞在淋巴上皮性唾液腺炎的上皮岛中可比较丰富,但如果这些细胞出现上皮岛以外并形成较宽的晕,或在滤泡间形成融合的区域,则应考虑为 MALT 淋巴瘤。本例为淋巴上皮性唾液腺炎表现,同时伴有 MALT 淋巴瘤(见图 105 - 3)。

2. 淋巴上皮癌

淋巴上皮癌和淋巴上皮性唾液腺炎均由上皮巢和淋巴细胞两部分构成。淋巴上皮性唾液腺炎中的上皮细胞无非典型性和核分裂相(见图 105 - 2);淋巴上皮癌中的上皮细胞具非典型性和核分裂相,常浸润周围的唾液腺组织,癌细胞巢更大而不规则(见图 105-6),且本病与 EB 病毒感染有关,可通过原位杂交(CISH)检测 EBER(见图 105-7)。

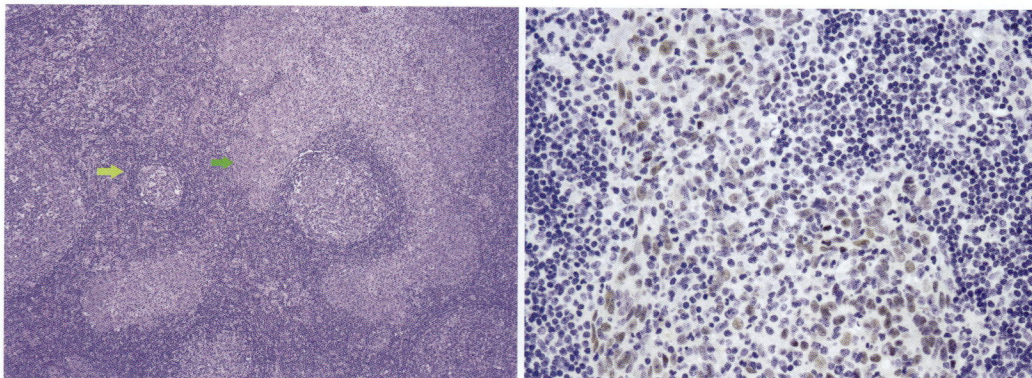

图 105-6　淋巴上皮癌-非典型上皮巢及淋巴细胞(HE×100)

绿色箭头-非典型上皮巢,黄色箭头-淋巴组织,淋巴滤泡形成

图 105-7　淋巴上皮癌- EB 病毒感染(CISH×400)

3. 淋巴腺瘤

淋巴腺瘤是罕见的唾液腺肿瘤,由大小不同的上皮岛和明显的淋巴细胞浸润构成,与淋巴上皮性唾液腺炎相似,但淋巴腺瘤有清楚的界限。

4. 慢性非特异性唾液腺炎

慢性非特异性唾液腺炎中的炎症性浸润为淋巴细胞、浆细胞、巨噬细胞及中性粒细胞的混合,病变有显著的纤维化,不形成典型的上皮岛(见图 105-8)。

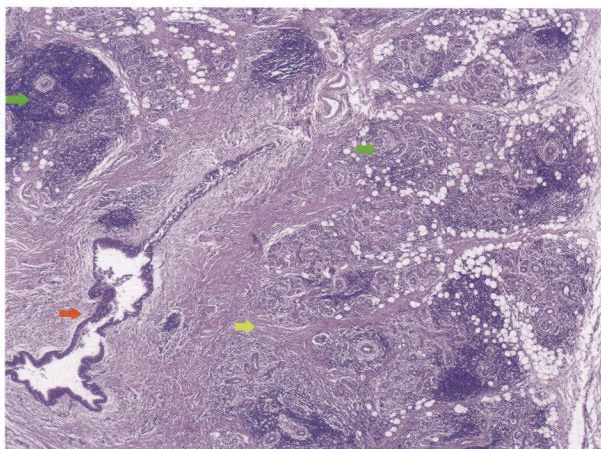

图 105-8　慢性非特异性唾液腺炎(HE×100)

绿色箭头-腺泡萎缩,绿色箭头-炎症细胞浸润,黄色箭头-纤维组织增生,红色箭头-排泄管扩张

5. HIV 相关的淋巴上皮囊肿

HIV 感染患者的唾液腺可发生淋巴组织增生,特别是腮腺,此时称为 HIV 相关的淋巴上皮囊肿,其导管扩张更明显。另外,临床病史有助于鉴别。

五、处理方案及基本原则

（1）完善术前检查，明确排除手术禁忌。

（2）择期行"右侧腮腺肿物及部分腺体切除术＋唇腺活检术"，待术中冷冻病理学检查，明确病理类型。

（3）术后行抗炎、消肿对症治疗，注意口腔清洁卫生。

（4）术后血液科就诊，制订进一步治疗方案。

（5）术后应行严密长期随访。

六、要点与讨论

1. Mikulicz 病、Mikulicz 综合征、舍格伦综合征、良性淋巴上皮病变、淋巴上皮性唾液腺炎的由来

1892 年，波兰学者 Mikulicz 报道 1 例双侧唾液腺和泪腺无痛性增大、组织学表现是唾液腺组织小圆细胞浸润的病例。此后，双侧唾液腺和泪腺肿大的病例在诊断上分为 Mikulicz 病和 Mikulicz 综合征两种，当唾液腺和泪腺肿大的原因不明时（特发性），称为 Mikulicz 病，当同时伴有一些全身性疾病如网状细胞增多症、结节病、白血病、淋巴瘤、流行性腮腺炎、巨球蛋白血症和结核，则称为 Mikulicz 综合征。

1933 年，Sjögren 较详细地描述了女性口干和干燥性角膜炎的临床和组织学表现，后被称为 Sjögren 综合征。

1952 年，Godwin 从病理学角度比较了 Mikulicz 病、慢性炎症、淋巴上皮瘤等病理，发现这些病变的病理改变基本一致，即淋巴细胞浸润并替代腺体组织，导管上皮增生成团，由此提出了"良性淋巴上皮病变"这一名词。但采用现在的免疫组织化学、分子遗传学研究方法发现，某些良性淋巴上皮病变实际上就是淋巴瘤，采用这一名词并不准确。

1999 年，Harris 提出了"淋巴上皮性唾液腺炎"一名，能更确切地反映病变的组织病理学特征，已经被多数人接受。

2. 舍格伦综合征与淋巴上皮性唾液腺炎的关系

舍格伦综合征（Sjögren syndrome，SS）是一种慢性自身免疫性疾病，分为原发性和继发性两种类型，均有 SS - A/Ro 和 SS - B/La 自身抗体增加。单独的口干和眼干不伴有结缔组织病者称为原发性 SS，也就是以前所称的 Mikulicz 病或干燥综合征。口干和眼干伴有其他结缔组织病如类风湿关节炎、系统性红斑狼疮、硬皮病、多发性肌炎或多动脉炎者称为继发性 SS。

淋巴上皮性唾液腺炎（lymphoepitdhelial sialadentitis，LESA）是唾液腺组织明显的间质淋巴细胞浸润、腺体实质萎缩及淋巴上皮病变（即上皮肌上皮岛）形成为特征的唾液腺自身免疫性病变。该病变与 SS 的关系密切，一般认为，SS 的唾液腺改变即为淋巴上皮性唾液腺炎，也就是说，几乎所有的 SS 患者均患有淋巴上皮性唾液腺炎。但是应当指出的是，近 50％的淋巴上皮性唾液腺炎患者并无临床上 SS 表现。

3. 舍格伦综合征的诊断标准

2002 年，欧美共同提出一套 SS 的诊断标准。原发性 SS 的诊断需要 6 个标准中的 4 个，这 6 个标准包括主观和客观发现干燥症状、小唾液腺活检的特征性表现，一种自身抗体（如抗 SS - A/SS - B）阳性。标准判定应排除的因素包括之前进行过头颈部放射治疗、淋巴瘤、HCV、人 Ⅰ 型嗜淋巴细胞病毒或 HIV 感染、结节病和移植排斥病。同时，必须在无抗交感神经副作用药物应用的情况下测定泪液和唾液的流速。

4. 舍格伦综合征的组织病理学表现

SS 的唾液腺改变即为淋巴上皮性唾液腺炎。

淋巴上皮性唾液腺炎表现为唾液腺的弥漫性肿大或形成结节,结节型常被误认为真性肿瘤,腺体切面包膜和小叶的结构仍保持。

淋巴上皮性唾液腺炎的镜下表现主要为密集的、多灶性、进展性淋巴细胞浸润、腺泡萎缩、残存的导管增生形成特征性的淋巴上皮病变及所谓的上皮肌上皮岛形成(见图 105-1～图 105-3)。不同的腺小叶病变的严重程度不同,但正常腺小叶的结构和小叶间隔结缔组织仍保持。密集的淋巴细胞浸润区可出现有生发中心的淋巴滤泡(见图 105-1),滤泡间的淋巴细胞由多克隆的小 B 细胞和 T 淋巴细胞构成,其间散在免疫母细胞、组织细胞,有时有相当多的浆细胞。病变中残存的导管上皮增生,内混有浸润的淋巴细胞,为单核细胞样细胞和(或)边缘区 B 细胞。上皮细胞无典型性,核分裂相罕见,偶可发生鳞状细胞化生。

大唾液腺淋巴上皮性唾液腺炎的组织学变化也可见于 SS 患者的小唾液腺,但小唾液腺典型的组织学变化是灶性淋巴细胞性唾液腺炎,典型的上皮岛罕见(见图 105-5)。应取到 5 个以上的小腺体,观察慢性炎症浸润灶,≥50 个淋巴细胞和浆细胞记为 1 灶,在 4 mm^2 的腺体组织内有 1 个以上的浸润灶,可支持本病的诊断。

5. 治疗及预后

治疗主要为对症治疗。

对无自身免疫证据的淋巴上皮性唾液腺炎患者应密切随访,因为有些患者随后可能发生自身免疫病。

SS 患者发生淋巴瘤的危险性是普通人群的 44 倍,淋巴瘤可能发生在淋巴上皮性唾液腺炎病变,也可发生在其他位置的淋巴结。无 SS 的淋巴上皮性唾液腺炎患者发生淋巴瘤的危险性也增加。SS 患者,特别是老年女性患者发生持续性单侧腮腺肿大,提示有淋巴瘤可能。所发生的淋巴瘤通常为低级别的 MALT 淋巴瘤。

七、思考题

(1) 舍格伦综合征、良性淋巴上皮病变、淋巴上皮性唾液腺炎、Mikulicz 病、Mikulicz 综合征有何关联?

(2) 试述 SS 的诊断标准。

(3) 试述淋巴上皮性唾液腺炎特征性的镜下表现如何?

(4) 淋巴上皮性唾液腺炎如何与淋巴瘤、淋巴上皮癌、淋巴腺瘤、慢性非特异性唾液腺炎和 HIV 相关的淋巴上皮囊肿鉴别?

(5) SS 在唇部小唾液腺有何表现?

(6) SS 的预后如何?

八、推荐阅读文献

[1] 于世凤. 口腔组织病理学[M]. 7 版. 北京:人民卫生出版社,2012:289-292,388-392.

[2] 俞光岩,马大权. 唾液腺病学[M]. 2 版. 北京:人民卫生出版社,2014:333-336.

[3] 王丽珍. 口腔组织病理学理论与实验教学彩色袖珍图谱[M]. 北京:军事医学科学出版社,2015:160-163.

[4] 口腔验面病理学[M]. 李江译. 北京:人民卫生出版社,2013:409-412.

[5] Cawson RA, Odell EW. Oral Pathology and Oral Medicine [M]. 8th ed. London:Elsevier Limited,2008:299.

(王丽珍　李　江)

案例 106

腺泡细胞癌

一、病历资料

1. 主诉

右侧腮腺肿物术后 18 年，发现右侧腮腺肿物 7 年。

2. 现病史

患者，女性，37 岁，18 年前因右侧腮腺肿物在外院行手术切除，病理结果示"右腮腺混合瘤"（为患者自诉，病理报告已遗失，且原病理切片无法调阅），术后一般情况良好。7 年前右腮腺又再次发现一肿物，花生米大小，无痛，无局部麻木不适感，无面瘫。肿物渐增大，生长较缓慢，未行任何处理。门诊行相关检查后收入院手术治疗。

患者起病来睡眠可，精神可，二便可，胃纳佳，体重无变化。

3. 既往史

患者为孤立肾，慢性肾小球肾炎病史 5 年，外院治疗，现口服中药治疗。无烟酒嗜好，无家族及遗传病史。

4. 临床检查

患者发育正常，营养良好，神志清醒，表情正常，自主体位，配合检查。T 36.0℃，P 84 次/min，R 21 次/min，BP 143 mmHg/91 mmHg（右上臂）。

全身未及异常，貌面部不对称，右侧腮腺区较左侧膨隆。右侧腮腺耳前区可见纵行手术后瘢痕，右侧耳前区可触及一约 4 cm×3 cm 大小椭圆形肿物，质中，扪及结节样感，界清，活动度尚可，无压痛，皮肤颜色正常，皮温无升高，浅感觉正常。面部表情自然，无面瘫症状，闭眼抬眉可，口角无明显歪斜，鼓气无漏气。左腮腺未触及明显肿物。双侧颌下区、颈部未及明显肿大淋巴结。口内检查，张口度正常，咬合关系正常，口腔卫生良好，双侧腮腺导管口无红肿，触压腺体分泌物清亮。

5. 辅助检查

我院 B 超检查示：右腮腺多发低回声占位，混合瘤术后复发可能性大。

实验室检查示：HBsAb（+），尿蛋白（PRO）（++）。

二、临床诊断与诊断依据

1. 临床诊断

右腮腺肿瘤术后复发（多形性腺瘤可能性大）。

2. 诊断依据

（1）主诉：右侧腮腺肿物术后 18 年，发现右侧腮腺肿物 7 年。

（2）现病史：18 年前因右侧腮腺肿物在外院行手术切除，病理结果示"右腮腺混合瘤"，术后一般情况良好。7 年前右腮腺又发现一肿物，花生米大小，无痛，无局部麻木不适感，无面瘫。肿物渐增大，生长较缓慢，未行任何处理。

（3）专科检查：右侧腮腺耳前区可见纵行手术后瘢痕，可触及一约 4 cm×3 cm 大小椭圆形肿物，质中，扪及结节样感，界清，活动度尚可，无压痛，皮肤颜色正常，皮温无升高，浅感觉正常。面部表情自然，无面瘫症状，闭眼抬眉可，口角无明显歪斜，鼓气无漏气。左腮腺未触及明显肿物，双侧颌下区、颈部未及明显肿大淋巴结。口内检查，张口度正常，咬合关系正常，口腔卫生良好，双侧腮腺导管口无红肿，触压腺体分泌物清亮。

（4）辅助检查：

我院 B 超检查示：右腮腺多发低回声占位，混合瘤术后复发可能性大。

实验室检查示：HBsAb（＋），尿蛋白（PRO）（＋＋）。

三、病理学诊断与诊断依据

1. 病理学诊断

"右腮腺"腺泡细胞癌，肿瘤呈多结节状生长，伴少量淋巴间质及出血，结合病史，复发首先考虑。

2. 诊断依据

（1）大体检查：送检"肿块 1"为部分腺体组织 2.2 cm×1.6 cm×1.2 cm，灰黄分叶状，切面见一肿块 2.2 cm×1.2 cm×0.6 cm，灰黄，质中，无明显包膜；"肿块 2"为一肿块 2.2 cm×1.8 cm×0.3 cm，灰黄灰红，质中，无明显包膜；"肿块 3"为一肿块 1.6 cm×1.0 cm×0.4 cm，灰黄，质中，无明显包膜。

（2）镜下描述：送检"肿块 1、2、3"局部见纤维包膜，肿瘤细胞呈片状排列，局部细胞间形成微小囊状间隙（见图 106 - 1）。肿瘤实质细胞以含微嗜碱性颗粒的腺泡样细胞为主，还可见胞质含空泡的空泡样细胞、胞质透明的透明细胞（见图 106 - 2）及立方状的闰管样细胞（见图 106 - 3）。部分区域间质内淋巴组织增生，见小灶出血。

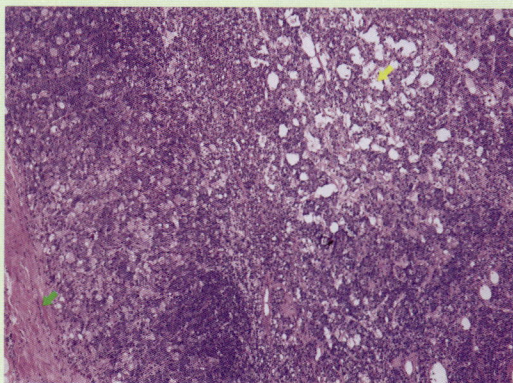

图 106 - 1　腺泡细胞癌（HE×100）

绿色箭头-局部有纤维包膜，黄色箭头-肿瘤细胞间微小囊状间隙

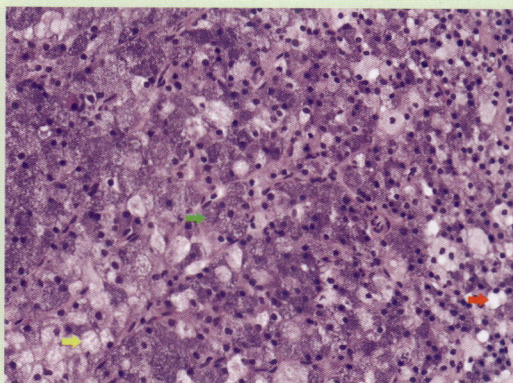

图 106 - 2　腺泡细胞癌（HE×400）

绿色箭头-腺泡样细胞，黄色箭头-空泡样细胞，红色箭头-透明细胞

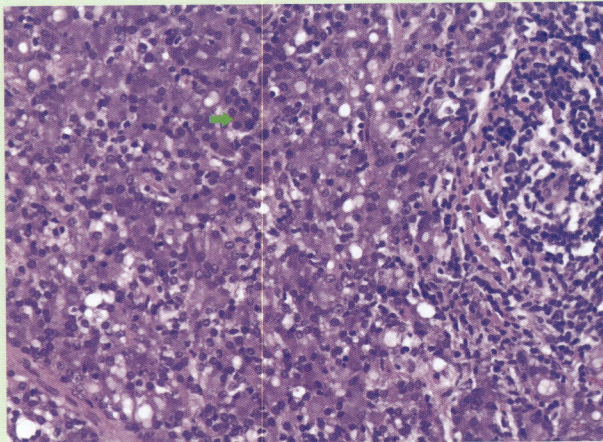

图 106-3 腺泡细胞癌(HE×400)

绿色箭头-闰管样细胞

四、病理学鉴别诊断

有典型微嗜碱性胞质或可见微颗粒的腺泡细胞癌易于诊断,当腺泡细胞癌以乳头状、滤泡状结构为主,且分化好的腺泡细胞少见时要注意进行鉴别诊断。较为有用的辅助诊断是在肿瘤细胞胞质内检测到抗淀粉酶的高碘酸-希夫染色(PAS)阳性的酶原颗粒。

1. 正常唾液腺

分化好的实体型腺泡细胞癌(见图 106-2)需与正常唾液腺(见图 106-4)、唾液腺炎等鉴别,所不同的是,前者无闰管、纹管、排泄管等导管结构,也缺乏小叶结构和脂肪组织。

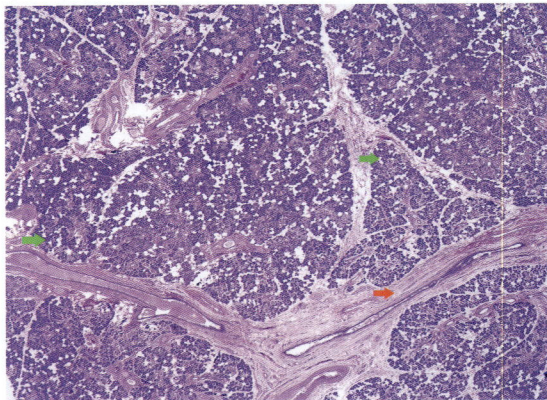

图 106-4 正常腮腺(HE×20)

绿色箭头-腺小叶,黄色箭头-纤维间隔(含排泄管)

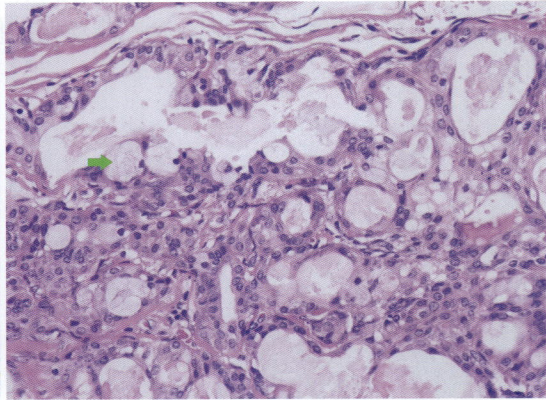

图 106-5 黏液表皮样癌(HE×400)

绿色箭头-黏液细胞

2. 黏液表皮样癌

微囊型腺泡细胞癌有时因于囊腔内有大量黏液卡红阳性物质而被误诊为黏液表皮样癌。黏液表皮样癌由表皮样细胞、黏液细胞(杯状细胞)和中间细胞构成,呈团块状、片状、囊状,不形成腺泡样排列(见图 106-5)。腺泡细胞癌无杯状细胞、表皮样细胞,此外,腺泡细胞癌中黏液卡红阳性物质位于细胞外,并且细胞核形态较为一致、淡染。

3. 乳腺样分泌癌

乳腺样分泌癌(mammary analogue secretory carcinoma，MASC)是近年来命名的唾液腺肿瘤，具有乳腺分泌性癌组织病理学和免疫组织化学特征。镜下，乳腺样分泌癌具有腺泡细胞癌和低级别囊腺癌相似的结构特征，呈分叶状生长，由微囊和腺腔组成(见图 106-6)。与腺泡细胞癌有鉴别意义的特征包括：肿瘤细胞胞质含丰富的嗜酸性均质或多空泡状分泌物；免疫组织化学染色 mammaglobin、波形蛋白(vimentin)、S-100 和 STAT5a 强阳性，DOG1 阴性(见图 106-7)；伴有 t(12；15)(p13；q25) ETV6-NTRK3 基因易位。

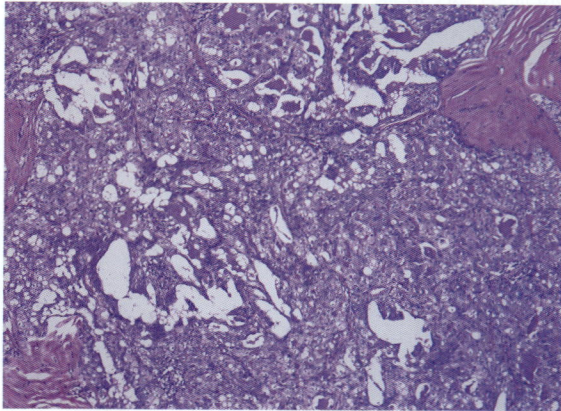

图 106-6　乳腺样分泌癌(HE×100)

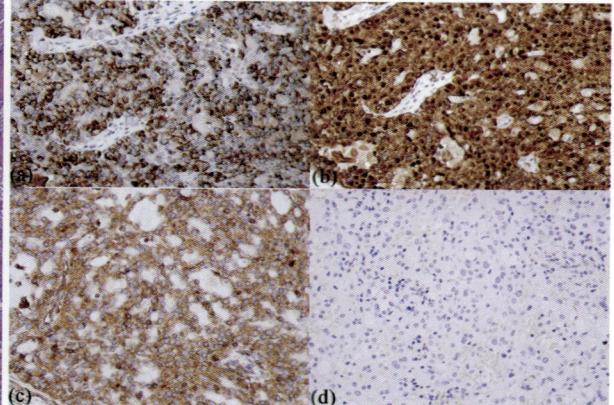

图 106-7　乳腺样分泌癌(IHC×400)

(a) mammaglobin(+)；(b) S-100(+)；(c) 波形蛋白(vimentin)(+)；(d) DOG1(-)

4. 乳头状囊腺癌和乳头状囊腺瘤

乳头囊状型腺泡细胞癌需要与乳头状囊腺瘤和囊腺癌进行鉴别。当在肿瘤中的部分区域可找到典型腺泡细胞癌的结构，或可见细胞内 PAS 阳性的酶原颗粒时，或看到形态较为一致的闰管样细胞区域时，有助于腺泡细胞癌的诊断(见图 106-2、图 106-3)。乳头状囊腺癌细胞有明显异型性(见图 106-8)；乳头状囊腺瘤常为多囊性，一般无实性区，含杯状细胞(见图 106-9)，此分化特征在腺泡细胞癌中不存在。

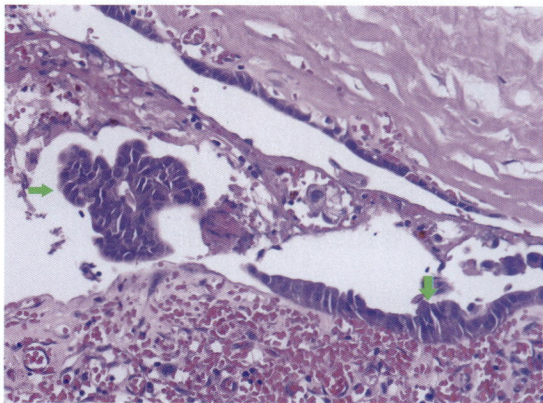

图 106-8　乳头状囊腺癌(HE×400)

绿色箭头-乳头状结构，细胞具明显异型性

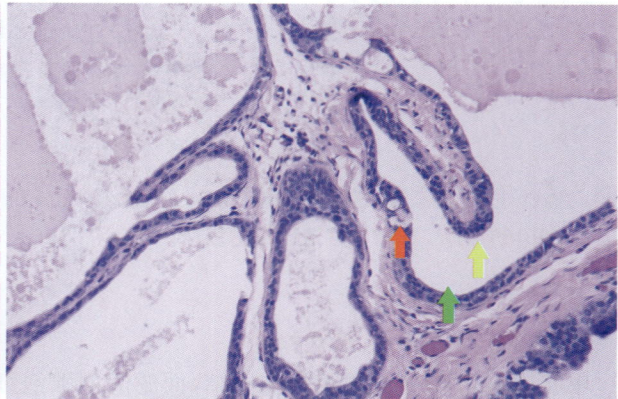

图 106-9　乳头状囊腺瘤(HE×200)

绿色箭头-囊腔，黄色箭头-乳头状结构，红色箭头-杯状细胞

5. 透明细胞肿瘤

当腺泡细胞癌中存在较多透明细胞时，要与透明细胞型黏液表皮样癌、上皮-肌上皮癌、非特异性透明细胞癌、转移性肾透明细胞癌等鉴别。透明细胞型黏液表皮样癌中，透明细胞胞质内为糖原，但黏液染色或免疫组织化学黏蛋白染色（见图106-10）可显示少量细胞内存在黏液。免疫组化标记显示，上皮-肌上皮癌中的透明细胞为肌上皮来源（见图106-11），这有助于将其与腺泡细胞癌区分开来。在非特异性透明细胞癌中，肿瘤细胞为单一的、有丰富透明胞质的多边形细胞构成（见图106-12），而在透明细胞丰富的腺泡细胞癌中，多少能找到一些胞质含PAS阳性颗粒的细胞。转移性肾透明细胞癌中，透明细胞胞质内糖原、脂质丰富，间质中有丰富的血管网（见图106-13），而腺泡细胞癌中无此特征。

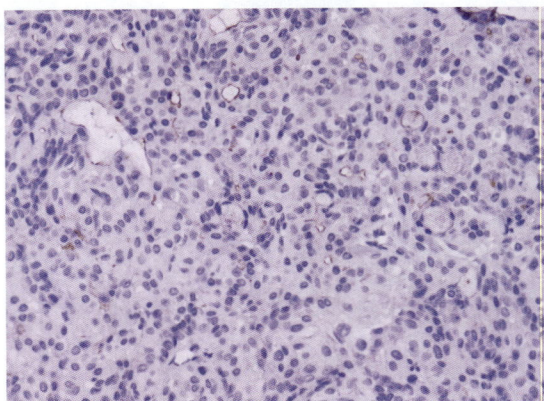

图106-10 透明细胞型黏液表皮样癌-少量透明细胞黏蛋白MUC1阳性(＋)(IHC×400)

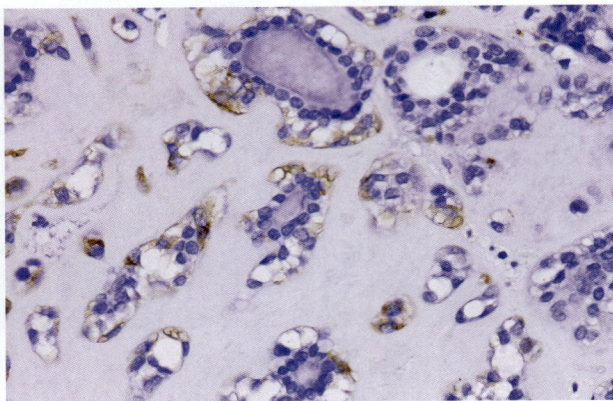

图106-11 上皮-肌上皮癌-透明细胞平滑肌肌动蛋白(＋)(IHC×400)

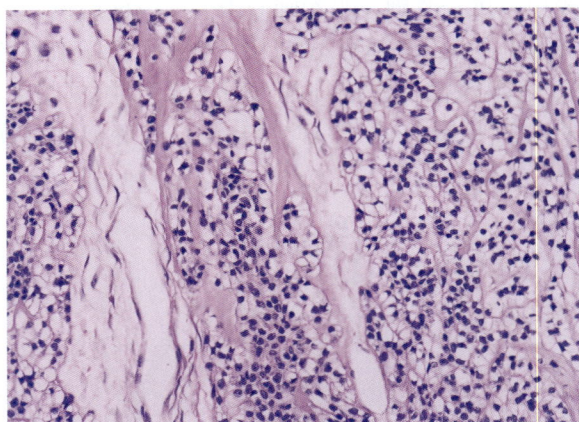

图106-12 非特异性透明细胞癌(HE×400)

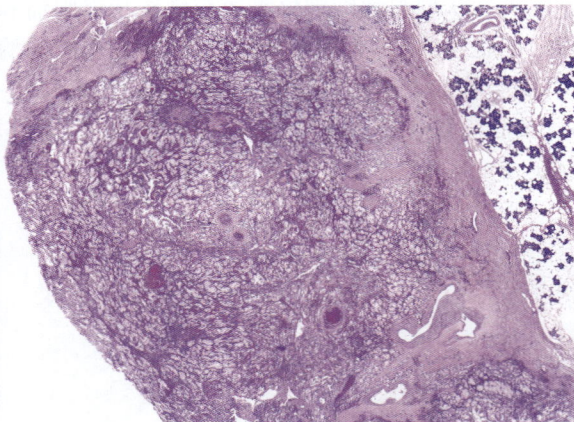

图106-13 腮腺转移性肾透明细胞癌(HE×20)

6. 滤泡型和乳头状甲状腺癌

甲状腺癌可转移至腮腺内淋巴结，而滤泡型腺泡细胞癌存在扩张的腺腔结构，腺腔内充满分泌物，与甲状腺癌结构颇为相似。在腺泡细胞癌的乳头囊状型，当典型的浆液性腺泡细胞非常少时，形态也可类似于甲状腺癌。甲状腺球蛋白(thyroglobin)的免疫组织化学染色（见图106-14）有助于腺泡细胞癌和甲状腺癌的鉴别。

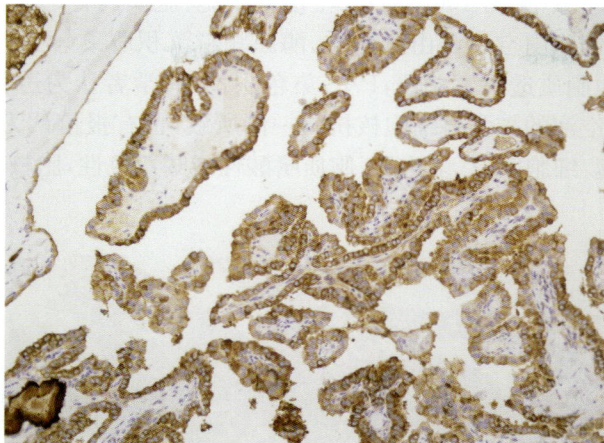

图 106－14　乳头状甲状腺癌-免疫组织化学染色甲状腺球蛋白(＋)(IHC×200)

7. 颌骨内转移性和原发性腺泡细胞癌

颌骨内转移性和原发性腺泡细胞癌应与其他转移性、牙源性透明细胞肿瘤鉴别。

五、处理方案及基本原则

（1）完善术前检查，明确排除手术禁忌。

（2）择期行"右侧腮腺肿物切除术"，待术中冷冻病理学检查，以明确病理类型。

（3）本例冰冻考虑腺泡细胞癌，与术前诊断不同（18 年前的手术病理无明确验证资料），需要行"右腮腺肿物扩大切除术"，但本例患者为孤立肾，合并慢性肾小球肾炎，肾功能不全，与患者家属充分沟通后，未行进一步手术。

（4）术后行抗炎、消肿、营养神经等对症治疗，注意口腔清洁卫生。

（5）术后放疗科就诊，制订进一步治疗方案。

（6）术后应行严密长期随访。

六、要点与讨论

1. 定义

腺泡细胞癌为唾液腺上皮性恶性肿瘤，特征为肿瘤细胞向末端导管（闰管）和腺泡细胞分化，表现为一种或多种组织学结构。腺泡细胞癌约占唾液腺恶性肿瘤的 7%～17.5%，腮腺最常见。除了 Warthin 瘤和多形性腺瘤以外，腺泡细胞癌是第 3 位常见的可双侧发病的肿瘤，它还可以是多灶性病变。

2. 组织病理学

肿瘤多数边界较清楚，甚至可有包膜，但也可呈浸润性生长。腺泡细胞癌镜下组织学形态多样，由浆液性腺泡样细胞、闰管样细胞、空泡样细胞、透明细胞、非特异性腺细胞 5 种细胞构成实体型、微囊型、乳头囊状型、滤泡型 4 种组织学结构。

肿瘤内可出现的瘤细胞有：①腺泡样细胞：是腺泡细胞癌中最具特征性的细胞，形态类似于唾液腺中的浆液性腺泡细胞，细胞较大、多角形，胞质含丰富嗜碱性酶原颗粒，PAS 染色阳性，胞核圆形、深染、偏位（见图 106－2）；②闰管样细胞：细胞较小、立方形，胞质嗜酸性或嗜双色性，胞核居中，细胞呈小片状排列,或构成大小不一的腔隙(见图 106-3);③空泡样细胞:胞质内含透明空泡,空泡的大小、数量不等,超微结构观察发现部分细胞内空泡是由于脂质、酶原颗粒沉积所致(见图 106-2);④透明细胞:大小、形态类似腺泡样细胞,但胞质透明不着色,PAS 染色阴性,有学者认为透明细胞的产生是由于组织固定不良,或是由于细胞内空泡的扩张将细胞核挤向一侧所致,也有报道认为是细胞变性的结果(见图 106-2);⑤非特异性腺细胞:细胞圆形、多边形,胞质嗜酸性或嗜双色性,胞核圆,细胞边界不清,常呈合胞体样(见图 106-15)。

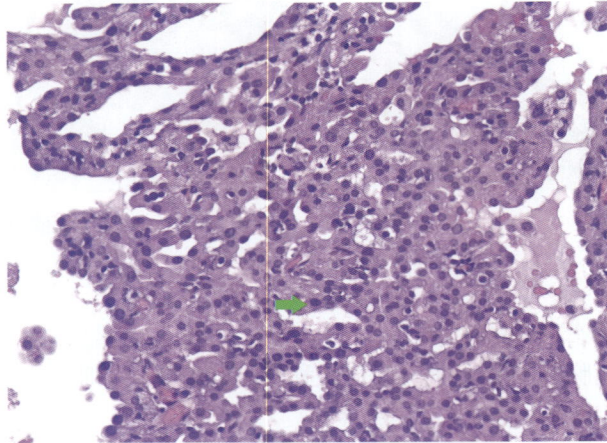

图 106-15 腺泡细胞癌(HE×400)

绿色箭头-非特异性腺细胞

根据肿瘤细胞类型和组织结构,分为 4 种组织学类型:①实体型:肿瘤细胞形成实体片状、宽度不一的条索、大小不一的结节。这些结构相互连接或由数量不一的胶原间质分隔,通常以腺泡样细胞为主(见图 106-1 左);②微囊型:可见较多微小的囊性腔隙,腔隙中可见黏液或嗜伊红物质,通常由腺泡样细胞、闰管细胞、空泡样细胞混合构成。微囊的形成大部分是由于闰管样细胞构成的导管的扩张,也可以是空泡样细胞内空泡的扩张、相互融合(见图 106-1 右);③乳头囊状型:有明显的囊性腔隙形成,囊腔较微囊型中的大,部分囊腔中有乳头状增生的上皮,乳头可以有或无纤维血管轴心(见图 106-16),大部分由闰管样细胞、非特异性腺细胞构成,但也可见多少不等的腺泡样细胞;④滤泡型:可见许多由上皮围成的囊性腔隙,形成似甲状腺滤泡样的结构,囊腔大小悬殊,常含均质、粉染、PAS 染色强阳性的蛋白样分泌物,内衬立方、低柱状、扁平上皮,大部分为闰管样或非特异性腺细胞,有时可见散在腺泡样细胞,囊腔之间通常没有结缔组织(见图 106-17)。

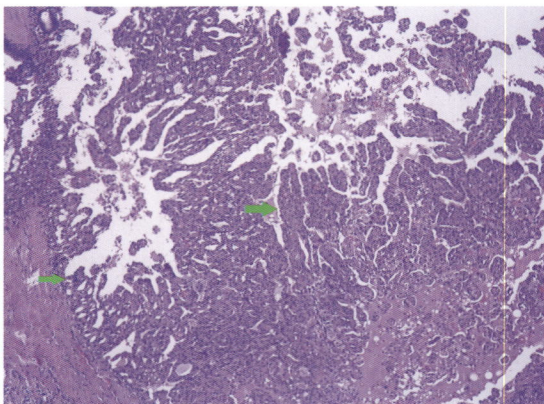

图 106-16 腺泡细胞癌-乳头囊状型(HE×100)

绿色箭头-乳头状结构

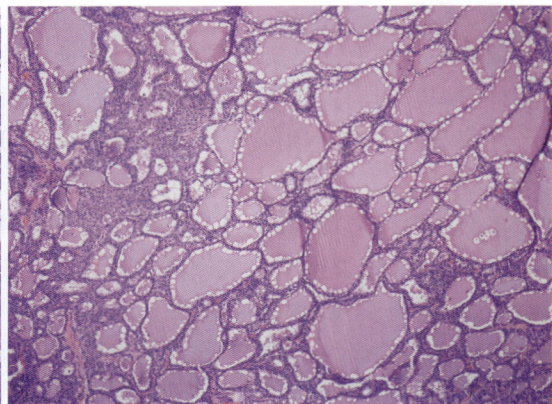

图 106-17 腺泡细胞癌-滤泡型(HE×100)

许多腺泡细胞癌都是不同细胞和组织学类型的混合。肿瘤细胞类型以腺泡样细胞、闰管样细胞多见,组织学类型以实体型、微囊型常见。

部分腺泡细胞癌具有丰富的淋巴间质,肿瘤界限清楚或有包膜,肿瘤的组织学结构为实体型或微囊型,肿瘤上皮被丰富的淋巴组织围绕,有这些特点的肿瘤侵袭性低,预后较好,有学者称其为分化好的(well-differentiated)腺泡细胞癌。另一种少见的亚型为去分化型(dedifferentiated),表现为肿瘤中出现低分化腺泡细胞癌区域,并且在同一肿瘤中出现高度恶性腺癌或未分化癌,此亚型中常见肿瘤侵犯血管、淋巴管和区域淋巴结转移。

3. 预后及预测因素

肿瘤局限于腮腺浅叶者,一般腮腺浅叶切除即可;累及深叶的肿瘤,应行腮腺全叶切除;如果肿瘤累及面神经,则面神经不能保留。颌下腺肿瘤应进行颌下腺切除,小唾液腺肿瘤应保证肿瘤彻底切除。除非有肿瘤的颈淋巴转移,一般不建议行颈淋巴清扫,也没有必要行放疗。当肿瘤多灶性复发时应考虑彻底切除,并行辅助放疗。

腺泡细胞癌预后较好,5年生存率76%～90%,局部复发率约35%,10%～15%可发生肿瘤转移,可为区域淋巴结转移或血行转移,后者最常见于肺、骨。发生在小唾液腺肿瘤的预后优于发生于大唾液腺者。

有关根据组织学特征判断肿瘤侵袭性的观点意见不一。有学者发现,核分裂增加、细胞不典型性、结缔组织增生与肿瘤的侵袭性相关,特别是Ki-67指数与肿瘤侵袭性密切相关,是预测本肿瘤生物学行为较好的指标,当Ki-67<5%,肿瘤无复发,当Ki-67>10%,多数患者预后不良。有学者报道,有丰富淋巴间质的肿瘤为分化较好的肿瘤,预后较好。而去分化腺泡细胞癌的预后较差,治疗时应作为高度恶性肿瘤处理。

很多学者报道,临床分期是比组织学特点更有价值的预后指标。肿瘤大、累及深叶、多结节性、发生转移均与临床预后差有关。

七、思考题

(1)腺泡细胞癌中包含哪些肿瘤细胞类型?各自有何组织学特点?

(2)腺泡细胞癌有哪些组织学类型?各自有何组织学特点?

(3)腺泡细胞癌如何与正常浆液腺腺泡鉴别?

(4)腺泡细胞癌如何与近年来新命名的唾液腺肿瘤乳腺样分泌癌鉴别(包括组织学形态、免疫组织化学染色、遗传学表现)?

(5)腺泡细胞癌如何与黏液表皮样癌及透明细胞肿瘤鉴别?

(6)试列举与腺泡细胞癌预后可能相关的因素。

八、推荐阅读文献

[1] 于世凤.口腔组织病理学[M].7版.北京:人民卫生出版社,2012:299-314.

[2] 俞光岩,马大权.唾液腺病学[M].2版.北京:人民卫生出版社,2014:233-327.

[3] 李江.口腔颌面肿瘤病理学[M].上海:上海世界图书出版公司,2013:269-314.

[4] 王丽珍.口腔组织病理学理论与实验教学彩色袖珍图谱[M].北京:军事医学科学出版社,2015:184-210.

[5] 口腔颌面病理学[M].李江译.北京:人民卫生出版社,2013:429-446.

[6] Cawson RA, Odell EW. Oral Pathology and Oral Medicine [M]. 8th ed. London: Elsevier Limited,2008:291-313.

(王丽珍　李江)

案例 107

骨化纤维瘤

一、病历资料

1. 主诉

左面部无痛性膨隆 7 年余。

2. 现病史

患者,男性,19 岁,7 年前无明显诱因下发现左侧面部膨隆,无疼痛、麻木。于外院手术治疗,术式不详(病史资料已丢失),术后效果不佳,自觉左侧面部肿物仍缓慢增大,有左侧鼻塞,无疼痛及麻木。目前因影响美观来我院要求治疗。我院门诊颌面部 CT 扫描示:左上颌骨纤维结构不良? 骨化纤维瘤? 巨细胞病变待排。即收入院手术治疗。

患者起病来否认复视,无张口受限,睡眠可,精神可,二便可,胃纳佳。

3. 既往史

患者无相关疾病史,无其他系统性疾病史,无烟酒嗜好,无家族及遗传病史。

4. 临床检查

患者发育正常,营养良好,神志清醒,表情正常,自主体位,配合检查。T 36.6℃,P 79 次/min,R 18 次/min,BP 122 mmHg/75 mmHg(右上臂)。

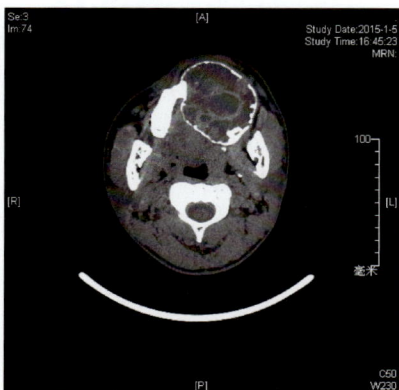

图107-1　颌面部 CT-左上颌骨病变
(HE×400)

全身未及异常,颌面部不对称,左侧面部膨隆明显,可扪及乒乓球样感,不活动,无发红,皮温不高,无压痛,双侧瞳孔等大等圆,视物清楚,无复视。双侧眶下区皮肤感觉一致对称,双侧耳前区未扪及明显弹响,闭眼抬眉正常,鼓气正常,无口角歪斜,张口型及张口度正常。口内检查,恒牙列,咬合可,前牙区无麻木,右上颌中切牙至左上颌第 3 磨牙颊侧膨隆,可扪及乒乓球样感,腭侧膨隆明显,质地中等偏软,无压痛。左上颌中切牙至左上颌第 2 前磨牙Ⅰ度松动,左上颌第一磨牙至左上颌第 3 磨牙Ⅱ度松动。双侧腮腺导管口未见异常分泌物。双侧颌下区、颈部未及明显肿大淋巴结。

5. 辅助检查

我院颌面部 CT 扫描示:左侧上颌骨明显不规则膨隆,其内密度高低不均,部分呈磨砂玻璃样,部分呈囊状,左上颌骨纤维结构不良? 骨化纤维瘤? 巨细胞病变待排(见图 107-1)。

二、临床诊断与诊断依据

1. 临床诊断

左上颌骨骨化纤维瘤。

2. 诊断依据

（1）主诉：左面部无痛性膨隆 7 年余。

（2）现病史：7 年前无明显诱因下发现左侧面部膨隆，无疼痛、麻木。于外院手术治疗，术式不详（病史资料已丢失），术后效果不佳，自觉左侧面部肿物仍缓慢增大，有左侧鼻塞，无疼痛及麻木。目前影响美观，遂来我院要求治疗。我院门诊猞面部 CT 扫描示：左上颌骨纤维结构不良？骨化纤维瘤？巨细胞病变待排。即收入院手术治疗。起病以来患者否认复视，否认面部麻木，否认张口受限，否认其他系统性疾病史。

（3）专科检查：猞面部不对称，左侧面部膨隆明显，可扪及乒乓球样感，不活动，无发红，皮温不高，无压痛，双侧瞳孔等大等圆，视物清楚，无复视。双侧眶下区皮肤感觉一致对称，双侧耳前区未扪及明显弹响，闭眼抬眉正常，鼓气正常，无口角歪斜，张口型及张口度正常。口内检查，恒牙列，咬合可，前牙区无麻木，右上颌中切牙至左上颌第 3 磨牙颊侧膨隆，可扪及乒乓球样感，腭侧膨隆明显，质地中等偏软，无压痛。左上颌中切牙至左上颌第 2 前磨牙 Ⅰ 度松动，左上颌第 1 磨牙至左上颌第 3 磨牙 Ⅱ 度松动。双侧腮腺导管口未见异常分泌物，双侧颌下区、颈部未及明显肿大淋巴结。

（4）辅助检查：我院猞面部 CT 扫描示：左侧上颌骨明显不规则膨隆，其内密度高低不均，部分呈磨砂玻璃样，部分呈囊状，左上颌骨纤维结构不良？骨化纤维瘤？巨细胞病变待排。

三、病理学诊断与诊断依据

1. 病理学诊断

"左上颌骨"青少年沙瘤样骨化纤维瘤，细胞丰富，伴动脉瘤样骨囊肿。

2. 诊断依据

（1）大体检查：骨样组织一堆 7.0 cm×5.0 cm×3.5 cm，灰白灰黄，质硬，内含部分囊壁样组织，暗红，质中。

（2）镜下描述：送检组织较碎，未见明显纤维包膜，亦未见肿瘤侵犯软组织。肿瘤组织不同区域组织学表现不同：①富含细胞区：由纤维结缔组织和细胞构成，细胞为梭形、胖梭形成纤维细胞，细胞丰富、密集，无明显异型性，核分裂相偶见，纤维结缔组织内见散在少量矿化物及多核巨细胞（见图 107 - 2）；②富含矿化物区：纤维结缔组织内大量矿化物形成，呈球形或不规则形，矿化物中央为嗜碱性层板状结构，外周为嗜酸性边缘，无明显骨细胞，为类牙骨质颗粒（见图 107 - 3）；③囊性区：为大小不等不规则囊腔，腔内含血液，周围为纤维结缔组织，含多核巨细胞、炎症细胞及条索状骨化（见图 107 - 4）。

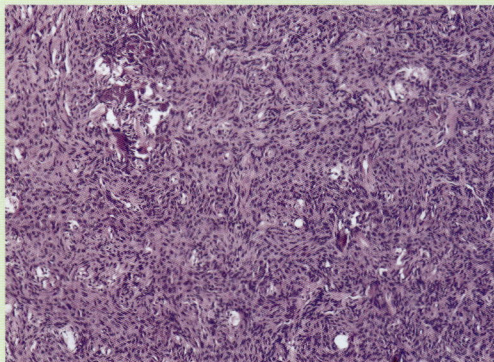

图 107 - 2　青少年沙瘤样骨化纤维瘤-富含细　　　图 107 - 3　青少年沙瘤样骨化纤维瘤-富含矿
　　　　　　胞区（HE×200）　　　　　　　　　　　　　　　　　化物区（HE×100）

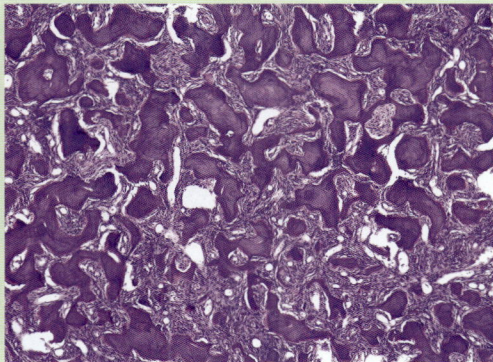

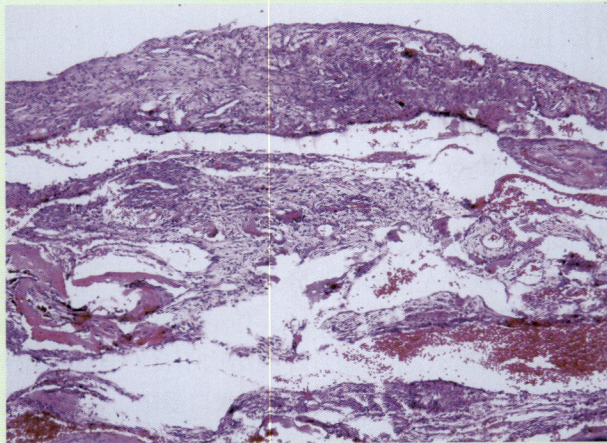

图 107-4 青少年沙瘤样骨化纤维瘤-囊性区(HE×100)

四、病理学鉴别诊断

纤维骨病变是以纤维组织代替骨组织并包含新生矿化物为特征的一类病变。临床上常见的颌骨纤维骨病变包括纤维结构不良、牙骨质-骨结构不良及骨化纤维瘤,虽然均属于良性病变,但由于治疗方法不同,作出特异性诊断往往很重要。

1. 纤维结构不良

骨化纤维瘤与骨的纤维结构不良在组织形态学上有重叠,最重要的区别是骨化纤维瘤的边界清楚或有包膜,而纤维结构不良的病变组织与周围组织融合(见图 107-5)。此外,骨化纤维瘤中细胞成分多少不一的特点更明显,矿化形式更为多样,既有骨样组织,又有牙骨质样组织。纤维结构不良上颌多于下颌,并常见多骨性病变,这些是与骨化纤维瘤不同之处。临床表现及 X 线表现对鉴别两者有重要意义。

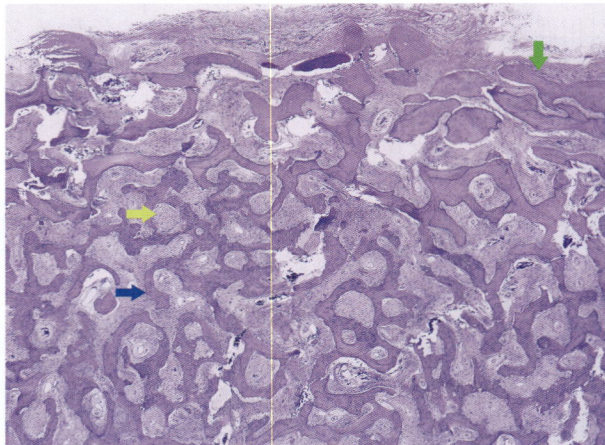

图 107-5 纤维结构不良(HE×40)

绿色箭头-正常颌骨骨皮质,黄色箭头-病变增生纤维组织,蓝色箭头-病变不规则骨小梁结构

2. 牙骨质-骨结构不良

根据临床和影像学特征,将牙骨质-骨结构不良分为 3 型:局灶型、根尖周型及繁茂型。其中根尖周型主要涉及下颌活髓切牙的根尖周区,繁茂型好发于黑种人女性颌骨的多象限,上述两型典型的临床和影像学特征常可做出鉴别诊断,但局灶型的特异性较差,组织病理学特点很重要。骨化纤维瘤的类牙骨质颗粒似椭圆,中央嗜碱性层板状,具嗜酸性边缘,与周围基质关系密切(见图 107 - 3),相比较,牙骨质-骨结构不良的类牙骨质颗粒形状更不规则,常常从周围基质退缩(见图 107 - 6)。

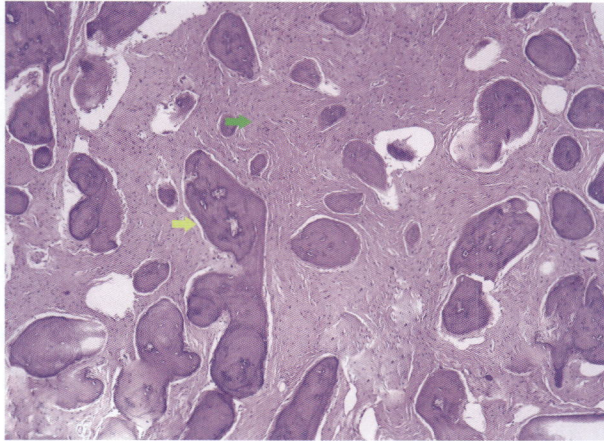

图 107 - 6　局灶型牙骨质-骨结构不良(HE×100)

绿色箭头-增生纤维组织,黄色箭头-类牙骨质颗粒

五、处理方案及基本原则

(1) 完善术前检查,明确排除手术禁忌。

(2) 择期行"左侧上颌骨部分切除术+左侧颧骨修整术",待术中冷冻病理学检查,明确病理类型。

(3) 术后行抗炎、消肿、营养神经等对症治疗,2 周流质,2 周半流质,逐步过渡到软食,注意口腔清洁卫生。

(4) 术后应行严密长期随访,择期行进一步修整术。

六、要点与讨论

1. 骨化纤维瘤

(1) 定义。骨化纤维瘤(ossifying fibroma)为一种边界清楚、由富于细胞的纤维组织和表现多样的矿化组织构成的真性肿瘤。肿瘤中常见牙骨质样物质,曾认为肿瘤可能为牙源性,但现在普遍认为牙骨质样组织实际上是骨组织的变异,骨样组织、牙骨质样组织来自共同的祖先细胞。因此,骨化纤维瘤、牙骨质-骨化纤维瘤、牙骨质化纤维瘤为性质一样的肿瘤,均为骨源性。

(2) 部位及影像学表现。75%的病变位于下颌骨,主要是下颌骨前磨牙区、磨牙区。X 线上,多表现为边界清楚的阴影,部分病例有硬化边缘,依病变中钙化物多少不同,可出现不同程度的放射阻射影,可见牙根吸收。

(3) 大体检查。少数肿瘤有包膜,大部分肿瘤无包膜,但界限清楚。

(4) 组织病理学检查:肿瘤与周围组织分界清楚,由纤维组织和矿化组织构成(见图 107 - 7、图 107 -

8)。纤维组织的细胞丰富程度不等,有的区域细胞密集,有的区域细胞很少。矿化成分可以是编织骨、板层骨样结构(见图107-7),或是嗜碱性、球形的牙骨质样物质,后者不含细胞或仅含少量细胞(见图107-8)。常见骨样、牙骨质样结构混杂存在,故也称牙骨质-骨化纤维瘤。骨样结构周围常可见成排的成骨细胞(见图107-7)。

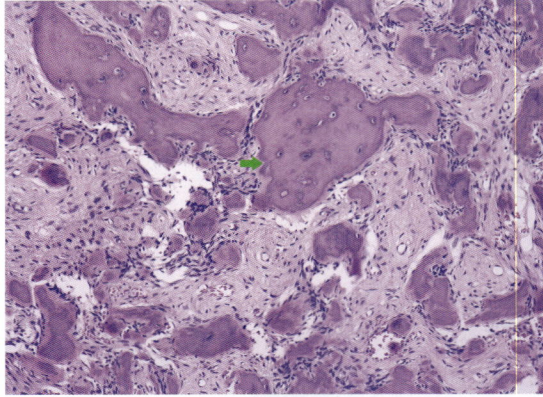

图 107-7   骨化纤维瘤(HE×200)

绿色箭头-骨样结构

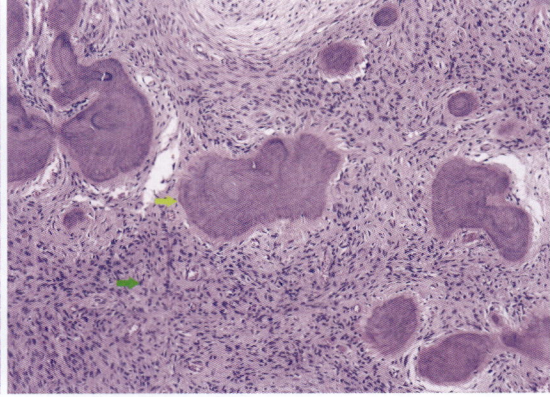

图 107-8   骨化纤维瘤(HE×200)

绿色箭头-增生纤维组织,黄色箭头-牙骨质样物质

(5) 预后及预测因素。因肿瘤与周围组织分界清楚,较容易摘除。当肿瘤较大,应做颌骨截断性切除。预后很好,罕见复发。

2. 青少年骨化性纤维瘤

(1) 定义:青少年骨化性纤维瘤(juvenile ossifying fibroma)为骨化性纤维瘤的变异型,与经典的骨化性纤维瘤在患者年龄、发病部位、临床行为上有所不同。肿瘤存在2种亚型,即青少年小梁状骨化纤维瘤(juvenile trabecular ossifying fibroma)和青少年沙瘤样骨化纤维瘤(juvenile psammomatoid ossifying fibroma)。在颅面骨中,沙瘤样型要明显多于小梁状型,两者比例约4:1。

(2) 年龄、部位及影像学表现:沙瘤样型患者平均年龄20~22岁,而小梁状型患者平均年龄约11岁。两型均为男性略多见。上、下颌骨均可发生,但上颌更常见。

影像学上,表现为可见边界清楚的放射透光影,其中有的见放射阻射影,部分病例呈毛玻璃样。

(3) 大体检查。肿瘤无包膜但界限清楚。

(4) 组织病理学检查。肿瘤由纤维组织和矿化组织构成。纤维组织的细胞丰富程度不均,一些区域组织疏松、细胞很少,另一些区域细胞非常丰富,部分区域见黏液变、囊性变、出血、小灶性多核巨细胞,可见少量核分裂。

两型病变中的矿化组织形态差异较大。小梁状型见形态不规则的带状骨样组织,内含肥胖、形态不规则的骨细胞,骨样组织条带周围常见成排肥胖的成骨细胞或多核破骨细胞(见图107-9)。沙瘤样型中矿化组织表现为同心圆层板结构的圆形牙骨质样结构,形态不规则,有嗜碱性中心和嗜酸性边缘(见图107-3)。

(5) 预后及预测因素。对于肿瘤的治疗、预后尚不明确。似乎侵袭性强的肿瘤更倾向发生于婴儿和年轻者。较小的肿瘤局部彻底切除即可,较大的肿瘤需做广泛切除。相对于经典性骨化纤维瘤的低复发率,青少年骨化纤维瘤的复发率可达30%~58%。

3. 动脉瘤样骨囊肿

动脉瘤样骨囊肿是一种膨胀性的骨破坏疾病,常呈多房性,为充满血液的腔隙,伴有骨扩张、皮质变薄。

动脉瘤样骨囊肿特征性的镜下表现为大小不等的腔隙,其中充满不凝血,腔隙周围富于成纤维细胞

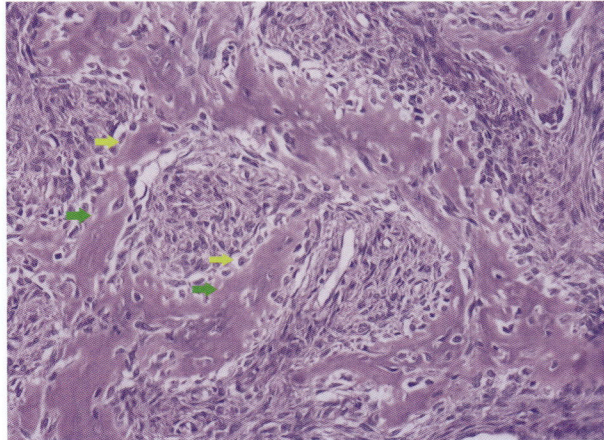

图 107 - 9　青少年小梁状骨化纤维瘤(HE×400)

绿色箭头-骨样结构,黄色箭头-成骨细胞

的纤维组织围绕,无衬里上皮,纤维性囊壁中含多核巨细胞,反应性骨形成(见图 107 - 4)。有时囊壁内见特征性的飘带样钙化。约 20% 的病例合并其他病变,最常见为纤维骨病变和巨细胞肉芽肿。

七、思考题

(1) 颌骨内常见的纤维骨病变包括哪些?

(2) 骨化纤维瘤如何与纤维结构不良、骨结构不良鉴别?

(3) 青少年骨化纤维瘤与骨化纤维瘤在临床、影像、病理表现上有何异同?

(4) 小梁状型与沙瘤样型青少年骨化纤维瘤在组织病理学上有何不同?

(5) 动脉瘤样骨囊肿是真性囊肿吗? 为什么?

八、推荐阅读文献

[1] 于世凤. 口腔组织病理学[M].7 版. 北京:人民卫生出版社,2012:258 - 259,363 - 365.

[2] 口腔颌面肿瘤病理学[M]. 李江译. 上海:上海世界图书出版公司,2013:223 - 229.

[3] 王丽珍. 口腔组织病理学理论与实验教学彩色袖珍图谱[M]. 北京:军事医学科学出版社,2015:134 - 138,262 - 265.

[4] 口腔颌面病理学[M]. 李江译. 北京:人民卫生出版社,2013:560 - 573.

[5] Cawson RA, Odell EW. Oral Pathology and Oral Medicine [M]. 8th ed. London:Elsevier Limited,2008:149 - 151,157.

(王丽珍　李　江)

常用医学缩略语

一、临床常用缩略语

T	体温	Sig	乙状结肠镜检查术
P	脉搏	CG	膀胱造影
HR	心率	CAG	心血管造影,脑血管造影
R	呼吸	IVC	下腔静脉
BP	血压	RP	逆行肾盂造影
BBT	基础体温	RUG	逆行尿路造影
Wt	体重	UG	尿路造影
Ht	身长,身高	PTC	经皮肝穿刺胆管造影
AC	腹围	GA	胃液分析
CVP	中心静脉压	LNP	淋巴结穿刺
VE	阴道内诊	LP	肝穿刺,腰穿刺
ECG	心电图	Ca	癌
EEG	脑电图	LMP	末次月经
EGG	胃电图	PMB	绝经后出血
EMG	肌电图	PPH	产后出血
LS	腹腔镜手术	HSG	子宫输卵管造影术
MRI	磁共振成像	CS	剖宫产术
UCG	超声心动图	AID	异质(人工)授精
UT	超声检测	AIH	配偶间的人工授精
SEG	脑声波图	EPS	前列腺按摩液
BC	血液培养	DC	更换敷料
Bx	活组织检查	ROS	拆线
Cys	膀胱镜检查	KUB	尿路平片
ESO	食管镜检查	BB	乳房活检

二、实验室检查常用缩略语(1)

自动血液分析仪检测项目	WBC	白细胞计数			APTT	部分活化凝血活酶时间	
	RBC	红细胞计数			CRT	血块收缩时间	
	Hb	血红蛋白浓度			TT	凝血酶时间	
	HCT	红细胞比容			3P 试验	血浆鱼精蛋白副凝固试验	
	MCV	红细胞平均体积			ELT	优球蛋白溶解时间	
	MCHC	红细胞平均血红蛋白浓度			FDP	纤维蛋白(原)降解产物	
	MCH	红细胞平均血红蛋白量			HbEP	血红蛋白电泳	
	RDW	红细胞分布宽度			ROFT	红细胞渗透脆性试验	
	PLT	血小板计数		尿液分析仪检查项目	pH	酸碱度	
	MPV	血小板平均体积			SG	比重	
	LY	淋巴细胞百分率			PRO	蛋白质	
	MO	单核细胞百分率			GLU	葡萄糖	
	N	中性粒细胞百分率			KET	酮体	
	LY#	淋巴细胞绝对值			UBG	尿胆原	
	MO#	单核细胞绝对值			BIL	胆红素	
	N#	中性粒细胞绝对值			NIT	亚硝酸盐	
DC	白细胞分类计数	GR 粒细胞	N	中性粒细胞	WBC	白细胞	
			E	嗜酸性粒细胞	RBC/BLD	红细胞/隐血	
			B	嗜碱性粒细胞	Vc, VitC	维生素 C	
		LY	淋巴细胞		GC	颗粒管型	
		MO	单核细胞		HC	透明管型	
Rt	常规检查	B	血		WC	蜡状管型	
		U	尿		PC	脓细胞管型	
		S	粪		UAMY	尿淀粉酶	
	EOS	嗜酸性粒细胞直接计数		尿沉渣显微镜检查	EPG	粪便虫卵计数	
	Ret	网织红细胞计数			OBT	粪便隐血试验	
	ESR	红细胞沉降率			OCT	催产素激惹试验	
	MP	疟原虫			LFT	肝功能检查	
	Mf	微丝蚴			TB	总胆红素	
	LEC	红斑狼疮细胞			DB	结合胆红素,直接胆红素	
	BG	血型			IB	未结合胆红素,间接胆红素	
	BT	出血时间					
	CT	凝血时间			TBA	总胆汁酸	
	PT	凝血酶原时间			II	黄疸指数	
	PTR	凝血酶原时间比值			CCFT	脑磷脂胆固醇絮状试验	

三、实验室检查常用缩略语(2)

RFT	肾功能试验	β-LP	β-脂蛋白
BUN	尿素氮	ALT	丙氨酸氨基转移酶
SCr	血肌酐	AST	天门冬氨酸氨基转移酶
BUA	血尿酸	γ-GT	γ-谷氨酰转肽酶
Ccr	内生肌酐清除率	ALP/AKP	碱性磷酸酶
UCL	尿素清除率	ACP	酸性磷酸酶
NPN	非蛋白氮	ChE	胆碱酯酶
PFT	肺功能试验	LDH	乳酸脱氢酶
TP	总蛋白	AMY, AMS	淀粉酶
ALB	白蛋白	LPS	脂肪酶,脂多糖
GLB	球蛋白	LZM	溶菌酶
A/G	白蛋白球蛋白比值	CK	肌酸激酶
Fib	纤维蛋白原	RF	类风湿因子
SPE	血清蛋白电泳	ANA	抗核抗体
HbAlc	糖化血红蛋白	ASO	抗链球菌溶血素"O"
FBG	空腹血糖	C_3	血清补体 C_3
OGTT	口服葡萄糖耐量试验	C_4	血清补体 C_4
BS	血糖	RPR	梅毒螺旋体筛查试验
HL	乳酸	TPPA	梅毒螺旋体确证试验
PA	丙酮酸	WT	华氏反应
KB	酮体	KT	康氏反应
β-HB	β-羟丁酸	NG	淋球菌
TL	总脂	CT	沙眼衣原体
TC	总胆固醇	CP	肺炎衣原体
TG	甘油三酯	UU	解脲脲原体
FFA	游离脂肪酸	HPV	人乳头状瘤病毒
FC	游离胆固醇	HSV	单纯疱疹病毒
PL, PHL	磷脂	MPn	肺炎支原体
HDL-C	高密度脂蛋白胆固醇	TP	梅毒螺旋体
LDL-C	低密度脂蛋白胆固醇	HIV	人类免疫缺陷病毒
LPE	脂蛋白电泳		

四、实验室检查常用缩略语(3)

Hp	幽门螺杆菌	CEA	癌胚抗原
AFP	甲胎蛋白	PSA	前列腺特异抗原

（续表）

TGF	肿瘤生长因子	HLA	组织相容性抗原
PRL	催乳素	CO_2CP	二氧化碳结合力
LH	促黄体生成素	$PaCO_2$	二氧化碳分压
FSH	促卵泡激素	TCO_2	二氧化碳总量
TSTO，T	睾酮	SB	标准碳酸氢盐
E_2	雌二醇	AB	实际碳酸氢盐
PRGE，P	孕酮	BB	缓冲碱
HPL	胎盘泌乳素	BE	碱剩余
TT_4	总甲状腺素	PaO_2	氧分压
PTH	甲状旁腺激素	SaO_2	氧饱和度
ALD	醛固酮	AG	阴离子间隙
RI	胰岛素	BM－DC	骨髓细胞分类
Apo	载脂蛋白	CSF	脑脊液
EPO	促红细胞生成素	Ig(A, G, M, D, E)	免疫球蛋白
GH	生长激素	PA	前白蛋白

五、处方常用缩略语

ac	饭前	qn	每晚一次
am	上午	qod	隔日一次
aj	空腹时	sos	需要时(限用一次)
bid	1天二次	st	立即
cm	明晨	tid	1天三次
dol　urg	剧痛时	prn	必要时(可多次)
hn	今晚	pc	饭后
hs	临睡前	aa	各
int. cib	饭间	ad　us　ext	外用
qm	每晨一次	ad　us　int	内服
q10 min	每10分钟一次	co	复方的
pm	下午	dil	稀释的
qd	每天一次	dos	剂量
qh	每小时一次	D. S.	给予,标记
q4h	每4小时一次	g	克
q6h	每6小时一次	ivgtt	静脉滴注
q8h	每8小时一次	id	皮内注射
q12h	每12小时一次	ih	皮下注射

六、部分常用药品名缩写

青霉素	PEN	头孢曲松	CRO，CTR
氨苄青霉素	AMP	头孢他啶	CAZ
阿莫西林	AMO，AMX，AML	头孢哌酮	CFP，CPZ
甲氧西林（新青Ⅰ）	MET	头孢甲肟	CMX
苯唑西林（新青Ⅱ）	OXA	头孢匹胺	CPM
羧苄西林	CAR	头孢克肟	CFM
替卡西林	TIC	头孢泊肟	CPD
哌拉西林	PIP	第四代头孢菌素：	
阿帕西林	APA	头孢匹罗	CPO
阿洛西林	AZL	头孢吡肟	FEP
美洛西林	MEZ	其 他：	
美西林	MEC	头孢西丁	FOX
第一代头孢菌素：		头孢美唑	CMZ
头孢噻吩（先锋Ⅰ）	CEP	头孢替坦	CTT
头孢噻啶（先锋Ⅱ）	CER	头孢拉宗	CE
头孢来星（先锋Ⅲ）	CEG	拉氧头孢	MOX
头孢氨苄（先锋Ⅳ）	CEX	舒巴坦	SUL
头孢唑啉（先锋Ⅴ）	CFZ	克拉维酸	CLAV
头孢拉定（先锋Ⅵ）	RAD	氨曲南	ATM
头孢乙腈（先锋Ⅶ）	CEC，CAC	亚胺培南	IMI，IMP
头孢匹林（先锋Ⅷ）	HAP，CP	他唑巴坦	TAZ
头孢硫脒（先锋18）	CSU		
头孢羟氨苄	CFR，FAD	链霉素	STR
头孢沙定	CXD	卡那霉素	KAN
头孢曲秦	CFT	阿米卡星	AMK
第二代头孢菌素：		庆大霉素	GEN
头孢呋辛	CFX，CXM	妥布霉素	TOB
头孢呋辛酯	CXO	奈替米星	NET
头孢孟多	CFM，FAM	西索米星	SIS
头孢磺啶	CFS	地贝卡星	DBK
头孢替安	CTM	异帕米星	ISP，ISE
头孢克洛	CEC	新霉素	NEO
第三代头孢菌素：		大观霉素	SPE，STP
头孢噻肟	CTX	红霉素	ERY
头孢唑肟	CZX	螺旋霉素	SPI，SPM

（续表）

罗红霉素	ROX	四环素	TET，TCY
阿奇霉素	AZI，AZM	多西环素（强力霉素）	DOX
交沙霉素	JOS	米诺环素（美满霉素）	MIN，MNO
氯霉素	CMP	环丙沙星	CIP，COFX，CPLX
林可霉素	LIN	培氟沙星	PEF，PEFX
克林霉素	CLI	依诺沙星	ENO，ENX，ENOX
甲硝唑	MNZ	芦氟沙星	RUFX
替硝唑	TNZ	氨氟沙星	AMFX
利福平	RFP	妥苏沙星	TFLX
甲哌利福素	RFP	加替沙星	GTFX
利福定	RFD	洛美沙星	LOM，LFLX
异烟肼	INH	新三代喹诺酮类抗菌药：	
乙胺丁醇	EMB	氟罗沙星	FLE
吡嗪酰胺	PZA	左氧氟沙星	LEV，LVX，LVFX
磷霉素	FOS	司帕沙星	SPX，SPFX
褐霉素	FD	司巴沙星	SPA
对氨基水杨酸	PAS	短效磺胺药：	
杆菌肽	BAC	磺胺二甲嘧啶	SMZ
万古霉素	VAN	磺胺异噁唑	SIZ
壁霉素	TEC	磺胺二甲异嘧啶	SIMZ
原始霉素	PTN	中效磺胺药：	
曲古霉素	TSA	磺胺嘧啶	SD，SDI
丰加霉素	TMC	磺胺甲噁唑	SMZ
卷须霉素	CPM	磺胺苯唑	SPP
粘杆菌素	COM	长效磺胺药：	
争光霉素	BLM	磺胺邻二甲氧嘧啶	SDM
第一代喹诺酮类抗菌药：		磺胺对甲氧嘧啶	SMD
萘啶酸	NAL	磺胺间甲氧嘧啶	SMM
恶喹酸	OXO	磺胺甲氧嗪	SMP，SMPZ
西诺沙星	CIN	磺胺二甲氧嗪	SDM
第二代喹诺酮类抗菌药：		甲氧苄胺嘧啶	TMP
吡哌酸	PPA		
第三代喹诺酮类抗菌药：		两性霉素 B	AMB
诺氟沙星	NOR，NFLX	制霉菌素	NYS
氧氟沙星	OFL，OFX，OFLX	咪康唑	MIC

（续表）

益康唑	ECO	利巴韦林	RBV
酮康唑	KET	干扰素	IFN
氟康唑	FCZ，FLU	胸腺肽	XXT
伊曲康唑	ICZ，ITC	肌酐	HXR
阿昔洛韦	ACV	γ-氨酪酸（γ-氨基丁酸）	GABA
更昔洛韦	GCV	乙烯雌酚	DES
泛昔洛韦	FCV	6-氨基己酸	EACA
伐昔洛韦	VCV	破伤风抗毒素	TAT